北京大学医学远程教育系列教材

Pharmacology in Nursing

护用药理学

主　编　肖顺贞

副主编　李湘萍

编　委（按姓名汉语拼音排序）

李　利（北京大学护理学院）	王玉英（北京大学第一医院）
李卫东（北京大学基础医学院）	肖顺贞（北京大学护理学院）
李湘萍（北京大学护理学院）	杨　萍（北京大学护理学院）
梁　爽（北京大学护理学院）	姚景鹏（北京大学护理学院）
路　潜（北京大学护理学院）	赵友文（北京大学第六医院）
陆　悦（北京大学护理学院）	庄小萍（北京大学第三医院）
沈华杰（天津医学高等专科学校）	

北京大学医学出版社

HUYONG YAOLIXUE

图书在版编目（CIP）数据

护用药理学 / 肖顺贞主编. —北京：北京大学医学出版社，2014.8
ISBN 978-7-5659-0891-0

Ⅰ. ①护⋯ Ⅱ. ①肖⋯ Ⅲ. ①药理学 Ⅳ. ①R96

中国版本图书馆 CIP 数据核字（2014）第 147304 号

护用药理学

主　　编：肖顺贞
出版发行：北京大学医学出版社
地　　址：（100191）北京市海淀区学院路 38 号　北京大学医学部院内
电　　话：发行部 010-82802230；图书邮购 010-82802495
网　　址：http://www.pumpress.com.cn
E-mail：booksale@bjmu.edu.cn
印　　刷：北京瑞达方舟印务有限公司
经　　销：新华书店
责任编辑：韩忠刚　法振鹏　　责任校对：金彤文　　责任印制：李　啸
开　　本：787mm×1092mm　1/16　　印张：23　　字数：576 千字
版　　次：2014 年 8 月第 1 版　2014 年 8 月第 1 次印刷
书　　号：ISBN 978-7-5659-0891-0
定　　价：48.00 元

版权所有，违者必究
（凡属质量问题请与本社发行部联系退换）

前言

随着现代医药科学的迅速发展，我国医学教育和医学网络教育也在不断提高和发展。《护用药理学》一书是为专升本护理学生编写的教材。目前，无论在校护生、自考生或广大临床护理人员，在校学习期间大都以学习基础药理学为主，所学内容与临床应用存在一定距离。本书旨在突出基础与临床实践相结合，力求从临床护理实用角度阐述药理学内容，着重介绍在药疗过程中护理人员应掌握的药物知识。如介绍每类药物作用的观察重点、药物不良反应及其防治措施（药疗监护内容）、药物用法和禁忌证等。为医护人员在临床工作中开展药疗监护提供必要理论知识，具有实用意义。

本书共42章，在《护理药理学》（第2版）基础上，结合临床护理工作需要，增加了一些章节。如治疗消化性溃疡和胃炎药物、治疗阿尔茨海默病药物、外科用药、抗病毒药、临床营养支持用药、解毒药等章节。读者可根据需要和时间安排选学和选用。

本书多由从事高校教学和具有丰富临床用药实践经验的专家教授参与完成。可供本科护理专业师生教学使用，也可作为广大临床医护人员的参考书。由于篇幅所限，新药介绍不能完全满足需要，希望读者谅解。本书编写人员较多，虽经反复修改，必定还有不足之处，恳切希望广大读者提出批评和建议。

主编
2014 年 6 月

目录

第一章　绪　言 … 1
　一、护理药理学内容 … 1
　二、护士在临床用药中的作用 … 1
　三、药物治疗中的护理须知 … 1

第二章　药物效应动力学 … 3
第一节　药物作用的基本规律 … 3
　一、药物的基本作用 … 3
　二、药物作用的选择性 … 3
　三、药物的作用方式 … 3
　四、药物作用的临床效果 … 4
　五、个体差异 … 5
第二节　药物的量效关系 … 5
　一、剂量的概念 … 5
　二、量效反应曲线 … 6
　三、量反应和质反应 … 6
第三节　药物作用机制和受体学说 … 6
　一、药物作用机制 … 6
　二、药物和受体学说 … 7
　三、联合用药 … 8

第三章　药物代谢动力学 … 9
第一节　药物的转运 … 9
　一、被动转运 … 9
　二、主动转运 … 9
第二节　药物的体内过程 … 10
　一、药物的吸收 … 10
　二、药物与血浆蛋白质结合 … 11
　三、药物的分布 … 11
　四、药物的代谢 … 11
　五、药物的排泄 … 12

第三节　药动学的某些概念 … 13
　一、时量曲线 … 13
　二、血浆半衰期 … 13
　三、多次给药的时量曲线和稳态血药浓度 … 14

第四章　影响药物作用的因素 … 16
第一节　药物方面 … 16
　一、药物剂型 … 16
　二、给药途径 … 16
　三、药物相互作用 … 16
　四、耐受性和药物依赖性 … 17
第二节　机体方面 … 17
　一、生理状态 … 17
　二、病理状态 … 18
　三、饮食对药物作用的影响 … 18
　四、时间药理学 … 18
　五、心理因素与用药关系 … 19
　六、老年人临床用药护理须知 … 20

第五章　传出神经系统药理学概论 … 23
第一节　传出神经递质及分类 … 23
第二节　传出神经递质的生物合成与代谢 … 24
　一、乙酰胆碱 … 24
　二、去甲肾上腺素 … 24
第三节　传出神经的受体分布和效应 … 24
　一、胆碱受体及效应 … 24

二、肾上腺素受体及效应 ………… 25
第四节　传出神经系统药物作用方式
　　　　及分类 ………………………… 26
　一、传出神经系统药物作用方式 … 26
　二、传出神经系统药物分类 ……… 26

第六章　作用于胆碱系统药物　27

第一节　拟胆碱药 …………………… 27
　一、M、N胆碱受体激动药 ……… 27
　二、M受体激动药 ………………… 27
　三、抗胆碱酯酶药 ………………… 28
第二节　抗胆碱药 …………………… 31
　一、M胆碱受体阻断药 …………… 31
　二、N_2胆碱受体阻断药 ………… 35
　三、N_1胆碱受体阻断药 ………… 37

第七章　作用于肾上腺素
　　　　系统药 ………………… 38

第一节　拟肾上腺素药 ……………… 38
　一、激动α和β受体的
　　　拟肾上腺素药 ………………… 38
　二、主要激动α受体的
　　　拟肾上腺素药 ………………… 41
　三、主要激动β受体的
　　　拟肾上腺素药 ………………… 42
第二节　抗肾上腺素药 ……………… 43
　一、α受体阻断药 ………………… 43
　二、β受体阻断药 ………………… 45

第八章　局部麻醉药 ……………… 48

第九章　镇静催眠药 ……………… 53

第一节　苯二氮䓬类 ………………… 53
第二节　巴比妥类 …………………… 56
第三节　其他镇静催眠药 …………… 57

第十章　治疗癫痫药和
　　　　抗惊厥药 ……………… 59

第一节　治疗癫痫药 ………………… 59
　一、传统的抗癫痫药 ……………… 59
　二、新型的抗癫痫药 ……………… 65
第二节　抗惊厥药 …………………… 68

第十一章　治疗帕金森病药 …… 69

第一节　拟多巴胺药 ………………… 69
　一、多巴胺前体药 ………………… 70
　二、左旋多巴增效剂 ……………… 71
　三、多巴胺递质促释药 …………… 73
　四、多巴胺受体激动药 …………… 74
第二节　中枢性抗胆碱药 …………… 75

第十二章　抗精神失常药 ……… 77

第一节　抗精神病药 ………………… 77
　一、传统抗精神病药 ……………… 77
　二、新型抗精神病药 ……………… 81
第二节　抗抑郁药 …………………… 83
　一、单胺氧化酶抑制剂 …………… 84
　二、三环类抗抑郁药 ……………… 85
　三、四环类抗抑郁剂 ……………… 86
　四、选择性5-羟色胺再摄取
　　　抑制剂 ………………………… 87
　五、选择性5-HT及去甲肾上腺素
　　　再摄取抑制剂（SNRI） …… 88
　六、其他抗抑郁药 ………………… 89
第三节　抗躁狂药 …………………… 90
第四节　抗焦虑药 …………………… 92

第十三章　麻醉性镇痛药 ……… 94

第一节　药物分类和作用机制 ……… 94
　一、分类 …………………………… 94
　二、作用机制 ……………………… 94
第二节　阿片生物碱类镇痛药 ……… 95

第三节　人工合成镇痛药……………97
第四节　阿片受体拮抗剂…………100
第五节　麻醉性镇痛药护理须知…101

第十四章　解热镇痛抗炎药　102
一、解热作用……………………102
二、镇痛作用……………………102
三、抗炎抗风湿作用……………102
第一节　药物分类………………102
第二节　常用药物………………103
第三节　解热镇痛药的复方配伍…106

第十五章　中枢兴奋药………　108
第一节　概　述…………………108
第二节　常用药物………………109

第十六章　治疗慢性心功能不全的药物……………………　113
第一节　强心药…………………113
一、强心苷类……………………113
二、非苷类正性肌力药…………115
第二节　血管扩张剂……………118
第三节　肾素-血管紧张素-醛固酮系统抑制剂…………………120
一、血管紧张素转换酶抑制剂…120
二、血管紧张素Ⅱ受体拮抗剂…120
第四节　利尿剂…………………120
第五节　β受体阻滞剂……………121

第十七章　抗心律失常药……　122
第一节　抗心律失常药的分类…122
第二节　临床常用的抗心律失常药　123
一、Ⅰ类抗心律失常药…………123
二、Ⅱ类抗心律失常药…………126
三、Ⅲ类抗心律失常药…………126

四、Ⅳ类抗心律失常药：钙拮抗剂…………………127
五、其他…………………………128

第十八章　治疗心绞痛药……　129
第一节　硝酸酯类………………129
第二节　抗血小板药物…………131
第三节　抗凝药物………………134
第四节　β受体阻断药……………134
第五节　血管紧张素转换酶抑制剂…………………………137
第六节　钙通道阻滞剂…………138
一、二氢吡啶类…………………138
二、非二氢吡啶类………………140
第七节　羟甲戊二酰辅酶A还原酶抑制剂…………………………140

第十九章　治疗高血压药物　141
第一节　利尿剂…………………143
一、噻嗪类………………………143
二、袢利尿剂……………………145
第二节　β受体阻断剂……………145
第三节　血管紧张素转换酶抑制剂…………………………148
第四节　血管紧张素Ⅱ受体拮抗剂…………………………151
第五节　钙通道阻滞剂…………154
第六节　α肾上腺素受体阻滞剂…157
第七节　中枢降压药……………158
第八节　血管扩张剂……………160
第九节　其他降压药……………161

第二十章　调节血脂药物……　162
一、羟甲基戊二酰辅酶A（HMG-CoA）还原酶抑制剂类…………………162

二、树脂类 …………………… 164
　　三、烟酸类 …………………… 165
　　四、苯氧芳酸类（贝特类） … 165
　　五、其他降脂药物 …………… 166

第二十一章　利尿药和脱水药　168
　第一节　常用利尿药 ……………… 168
　　一、高效利尿药 ……………… 168
　　二、中效利尿药——噻嗪类 … 171
　　三、低效利尿药 ……………… 172
　第二节　脱水药 …………………… 174
　第一节　抗贫血药 ………………… 177

第二十二章　作用于血液和造血系统药物 …… 177
　第二节　促白细胞增生药 ………… 183
　第三节　影响血凝过程的药物 …… 185
　　一、止血药 …………………… 186
　　二、抗凝血药 ………………… 190
　　三、抗血小板聚集药 ………… 195

第二十三章　治疗消化性溃疡和胃炎的药物 …… 197
　第一节　胃酸分泌抑制剂 ………… 198
　　一、H_2受体拮抗剂 ………… 198
　　二、质子泵抑制剂（PPI） …… 200
　第二节　黏膜保护剂 ……………… 203
　第三节　抗酸药 …………………… 205
　第四节　根除幽门螺杆菌方案 …… 207
　第五节　胃动力药物 ……………… 208

第二十四章　镇咳、祛痰及平喘药 …… 210
　第一节　镇咳药 …………………… 210
　　一、中枢性镇咳药 …………… 210
　　二、外周性镇咳药 …………… 211

　第二节　祛痰药 …………………… 212
　第三节　平喘药 …………………… 214
　　一、支气管舒张药 …………… 214
　　二、抗炎平喘药 ……………… 217

第二十五章　组胺与抗组胺药　220
　第一节　组　胺 …………………… 220
　第二节　抗组胺药 ………………… 222
　　一、H_1受体阻断药 ………… 222
　　二、H_2受体阻断药 ………… 224

第二十六章　糖皮质激素类药　225

第二十七章　甲状腺激素与抗甲状腺药 …… 232
　第一节　甲状腺激素 ……………… 232
　第二节　抗甲状腺药 ……………… 234

第二十八章　降血糖药 …… 238
　第一节　胰岛素 …………………… 238
　第二节　口服降血糖药 …………… 241
　　一、磺酰脲类 ………………… 241
　　二、双胍类 …………………… 243
　　三、胰岛素增敏药 …………… 244
　　四、α-葡萄糖苷酶抑制药 …… 244

第二十九章　抗菌药概述 …… 245
　　一、化疗概念 ………………… 245
　　二、机体、药物和病原体的相互关系 ………………………… 245
　　三、抗菌谱 …………………… 245
　　四、抗药性 …………………… 245
　　五、抗菌药物临床应用的管理 … 246

第三十章　抗生素 …… 247
　第一节　β-内酰胺类 ……………… 247
　　一、青霉素类 ………………… 247

二、头孢菌素类 …………………… 249
　　三、其他β-内酰胺类 ……………… 252
　第二节　大环内酯类、林可霉素类
　　　　　及其他类 …………………… 253
　第三节　氨基糖苷类和多黏菌素类
　　　　　 …………………………… 254
　　一、氨基糖苷类（又称氨基苷类） 254
　　二、多黏菌素类 …………………… 257
　第四节　四环素类和氯霉素类 …… 257
　　一、四环素类 ……………………… 257
　　二、氯霉素 ………………………… 259

第三十一章　人工合成抗菌药 …………………………………… **261**
　第一节　氟喹诺酮类 ………………… 261
　第二节　磺胺类药物 ………………… 263
　第三节　甲氧苄啶 …………………… 265
　第四节　硝基呋喃类 ………………… 265
　第五节　硝基咪唑类 ………………… 266

第三十二章　抗病毒药 ……… **267**

第三十三章　抗结核病药物和抗真菌药物 …………………… **270**
　第一节　抗结核病药 ………………… 270
　　一、一线抗结核病药 ……………… 270
　　二、二线抗结核病药 ……………… 274
　第二节　抗真菌药 …………………… 274
　　一、抗生素类抗真菌药 …………… 275
　　二、唑类抗真菌药 ………………… 277
　　三、嘧啶类抗真菌药 ……………… 278
　　四、丙烯胺类抗真菌药 …………… 278

第三十四章　抗恶性肿瘤药 **279**
　第一节　烷化剂 ……………………… 279
　第二节　抗代谢药 …………………… 281

　第三节　抗肿瘤抗生素 ……………… 283
　第四节　抗肿瘤植物药 ……………… 284
　第五节　抗肿瘤激素类药 …………… 286
　第六节　其他抗肿瘤药及辅助
　　　　　治疗药 ……………………… 287
　第七节　化疗药物不良反应的
　　　　　防治 ………………………… 288

第三十五章　影响免疫功能的药物 ……………………………… **289**
　第一节　免疫增强剂 ………………… 289
　第二节　免疫抑制剂 ………………… 292

第三十六章　抗寄生虫病药 **296**
　第一节　抗肠虫药 …………………… 296
　第二节　驱绦虫药 …………………… 299
　第三节　抗丝虫病药 ………………… 301
　第四节　抗吸虫病药 ………………… 303
　第五节　抗阿米巴病药和
　　　　　抗滴虫病药 ………………… 303
　第六节　抗疟原虫药 ………………… 305

第三十七章　外科用药和消毒防腐药 …………………………… **308**
　第一节　外科用药 …………………… 308
　　一、清洁消毒药 …………………… 308
　　二、其他外科用药 ………………… 310
　第二节　消毒防腐药 ………………… 312
　　一、酚类 …………………………… 312
　　二、醇类 …………………………… 313
　　三、醛类 …………………………… 314
　　四、酸类 …………………………… 315
　　五、卤素及其化合物 ……………… 316
　　六、氧化剂 ………………………… 318
　　七、表面活性剂 …………………… 319

八、重金属化合物及染料类 …… 321
九、其他 ………………………… 321

第三十八章 维生素 ………… 323
第一节 水溶性维生素 ………… 323
第二节 脂溶性维生素类 ……… 328

第三十九章 治疗阿尔茨海默病药 ……………………… 331
一、胆碱酯酶抑制药 …………… 331
二、M胆碱受体激动药 ………… 333
三、N-甲基-D-天冬氨酸受体非竞争性阻断药 …………… 334
四、其他治疗阿尔茨海默病药 … 334

第四十章 水、电解质、酸碱平衡调节药 ……………… 335

第一节 水、电解质平衡调节药… 335
第二节 酸碱平衡调节药………… 338

第四十一章 临床营养支持用药 ……………………… 340
第一节 肠内营养药……………… 340
第二节 肠外营养药……………… 344

第四十二章 解毒药 ………… 347
第一节 有机磷酸酯类中毒的解毒药 ………………… 347
第二节 金属与类金属中毒的解毒药 ………………… 349
第三节 氰化物中毒解毒药 …… 352
第四节 吗啡及镇静催眠药解毒剂 ………………… 353

第一章

绪 言

一、护理药理学内容

药理学（pharmacology）是研究药物与机体相互作用规律和原理的学科，包括药效动力学和药代动力学两方面，前者阐明药物对机体的作用和作用原理，后者阐明药物在机体内吸收、分布、生物转化和排泄等过程及药物效应和血药浓度随时间消长的规律，以达到指导临床合理用药的目的。药理学也是一门为临床合理用药提供基本理论依据的科学。护士在临床药疗过程中负有监护职责，在发挥药物最佳效应和减少毒副反应中起着重要作用。护用药理学（pharmacology in nursing）是药理学的一个分支，它以人为对象，阐述临床如何合理用药和护士在合理用药中的地位及作用等。随着现代医药科学的迅速发展，需要护理人员掌握更丰富的药物知识。护用药理学不仅介绍药物的理化性质、药理作用和作用机制、临床应用，而且还要着重阐述药物的毒副反应及防治措施、禁忌证、药物相互作用和药疗监护须知等方面的内容，使护士在工作中不但熟悉每个药物的基础药理知识，还要了解如何注意观察药效和不良反应，防止和减少药源性疾病和事故的发生，以确保临床用药安全有效。

二、护士在临床用药中的作用

护士在临床第一线工作，是各种药物治疗的实施者，也是用药前后的监护者，因此护理人员在临床药物治疗中居重要地位。护士掌握更多的药理学知识，能更好协助医生诊治疾病和合理用药，使药物治疗达到最佳效果，对提高护理质量和医疗质量都具有重要意义。

三、药物治疗中的护理须知

护理工作是整个医疗工作的重要组成部分，护士在参与疾病预防和药物治疗工作时，不是盲目地执行医嘱，而是主动参与，起到药疗监护作用，在药疗期间护理工作应注意以下几点：

1．在执行医嘱前，应了解患者的诊断和病情，明确用药目的，掌握所用药物的药理作用、给药途径、剂量、用法、不良反应及其防治措施，其他有关注意事项等。

2．护士应严格按医嘱给患者用药，若对医嘱有疑问时，应先与医生联系后再执行。

3．在执行用药医嘱时，要做到明确医嘱目的，准确掌握剂量和用法，避免技术性事故发生，以提高护理质量。

4．用药前，应先核对患者姓名、年龄、性别、床号、诊断，并查对用药剂量和用法。虽然目前护士没有处方权，但对药疗有监护责任。

5．注意正确分配服药时间和指导患者服药。不少药物的疗效与给药时间密切相关，护士应了解如何科学地安排服药时间。饮食也会影响药效，因此在用药期间，亦应注意向患者介绍有关饮食注意事项，指导患者正确配合治疗，以提高药物疗效，减少毒副反应。

6. 在患者用药期间，应注意观察药物的疗效和不良反应，做好记录，并主动询问和检查有关症状，以便能及时发现和处理，避免药源性疾病的发生。

7. 对不熟悉的药物，在用药前应查阅书籍，了解其药理作用、不良反应和护理注意事项等。

8. 在整个药物治疗过程中，护士有责任随时指导患者合理用药，在患者出院时也应向患者及其家属讲解所带药物的有关知识，特别是一些常见不良反应和注意事项，以保证出院后继续用药的安全有效。

（肖顺贞）

第二章 药物效应动力学

药效学（pharmacodynamics）是研究药物对机体的作用、作用机制、量效关系及有关影响因素的科学，也是临床选用药物的主要理论依据。

第一节 药物作用的基本规律

一、药物的基本作用

药物作用于机体，其基本作用表现为兴奋和抑制。凡能使机体器官组织原有功能水平提高的作用称为兴奋作用，如肾上腺素使心肌收缩力加强，心率加快等；反之，凡使机体器官组织原有功能活动减弱者为抑制作用，如吗啡产生镇痛和呼吸抑制，地西泮（安定）产生镇静催眠作用等。兴奋作用和抑制作用在一定条件下是可以相互转化的，过度兴奋如惊厥不止，则可导致中枢抑制衰竭甚至麻痹死亡。

二、药物作用的选择性

药物吸收入血后分布于全身，但并不是对所有的器官组织都起到同样的作用。在治疗剂量时，常常只选择性地对某一个或几个器官组织产生明显作用，这是由于药物对这些细胞组织具有较大的亲和力，或是机体的不同器官组织对药物敏感性有差异所致，称为药物作用的选择性。选择性有高与低之分，选择性高的药物针对性强，如洋地黄对心肌的兴奋作用，利尿药对肾小管的作用，青霉素主要对革兰阳性菌有杀菌作用等；而选择性低的药物影响器官多，作用广泛，应用时副作用较多，如阿托品具有散瞳、口干、心率加快等多方面作用。选择性往往是相对的，常与应用的剂量有关，如咖啡因对大脑皮质兴奋作用，可以提神，消除疲劳，然而大剂量服用时也会兴奋延髓及脊髓，甚至引起惊厥发生。因此临床根据药物选择性作用的规律，对不同的疾病选择不同的药物，药物的适应证取决于药物作用的选择性。

三、药物的作用方式

（一）局部作用和吸收作用

药物与机体接触后，药物未被吸收入血之前，在用药局部表现的效果，称为局部作用，如乙醇、碘酊对皮肤黏膜表面的消毒作用，局麻药的局部麻醉作用。吸收作用又称药物的全身作用，即指药物吸收入血循环后所产生的作用。

（二）直接作用与间接作用

药物与器官组织直接接触后所产生的效应为直接作用，如局麻药的局部麻醉作用，肼屈嗪直接作用于血管平滑肌使之松弛而产生降压作用，均属直接作用。间接作用又称继发作用，即指由药物的某一作用而引起的另一作用，常常通过神经反射或体液调节引起，如肼屈嗪的降压作用为直接作用，在明显降压后反射性地引起心率加快则属间接作用；洋地黄的直接作用是兴奋心肌，加强心肌收缩力，改善心力衰竭症状，而随之产生的利尿、消肿等则属继发作用。

四、药物作用的临床效果

治疗作用和不良反应是药物作用的两重性表现，临床用药效果正是药物作用两重性的综合体现。

（一）治疗作用

凡能达到防治疾病目的的作用称药物的治疗作用，它又分为对因治疗（消除致病的原因）和对症治疗（消除疾病的症状）。

（二）不良反应

药物在治疗量时出现的与治疗目的无关的其他反应，统称为药物不良反应，任何药物都会有一定的不良反应。

1. 副作用　一般症状较轻，如麻黄碱用于平喘的同时出现中枢兴奋作用，引起失眠为其副作用。每个药物的副作用和治疗作用不是固定不变的，常随着治疗目的的不同而变化，如利用阿托品的平滑肌松弛作用治疗腹痛的同时，出现口干等副作用，然而全身麻醉时，又选用阿托品的抑制腺体分泌作用为治疗作用。副作用一般对机体危害不大，患者尚可耐受，故只需适当对症处理。

2. 毒性反应　各类药物毒性反应不同，一般随着剂量加大或用药时间过长药物在体内蓄积过多而加重。毒性反应对机体有损害性，特别对一些重要器官，如氯霉素抑制骨髓造血功能，洋地黄过量引起心律失常，卡那霉素对肾的损害，某些药物甚至引起畸胎等特殊毒性。用药时应注意避免毒性反应发生。

3. 变态反应　也叫过敏反应，指少数人对药物的特殊反应，它也是免疫反应的一种表现，与毒性反应不同。变态反应与用药剂量无关，并不易预知，即使很小剂量也可以造成严重过敏反应，一般患者常有用药过敏的历史，有过敏体质的患者易发生。致敏原可以是药物本身、药物在体内的代谢产物或是制剂中的杂质等，它们刺激体内免疫系统，产生相应抗体，待药物再次进入机体后就可引起抗原抗体反应。临床表现常见有药热、皮疹、哮喘等，严重时可引起休克。为预防药物过敏反应发生，应询问患者过敏史，一些药物用药前要做皮肤过敏试验，如青霉素皮肤过敏试验阳性者应禁用该药。

4. 后遗效应　指停药后血药浓度已降到阈值以下时所残存的药理效应，这种效应可以很短暂，也可以较持久。如睡前服用长效巴比妥类催眠药，经过一夜，药物在体内虽已大部消除，但次晨起床后仍可有嗜睡、头脑不清醒、乏力等短暂宿醉现象。有的后遗现象很严重且持久，还能引起器官损害。

5. 继发反应　指继药物治疗作用后所产生的不良后果，又称为治疗矛盾，如长期应用广谱抗生素后，由于肠道内对药物敏感的细菌被抑制，不敏感细菌大量繁殖，可引起如白念珠菌或耐药葡萄球菌等继发感染发生。

6. 致畸、致突变和致癌作用　指某些药物能影响胚胎的正常发育，引起畸胎，尤其在胎儿发育的头3个月内，胚胎发育迅速，最易受药物影响，如沙利度胺（反应停，thalidomide）在治疗早期妊娠反应后，引起胎儿四肢短小的畸形。有些药物有致突变和致癌的可能，它们作用于遗传物质 DNA，引起 DNA 复制错误而导致体细胞突变，癌就是因体细胞突变所致。

五、个体差异

个体之间对同一药物的反应可以有明显差异，称为药物作用的个体差异。如对同一药物，有的个体就特别敏感，只需很小剂量就可以达到应有的效应，常规剂量就能产生强烈效应或中毒反应，称为高敏性；而有的个体对药物敏感性低，需要用较大的剂量才能达到同等药效，称为机体对药物产生耐受性（tolerance）。当病原体对抗菌药物产生抗药性而使药效降低时，常需要更换抗菌药物才能达到预期的抑菌或杀菌作用，称之病原体对该药产生了抗药性或耐药性（resistance）。

第二节　药物的量效关系

药物的剂量大小和效应强弱之间呈一定关系，称为量效关系，这是从剂量角度阐明药物作用的规律。在一定范围内，药物剂量增加，药物效应相应增加，剂量减小，药效减弱；当剂量超过一定限度时能引起质的变化，产生中毒反应。因此选用最合适的治疗剂量是十分重要的。

一、剂量的概念

剂量即药物的用量，按剂量大小和药效的关系，可将剂量分为下列几种（图2-1）：

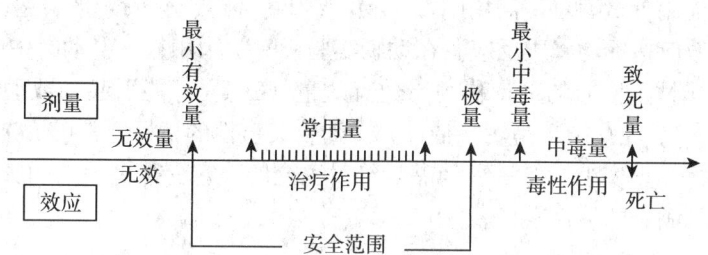

图 2-1　药物剂量和效应关系的示意图

由图 2-1 可见，剂量太小不出现药效。出现疗效的最小剂量称为最小有效量；大于最小有效量，并能对机体产生明显效应而又不引起毒性反应的剂量，称为治疗量，也是适合大多数人选用的常用量；极量是由国家药典临床用药须知明确规定允许使用的最大剂量，比治疗量大，但比最小中毒量小，也是医生用药选量的最大限度。超过极量用药若产生毒性反应，医生要负法律责任，故护士应及时向医生提醒注意。中毒量和致死量是在临床治疗中绝对不允许使用的。最小有效量和极量之间的距离称为药物的安全范围，一个药物的安全范围愈大愈好，反之则易中毒，如洋地黄类药物安全范围小，剂量稍大就很容易引起中毒反应。还须注意单位时间内进入机体的药量，特别是静脉注射或静脉滴注时的速度，过快也会造成单位时间内进入体内药量过大，引起毒性反应。

二、量效反应曲线

药物用量在一定范围内与效应呈正比关系，即随药物剂量增加，效应相应增强，典型量效关系曲线见图 2-2。若以纵坐标表示效应，横坐标表示剂量，量效关系曲线呈长尾 S 型（A 图），若改用对数剂量作图，则曲线接近对称的 S 型（B 图）。其规律为随着剂量增大，药效强度也相应增加，最后达到最大效应，称之效能，即指继续增加剂量药效不再提高时的效应；反之，继续加大剂量只能引起毒性反应。效价强度则表示该药达到一定效应时所需的剂量。能引起相同药理效应的药物，它们的最大效应和效价并不一定相同。

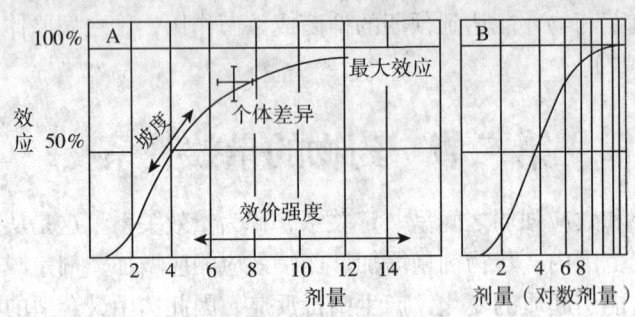

图 2-2 典型量效反应曲线

三、量反应和质反应

药物效应凡能用具体数量来表示的反应叫量反应，如心率、血压、尿量等。而质反应是指药物的效应不能用数量表示，需用阴性（−）或阳性（+）、有或无来表达，如死亡或存活、惊厥或不惊厥等效应指标均属质反应。在动物实验中，常采用在一群动物中引起半数（50%）动物产生药效（阳性反应）的剂量称为半数有效量（ED_{50}）；能引起半数动物死亡的剂量即半数致死量（LD_{50}）。治疗指数是用来估计一个药物安全性的指标，常以 LD_{50}/ED_{50} 的比值表示，比值愈大愈好。事实上没有一种药品是绝对安全的，它受很多因素的影响，只有正确地选择剂量才可达到满意的治疗效果。

第三节 药物作用机制和受体学说

一、药物作用机制

药物作用机制是阐明药物为什么能起作用、如何起作用及作用部位等问题的有关理论。目前有些药物的作用机制是可以部分或全部说清楚，但还有不少药物的作用机制尚不清楚，研究药物作用机制是药理学的重要研究课题之一。

从构效关系来说，很多化学结构相似的药物会有相似的作用，这是由于它们能与同一受体或酶结合所致，但也可能引起恰好相反的作用。一般药物进入机体后首先要和机体内相应部分的大分子（酶或受体）相结合，通过参与或干扰机体内的各种生理生化过程而产生药理作用。药物作用机制多种多样，大致可归纳为以下几种方式：

1. **改变细胞周围环境的理化条件** 如抗酸药碳酸氢钠、氢氧化铝等通过中和作用，使胃液酸度降低；甘露醇迅速注入血循环，造成高渗环境，可消除脑水肿和产生利尿效果。

2. 参加或干扰细胞物质代谢过程　如各种补充疗法，维生素、铁剂、激素等能提供机体缺乏的物质，参与正常生理代谢过程，使缺乏症得到纠正。代谢往往是在酶的催化下进行，药物通过对酶的影响会干扰或阻断正常代谢过程而产生药效，如磺胺类药物由于它的基本化学结构与对氨基苯甲酸（PABA）相似，它们竞争二氢叶酸合成酶，参与了细菌的叶酸代谢，使对磺胺类敏感的细菌叶酸合成受到抑制，从而产生抑菌作用。

3. 通过对体内某些酶的抑制或促进而起作用　如胰岛素促进己糖激酶活性产生降血糖作用，新斯的明抑制胆碱酯酶产生拟胆碱作用等，较多药物是通过这种方式产生作用的。

4. 对细胞膜作用　局麻药通过抑制细胞膜钠通道而阻断神经传导产生局麻作用，维拉帕米阻滞心肌细胞膜钙通道，抑制钙离子内流而产生抗心律失常作用。

5. 改变生理递质的释放或激素的分泌　即改变机体内活性物质的释放而产生作用。如麻黄碱通过促进体内交感神经末梢释放去甲肾上腺素递质而引起升压作用；大量碘可抑制甲状腺素分泌；甲苯磺丁脲能促进胰岛素分泌等。

近年来，对药物作用机制的认识已进入细胞水平和分子水平，上述几种方式也常是相互联系的，并且药物作用过程也是一系列生理生化过程的连锁反应，故对作用机制的各种学说也不是固定不变的，而是在不断地发展和完善着。

二、药物和受体学说

根据近代分子生物学和生物化学的研究，大多数药物的作用机制是通过与细胞上某些大分子蛋白质（受体）相结合而产生作用，故以受体学说来阐明药物作用机制已占有重要地位。受体在体内有特定的分布点，而体内也存在着和受体相结合的内源性物质叫做配体（第一信使），如自主神经末梢释放递质乙酰胆碱和去甲肾上腺素等，它们都能与相应的受体结合产生作用。一般药物与相应受体结合后先形成复合物，然后通过复合物的作用，激活细胞其他成分产生效应。

占领学说认为受体必须与药物结合后才被活化，药物作用的强度与被药物占领的受体数量成正比，当被占领的受体数量增多时，药物效应也随之加强。占领学说提出已有50多年，并做过不少补充和修正。该学说认为药物与受体结合产生效应，须具备两个条件：一是药物与受体相结合的能力即亲和力；二是内在活性，即药物能产生效应的能力。由此可将作用于受体的药物分为三类：

1. 完全激动剂　指药物与受体有较强的亲和力，并有较强的内在活性，它能兴奋受体产生明显效应，如吗啡激动阿片受体引起镇痛作用。

2. 拮抗剂　指药物与受体亲和力很强，但没有内在活性，故不能引起效应，但能阻断激动剂和受体的结合，与激动剂有对抗作用，如纳洛酮本身无明显药理效应，但在体内和吗啡竞争同一受体，具有对抗吗啡的药理作用。

3. 部分激动剂　本类药物与受体有亲和力，但只有弱的内在活性，因此单独应用时能产生较弱的效应，而与激动剂合用时，则表现出较弱的对抗激动剂的作用，即削弱激动剂的效应，所以部分激动剂具有激动剂和拮抗剂的双重特性，如喷他佐辛、丙烯吗啡均属此类。

两种药物同时与同一受体相结合时，产生竞争性对抗作用，其效应往往根据药物的浓度和亲和力而定。当拮抗剂浓度加大时可使激动剂的量效曲线逐渐平行右移，但最大效应不变（图2-3a），部分激动剂具有激动剂和拮抗剂双重特性，当剂量很小或单用时，部分激动剂能发挥激动受体的作用并产生效应，使曲线左移，但随着部分激动剂剂量增加，则表现出竞争性对抗作用时，可使激动剂的量效曲线平行右移（图2-3b）。非竞争性拮抗剂不与激动剂争夺相同受体，但它与受体结合后可能改变效应器的反应性，因此不但使激动剂的量效曲线右移，还能抑制最大效应（图2-3c）。

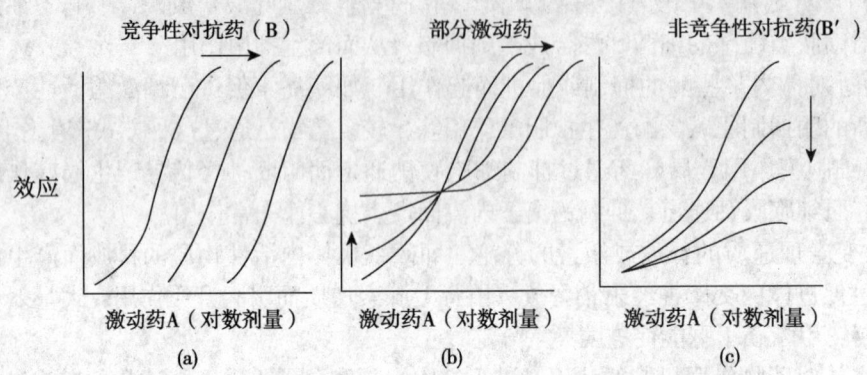

图2-3 当有不同类型对抗药（包括部分激动药）合用时，激动药的量效曲线各图中粗线表示没有对抗药时激动药的量效曲线，箭头表示对抗药浓激动药量效曲线移动的方向

三、联合用药

几种药物合用后引起的效应是多样的，目的是增加疗效或减少不良反应，总的来说可分为协同作用和拮抗作用。协同作用又可分为：

1．相加作用 即几种药物合用的效应为各药单用效应的加和。

2．增强作用 指两药合用效应大于相加作用，如氯丙嗪就具有增强其他中枢抑制药的作用。

3．对抗作用 为两药合用后作用相互抵消。它可有三种表现：①甲药和乙药在体内进行化学结合使药效消失，如二巯基丙醇可结合体内砷剂起到解毒作用；②生理性对抗作用，如中枢兴奋药对抗中枢抑制药的效应；③两药与同一受体结合时产生竞争性对抗，即某药可阻断另一药物与受体的结合。

（肖顺贞）

第三章 药物代谢动力学

药物代谢动力学（pharmacokinetics）简称药代动力学或药动学，是研究机体对药物处置过程及体内血药浓度随时间变化的规律。机体对药物的处置过程包括机体对药物的吸收、分布、代谢和排泄等过程，也称为药物的体内过程。

第一节 药物的转运

药物在体内转运过程主要是通过各种脂质生物膜，又称为跨膜转运，可分为被动转运和主动转运两种方式，大多数药物属被动转运。

一、被动转运

被动转运（passive transport）是药物依赖生物膜两侧的浓度差，从高浓度一侧向低浓度一侧扩散性转运（又称顺梯度转运或下山转运）。当膜两侧药物浓度达到平衡状态时，转运即停止，它不消耗能量，转运不需要载体，各药之间无竞争性抑制现象也无饱和性。药物的理化性质可影响被动转运，凡分子量小、极性小、解离度小（非解离型多）及脂溶性大的药物易通过生物膜完成被动转运，其中以"解离度"因素影响甚大，因为大多数药物属弱酸性或弱碱性化合物，各种体液 pH 的改变都影响药物解离状况，从而影响药物转运。弱酸性药物在 pH 低的酸性环境如胃液中，解离度小，易通过生物膜，故弱酸性药物在胃液中易被吸收，中毒时可用弱碱性溶液洗胃，使胃内残留药物不易继续吸收；而尿液碱化可使肾小管中的弱酸性药物不易被重吸收，促其随尿排出。弱碱性药物与上述情况恰相反，它在酸性胃液中解离多，不易吸收，而在碱化尿液中却易被肾小管重吸收。

二、主动转运

主动转运（active transport）是药物从生物膜低浓度的一侧向高浓度一侧转运（又称逆浓度梯度转运或上山转运），不依赖于膜两侧药物的浓度差。需要消耗能量，需要载体，其细胞膜为转运提供载体，该载体对药物有特异的选择性且转运能力有饱和性。当两种药物需用相同载体转运时，药物之间产生竞争性抑制，如青霉素和丙磺舒均在排泄上竞争肾小管上皮细胞的载体，同用两药的结果是使青霉素排泄减少，延长青霉素作用时间。呋塞米和尿酸在排泄上的竞争性抑制，则成为呋塞米不良反应（诱发痛风）的原因。属主动转运方式的药物不多，且多表现在神经元、肾小管分泌及肝细胞中进行。

第二节 药物的体内过程

一、药物的吸收

吸收（absorption）是指药物从给药部位进入血液循环中的转运过程。用药时应注意吸收的速度和程度，前者影响药物作用出现的快慢，后者可影响作用的强弱。当吸收的速度和程度发生变化时，必须及时调整给药的剂量和间隔时间，以保持治疗所需的血药浓度。下列因素可影响药物的吸收。

（一）药物方面

1．药物的理化性质　对药物吸收影响很大，小分子、脂溶性高、极性低的药物易吸收，如弱酸性药物在酸性环境中非解离型多，吸收多；但在碱性环境中恰相反。同样弱碱性药物在碱性环境中非解离型多，吸收多；但在酸性环境中，吸收少。例如阿托品是一种弱碱性药，主要在弱碱性肠液中吸收。

2．剂型　药物的水溶液比油溶液、混悬液或固体剂型吸收快。目前报道同样的药物制剂，因不同厂家或同一厂家不同批号的产品，配方或制作工艺等差异影响药物的吸收。缓释剂是使药物在体内缓慢释放，延缓吸收速度，使一次给药后能维持较长时间的有效血浓度，且血药浓度波动小，适用于治疗慢性疾病。

3．药物的浓度　在口服或注射时，高浓度比低浓度药物溶液吸收快。

（二）给药途径

给药途径影响药物吸收速度及程度，其吸收速度由快到慢顺序为：①吸入给药：肺泡上皮表面积大，毛细血管丰富，对于挥发性药或气雾剂型药极易吸收。②舌下给药：舌下黏膜血管丰富，且不经肝门静脉，无首过效应（首关效应或第一关卡效应），给药方便，起效快。③直肠给药：制成栓剂或溶液，经肛门塞入或灌肠，药物从直肠黏膜转运入血液循环，亦无首过效应，起效快，但需在小肠上端吸收的药物，不能以此途径给药。④肌内注射和皮下注射：注射后，药物经过毛细血管壁较大细胞间隙（6～12μm），脂溶性或水溶性药物都可被吸收，脂溶性药物主要以扩散方式进入血循环，非脂溶性大分子主要以滤过方式转运，其速度较慢。由于肌肉组织毛细血管较丰富，而皮下部位多系脂肪和结缔组织，故肌内注射比皮下注射吸收快，药物注射后吸收率与其水溶性相关，不溶性制剂（如混悬液）普鲁卡因青霉素，吸收缓慢持久，其作用时间延长。局部组织血流量对吸收速度影响较大，在休克时，皮下注射给药，吸收减慢不能适应抢救需要，一般采用静脉注射。⑤口服给药：药物被胃和肠黏膜吸收，肠黏膜表面积大，血流丰富，药物停留时间长，主要是在小肠上端吸收。经胃肠吸收的药物先经门静脉入肝后才能进入体循环。某些药物在通过肠黏膜和肝时，被该处药酶代谢灭活后进入体循环的药量减少，药效降低，这一现象称首过效应（首关效应）或第一关卡效应（first pass effect）。此外，胃肠内容物、排空程度和蠕动快慢等影响药物的吸收。⑥皮肤给药：皮肤组织结构具有角质层，不易吸收，故需用脂溶性高药物，做成油膏剂或液体贴膜剂涂布于用药部位。

（三）生物利用度（bioavailability，F）

生物利用度指药物被吸收并经首过效应后进入体循环的药物量与给予的总药量之比（F），它与药物作用强度和速度有关，一般以吸收百分率（%）F 表示：

$F=A$（入血循环的药量）$/D$（给予总药量）×100%

同一药物如地高辛制剂，因各药厂制造工艺差异，甚至同一厂的生产批号不同，使地高辛制剂的生物利用度差异很大。生物利用度高，说明吸收较好，反之则药物吸收较差，它是检验药品质量的一个重要指标。

二、药物与血浆蛋白质结合

药物吸收入血后多数与血浆蛋白质（主要是白蛋白）结合，其结合程度常用结合率表示，治疗剂量的药物与血浆蛋白质结合的百分率称为药物的血浆蛋白质结合率。结合率超过90%为高度结合，结合率低于20%则表示结合少。结合型药物分子量大，不能进行被动转运，暂时失去药理活性，也不能代谢和排泄。只有游离型药物才能进行转运，具有药理活性。但由于结合疏松可逆，游离型和结合型可以相互转化，处于动态平衡。血浆中的白蛋白有一定的含量，当两种蛋白质结合率高的药物联用时，可发生竞争与蛋白结合的现象，从而引起血浆中的游离型药物浓度改变，产生药理效应的变化。如双香豆素和保泰松合用，两者的蛋白结合率均高达98%～99%，合用后，保泰松就竞争双香豆素与血浆蛋白质的结合，使游离型双香豆素浓度增高，抗凝血作用增强，可引起出血倾向。此外，血浆白蛋白过低（慢性肾炎或肝硬化患者）或变质（如尿毒症）会影响药物的结合率，改变血中游离药物的浓度。某些药在老年人呈现较强作用，部分原因与老年人血浆白蛋白含量减少有关，因此用药时应适当减少剂量。

三、药物的分布

分布（distribution）是指药物随血液循环，向各组织、细胞间液和细胞内液的转运过程。影响分布的因素有：

1. 药物的理化性质　人体内各体液的pH影响药物的解离度，从而影响分布。如血浆和细胞外液pH为7.4，细胞内液为7.0。由于弱酸性药在较酸性环境解离减少，易透过生物膜，因此在细胞内液浓度略低于细胞外液。若提高血液pH，可使酸性药物向细胞外转运；降低血液pH时，则向细胞内转移。弱碱性药物与此相反。改变血液的pH可改变药物在细胞内外的分布，对临床合理用药及药物中毒解救具有实际意义。

2. 药物与组织的亲和力　因药物对各组织细胞有不同选择性和亲和力。因此分布不同，如碘在甲状腺中浓度就比血浆高一万倍。

3. 局部组织器官的血流量　药物进入血液循环后，首先分布到血流丰富的组织器官，如心、肝、肾、脑等。

4. 机体的屏障组织　体内各种屏障可影响药物的分布，主要有血脑屏障（blood brain-barrier）和胎盘屏障（placental barrier），凡脂溶性低、分子量较大、极性高的药物不易通过血脑屏障，所以不易产生中枢神经系统作用，血脑屏障对脑组织有保护功能。新生儿血脑屏障发育未健全，脑膜炎时血脑屏障通透性增加。正常时不易通过的青霉素，此时易透过发挥治疗作用。有些药物可通过胎盘屏障进入胎儿体内，损害胎儿发育或有致畸的危险，孕妇用药尤应慎重。

四、药物的代谢

药物的代谢（metabolism）或称药物的生物转化（biotransformation）是指药物在体内发

生的化学结构变化。多数药物经代谢后药理活性减弱或消失，有少数药经代谢后才有活性，此类药称前药（prodrug）。也有的药物在体内不被代谢而以原型从肾排出。故药物代谢是药物自机体消除的重要途径之一。

药物在体内代谢一般分为两个步骤，第一步是药物在酶的催化下进行氧化、还原或水解等，第二步是与体内某些物质如葡糖醛酸、甘氨酸、硫酸等结合或乙酰化、甲基化等。药物经过结合后一般极性增高、水溶性增加，有利于排出体外，同时多数药物的药理活性减弱或消失。各种药物的代谢步骤不尽相同。

药物的代谢依赖于酶的催化，能代谢数百种药物的非专一性酶系统，主要存在肝细胞的内质网中，所以又称肝药酶或药酶。近来发现其他组织器官如肾、胃肠道上皮也有分布。肝药酶主要指细胞色素P450酶，简称P450，不仅参与许多药物的代谢，且某些药物也可明显地影响药酶的活性。

肝药酶的个体差异大，如遗传、年龄、营养、机体状态和疾病等都可影响酶的活性。凡能增强肝药酶活性的药物，称为肝药酶诱导剂或酶促剂，如苯巴比妥、苯妥英钠、利福平等，若能被肝药酶代谢的药物与药酶诱导剂合用时，代谢加快，剂量应适当增加。能抑制或减弱肝药酶活性的药物称药酶抑制剂，如氯霉素、异烟肼、西咪替丁等。被肝药酶代谢的药物与肝药酶抑制剂合用时，剂量应适当减少。对肝功能不良患者、新生儿及早产儿肝功能尚未发育完全时，药物转化功能较差，用药应注意调整剂量。上述相互影响见表3-1A、3-1B。

表3-1A　肝药酶诱导剂与药物相互影响

诱导药	被增强代谢的药物	临床后果
巴比妥类*	洋地黄毒苷、类固醇激素等	血浓度下降，药效减弱
保泰松、苯妥因	口服降血糖药、氢化可的松、茶碱	或不良反应减轻
利福霉素、灰黄霉素	口服抗凝药、普萘洛尔、美托洛尔等	

*除司可巴比妥

表3-1B　肝药酶抑制剂与药物相互作用

抑制药	被抑制代谢的药物	临床后果
西咪替丁、阿司匹林	苯二氮䓬类	血药浓度上升，药效增强或出现毒性反应
氯霉素、异烟肼	苯妥因、口服降血糖药	
别嘌呤醇	口服抗凝药、硫唑嘌呤	
肾上腺皮质激素	三环抗抑郁剂、环磷酰胺	
司可巴比妥	司可巴比妥	

五、药物的排泄

药物的排泄（excretion）是指药物以原型或其代谢产物通过排泄器官或分泌器官排出体外的过程。排泄或分泌器官有肾、肺、胆囊、乳腺、唾液腺及汗腺等，肾为最重要排泄器官，排泄也是大多数药物自体内消除的重要方式。

1. 药物经肾排泄　除了与血浆蛋白质结合的药物外，多数弱酸性或弱碱性药物则通过脂溶扩散的方式，部分地自肾小管重吸收，再吸收的量与尿液pH密切相关，如弱酸性药在酸性尿中解离少，肾小管重吸收多，排泄慢。若要加快排出体外，则可使尿碱化，减少肾小管对该药的重吸收,加速从尿排出,属于被动转运。如苯巴比妥中毒时,可碱化尿液加速排泄。药物以原型或其代谢产物由肾小球滤过,进入肾小管腔,还有部分药物可被近曲或远曲肾小管上皮细胞主动分泌入肾小管腔,属主动转运,最后都随尿排出。

2. 药物经胆道排泄 某些药物或其代谢物经胆汁随粪便排出。药物由肝细胞转运至胆汁排泄属主动转运。少数药物自胆汁排入十二指肠的结合型药物,在肠中经水解后,由小肠黏膜上皮细胞吸收,经肝又重入体循环,形成肝肠循环(hepatoenteral circulation),使药物作用明显延长。从胆汁排泄量多的抗菌药如利福平、四环素、红霉素等,有利于肝胆系统感染的治疗。

3. 药物经其他途径排泄 有的药物可自乳汁排出,对喂母乳的婴儿产生作用。由汗液或唾液排泄药物可刺激皮肤及口腔黏膜,应配合相应护理措施。由于有的药物唾液内浓度与血药浓度相平行,唾液标本易采集,可用于临床血药浓度监测。肺是气体或挥发性药物的排泄器官。麻醉性气体在血中溶解性可影响排出速率。微量金属可从头发排出,具有一定的诊断意义。

第三节 药动学的某些概念

一、时量曲线

药物效应的强度与作用部位的药物浓度成正比,作用部位的药物浓度虽不易测定,但大多数药物在血浆中的浓度,常可反映出作用部位的药物浓度变化,为了观察给药后血浓度的变化,常以血药浓度(量),或对数浓度为纵坐标,以时间(小时)为横坐标绘制时量曲线(time-concentration curve)。从一次口服给药后的时量曲线,可看到药物在体内吸收、分布和消除的动力学规律(图3-1)。为临床制订给药剂量和给药间隔时间提供依据。曲线升段反映药物的吸收与分布的过程,其斜率(坡度)反映该过程的速度。斜率大(坡度陡),则吸收快和分布慢。曲线的峰值(高峰)反映给药后所到达的最高血药浓度。曲线降段反映药物消除速度。坡度陡,消除快,坡度平坦,则消除慢。然而药物在吸收时,消除过程也已开始,只是在曲线升段时,吸收超过消除;在曲线降段时,消除大于吸收;峰值(高峰)表示吸收与消除相等。

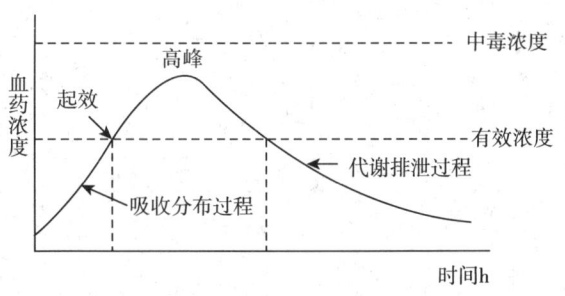

图 3-1 单次口服给药后时量曲线

二、血浆半衰期

药物血浆半衰期(half-life time,$t_{1/2}$)指血浆药物浓度下降一半所需要的时间,它反映药物的消除速度。如青霉素的 $t_{1/2}$ 为 0.5～1h,说明消除快,不易在体内蓄积;地高辛的 $t_{1/2}$ 为 33～36h,显然消除较慢,多次用药易引起蓄积性中毒。因大多数药物按一级消除动力学消除,其 $t_{1/2}$ 为固定值,可作为给药间隔时间的参考依据,同时也可从 $t_{1/2}$ 值估计出多次给药后体内药物的蓄积量及药物作用的持续时间,用作调整给药剂量的参考。当肝、肾功能不良时,药物消除减慢,$t_{1/2}$ 可明显延长,为防止药物蓄积中毒,应考虑减少用药剂量。

药物半衰期与其在体内累积量和排泄量有密切关系（表3-2），一般按一级动力学消除的药物，一次用药后经5个$t_{1/2}$后体内药量消除96%以上；如隔1个$t_{1/2}$用药一次，则经5个$t_{1/2}$后血药浓度可达稳定的水平（图3-2）。

表3-2　药物的半衰期（$t_{1/2}$）与一次用药经消除后药物在体内的存留量和多次用药后药物在体内的蓄积量的关系

经过半衰期数	一次用药经消除后药物在体内的存留量	多次用药后药物在体内的累积量
1	100%×(1/2)=50%	50%
2	100%×(1/2)^2=25%	75%
3	100%×(1/2)^3=12.5%	87.5%
4	100%×(1/2)^4=6.25%	93.8%
5	100%×(1/2)^5=3.13%	96.9%
6	100%×(1/2)^6=1.56%	98.4%
7	100%×(1/2)^7=0.78%	99.2%

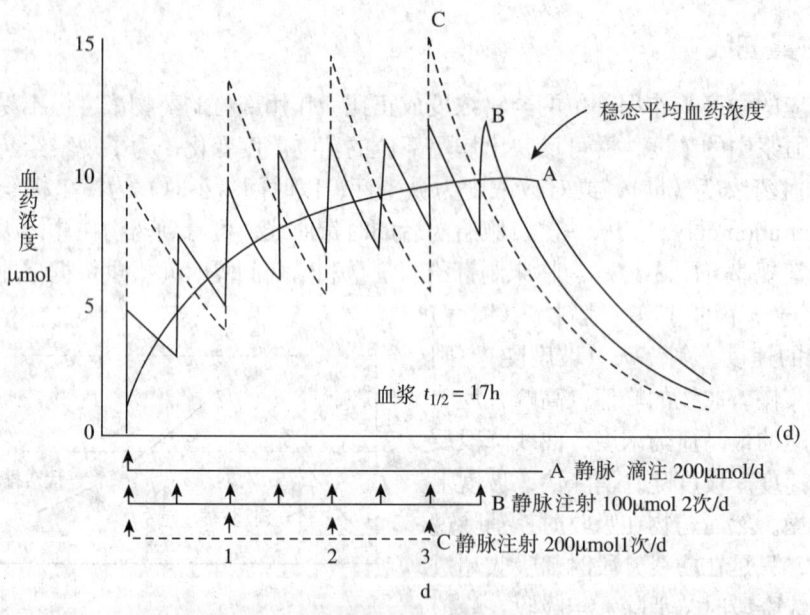

图3-2　多次给药时的时量曲线

三、多次给药的时量曲线和稳态血药浓度

临床用药一般多采用连续多次给药，其目的在于维持有效的血药浓度，避免发生毒性反应。根据一级消除动力学的特点，以恒速恒量给药（如静滴或以半衰期相近似的间隔时间连续多次给药）后，经4～6个半衰期，由于给药速度和消除速度达到平衡，故血药浓度稳定在一个水平的状态，此时的血药浓度称稳态血药浓度（steady state，C_{ss}）又称坪值（图3-2）。

等量多次给药时，血药浓度先呈锯齿状上升，继而趋平稳，不会持续无限上升，在4～5个半衰期接近坪值（稳态血药浓度），并在峰值（高限）与谷值（低限）范围内波动，恒速静滴，则无波动，血药浓度呈一条平滑的曲线。达到坪值时，单位时间内药物消除量与给药量相等。

由图3-2可见，如果单位时间内用药总量不变，改变给药间隔时间对达到稳态的时间及浓度水平均无影响，如缩短给药间隔时间，可减少血药浓度的波动；而延长给药间隔时间，则血药浓度（峰值与谷值）波动加大。如给药间隔时间不变而增加药物剂量，其血药达到稳态血药浓度的时间不变，仍需 4～6 个 $t_{1/2}$，但其浓度水平提高。

为了使血药浓度能迅速达到稳态血药浓度，还可采用首次加倍剂量（负荷剂量，loading dose，或称突击量），使血药浓度迅速上升达到稳定血药浓度。一般口服给药，如服药间隔与其 $t_{1/2}$ 相近似时，其负荷剂量为常规剂量的 1 倍，通常称"首次剂量加倍"，如抗菌药复方新诺明。少数毒性大、安全范围小的药物，对症状较轻患者，也可用维持量给药法，使血药浓度逐步上升达稳态血药浓度，如地高辛。

（肖顺贞）

第四章

影响药物作用的因素

每个药物都具有其固有的药理作用特点,但对具体患者来说,药理效应可有一定的或很明显的差异,这种因人而异的药物反应就是个体差异。个体差异产生的原因可存在于用药过程的任何一个环节,包括药物剂型、药效学、药动学等药物方面和机体方面,产生诸多影响药物作用的因素。为保证每位患者都能达到最大药疗效果和最小不良反应的治疗目的,需要了解可能影响药物作用的各种因素。

第一节 药物方面

药物的用量、剂型、给药途径及药物的理化性质等都对药物作用有明显影响。

一、药物剂型

通过不同剂型影响药物吸收量或速率,从而影响药物作用的快慢和强弱。近年来随着药动学的发展,为临床提供了许多新的剂型,如缓释剂可使有效血药浓度达到比较稳定和持久的疗效,每日仅用药一次方便患者。

二、给药途径

给药途径对药效会产生明显影响。大多数情况下,不同给药途径能影响药效的强弱和起效快慢,某些情况还会产生质的不同,如硫酸镁口服产生导泻和利胆作用,而注射给药却产生镇静和降压作用,四环素与含 Ca^{2+}、Fe^{2+} 等离子药物同服,会产生络合物而影响四环素的吸收;对一些昏迷、抽搐和不能合作的精神病患者不宜选用口服给药,又如青霉素、胰岛素、卡那霉素口服易被破坏,只能注射给药,所以口服虽是一种常用的给药方式但也受到一定限制。注射给药方式有皮下、肌内注射和静脉注射等。注射给药吸收较快,血浓度迅速升高,起效快且比口服作用强,吸收量也较准确,用量比口服小,这些都是注射用药的优越性,急救时采取注射更有实际意义。注射给药的缺点是需要严格消毒和注射技术,且不够安全,价格也比口服贵,要求给药剂量准确,一旦中毒不易解救等,所以一般认为能口服给药者不首选注射方式。其他给药途径有舌下、肛门、直肠给药等,这些方式都要求药物易穿透黏膜,目的为避免口服吸收过程受肝和消化液对药物的破坏,如口含硝酸甘油片,由于黏膜吸收快,给药 1~3min 即可缓解心绞痛症状。故不同给药途径可以影响药物吸收的量和速度。

三、药物相互作用

临床上常有两种或两种以上药物联合应用,目的为加大疗效,减少副作用,但常因选药不当反会降低疗效。多种药物合用可产生药物之间或机体与药物之间的相互作用,导致药物在吸收、分布、生物转化、排泄及药物效应等各方面的相互干扰，从而改变药物的效应和毒性。如药物在受体部位的竞争、药物竞争与血浆蛋白质的结合，以及在肾小管排泄过程中的相互影响等，与药效学和药动学两方面因素都有关系：①合理的联合用药可以增加疗效，降低毒性。如异烟肼和乙胺丁醇合用能增强抗结核作用，乙胺丁醇还可延缓异烟肼耐药性产生。②不合理的合并用药应尽量避免。如四环素和牛奶、钙剂等同时服用，可降低四环素的吸收等，应给予注意。

药物的相互作用是指两种或多种药物同时或先后、经相同或不同途径给药时，药物之间在体内直接或间接产生的相互作用，致使药物的作用和效应发生改变（包括治疗作用与不良反应增强或减弱，甚或出现不应有的效应）。随着药物品种的增加及合并用药机会增多，在给药过程中可因合并用药增加疗效，但也可因此易引起不良反应。因此药物的相互作用已成为合理用药内容的组成部分。对护理人员来说，应根据用药情况，从药效学、药动学及机体情况等方面进行分析，独立判断两种或多种药物的处方是否合理，以审查配伍用药方案。

四、耐受性和药物依赖性

患者在连续用药后出现药效逐渐降低，需加大剂量才能达到原有药效的现象，称为耐受性（tolerance）。若短期内连续用药后产生上述现象，称为快速耐受性，一般停药后可恢复敏感性。有些药物在连续用药后，可使患者对药物产生精神依赖，也称习惯性（habituation），通常在停药后可出现主观不适和有继续用药的强烈愿望，如饮酒和吸烟等都易产生习惯性。而吗啡、哌替啶等药物长期或反复使用后能产生成瘾性（addiction，躯体依赖），即在突然停药后（4～12h后），会出现戒断现象，表现为一系列难以忍受的症状，如烦躁不安、流泪、出汗、呵欠思睡、腹痛、腹泻、呕吐等，只要再用药症状会立刻消失。因此成瘾后为求得继续用药，有人可能会不择手段，甚至丧失道德人格，此类药物能麻醉人的意志，故称之为麻醉药品（narcotic）。关于麻醉药品的管理，国务院在1978年曾公布《麻醉药品管理条例》，1979年2月又颁布了《麻醉药品管理条例细则》，凡接触和保管麻醉药品的护理人员都应了解和遵守。很显然这里所指的麻醉药品不是用于全身麻醉或局部麻醉的麻醉药品，而是指使用不当易引起成瘾的药物而言，所以在患者用药过程中，护士应重视防止成瘾性发生。在连续用药时应及时提醒医生，对滥用者有权制止，对有成瘾倾向的患者，要向医生报告。在病房工作的护士有机会接触和保管麻醉药品，更应在严禁滥用方面起监督作用，对各个使用环节应把好关，防止丢失，更要注意有成瘾倾向者盗用麻醉药品。

第二节　机体方面

一、生理状态

1. **年龄**　幼儿和老年人用药剂量比成年人要少，随着年龄的增长，儿童机体的许多生理功能会发生改变，如新生儿在出生10天内胃酸偏低，随年龄增长而逐渐上升，到3岁后可达成年人水平，而老年时胃酸又慢慢下降，这对口服药物的吸收就会有影响。如青霉素在胃酸中易被水解，而新生儿口服就可不被破坏。四环素能影响幼儿骨骼和牙的生长，有报道四环素还可引起新生儿手指畸形，故幼儿禁用。

2. **性别**　男女对性激素类药物反应不同。妊娠期用药需特别注意，禁用某些可引起畸胎的药物。如甲氨蝶呤易引起流产、胎儿畸形（无脑儿，腭裂），白消安可引起多发性畸形，苯妥英钠、苯巴比妥会引起唇裂等。

3．营养状态　营养差者肝药酶活性低，药物代谢速度减慢，易引起药物中毒，血浆蛋白质含量低时与药物结合量少，使机体对药物反应较为敏感。

4．精神状态　精神状态对药效有影响，如安慰剂对慢性病患者可产生30%～40%的效应，医护人员的服务态度、如热情和暗示都可能提高病患者痛阈，从而加强药物效应。

5．遗传因素　表现在对药物体内过程和药效的影响，如肝药酶含量和功能的变异可影响药物代谢速率，继而引起血药浓度改变而影响药效。也有因遗传变异使药物受体或酶活性改变而影响药物作用。遗传因素也是造成药物个体差异的主要原因之一。

二、病理状态

疾病可影响机体对药物的敏感性，也可能改变药物的体内过程，从而影响药物的效应。

1．解热　解热镇痛药只有在发热患者身上表现其解热作用，而对正常体温影响不大。

2．肝肾功能　肝功能不良时肝药酶活性降低，使药物代谢速度变慢，造成药物作用延长或增强，半衰期延长。如地西泮的正常半衰期为46.6h，肝硬化患者可使之延长达105.6h。同样肾功能不良患者，药物排泄减慢，半衰期也会延长，所以肝肾功能不良与用药关系密切，应注意用药时适当延长给药间隔时间和减少剂量，避免引起蓄积中毒。

3．中枢神经系统状态　在机体处于抑制状态时，一般能耐受较大剂量的兴奋药，而在高热惊厥时，镇静剂用量也要加大些才能奏效。

三、饮食对药物作用的影响

饮食和药物之间存在着相互作用：①饮食可促进某些药物吸收，如酸性食物可增加铁剂的溶解度，促铁吸收；高脂饮食可促脂溶性维生素A、D、E等吸收，增加疗效，故维生素A、D、E宜饭后服用。②饮食可增强疗效，如红霉素在碱性条件下抗菌力增强，故与碱性食物如面食、苏打饼干等同服有益；服驱虫药后宜吃含纤维素多的食物，以增加肠蠕动，促虫排出。③食物也能降低药物的吸收和疗效，如服铁剂时不能与茶水，高脂饮食和含钙、磷多的食物同服，因它们都能影响铁的吸收，茶叶中的鞣酸与铁形成铁络合物而妨碍吸收，脂肪抑制胃酸分泌，也影响铁的吸收；在补充钙时不宜同时吃菠菜，因菠菜中含大量草酸，与钙结合成草酸钙影响吸收；服乳酶生时不能用热水送服，避免乳酸杆菌被热水杀死，降低药效。④饮食能改变尿液pH，对药效产生影响，如鱼、肉、蛋等酸性食物含有Cl、S、P，在体内代谢产生很多酸性物质；而牛奶、蔬菜、豆制品、水果等属碱性食物，含有丰富的Na、K、Ca等，在体内代谢形成碳酸氢盐，它们经肾排出体外时会影响尿的pH，或提高或降低，从而使一些药效发生变化，如氨苄西林、呋喃妥因在酸性尿液中杀菌力强，因此用它们治疗泌尿系统感染时宜多食荤食，使尿偏酸性，可增强抗菌作用，而氨基糖苷类、红霉素、氯霉素、先锋霉素及磺胺类药应用时，宜多吃素食，可使尿液碱化，以增强抗菌效力。

四、时间药理学

时间药理学（chronopharmacology）是研究生物体时间节律对药物作用和体内过程的影响及药物对生物节律影响的一门新兴学科，中医学将昼夜分为12时辰，故又称时辰药理学。生物节律是生命活动的一种基本特征，人体内部的任何活动都有很强的时间节律性，并有着年、月、日、四季等周期性变化，研究最多的是昼夜节律，即 24 小时为周期的节律变化，这些生物节律通过遗传信息可以代代相传。如人类白天觉醒、黑夜睡眠；猫、鼠、蜘蛛则白天睡觉而夜晚兴奋。在 24 小时内人体的生理生化活动存在规律性变化，如体温、血压、激素水平等的变化都与时间有着密切关系。一天中正常体温的时间高峰在 16～17 时，3～5 时最低，24 小时内约有 1℃ 的波动范围，注射疼痛的感觉在上午 11～12 时最敏感，而来自体内的疼痛则在夜间最明显。实验报告给小鼠注射尼可刹米，每次 0.3g，下午给药小鼠死亡率为 67%，而夜间 2 时用药死亡率为 33%，可见该药下午的毒性反应比夜间大；肾皮质激素分泌高峰在清晨 7～8 时，然后逐渐下降，到子夜时达最低值，因此应用昼夜节律在早上 8～10 时将一日剂量一次顿服，既可满足白天所需，又不会过分抑制垂体促甲状腺激素释放激素的分泌，这样给药方案比一天数次分服效果好，副作用也少，更为合理。时间药理学对临床具有重要意义，用药时间的合理安排和用药剂量的确定具有同等重要的地位。为提高疗效和降低毒副作用，不同药物应各自有不同的用药时间，若能按药物作用的昼夜节律性设计给药应是理想方案。时间药理学属时间治疗学（chronotherapeutics）范畴，也是时间护理学的一部分。把生物时间节律性运用到医护工作中，开展各专科的时间护理研究，不断总结经验，寻找规律，建立时间护理常规，特别把中医时间学理论引入，建立具有中国特色的时间护理学，必将为护理学的发展做出新贡献。

五、心理因素与用药关系

从医学的发展和医疗保健的社会客观需要出发，心理社会因素与健康和疾病的关系日益引起人们的重视。因此在应用药物治疗时，必须了解心理因素与药物作用的关系，并进一步对用药患者作好用药的心理护理工作，以获药物最大疗效。

心理因素与药物作用的关系是相互的，可表现在两方面：一是药物对患者心理的影响；二是某些心理因素如患者的思想、情绪、对药物的认识以及所处环境、医护人员的态度、与患者的关系等对药物效应的影响。不同年龄组因具不同的心理特征，在用药心理护理时应加以注意。

（一）药物对患者心理的影响

药物除能对人的躯体起作用外，也可影响人的心理。如成瘾性镇痛药除有镇痛作用外，还可产生明显的情绪改变产生欣快感；致幻剂可使人出现幻觉是一种心理过程的障碍。这些都说明了药物对人心理的影响。

近年崛起的医学心理学的分支学科之一药物心理学，是专门研究药物对人心理和行为作用的学科，它以控制心理活动和行为的生理生化变化为基础，研究药物的作用，以进一步发挥人的潜能。心理方面可采用精神支持疗法，也可通过药物改变患者的情绪等方法，使患者改变对疾病的态度，产生乐观情绪，以减轻病痛，增强患者对医护人员的信任，为用药心理护理或心理治疗建立良好条件。目前常选用的药物如地西泮、多塞平或抗抑郁药等。

（二）心理因素对药物作用的影响

心理因素在一定程度上可影响药物的效应，其中以患者的情绪、对药物信赖程度及医护人员的语言、暗示作用等因素最为显著。

1. 情绪的影响　患者情绪愉快、乐观，则药物较易发挥治疗效果。这一现象的物质基础是愉快乐观的情绪能提高机体的功能。

2. 对药物信赖程度　患者对药物信赖程度也可影响药物疗效。如"安慰剂"的疗效正是心理因素影响的结果。它主要是通过暗示作用增强安慰剂疗效,暗示内容包括提高患者对药物的信赖程度或让患者预知药物的"作用"等。目前临床上有时用安慰剂治疗一些慢性疾病,如神经症、高血压等。大约有30%的器官疾病及40%的精神疾病患者可对安慰剂发生反应,但其效果只在某一时期或一定条件下呈现,而有时则无效。

3．医护人员语言　医护人员的语言实际上是医患间的人际关系。护士在患者接受药物治疗时的语言交往可影响患者的情绪及对药物的信赖程度。因此医护人员应给予患者同情和理解,重视语言在药物治疗中的作用,在药物治疗同时给患者以情感上的满足。

（三）用药的心理护理

用药心理护理是根据患者在用药时已经发生或可能发生的负性心理症状,从心理方面给予特定的护理。

1．分析患者心态　患者对用药常见的心态有：对药物治疗信心不足或完全丧失信心；惧怕用药后所产生的不良反应（如怕长期服用强的松出现"满月脸",怕环磷酰胺引起脱发,甚至怕服用催眠药"损伤"大脑等）以及怀疑某药的疗效等。针对这些心理特征,护理人员主要是在护理过程中用自己良好的语言、表情、态度和行为去影响患者,促其消除不良心态。

2．用药过程中的心理护理工作　对有特殊反应的药物,用药前向患者说明药物的作用、用途、可能出现的反应及处理办法或后果,以解除患者心理顾虑；对起效慢的药物要先说明情况,并作好精神安慰,以增强患者的信心；对用药中可能出现的不良反应审慎对待,对患者能感受到的症状（如服药后口干、视物模糊）,应事先向患者说明,以免引起患者恐惧；对患者已出现的不良反应,及时进行解释,以取得患者信任,避免因解释不当引起心理负担。

3．对患者已采用的药物应告知患者自我监护的相关内容,取得患者的密切合作。

六、老年人临床用药护理须知

随着年龄逐渐增大,老年人全身各器官组织都会呈现衰老特征,在药动学和药效学方面的改变,使老年人容易出现药物毒副反应,因此老年患者的用药剂量和种类都应充分斟酌,尽可能减少。老年人因患慢性病多,并发症多、联合用药品种也多,因此在用药种类和数量增多情况下,药物不良反应发生率也会随之增高。医护人员需充分了解老年人药物选用的原则和注意事项,做好用药指导,帮助老年人在药物治疗过程中,最大限度地减少药物不良反应,发挥最佳疗效。

（一）老年人用药原则

1．选用药物品种宜少而精　老年人大多因患有多种慢性疾病,需要用多种药物合并治疗。多数老人常会同时服用3～5种或6种以上药物,各个药物都有本身的不良反应,加上药物的相互作用,更易导致药物不良反应的发生率显著增加。一般认为同时服药以不超过5种为宜,可根据病情轻重缓急合理用药,同时服用多种药物时还要分清哪些药物可以在一起同时服,哪些药物需间隔一段时间服,以避免药物产生相互作用,达到合理用药。

2．剂量要减小　老年患者用药剂量要参考年龄和体重等情况而定,用药剂量要慎重,药物在体内的浓度与肝解毒和肾排泄功能直接相关,而老年人对药物耐受力差、个体差异大,衰老使老人的肝肾功能降低,易使血药浓度上升,药物在体内蓄积中毒。因此对老年患者用药剂量需要十分谨慎,宜从小剂量开始,注意用量个体化,防止药物蓄积中毒。一般认为：60岁以上老人用药起始剂量可从成人用量的3/4～2/3剂量开始，80岁以上者甚至可用成人的1/3～1/2剂量开始。必要时可进行血药浓度监测，根据病情变化，合理调整用药剂量。

3．宜选择简便易行的给药方法　如口服、雾化吸入等给药途径。根据老人状态选择药物剂型也十分重要，有些老人吞服片剂或胶囊有困难，可选用颗粒剂冲服。

4．按医嘱定时服药　老年患者一般服药依从性较差，尤其是记忆力减退者，常易忘记按时服药或漏服，影响疗效。有的老人认为药物可治病和防病，多吃有好处的观念是错的。俗称"凡药三分毒"，药物大多是化学合成品，药物虽能治病，但不恰当应用也能致病，可引起药源性疾病。因此，服药时要遵医嘱，认真明确用药剂量、用法和疗程长短，不能盲目服药。

掌握服药最佳时间也很重要，它可以提高疗效并减少不良反应，老人需要在医护人员和家属的协助与监护下，按医嘱定时服药，提高患者用药依从性可提高疗效和避免意外，达到安全用药。

5．避免自行购药和自行增减药量　老年人久患慢性病，需较长时间服药，他们常有凭经验不经确诊自行购药或者自行增减用药剂量的行为，这是很危险的。有的老人看到别人用某种药治好了病就效仿之，未经医生诊断擅自购药治病；甚至出现有病乱投医导致重复用药的情况；还有随便服用家中剩余或过期的药品等现象，都易造成延误病情和引起药物中毒的结果。因此，老年人身体出现不适时，一定要先找医生看病，然后遵医嘱用药。

医护人员要关注老年患者用药情况，提供指导和用药咨询，使患者明确用法，老年人记忆力减退，同时需嘱咐家属督促和按时检查老人服药情况。

（二）护理老年人用药的注意事项

1．密切观察药物不良反应　老年人随年龄增长各脏器都趋向衰退，即使药物用量适当，也易发生不同程度的不良反应，因此医护人员对服药老人要密切观察，若出现不良反应要及时处理或停药，同时向医生报告。对伴有多种并发症的老年患者，需在治疗过程中更要给予注意，避免药物不良反应影响病情变化。

2．帮助老年患者正确用药

（1）在服药前老年患者要保持口腔清洁，避免口内有存留食物影响吞咽，同时协助患者采取合适的服药体位，便于吞咽和避免呛咳，对衰弱的老年患者在服药后要再检查一下口腔，以肯定药物确实已咽下，避免药片黏附在口腔黏膜上。

（2）需要喝足够的水以帮助吞咽药物。由于人体食管有三个生理狭窄处，即喉部（环咽肌）、食管中部（气管分支和主动脉弓压迫处）及通过膈肌孔（食管裂孔）三处。在服固体药如片剂、丸剂、胶囊剂等时，若喝水不足则药物易停滞在这些狭窄部位，刺激食管黏膜，日久会引起食管损害，出现这个现象与服药时的饮水量和服药姿势有关，饮水量宜大于100ml，以坐位和站位的姿势为好，尤其老年人食管蠕动减慢，药物更易在食管中滞留，因此吞服药片时要多喝水，促使药物能顺利进入胃内，防止滞留在食管。另外，每一次服药不宜吞服太多片数，以1～3片为宜。若药片太大不便吞咽时，可将药片粉碎加入适量糖水送服。

（3）在用栓剂时，由于老年人体温降低，栓剂在肠道或阴道内融化较慢，护理人员需要监护老人，给药后要等待药物融化吸收后再改变体位，以保证栓剂充分发挥作用。

（4）老年人组织缺乏弹性，注射局部易出血，故注射后局部压迫时间要长些，并常变换注射部位。

(5) 老年人用药后根据病情好转，需要及时减少药物种类或剂量，但有些老人因担心减药或停药后会使病情加重或者旧病复发而继续用药，可能会引起药源性疾病的发生，造成严重后果。所以护理人员要及时与医生沟通情况，并指导老年患者根据医嘱及时减药或停药。

综上所述，护理老年患者用药，一定要让患者和家属完全了解所服用药物的相关知识，包括剂量和用法等，并随时密切观察药物疗效，掌握老年人对药物反应的特征，做好药疗监护，以确保老人安全合理用药。

（肖顺贞）

第五章

传出神经系统药理学概论

传出神经包括自主神经（又称植物神经）和运动神经。自主神经又分为交感神经和副交感神经两大类，主要支配心脏、平滑肌、腺体及眼等效应器官多种生理功能的调节。运动神经支配骨骼肌。自主神经从中枢发出后，经神经节更换神经元，然后到达效应器，因此有节前纤维和节后纤维之分。交感神经的节前纤维短而节后纤维较长；副交感神经的神经节多分布在效应器附近或效应器组织中，因而节后纤维很短然节前纤维长。运动神经自脊髓发出后不更换神经元，直接到达骨骼肌支配其运动（图5-1）。

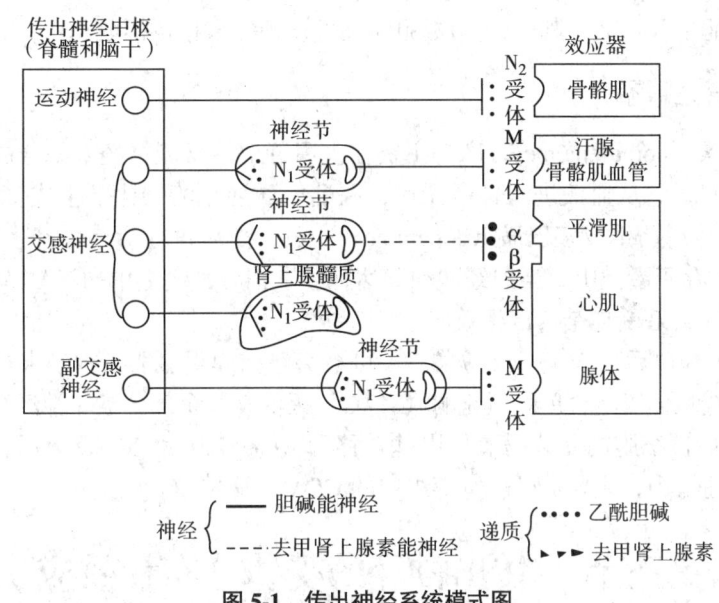

图5-1 传出神经系统模式图

第一节 传出神经递质及分类

神经冲动在神经末梢与次一级神经元之间连接处（突触，synapse），或与效应器之间连接处（接点，junction）的传递，都是通过化学物质（神经递质，neurotransmitter）的传递完成的。因此，传出神经按其末梢分泌的递质不同（乙酰胆碱或去甲肾上腺素），将传出神经分为两大类：

1. 胆碱能神经 兴奋时其末梢释放乙酰胆碱。包括交感神经、副交感神经的节前纤维；副交感神经的节后纤维；运动神经纤维和极少数交感神经的节后纤维（如支配手掌汗腺分泌的神经）。

2. 去甲肾上腺素能神经 亦称肾上腺素能神经，兴奋时其末梢释放去甲肾上腺素。绝大多数交感神经节后纤维属于本类。

此外，分布在神经末梢突触前膜上的突触前受体，也具有参与调节神经递质的释放作用。在某些效应器中尚存在多巴胺能神经、嘌呤能神经、5-羟色胺能神经和肽能神经等。

第二节　传出神经递质的生物合成与代谢

传出神经末梢的分支上有许多呈串珠状的膨胀部分称为膨体，其中含有许多囊泡和线粒体。囊泡是合成与贮存递质的重要场所，线粒体内含有合成和代谢递质的酶。递质的生物合成、贮存、释放、摄取、代谢与药物的作用关系密切。

一、乙酰胆碱

乙酰胆碱（acetylcholine，ACh）主要是在胆碱能神经末梢的胞质中，由胆碱和乙酰辅酶A作为原料在胆碱乙酰化酶催化下合成，然后转移到囊泡内贮存。当神经冲动到达神经末梢时，囊泡中的ACh释放到突触间隙，与突触后膜上的M、N_1或N_2受体结合产生效应。

释放后的ACh在数毫秒内即被突触间隙中的乙酰胆碱酯酶（AChE）水解而使作用消失。水解产物为胆碱和乙酸，其中约50%胆碱又可被神经末梢再摄取利用。

二、去甲肾上腺素

去甲肾上腺素（noradrenaline，NA）主要在去甲肾上腺素能神经末梢合成。酪氨酸是合成NA的主要原料，它从血液进入神经元后，在酪氨酸羟化酶催化下生成多巴（dopa），再经多巴脱羧酶脱羧后，生成多巴胺（dopamine，DA），然后进入囊泡，经多巴胺β-羟化酶催化生成NA，贮存于囊泡中。当神经冲动到达神经末梢时，囊泡中的NA释放到突触间隙，与突触后膜上的α或β受体结合产生效应。

NA从囊泡中释放后，75%～90%的NA可被突触前膜再摄取入神经末梢内，转入囊泡贮存或少部分被线粒体膜所含单胺氧化酶（MAO）灭活；其余部分被非神经组织如心肌、平滑肌等摄取，然后被细胞内儿茶酚氧位甲基转移酶（COMT）和MAO灭活；仅少量NA从突触间隙扩散到血液中，主要被肝、肾等组织的COMT及MAO灭活。

第三节　传出神经的受体分布和效应

传出神经末梢主要释放两种递质，因而接受这些递质的受体也主要分为两大类，即胆碱受体和肾上腺素受体。

一、胆碱受体及效应

能选择性地与乙酰胆碱结合的受体称胆碱受体。由于其对药物的反应不同又可分为：

（一）M受体

M受体（毒蕈碱型胆碱受体，muscarinic cholinoceptor）对毒蕈碱敏感。它们主要分布在副交感神经节后纤维所支配的效应器上。如心脏、胃肠道、血管、支气管、腺体、眼平滑肌等的细胞膜上。当其被激动时，可引起心脏抑制（心脏收缩力减弱、传导减慢、心率下降、心脏输出量减少、耗氧量减少），胃肠道平滑肌收缩（或痉挛引起疼痛），血管扩张，支气管平滑肌收缩（因痉挛引起哮喘），腺体（如汗腺、唾液腺、泪腺、支气管腺体等）分泌增加，瞳孔缩小、调节痉挛等效应，这组效应也称为 M 样作用。近年来研究报道 M 受体又可分为 5 种亚型，但其生理功能和药理特性较明确的是 M_1 受体（主要分布在胃壁细胞和中枢神经元）、M_2 受体（分布于如心脏、平滑肌等器官）及 M_3 受体（主要分布在外分泌腺、平滑肌和血管内皮）。

（二）N 受体

N 受体（烟碱型胆碱受体，nicotine cholinoceptor）对烟碱敏感。可分为 N_1 受体及 N_2 受体两种亚型。N_1 受体主要分布在自主神经节神经元细胞膜上，当其被激动时，可引起神经节兴奋，冲动沿节后纤维传递，可使交感神经节后纤维末梢释放去甲肾上腺素，副交感神经节后纤维末梢释放乙酰胆碱，从而产生相应效应；N_2 受体主要分布在骨骼肌细胞膜上，当其被激动时表现为骨骼肌收缩。N_1 受体及 N_2 受体激动后的效应统称为 N 样作用。

二、肾上腺素受体及效应

能选择性地与去甲肾上腺素或肾上腺素结合的受体称肾上腺素受体。可分为：

（一）α 受体

根据 α 受体（α 肾上腺素受体，α adrenoceptor）对选择性激动药和拮抗药的亲和力不同，又可分为 $α_1$ 及 $α_2$ 两个亚型。$α_1$ 受体是指可被去氧肾上腺素或甲氧胺激动，并为 $α_1$ 受体阻断剂哌唑嗪阻断的 α 受体，主要分布在血管平滑肌、瞳孔开大肌、心脏等部位；凡能被 $α_2$ 受体激动药可乐定激动，并为 $α_2$ 受体阻断药育亨宾（yohimbine）阻断的 α 受体，称为 $α_2$ 受体，主要分布在血小板、脂肪细胞及去甲肾上腺素能神经末梢。$α_1$ 受体被激动时，主要引起皮肤、黏膜及内脏血管收缩，瞳孔开大，也可称 α 效应。

（二）β 受体

β 受体（β 肾上腺素受体，β adrenoceptor）主要分布在交感神经节后纤维所支配的效应器细胞膜上，如心脏窦房结及心肌细胞膜上、支气管平滑肌、骨骼肌血管及冠状动脉平滑肌上均有 β 受体。当 β 受体被激动时，可引起心脏兴奋，支气管平滑肌松弛，骨骼肌血管及冠状动脉扩张、脂肪分解、糖原分解等效应，也称之为 β 效应。β 受体可分为 $β_1$、$β_2$ 及 $β_3$ 三个亚型。其中 $β_1$ 受体主要分布在心脏和肾小球旁系细胞；$β_2$ 受体主要分布在血管和支气管平滑肌；$β_3$ 受体主要分布在脂肪细胞。

（三）DA 受体

多巴胺受体（dopamine receptor）能选择性与 DA 结合的受体，位于肾、肠系膜、心、脑等。其中位于血管平滑肌及心肌的多巴胺受体为 D_1 受体；位于交感神经节及突触前膜的多巴胺受体为 D_2 受体。

机体的绝大多数器官都受肾上腺素能神经和胆碱能神经的双重支配，而这两类神经兴奋时所产生的效应又多相互拮抗，当两类神经同时兴奋时，占优势的神经效应就会呈现出来。

分布在神经末梢突触前膜上的受体参与调节神经递质的释放，如突触前 M、$α_2$、D_2 受体对递质释放具有负反馈调节作用。

第四节　传出神经系统药物作用方式及分类

一、传出神经系统药物作用方式

1. 直接作用于受体　药物与胆碱受体或肾上腺素受体结合后，产生激动或阻断受体的效应，分别称为该受体的激动药或阻断药（拮抗药）。

2. 影响递质的生物合成、转化、释放或贮存　药物影响ACh或NA的生物合成、转化或贮存，使ACh或NA释放的量发生变化，产生拟似或拮抗递质的作用。如抗胆碱酯酶药即属这类作用方式。

二、传出神经系统药物分类

根据药物作用性质及作用部位，可将作用于胆碱系统和肾上腺素系统的传出神经系统药物分为拟似药和拮抗药两大类（表5-1）。

表5-1　常用传出神经系统药物分类

	拟似药	拮抗药
作用于胆碱系统药	1. 激动胆碱受体药 　完全拟胆碱药（卡巴胆碱） 　M型拟胆碱药（毛果芸香碱） 　N型拟胆碱药（烟碱） 2. 抗胆碱酯酶药（新斯的明、有机磷酸酯类）	1. 阻断胆碱受体药 　M受体阻断药（阿托品） 　M_1受体阻断药（哌仑西平） 　N_1受体阻断药（美加明） 　N_2受体阻断药（琥珀胆碱、筒箭毒碱） 2. 胆碱酯酶复活药（解磷定）
作用于肾上腺素系统药	1. 激动肾上腺素受体药 　α受体激动药（去甲肾上腺素、肾上腺素） 　$α_1$受体激动药（去氧肾上腺素） 　$α_2$受体激动药（可乐定） 　β受体激动药（异丙肾上腺素，肾上腺素） 　$β_1$受体激动药（多巴酚丁胺，去甲肾上腺素） 　$β_2$受体激动药（沙丁胺醇） 2. 促NA释放药（麻黄碱，间羟胺）	1. 阻断肾上腺素受体药 　α受体阻断药（酚妥拉明，酚苄明） 　$α_1$受体阻断药（哌唑嗪） 　$α_2$受体阻断药（育亨宾） 　β受体阻断药（普萘洛尔） 　$β_1$受体阻断药（阿替洛尔） 　$β_2$受体阻断药（丁氧胺） 2. 抗肾上腺素能神经药（利血平）

（肖顺贞）

第六章

作用于胆碱系统药物

第一节 拟胆碱药

拟胆碱药是一类与生理递质乙酰胆碱作用相似的药物,按其作用方式不同,可分为直接作用于胆碱受体的拟胆碱药(胆碱受体激动剂)和间接发挥拟胆碱作用的抗胆碱酯酶药两大类(图6-1)。

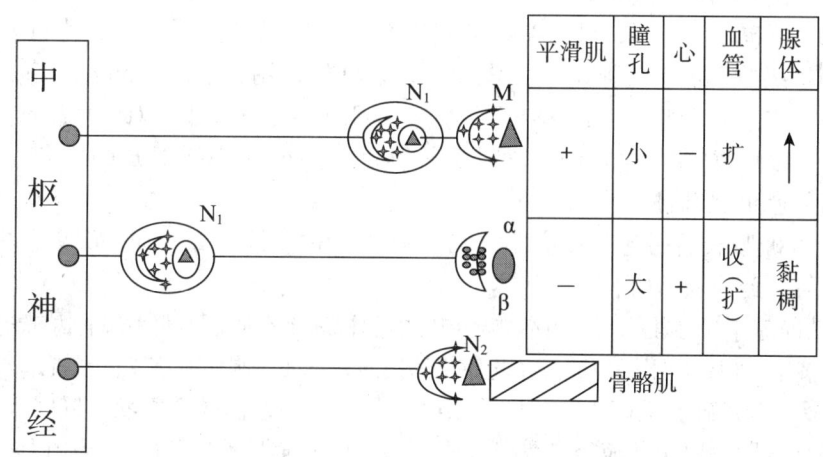

图6-1 胆碱系统受体分布及其效应

一、M、N胆碱受体激动药

本类药(完全拟胆碱药)如乙酰胆碱、卡巴胆碱等,作用拟似体内乙酰胆碱,用药后可产生M样作用及N样作用,因作用广、不良反应多,且易被体内胆碱酯酶迅速水解失效,无临床实用价值。其中卡巴胆碱因不易被水解而作用较持久,但因不良反应多仅眼科局部用药。

二、M受体激动药

本类药属节后拟胆碱药,能直接激动M胆碱受体。局部滴眼可兴奋眼部平滑肌上的M受体,引起缩瞳和降低眼内压。

毛果芸香碱(pilocapine,匹鲁卡品)

是从毛果芸香属植物中提出的生物碱,现已能人工合成。

本类药能直接激动M受体,产生M样作用,对眼和腺体的作用最为明显。

毛果芸香碱溶液滴眼可引起缩瞳、降眼压和调节睫状肌痉挛三种主要作用。

1. **缩瞳** 虹膜由虹膜括约肌（环状肌）和虹膜开大肌（辐射肌）组成。激动虹膜括约肌上 M 受体，可使虹膜括约肌收缩，瞳孔缩小。

2. **降低眼压** 房水是由睫状肌上皮细胞分泌和虹膜后房血管内的液体渗出而生成，然后通过瞳孔、前房角间隙，经小梁网（滤帘）入巩膜静脉窦而进入血循环。房水使眼球具一定压力称为眼压。当虹膜括约肌上 M 受体被激动时，虹膜括约肌收缩，使虹膜向中心拉紧、根部变薄，前房角扩大，房水循环通畅，从而可降低眼内压。

3. **调节痉挛** 眼睛的调节是指晶状体聚焦，主要取决于晶状体曲度变化。晶状体囊富于弹性，略呈球状，晶状体四周由悬韧带牵拉与睫状肌相连，从而使晶状体维持较扁平的状态。悬韧带受睫状肌控制，睫状肌也是由环状及辐射状两种平滑肌组成，以胆碱能神经支配的环状肌为主，其 M 受体被激动时，睫状肌收缩，使悬韧带松弛、晶体变凸，屈光度增加，使远物体成像于视网膜前方，故视远物时模糊不清，只能视近物，此作用称为调节痉挛。反之阻断 M 受体则晶体变扁，屈光度减小，使近处物体成像于视网膜后，故视近物时模糊不清，只能视远物，称为调节麻痹。

【药物作用特点和临床应用】
用毛果芸香碱溶液滴眼，可出现缩瞳、降低眼压和调节痉挛等效应。若药液经鼻泪管流入鼻腔，则被吸收，可引起腺体分泌增加等全身 M 样作用。用药 30min 达高峰，降眼压作用可维持 4~8h，调节痉挛可持续 2h。本品主要用于治疗青光眼，对闭角型青光眼疗效好，对开角型青光眼疗效较差；亦可与扩瞳药交替使用，以防止虹膜炎造成的粘连。

【不良反应和药疗监护须知】
毛果芸香碱吸收后引起各效应器官 M 受体激动的效应，如腹痛、腹泻、多汗、流涎、支气管痉挛等。药疗须知如下：

1. **用药前应作好心理护理** 因本类药物可引起视远物不清，为避免患者因视物不清造成恐惧心理，应事先告知患者不必惊慌。在此症状消失前，不要用眼做精细工作或视远方的工作。

2. **教会患者正确滴眼药方法** 即滴眼时先将患者下眼睑拉成杯状，同时以示指按住内眦，再滴眼药入眼，以免药液经鼻黏膜吸收入血，引起全身不良反应。若用以防治虹膜炎所致黏连，应按时与扩瞳药交替用药。

3. 若长期滴眼，需同时间断滴用肾上腺素类散瞳药，以防黏连。

【制剂及用法】1%~2% 硝酸毛果芸香碱滴眼液或眼膏。1~2 滴/次，3~5 次/日，或按需使用。长效毛果芸香碱眼用缓释药膜，投入眼结膜囊内后缓慢释放，1 片/周。

三、抗胆碱酯酶药

抗胆碱酯酶药能抑制胆碱酯酶，使胆碱能神经末梢释放的乙酰胆碱免遭水解而大量堆积，产生 M 样作用和 N 样作用，从而产生间接拟胆碱作用。根据药物与胆碱酯酶结合后水解速度的快慢，可分为易逆性抗胆碱酯酶药和难逆性抗胆碱酯酶药两大类。后者为有机磷酸酯类农业杀虫剂。

（一）易逆性抗胆碱酯酶药

新斯的明（neostigmine，prostigmine）

【药理作用和作用机制】 新斯的明可与胆碱酯酶结合，使胆碱酯酶暂时失去活性，体内产生的乙酰胆碱不易被水解而堆积，从而增强其对胆碱受体的激动作用。本药对心血管、腺体、眼和支气管平滑肌作用较弱，而对胃肠道和膀胱平滑肌有较强的兴奋作用，对骨骼肌的兴奋作用最强。新斯的明除能抑制胆碱酯酶外，还能直接激动骨骼肌运动终板上的 N_2 胆碱受体和促进运动神经末梢释放乙酰胆碱。

本药的分子中含有一个季铵基团，极性大，脂溶性低，故口服吸收少且不规则，不易通过血脑屏障，因此无明显中枢作用，一般口服剂量为皮下注射量的10倍以上。药物与胆碱酯酶结合后形成的氨甲酰化胆碱酯酶水解较慢，故作用可维持较长时间。

【临床应用】

1．重症肌无力　为神经-肌肉传递功能障碍的自身免疫性疾病，主要症状是骨骼肌进行性肌无力。新斯的明通过抑制胆碱酯酶、直接激动 N_2 受体和促进神经接头释放乙酰胆碱等作用，使骨骼肌兴奋。

2．手术后腹气胀和尿潴留　本品能兴奋胃肠道平滑肌及膀胱逼尿肌，促进排气和排尿。

3．治疗阵发性室上性心动过速　通过其拟胆碱作用减慢心室率。

4．肌松药过量中毒解救　适用于非去极化型骨骼肌松弛药如筒箭毒碱过量的解救，但禁用于去极化型骨骼肌松弛药如琥珀胆碱过量的解救。

5．阿托品中毒　可对抗阿托品中毒引起的外周症状。

【不良反应和药疗监护须知】

治疗量时不良反应较少。过量可产生恶心、呕吐、腹痛、心动过缓、肌肉颤动。本品过量可引起"胆碱能危象"，表现为大汗、尿便失禁、瞳孔缩小、心动过缓和心律失常，也可见低血压、肌痉挛、肌无力等，严重者可引起呼吸肌麻痹。长期口服后可出现溴化物引起的皮疹、乏力等。对机械性肠梗阻、尿路梗阻及支气管哮喘患者禁用。

药疗监护内容：

1．要鉴别疾病与药物过量引起肌无力症状。用药后，肌无力现象应缓解改善，若肌无力不仅不缓解，反而加重，要警惕出现胆碱能危象，及时报告医生。

2．对排便、排尿困难者采取相应护理措施，如导尿、肛管排气。

3．用于解救筒箭毒中毒时，应给患者吸氧，保持良好通气，并准备阿托品备用。

4．本品有口服与注射两种用法，二者剂量相差甚大，不可混淆或错用。

【制剂及用法】

溴化新斯的明　片剂：每片15mg，每次15mg，3次/日或遵医嘱。极量每次20mg，100mg/d。

甲基硫酸新斯的明　注射剂：0.5mg/ml，1mg/ml，皮下或肌内注射每次0.5～1mg。

吡斯的明（pyridostigmine）

本品作用同新斯的明，特点为作用弱而持久，不良反应较少。主要用于重症肌无力，也可治疗腹气胀及尿潴留。

常用制剂为溴化吡斯的明片剂：每片60mg，每次60mg，3次/日。药疗须知同新斯的明。

安贝氯铵（ambenonium chloride，酶抑宁，mytelase，美斯的明）

作用同新斯的明，特点为作用强而持久，可口服给药。

常用制剂为美斯的明片剂：每片5mg，25mg，5～25mg/d，3次/日。

加兰他敏（galanthamine）

本品同新斯的明，但作用弱，用于重症肌无力和脊髓灰质炎（小儿麻痹）后遗症的治疗。

制剂为氢溴酸加兰他敏，片剂：每片 5mg，每次 10mg，3 次 / 日。注射剂：1mg/ml，2.5mg/ml，5mg/ml，肌内注射每次 2.5～10mg，1 次 / 日。

毒扁豆碱（physostigmine，依色林，eserine）

本品与新斯的明具有相似的可逆性抑制胆碱酯酶作用，属叔胺类化合物，脂溶性高，易吸收及通过血脑屏障。选择性差、作用广泛，主要用于局部滴眼治疗青光眼。滴眼后数分钟使瞳孔缩小，眼内压下降，用药一次眼内压下降持续时间及作用较毛果芸香碱强，可导致头痛、眼痛、视物模糊。

常用制剂为水杨酸毒扁豆碱，0.25% 滴眼液或眼膏，每 3～4h 一次或遵医嘱。

药疗须知同毛果芸香碱。本品水溶液不稳定，滴眼剂应以 pH 4～5 缓冲液配制，若溶液氧化成红色，则不能使用。

（二）难逆性抗胆碱酯酶药

有机磷酸酯类

有机磷酸酯类（organphosphates）主要用作农业和环境卫生杀虫剂，如美曲膦脂（敌百虫）、敌敌畏、马拉硫磷、内吸磷（1059）、对硫磷（1605）等，有些毒性更大的如塔朋、沙林和梭曼则用作战争化学毒气。本类药物临床治疗价值不大，主要为毒理学意义。在生产和使用过程中，不注意防护会引起中毒。

【中毒机制及表现】

有机磷酸酯类进入体内，迅速与胆碱酯酶结合成为稳定而不易被水解的磷酰化胆碱酯酶，从而抑制了胆碱酯酶的活性，使其失去水解乙酰胆碱的能力，造成体内乙酰胆碱大量聚积，引起一系列中毒症状。

中毒表现：轻度或早期中毒表现以 M 样作用为主；中度中毒除 M 样症状外，还有 N 样作用；重度中毒除 M、N 样症状外，还有中枢神经系统症状（表 6-1），需尽早抢救。

表 6-1 有机磷酸酯类急性中毒的临床表现

作用	中毒表现
M 样作用	
兴奋虹膜括约肌及睫状肌	瞳孔缩小，视物模糊，眼痛
促进腺体分泌	流涎、口吐白沫、出汗或大汗淋漓、呼吸道腺体分泌增加
兴奋平滑肌	
呼吸道	支气管痉挛、呼吸困难、严重肺水肿
胃肠道	恶心、呕吐、腹痛、腹泻、排便失禁
膀胱	排尿失禁
心脏抑制	心率减慢
血管扩张	血压降低
N 样作用	
兴奋骨骼肌 N_2 受体	肌肉震颤，抽搐、严重者肌无力甚至麻痹
兴奋神经节 N_1 受体	心动过速，血压升高
中枢神经系统反应	
先激动后阻断中枢神经系统中的胆碱受体（主要是 M 受体）	不安、失眠、震颤、谵妄、昏迷、呼吸抑制、循环衰竭

【急性中毒的解救】
1．清除毒物　发现中毒时，立即将患者移出现场。对由皮肤吸收者，应用温水和肥皂清洗皮肤。经口中毒者，应采取洗胃、导泻等措施。
2．解毒药物　有机磷酸酯类中毒的解救药有抗胆碱药阿托品和胆碱酯酶复活药碘解磷定、氯解磷定及双复磷等（表6-2）。

表6-2　有机磷酸酯类中毒解救药的剂量及用法

药　名	中毒程度		
	轻度中毒	中度中毒	重度中毒
氯解磷定（pralidoxime chloride, pyraloxime methylcholride, PAM-Cl）	0.25g/支，0.25～0.5g，肌注2～4小时可重复	0.5～0.75g，肌注或静注，1～2小时可重复使用	0.75～1.0g，稀释缓慢静注，1小时重给0.5g
碘解磷定（pralidoxime iodide, pyraloxime methoiodide, PAM 或 PAM-Ⅰ）	0.4g/支，0.4g+25%葡萄糖静注，必要时2小时后可重复	0.8～1.2g，稀释缓慢静注，以后2～3小时重给0.4g	1.0～1.2g，稀释后缓慢静注，30～60分钟重给0.8g
双复磷（obidoxime, DMO₄）	0.125g/支，0.125～0.25g 肌注2～3小时重复给药	0.5g 肌注或静注	0.5～0.75g，静注，半小时可重复
阿托品（atropine）	0.5mg/ml，5mg/ml，0.5～1mg，皮下注射，1～2小时重给0.5～1mg	1～2mg，皮下注射或静注半小时重复给药	2～5mg，静注，10～30分钟重复给药

第二节　抗胆碱药

抗胆碱药能与胆碱受体结合，阻断乙酰胆碱或拟胆碱药与胆碱受体结合，从而产生抗胆碱作用。根据其对受体的选择性不同，可分为 M 受体阻断药及 N_1、N_2 受体阻断药。其中 N_1 受体阻断药（神经节阻断药）作用广泛、不良反应多，临床已少用。

一、M 胆碱受体阻断药

（一）阿托品类生物碱

阿托品类生物碱包括阿托品、东莨菪碱和山莨菪碱等。均是从植物中提取的生物碱。

阿托品（atropine）

本品口服易吸收，生物利用度约80%，$t_{1/2}$ 为 2.5h，分布于全身组织，可通过血脑、胎盘屏障，也能经乳汁分泌，大部分在 12h 内经尿排泄，因本品通过房水循环排除较慢，滴眼后作用持续数日。

【药理作用和作用机制】　本药选择性与 M 受体结合，但无内在活性，可竞争性地拮抗 ACh 或胆碱受体激动药对 M 受体的激动作用。阿托品作用广泛，不同效应器官 M 受体对阿托品敏感性不同，随剂量不同可出现不同效应。

治疗量可阻断外周 M 受体。按照各器官 M 受体对阿托品的敏感性不同，可依次表现为以下效应：

1．抑制腺体分泌　腺体对阿托品最为敏感，依次为唾液腺、汗腺、泪腺、支气管腺体等，应用小剂量即可出现腺体分泌减少，引起口干、皮肤干燥和呼吸道分泌减少。抑制胃液分泌作用弱，需较大剂量。

2．散瞳、升高眼压、调节麻痹　阿托品阻断M受体，使瞳孔括约肌和睫状肌松弛出现散瞳、升眼压、调节麻痹，造成视近物模糊。局部滴眼及全身用药都可出现。

3．松弛内脏平滑肌　松弛多种内脏平滑肌，对过度活动或痉挛状态的平滑肌，松弛更为显著。因此可解除胃肠平滑肌痉挛，缓解胃肠绞痛；对膀胱逼尿肌也有解痉作用；但对胆管、输尿管，尤其是支气管解痉作用较弱。

4．兴奋心脏　较大剂量（1～2mg）可阻断心脏M受体，解除迷走神经对心脏的抑制，使心率加速，对迷走神经张力高的如青年运动员较为显著；本药还可对抗迷走神经过度兴奋所致的房室传导阻滞和窦性心动过缓。

5．扩张血管，改善微循环　大剂量可引起血管扩张，对于处于痉挛状态的微血管作用明显，可改善微循环，增加重要脏器组织血流灌注，缓解缺氧状态，其机制尚未阐明，但与其阻断M受体无关。

6．中枢神经系统作用　阿托品可通过血脑屏障，常用剂量（0.5～1mg）即可轻度兴奋延脑及大脑；2～5mg兴奋作用加强，出现多语、烦躁不安、谵妄；中毒剂量（10mg以上）常产生幻觉、运动失调、定向障碍和惊厥等，严重者转入抑制，可出现昏迷及呼吸麻痹。

【临床应用】

1．解除平滑肌痉挛　主要用于缓解胃肠道绞痛；也可用于膀胱刺激症状如尿急、尿频。对胆绞痛、肾绞痛效果较差，常与镇痛药哌替啶合用以增加疗效。

2．抑制腺体分泌　用于全身麻醉前给药，可抑制唾液腺分泌，防止吸入性肺炎。

3．治疗缓慢性心律失常　窦性心动过缓和房室传导阻滞。

4．眼科　用于查眼底、儿童验光配镜检测屈光度、治疗虹膜睫状体炎或与缩瞳药交替使用，以预防虹膜炎引起的虹膜与晶状体黏连等。

5．抗休克　多用于严重感染所致中毒性休克，如暴发性流脑、中毒性痢疾、中毒性肺炎等所致休克，应用大剂量阿托品可解除小动脉痉挛，改善微循环，现多用山莨菪碱取代之。

6．解救有机磷酸酯类中毒　阿托品可对抗有机磷酸酯类中毒所引起的M样作用。

【不良反应和药疗监护须知】　治疗量常见不良反应有口干、视物模糊、畏光、心悸、皮肤干燥潮红、体温升高、排尿困难、便秘等M受体阻断症状；用量过大可出现中枢兴奋症状。老人及心动过速者慎用；青光眼、幽门梗阻及前列腺肥大者禁用。药疗监护如下：

1．用药前审查医嘱　是否有药物禁忌证，当患者出现心率高于100次/分、体温高于38℃或眼压高等情况，应及时报告医生减量或停药。

2．用药前向患者说明药物可能引起的副作用，如口干、皮肤干红及视物模糊，使患者有思想准备，其副作用随停药后逐渐消失。

3．应用本药时要注意心率及体温变化，尤其夏天更应密切注意体温变化。若出现呼吸加快、瞳孔扩大、中枢兴奋症状及猩红热样皮疹，提示有药物过量可能，应立即报告医生，及时处理。对无体液入量限制的患者，应多饮水，给予高纤维素、增加活动，保持正常排便。

4．对发生口干的患者，应劝患者多用冷开水含漱，以解除口腔黏膜干燥感。

5．对用大剂量阿托品患者，用药前要准备好新斯的明和短效巴比妥类药物，以免发生中毒时及时对症治疗或进行抢救；因解救有机磷酸酯类中毒，使用阿托品过量时，不应使用抗胆碱酯酶药。

6. 对使用大剂量阿托品又需作特殊检查或治疗（如气管插管或气管镜）的患者，应充分考虑到药物引起黏膜干燥，需谨慎操作，以免损伤组织。

7. 眼科局部用药　用于验光配镜或查眼底时，用药前应排除青光眼等禁忌证；滴药时应防止药经鼻黏膜吸收入血，要用手指按住内眦；因本品扩瞳作用可持续1~2周，为避免光线刺激，可配戴深色镜保护。

【制剂及用法】硫酸阿托品　片剂每片0.3mg，每次0.3~0.6mg，3次/日。注射剂：0.5mg/ml，1mg/ml，每次0.5mg，皮下注射、肌注或静注。滴眼液：0.5%~1%硫酸阿托品，1%眼膏。极量：每次1mg，3mg/d。解救有机磷酸酯类中毒用法见表6-2。

山莨菪碱（anisodamine）

【药理作用和应用】山莨菪碱是我国科研人员从茄科植物中提取的生物碱，为左旋品，代号为654，人工合成的消旋品称654-2。本品与阿托品比较，其特点是外周M受体阻断作用明显减弱，对胃肠道平滑肌松弛作用强，可用以解除胃肠平滑肌痉挛，达到解痉止痛目的。大剂量时解除小血管痉挛作用强，改善微循环。还具有保护细胞作用，提高细胞对缺氧的耐受性及稳定溶酶体膜作用。用以治疗感染性休克。近年来发现本品有抗血栓形成作用，能抑制血栓素A_2（TXA_2）的合成，抑制血小板聚集，临床试用于治疗凝血性疾患，如弥散性血管内凝血（DIC）、血栓性静脉炎、脑血管痉挛和脑栓塞所致早期瘫痪等。本品因不易透过血脑屏障，故中枢作用不明显。

【不良反应和药疗监护须知】本品不良反应较阿托品轻，可引起口干、扩瞳、视近物模糊，或有心动过速、排尿困难等。抗中毒性休克大剂量用药时，不良反应明显。因其扩血管及抗血小板聚集作用，可使颅内压增高，故脑出血急性期和青光眼患者禁用。药疗须知可参照阿托品有关事项。

【制剂及用法】氢溴酸山莨菪碱　片剂：每片5mg，每次5~10mg，3次/日。注射剂：10mg/ml，20mg/ml。每次5~10mg，1~2次/日，肌注或静注。治疗感染性休克时，可每次静注10~20mg，每10~30min一次，病情好转后减量至停用。

东莨菪碱（scopolamine）

【药理作用和应用】外周作用与阿托品类似，仅在作用强度略有差异。表现在抑制腺体分泌作用较阿托品强，扩瞳及调节麻痹作用较阿托品迅速但作用稍弱、维持时间短；对心血管作用及胃肠平滑肌作用较弱。对中枢神经系统的作用与阿托品相反，有较强抑制作用。治疗量即出现明显的镇静、催眠作用，较大剂量可引起意识丧失，进入浅麻醉状态。此外，可兴奋呼吸中枢。本品作麻醉前给药比阿托品为优；还可用于防治晕动病、帕金森病及放射病呕吐，与其中枢抗胆碱作用有关。

【不良反应和药疗监护须知】不良反应与阿托品相似，有口干、腹胀、瞳孔扩大、眼压升高、尿潴留及心动过速等。药疗监护如下：

1. 本品与吗啡或哌替啶配伍时，可引起健忘症，故两药不宜同时服用。与金刚烷胺、抗组胺药、三环类抗抑郁药、吩噻嗪类、奎尼丁等同用时，增加其抗胆碱能作用。

2. 长期应用本药可引起耐药及谵妄，故对长期用药患者应注意观察疗效及反应。

3. 个别患者偶可产生欣快、不安和幻觉等中枢兴奋症状，有可能造成药物滥用。

4．其他用药注意事项可参见阿托品相关事项。

【制剂及用法】氢溴酸东莨菪碱　片剂：每片 0.2mg，每次 0.2～0.3mg，3 次/日。注射剂：0.3mg/ml，0.5mg/ml，每次 0.2～0.5mg，皮下注射或肌注。极量：口服每次 0.6mg，2mg/d。注射每次 0.5mg，1.5mg/d。

丁溴东莨菪碱（scopolamine butylbromide）

又称：解痉灵。

【药理作用和体内过程】本品为外周抗胆碱药，系东莨菪碱的季铵衍生物。对平滑肌解痉作用较强，其他作用较弱，对中枢的作用也很弱。对肠道平滑肌解痉作用比阿托品强，可选择性地缓解胃肠道、胆道及泌尿道平滑肌的痉挛并抑制其蠕动，而对心脏、瞳孔及唾液腺的影响较小。因此很少出现类似阿托品引起的中枢神经兴奋、散瞳、口干等不良反应。

本品口服不易吸收，肌注或静注后 3～5min 产生药效，维持 2～6h，能透过血脑屏障和胎盘，经肝代谢，小部分以原型经肾排出。

【临床应用】主要用于消化道纤维内镜检查、造影及 CT 扫描的术前准备，能有效地减少或抑制胃肠道蠕动，使检查效果满意，成功率高。也用于各种病因引起的胃肠道痉挛、胆绞痛、肾绞痛和胃肠道蠕动亢进等。

【不良反应和药疗监护须知】

本品可出现口渴、视物调节障碍、嗜睡、心悸、面部潮红、恶心、呕吐、眩晕、头痛等不良反应。对青光眼、前列腺肥大引起排尿困难、严重心脏病、器质性幽门狭窄或麻痹性肠梗阻患者禁用，婴幼儿慎用。出现过敏反应需及时停药。

【制剂和用法】

注射剂每支 20mg，胶囊剂每粒 10mg。口服每次 10mg，每日 3 次，肌注、静注或静滴，每次 20～40mg，也可先用 1 次 20mg 后间隔 20～30 分钟再给 20mg。静注时速度不宜过快。

（二）阿托品的合成代用品

阿托品作用广泛，不良反应多。为克服阿托品的不良反应，合成了一些副作用较少的代用品。

1．合成解痉药　能选择性阻断胃肠平滑肌 M 受体，解除胃肠平滑肌痉挛、抑制胃液分泌，临床上常用于缓解胃肠痉挛、治疗消化性溃疡。根据药物的化学结构和性质不同，分为两大类：

（1）季胺类解痉药：本类药品的特点是脂溶性低、口服吸收差，不易穿过血脑屏障，对胃肠平滑肌的解痉作用较强。常用药物的制剂有：

丙胺太林（propantheline，普鲁本辛）片剂：每片 15mg。每次 15mg，3 次/日。

溴甲阿托品（atropine methobromide，胃疡平）片剂：每片 1mg，每次 1～2mg，3 次/日。

（2）叔胺类解痉药：本类药脂溶性高，口服易吸收，也易透过血脑屏障产生中枢抑制作用，常用药物有贝那替嗪和地美戊胺，贝那替嗪除有胃肠道解痉止痛及抑制胃酸分泌的作用外，尚有安定作用，适用于兼有焦虑症的溃疡病、胃酸过多、肠蠕动亢进或膀胱刺激症状的患者。

贝那替嗪（benactyzine，胃复康）片剂：每片 1mg。每次 1mg，3 次/日。

地美戊胺（dimevamide，胃安）片剂：每片 0.5mg。每次 0.5mg，3～4 次/日。

以上药物均可引起口干，视近物模糊。药疗须知应告诉患者按时服药，出现口干应用冷开水漱口。

（3）哌仑西平（pirenzepine）：选择性阻断 M_1 受体，抑制胃液分泌，用于胃及十二指肠溃疡，少数患者出现口干、视物模糊等。片剂：每片 25mg。每次 25mg，2 次/日。

2．合成扩瞳药　人工合成扩瞳药用于克服阿托品作用持久、影响视物的缺陷。常用药物有以下两种。

后马托品（homatropine）和托品酰胺（tropicamide）两药均属短效 M 受体阻断药，扩瞳作用分别持续 1～2 日及 4～6h，调节麻痹作用分别持续 1 日及 4 小时左右。常用制剂为氢溴酸后马托品，1%～2% 滴眼液和托品酰胺，1% 滴眼液，按需要而定滴数，药疗须知参照阿托品注意事项第 7 项。

3．其他合成药　异丙基阿托品为阿托品合成衍生物，以气雾吸入可选择性地阻断支气管平滑肌 M 受体，起到平喘作用。

二、N_2 胆碱受体阻断药

本类药（骨骼肌松弛药）能与神经肌肉接头的运动终板上 N_2 受体结合，阻断神经冲动的传递，导致骨骼肌松弛，作为全身麻醉的辅助用药。根据作用机制不同，分为去极化型和非去极化型两类。

（一）去极化型肌松药

琥珀胆碱（suxamethonium，succinylcholine，司可林，scoline）

【药理作用与作用机制】本药的作用机制是能较长时间激动 N_2 受体，使终板膜及邻近肌细胞持久去极化而产生骨骼肌松弛作用。本药经静脉注射后，能很快与运动终板上的 N_2 受体结合，引起短暂的肌纤维束颤动，尤以胸腹部肌明显。由于该药不易被突触部位胆碱酯酶水解，使终板膜及邻近肌细胞膜产生持久去极化，而处于不应期，导致神经冲动的传导受阻，表现为骨骼肌松弛。药物作用消失后，终板对乙酰胆碱的敏感性才能恢复。因此本药具有以下特点：

1．静注后先出现短暂的肌束震颤，1min 后逐渐出现肌肉松弛（肌松）效应，5min 后肌松效应消失。为达到持续肌松效应，宜采用静滴给药。

2．肌松以颈部、四肢最为明显，面、舌、咽喉部肌肉次之，呼吸肌最不明显。

3．用量过大或静注过快，可引起呼吸肌麻痹而呈中毒。此时不能用胆碱酯酶抑制剂新斯的明解救，因该药可使乙酰胆碱堆积，更延长并增强琥珀胆碱作用，加重毒性，连续用药也可产生快速耐受性。

【临床应用】静注用于各种检查，如气管内插管、气管镜、食管镜、胃镜等；静滴可用于较长时间手术。

【不良反应和药疗监护须知】

1．肌肉酸痛　由于肌束颤动时损伤肌梭所致，一般 3～5 日可自愈。

2．呼吸肌麻痹　过量可引起呼吸肌麻痹，应用时需备有人工呼吸机，以便及时解救。

3．血钾升高　由于骨骼肌持久去极化，大量 K^+ 从细胞内释放入血中引起高血钾，故对血钾升高的患者，如大面积烧伤、广泛软组织损伤、偏瘫、脑血管意外等禁用，以免出现高血钾症性心搏骤停。

4. 眼内压升高　本品可使眼外肌收缩、脉络膜血管扩张，使眼压升高。故青光眼、白内障晶体摘除术患者禁用。

5. 有遗传性胆碱酯酶缺陷和有机磷酸酯类中毒的患者对本品高度敏感，易发生中毒。应慎重使用。大剂量氨基糖苷类和肽类抗生素具有肌松作用，不宜与本药合用。也不宜与硫贲妥钠合用。

6. 严重肝功能不良、营养不良、电解质紊乱者禁用。

7. 因本药起效快、持续时间短，应注意掌握给药剂量及速度，静注时速度要慢，静滴时滴速控制在 20～40μg/(kg·min)。本药用量个体差异大，因此给药剂量及静滴速度均需个体化，以肌松效应为准进行调整。

8. 用药期间注意观察有无高血钾症状，发现腹胀、精神倦怠、无力等症状，应建议医生做血钾检测。

9. 应用时密切观察血压、心率及呼吸状况，如有变化，及时向医生报告。

【制剂和用法】氯化琥珀胆碱注射剂　50mg/ml，100mg/2ml，每次 50～100mg，静注时多用其 2%～5% 溶液；静滴时可溶于生理盐水或 5% 葡萄糖溶液中，稀释至 0.1% 浓度使用。极量：每次 250mg，每次手术最大用量不宜超过 500mg。

（二）非去极化肌松药

筒箭毒碱（d-tubocurarine）

【药理作用和作用机制】本品为季铵类化合物，极性大，口服无效。本类药物能与运动终板上的 N_2 受体结合，但不激动受体，从而竞争性地阻断乙酰胆碱的去极化作用，使骨骼肌松弛。其特点为：

1. 肌注后 2～3min 开始肌松，无肌束震颤。5min 达高峰，持续 20～40min。

2. 肌松顺序　以眼和面部肌肉最早，表现为眼睑下垂、斜视、失语、吞咽困难等；其次是颈部、四肢和躯干肌肉；呼吸肌出现最迟。肌松作用消失的顺序与上相反。

3. 与抗胆碱酯酶药之间有拮抗作用，过量时除进行人工呼吸外，还应用新斯的明解救。

4. 因有神经节阻滞及促进组胺释放等作用，可使血压短时间下降、心率减慢、支气管痉挛及唾液分泌过多。

【临床表现】主要作为全麻的辅助用药，用于胸腹部手术等。因本药来源有限并有一定缺点，现已少用。

【制剂和用法】氯化筒箭毒碱注射剂：15mg/1.5ml。静推每次 6～9mg，重复给药时剂量需减半。

【不良反应和药疗监护须知】

1. 治疗量时可出现阻滞神经节及促进组胺释放所引起的症状。重症肌无力、支气管哮喘、严重休克患者禁用。10 岁以下儿童对此药高敏反应较多，不宜使用。

2. 本药用量因不同手术部位和个体差异剂量相差较大，应严格按医嘱掌握给药剂量。

3. 本品安全范围较小，使用时应密切观察患者血压、心率、呼吸，如有变化，及时向医生报告。

4. 手术中应注意唾液分泌，防止吸入性肺炎。并备好呼吸机及新斯的明作急救用。

泮库溴胺（pancuronium，本可松）

【药物特点及应用】肌松作用比筒箭毒碱强5倍，起效快（1～2min），持续时间短（10～15min），不阻滞神经节，无组胺释放作用，但可使心率加快和轻度血压升高。主要用于维持肌松和气管插管。注射剂：2mg/2ml。0.1～0.15mg/kg，静脉注射，重复给药时用量减半。

三、N_1胆碱受体阻断药（神经节阻断药）

本类药对交感和副交感神经节都有阻断作用，缺乏选择性，不良反应大，临床上少用，可选美卡拉明（mecamylamine）和樟磺咪芬（trimethaphan）应用于高血压。

（肖顺贞）

第七章

作用于肾上腺素系统药

第一节 拟肾上腺素药

拟肾上腺素药是一类化学结构和药理作用与体内肾上腺素相似的胺类药物。因其作用与交感神经兴奋的效应相似,故又称拟交感胺类药。根据化学结构,本类药又可分为儿茶酚胺(catecholamine,CA)类和非儿茶酚胺类药物。根据药物对不同肾上腺素受体亚型的选择性,将拟肾上腺素药分为 α、β 受体激动药,α 受体激动药和 β 受体激动药三大类(表 7-1,表 7-2)。

表 7-1 拟肾上腺素药对肾上腺素受体亚型选择分布

被激动受体	药物类别
主要激动 α 及 β 受体的药	肾上腺素(α、β 受体)
	麻黄碱(α、β 受体)
	多巴胺($α_1$ 及 $β_1$ 受体、DA 受体)
主要激动 α 受体的药	去甲肾上腺素($α_1$、$α_2$ 及 $β_1$ 受体)
	间羟胺、去氧肾上腺素、甲氧明($α_1$ 受体)
	可乐定、甲基多巴($α_2$ 受体,包括中枢性)
主要激动 β 受体的药	异丙肾上腺素($β_1$、$β_2$ 受体)
	多巴酚丁胺($β_1$ 受体)
	沙丁胺醇、特布他林($β_2$ 受体)

表 7-2 肾上腺素系统受体分布及其效应

	支气管平滑肌	心脏	血管(血压)	瞳孔
α 受体			收缩(皮肤内脏)↑	散大
β 受体	松弛↓(子宫)$β_2$	兴奋↑(加强加快)$β_1$	舒张↓(骨骼肌)冠状小血管	

一、激动 α 和 β 受体的拟肾上腺素药

肾上腺素(adrenaline,AD,epinephrine)

本品性质不稳定,遇光易分解,在中性及碱性液中迅速被氧化呈粉红色或棕色而失效。

口服可被破坏不能起效。皮下注射因收缩血管而吸收慢,作用可维持 1 小时左右。肌注可扩张骨骼肌血管吸收迅速,作用可维持 10～30min。静注立即生效,作用仅维持数分钟。吸收后可被去甲肾上腺素能神经末梢摄取或被组织中的儿茶酚氧位甲基转移酶(COMT)及单胺氧化酶(MAO)灭活。因此本药的特点是起效快、作用强、持续时间短。

【药理作用和作用机制】

1. 心脏 激动心脏 $β_1$ 受体,增加心肌收缩力,传导加速,心率加快,心搏出量增加,心肌耗氧量增加。

2. 血管 激动血管平滑肌上的 $α_1$ 受体及 $β_2$ 受体。由于各类血管平滑肌上受体种类及密度不同,其效应也不一致。对小动脉及毛细血管前括约肌收缩作用明显,静脉及大动脉收缩作用较弱。而对皮肤黏膜血管作用明显强于内脏血管。肾血管明显收缩,脑及肺血管影响不大,冠状动脉和骨骼肌血管因 $β_2$ 受体为主而扩张。

3. 血压 由于 AD 的强心作用及对血管的复杂作用,使血压呈"双相反应",即先出现明显升压反应,继而弱的后扩张反应。如果先给 α 受体阻断药,则 AD 升压反应可翻转,呈现明显降压。

4. 平滑肌 激动 $β_2$ 受体,使支气管平滑肌舒张,尤其处在痉挛状态作用更明显。还能激动眼虹膜辐射肌上 α 受体,使辐射肌收缩,瞳孔散大。

5. 代谢 明显地增加机体的代谢。糖原分解,血糖升高。血中游离脂肪酸增高,组织耗氧增加。

【临床应用】

1. 过敏性休克 药物引起的过敏性休克属Ⅰ型变态反应,表现为小动脉扩张,毛细血管通透性增加,全身血容量降低;心脏收缩力减弱,心率加快;支气管平滑肌痉挛引起呼吸困难等。AD 通过其强大的 α 型和 β 型作用及起效快的特点,成为青霉素过敏性休克的首选药。护士在使用可能引起过敏性休克的药物前,应备好本品,以备抢救用。

2. 心搏骤停 因溺水、传染病、房室传导阻滞、药物中毒或手术意外等引起的心脏骤停。在采用其他措施同时,应用 AD 作心内注射以兴奋心脏,恢复窦性心率。对电击所致心脏骤停,应配合电除颤器或利多卡因等除颤。

3. 急性支气管哮喘发作 AD 可激动肥大细胞及支气管平滑肌上的 $β_2$ 受体,抑制过敏物质释放,解除支气管痉挛。同时通过激动 $α_1$ 受体,使支气管黏膜血管收缩,降低通透性,从而减轻黏膜水肿和渗出。

4. 局部应用 将微量 AD 加入普鲁卡因(1∶250000)中,可使注射部位小血管收缩,减少吸收中毒并延长局麻药作用时间。但手指、足趾、阴茎等末梢部位手术时禁加 AD。用浸有 0.1% AD 纱布或棉球填塞局部起止血作用,如鼻黏膜出血或齿龈出血。

【不良反应和药疗监护须知】治疗量常可见烦躁、焦虑、心悸、皮肤苍白、出汗等,停药后可消失。大剂量可出现血压骤升、搏动性头痛、脑出血乃至室颤等。心律失常、高血压、脑动脉硬化、器质性心脏病、甲状腺功能亢进及糖尿病患者禁用。

药疗监护如下:

1. 本药性质不稳定,遇光易分解,应避光贮存于阴凉处,可保存 2 年。如氧化变为粉红色或棕色不可用。

2. 本药属剧毒类药物,使用时注意给药剂量及途径。一般用 1∶1000(1mg/ml)AD 注射剂皮下或肌注,病情需要时,30～60min 后可再注射一次,如需要时稀释后缓慢注入。

皮下及肌注时注意抽回血，以免误入血管引起不良反应。

3. 给药后密切观察血压、脉搏、患者面容及情绪。用吸入给药法治疗哮喘，应注意测量血压、脉搏，以估计药物吸收情况。用药半小时内如哮喘不见缓解，甚或出现气道阻塞、呼吸困难，应及时报告医生。

【制剂和用法】盐酸肾上腺素　注射剂：0.5mg/0.5ml，1mg/ml。皮下注射每次 0.25～1.0mg。必要时心室内注射每次 0.25～1.0mg。皮下注射极量为每次 1mg。

多巴胺（dopamine，DA）

【药理作用和应用】化学性质不稳定，口服无效。多巴胺为去甲肾上腺素（NA）的合成前体物，可直接激动 α 和 β 受体及外周靶细胞上的 DA 受体，对 $β_2$ 受体作用很弱。消除迅速 $t_{1/2}$ 1～2min。

1. 心脏　激动心脏 $β_1$ 受体，并能促进肾上腺素能神经末梢释放 NA，兴奋心脏，使心肌收缩力加强，输出量增加，对心率影响较小。DA 上述作用和诱发心律失常作用较 AD 和异丙肾上腺素为弱。

2. 血管和血压　与用量密切相关，小剂量 DA 静滴主要激动 DA 受体及 $β_1$ 受体，使收缩压增高，舒张压影响不大。大剂量静滴显著激动 $β_1$ 受体和 α 受体，兴奋心脏及皮肤黏膜血管收缩，外周阻力增加，血压升高。

3. 肾　小剂量 DA 可激动肾 DA 受体，使肾血管扩张，肾血流量及肾小球滤过率均增加，还能直接抑制肾小管对钠重吸收，可排钠利尿。

主要用于治疗各种休克，如心源性休克、感染性休克和出血性休克等。特别对心收缩功能低下，少尿或无尿者更适用。如能及时补充血容量，纠正酸中毒，则效果更好。与利尿剂配伍应用，可治疗急性肾衰竭，增加尿量，降低血中非蛋白氮含量。

【不良反应和药疗监护须知】治疗剂量 DA 不良反应轻。但静滴速度过快或剂量过大，可出现心动过速、头痛、高血压，甚至心律失常，减慢滴速或停滴可缓解或消失。静滴局部可在给药后数小时发生组织水肿、变黑或坏死。高血压、动脉硬化、冠心病及甲状腺功能亢进（甲亢）患者应慎用或禁用。

药疗监护如下：

1. 严格执行医嘱，因加药方法不同，药液浓度差异，应将 DA 溶于全部稀释液中。

2. 作静脉穿刺时，药液不得外漏至组织中，以免局部组织缺血坏死。最好先做好穿刺，再从瓶口加入药液。

3. 应用本品前需先用全血或血浆纠正血容量。治疗时尽量用最小剂量及最短时间，时间越短，预后越好。

4. 静滴速度宜先慢速开始逐渐增加，最大滴速为 20μg/（kg·min）。滴速过快可引起局部血管收缩及其他不良反应。在静滴过程中应监测血压、心率、节律、尿量及患者状态。如因滴速过快出现心动过速、头痛等症状，可酌情减慢滴速或停滴。静滴结束后仍需观察，发现水肿等情况应局部进行热敷或用 α 受体阻断剂。

【制剂和用法】盐酸多巴胺　注射剂：20mg/2ml。每次 20mg，稀释于 5% 葡萄糖液 250～500ml 内静脉滴注，极量为 20μg/（kg·min）。

麻黄碱（ephedrine）

麻黄碱激动 α 及 β 受体，并能促进肾上腺素能神经末梢释放 NA，本药与肾上腺素具有相似药理作用。口服易吸收，其特点是起效慢，作用弱，持续时间长，并可通过血脑屏障，引起中枢兴奋。主要用于防止硬膜外麻醉、腰麻引起的低血压，轻症哮喘或预防哮喘发作及各种原因引起的充血性鼻塞（滴鼻）。常用制剂为盐酸麻黄碱，片剂：每片 15mg、25mg、30mg。每次 15～30mg，3 次/日。注射剂：30mg/ml，皮下注射或肌注。口服极量每次 60mg。150mg/d。0.5%～1% 溶液剂，供滴鼻用。

【不良反应和药疗监护须知】较大剂量可引起兴奋不安、焦虑、失眠。短期内反复应用易引起快速耐受性。

药疗须知为：

1. 防治局麻药引起的低血压时，用药前后均应监测血压及脉搏。

2. 尽量不在晚上入睡前用药，至少在睡前数小时不用，以免失眠，如睡觉前用药应加用镇静催眠药对抗中枢兴奋症状。

3. 本药有增强肾上腺素作用，如在数小时内合并应用 AD，建议医生减少 AD 用量。

4. 患者用滴鼻剂（萘甲唑啉）时，需先将鼻涕擤净，清除鼻腔后将头后仰，药滴入后，不要使药入喉而吞入胃中，以免吸收出现全身反应，尤其老人要注意，一般用后立即感到鼻腔气流通畅。但应忠告患者不宜多用，如长期反复多次用，可引起反射性鼻黏膜肿胀而更加不适，最多连用 3 日。

5. 老年患者和前列腺肥大者用本药易引起急性尿潴留，老年人用药前先排空膀胱。如有排尿困难，应向医生报告及时处理。

二、主要激动 α 受体的拟肾上腺素药

去甲肾上腺素（noradrenaline，NA）

NA 的化学性质和体内过程与 AD 相似，口服易被破坏，皮下或肌内注射使局部血管强烈收缩、易引起组织坏死。仅采用稀释静滴。可用于药物中毒性低血压、神经性休克早期及上消化道出血的患者（后者需稀释口服产生局部止血）。常用制剂为重酒石酸去甲肾上腺素，注射剂：2mg/ml 和 10mg/2ml。将药液稀释于 5% 葡萄糖溶液 500ml 中静滴。

【药理作用和作用机制】

主要激动 α 受体，对 $β_1$ 受体作用较弱，对 $β_2$ 受体也只有微弱的激动作用。

1. 心脏　激动心脏 $β_1$ 受体使心收缩力加强，心输出量增多，心率加快，心肌耗氧量增加，但较 AD 弱，整体下可反射性引起心率减慢。

2. 血管和血压　除冠状血管外，对其他小动脉、小静脉强烈收缩，以皮肤黏膜血管收缩最显著，其次，肾、肠系膜、脑、肝、甚至骨骼肌血管也有收缩作用。总外周阻力明显增加，收缩压、舒张压均升高。冠状血管扩张是因心脏兴奋，代谢产物腺苷增多所致。小剂量静滴，收缩压明显升高，舒张压略升，脉压增大。

【不良反应和药疗监护须知】不良反应多，可因浓度过高，药液外漏，静滴时间过长等引起局部血管强烈收缩，局部缺血坏死和急性肾衰竭。高血压病、动脉硬化、冠心病、少尿或无尿休克患者禁用。

药疗监护如下：

1．作静脉穿刺时药液勿外溢，以免引起组织坏死。静滴时间不能过长，浓度不应过高，观察给药部位有无水肿、变白等缺血表现，必要时需及时更换注射部位。选用大而弹性好的血管。禁用手部或关节周围的血管。

2．严格控制点滴速度，以收缩压维持在90mmHg（12kPa）为宜。约每分钟滴入4～8μg，极量为25μg/min。用药过程中，监视血压及尿量、末梢循环状态（皮肤温度、颜色，特别是耳轮、嘴唇、甲床等的色泽），尿量少于25ml/h时，向医生报告。

3．每隔1h观察一次注射部位，出现局部水肿、皮肤苍白应立即热敷，并酌情用α受体阻断剂酚妥拉明对抗。静滴结束后，注意观察突然停药引起的血压下降。

4．本品为无色液体，一旦出现颜色就不宜使用。宜单独使用，与多种药物有配伍禁忌。

间羟胺（metaraminol，阿拉明，aramine）

间羟胺为人工合成品，直接激动α受体，对β受体作用弱，还能促进NA释放，间接发挥拟肾上腺素作用。与NA作用相同，但作用缓和而持久，对心脏及肾血管作用弱，因不易引起心律失常及少尿，常替代NA用于休克早期和低血压。常用制剂为重酒石酸间羟胺，注射剂：10mg/ml，50mg/ml。肌注，每次10～20mg，静滴10～40mg加入5%葡萄糖溶液100～500ml中，极量为每次100mg。

药疗须知参见去甲肾上腺素节。

去氧肾上腺素（phenylephrine，新福林）及甲氧明（methoxamine）

上述两药都是直接激动α受体使血管收缩、血压升高，并反射性地减慢心率。可用于休克早期、低血压及阵发性室上性心动过速。去氧肾上腺素还有短效的散瞳作用，且不升高眼内压和调节麻痹。药疗须知参见去甲肾上腺素节。

三、主要激动β受体的拟肾上腺素药

异丙肾上腺素（isoprenaline，喘息定）

【药理作用和作用机制】人工合成品，常用其盐酸盐或硫酸盐。口服无效，一般采用静滴，亦可舌下或喷雾吸入。本药对$β_1$及$β_2$受体均有强大的激动作用，对α受体几乎无作用。使心脏兴奋，对心肌收缩力、心输出量、传导、心率及耗氧量明显增加。骨骼肌血管显著舒张，肾、肠系膜、脑及冠状血管不同程度舒张。支气管平滑肌松弛（痉挛时作用更明显），此外，促进糖原和脂肪分解，增加组织氧耗。

【临床应用】

1．心搏骤停和房室传导阻滞　用于溺水、电击、手术意外及药物中毒等所引起的心搏骤停。也可用治疗Ⅱ、Ⅲ度房室传导阻滞。

2．休克　需在补充血容量基础上进行，适用于心输出量低下和外周阻力较高的休克患者，但不能明显改善组织微循环障碍。同时显著增加心肌耗氧量及心率，对休克不利，现已少用。

3．支气管哮喘　采用气雾吸入或舌下，能迅速控制急性发作。

【不良反应和药疗监护须知】本药常引起心悸、头痛、头晕。对哮喘缺氧患者用量过大或过于频繁，更易引起心律失常，诱发心绞痛。长期反复应用易产生耐受性。哮喘患者长期自行滥用本品可引起猝死。冠心病、心肌炎及甲状腺功能亢进（甲亢）患者禁用。

药疗监护如下：

1. 本品起效快、作用强、持续时间长，用药后应密切注视心率，以保持在110次/分以下为宜，以免引起室颤。可通过调整滴速控制。

2. 对哮喘患者自用气雾剂及舌下含片者，应嘱患者按医嘱规定的用药次数及剂量，擅自增大剂量可致室颤及猝死。雾化器喷后立即嗽口，以免对口腔及喉的刺激。如由舌下含服，应告诉患者将药放于舌下后任其自行溶化、吸收，不可吮吸，不要把唾液咽下，否则可引起上腹部疼痛，待药物完全吸收后要漱口。

3. 反复应用，可对本类药物中扩张支气管作用的药物产生交叉耐受性，若用药效果不佳。应建议医生更换其他平喘药。

【制剂和用法】盐酸异丙肾上腺素　注射剂：1mg/ml。1～2mg稀释于5%葡萄糖溶液200～500ml中静滴，0.5～2ml/min。舌下含片：每片10mg，每次5～10mg，30～45mg/d。气雾剂：0.25%，20ml。喷雾吸入，每次不超过0.5ml。极量：舌下及喷雾吸入为每次20mg，60mg/d。

多巴酚丁胺（dobutamine）

口服无效，一般静滴给药。选择性激动β_1受体而兴奋心脏，使心肌收缩力加强，心输出量增加，而对心率影响不大。$t_{1/2}$约2min。主要用于治疗心肌梗死并发心功能不全，使心肌收缩力加强，增加心输出量及继发使尿量增加。控制滴速时，一般比较安全。当滴速过快或浓度过高，可引起心率加快或房室传导加快，少数出现心悸，偶可见心律失常。对心房颤动（房颤）患者应禁用。注射液：250mg/50ml，加入250ml或500ml的5%葡萄糖液。按2.5～10μg/kg静滴。

【药疗监护须知】

1. 给药期间应监测血压及心电图。血压明显波动或心率过快应减慢滴速，及时报告医生。

2. 本药不宜与碱性药物配伍应用。与催产素合用可致血压升高。

沙丁胺醇（salbutamol）和特布他林（terbutaline）

二者选择性激动支气管β_2受体，使支气管扩张，对β_1受体影响弱，用于防治支气管哮喘。

第二节　抗肾上腺素药

抗肾上腺素能药（antiadrenergic drugs）又称肾上腺素受体阻断药，是一类对肾上腺素受体有较强亲和力，但缺乏或仅有微弱内在活性的药物。因此药物与受体结合后，阻碍NA或拟肾上腺素药与受体结合，从而产生拮抗作用。根据药物对受体的不同选择性，可分为α受体阻断药和β受体阻断药两大类。

一、α受体阻断药

α受体阻断药根据其对α受体亚型（α_1和α_2受体）的选择性不同可分为：①非选择性α受体阻断药，即对α_1和α_2受体都有阻断作用，由于作用时间长短不同，又分为短效α受体阻断药如酚妥拉明、妥拉唑林和长效α受体阻断药如酚苄明。短效类与受体结合疏松，阻断作用较弱,维持时间短,可被大量儿茶酚胺或拟肾上腺素药竞争拮抗其作用,又称竞争性α受体阻断药。长效类与受体结合牢固,阻断作用强,起效慢,维持时间长(3~4日),大剂量儿茶酚胺也难以完全拮抗其阻断作用,又称非竞争性α受体阻断药。②选择性α受体阻断药,又可分$α_1$受体阻断药如哌唑嗪和$α_2$受体阻断药如育亨宾。

(一)非选择性α受体阻断药

酚妥拉明(phentolamine,regitine)、妥拉唑啉(tolazoline)和酚苄明(phenoxybenzamine,dibenzyline)

【药理作用】

1. 血管和血压 本类药可阻断血管平滑肌$α_1$受体和直接舒张血管平滑肌,使血管舒张(小动脉和小静脉),外周阻力降低,血压下降。

2. 心脏 因血管舒张,血压下降,反射性兴奋心脏。此外,本类药还阻断心脏交感神经末梢突触前膜$α_2$受体,致使NA释放增多,激动心脏$β_1$受体使心脏兴奋。对心血管系统酚苄明起效慢,作用强而持久。酚妥拉明和妥拉唑啉作用弱而短暂及有拟胆碱作用(胃肠平滑肌兴奋蠕动增加)和组胺样作用(胃酸分泌增加,皮肤潮红)。酚苄明有较弱的抗组胺作用。

【临床应用】

1. 外周血管痉挛性疾病 如肢端动脉痉挛的雷诺综合征、血栓闭塞性脉管炎及静滴NA外漏引起局部血管痉挛等。

2. 抗休克 本类药能解除小血管痉挛,增加组织血流灌注,降低心脏前后负荷,改善心功能,降低氧耗量。此外还能增加心肌收缩力和心输出量。因此α受体阻断药适用于有明显血管痉挛、外周血管阻力高、心排血量低、尿少、并发肺水肿、血压不低于90/70mmHg(12/9.3kPa)的感染性休克和出血性休克患者。血压过低的患者不宜应用本类药。用药前必须补足血容量。

3. 急性心肌梗死和充血性心力衰竭 可解除心功能不全时小动脉和小静脉的反射性收缩,使外周阻力下降、心输出量增加、降低心脏前后负荷,可缓解心力衰竭及肺水肿症状。

4. 嗜铬细胞瘤的鉴别诊断以及防治其手术时发生高血压危象 用于诊断,因可靠性和安全性较差,应慎用。

【不良反应及药疗监护须知】

1. 可引起直立性低血压,一旦发生应平卧,采用头低足高位,必要时给NA,严禁使用肾上腺素。酚妥拉明和妥拉唑林有拟胆碱作用,可引起腹痛、腹泻、胃酸增多、呕吐等症状。注射给药偶引起心动过速、诱发心绞痛等。冠心病、溃疡病慎用。酚苄明可引起思睡、疲乏、心悸、鼻塞等症状。酚苄明刺激性强,不能肌注或皮下注射,只能口服及静滴。

2. 用药前及用药过程中监测血压脉搏变化,调整滴速及用量,以免中毒。

【制剂和用法】

甲磺酸酚妥拉明 注射剂:5mg/ml,10mg/ml。肌注或静推,每次5mg,或用葡萄糖液稀释后以0.3mg/min的速度静滴。片剂:每片25mg。每次25~50mg,3次/日。

盐酸妥拉唑啉 注射剂:25mg/ml,肌注,每次25mg。片剂:每片25mg,每次25mg,3次/日。

酚苄明 胶囊剂:每粒10mg,每次10~20mg,3次/日。注射剂:100mg/2ml,因刺激性强,不宜皮下或肌注。一般按0.5~1mg/kg以5%葡萄糖溶液200~500ml稀释后静滴,注意根据血压变化情况控制滴速。

（二）α₁受体阻断药

哌唑嗪（prazosin）和特拉唑嗪（terazosin）

二者为人工合成品，对α₁受体有较强选择性阻断作用。扩张血管，外周阻力下降，血压下降，对心率加快影响小，用于治疗高血压和顽固性心功能不全。

二、β受体阻断药

β受体阻断药根据其对β受体亚型（β₁和β₂受体）的选择性不同，又可分为：①非选择性β受体阻断药，即对β₁和β₂受体都有阻断作用，无明显差别。有普萘洛尔（propranolol，心得安）、吲哚洛尔（pindolol，心得静）、阿普洛尔（alprenolol，心得舒）、氧烯洛尔（oxprenolol，心得平）、噻吗洛尔（timolol，噻吗心安）、索他洛尔（sotalol，甲磺胺心定）、纳多洛尔（nadolol，羟萘心安）等；②选择性β₁受体阻断药，而对β₂受体阻断作用很弱或几无作用，有美托洛尔（metoprolol，甲氧乙心安）、阿替洛尔（atenolol，氨酰心安）、醋丁洛尔（acebutolol，醋丁酰心安）、艾司洛尔（esmolol）等（表7-3）。

表7-3 常用β受体阻断药的作用比较和药动学参数

药物	β受体阻断作用			内在拟交感活性	膜稳定作用	生物利用度（%）	$t_{1/2}$（h）	主要消除途径
	β₁受体	β₂受体	效价					
非选择性β受体阻断药								
普萘洛尔	+	+	1.0	–	++	30	3～4	肝
阿普洛尔	+	+	0.3～1.0	++	+	20	2～5	肝
氧烯洛尔	+	+	0.5～1.0	++	+	40	2～3	肝
吲哚洛尔	+	+	5～10	++	+	90	3～4	肝、肾
噻吗洛尔	+	+	5～10	–	–	75	4～5	肝
索他洛尔	+	+	0.3	–	–			
纳多洛尔	+	+	0.5	–	–	30	14～24	肾
选择性β₁受体阻断药								
美托洛尔	+	–	0.5～2.0	–	±	50	3～4	肝
阿替洛尔	+	–	1.0	–	–	40	6～9	肾
醋丁洛尔	+	±	0.3	–	–	40	2～4	肝
艾司洛尔	+	–	短效	–	–	静脉给药	8min	红细胞水解

【药理作用】

1. β受体阻断作用 本类药物均能选择性阻断β受体，出现心脏抑制（心脏收缩力减弱、心率减慢、心输出量减少，传导减慢、心肌耗氧量减少），支气管平滑肌收缩（对哮喘患者易诱发或加重哮喘发作），肾素分泌、糖原及脂肪分解抑制。

2. 内在拟交感活性 有些药物如吲哚洛尔、氧烯洛尔、阿普洛尔、醋丁洛尔，在阻断β

受体的同时，还具有微弱的β受体激动作用，称为内在拟交感活性。此类药物的β受体阻断作用表现较弱。

3．膜稳定作用　β受体阻断药在极高浓度时能降低细胞膜对离子的通透性，其临床应用意义不大。

4．抗血小板聚集作用　有些药物如普萘洛尔等具有明显的抗血小板聚集作用。

【临床应用】

1．抗心绞痛　对心绞痛有良好疗效（详见第十七章）。

2．抗心律失常　对多种原因引起的室上性和室性心律失常均有效（详见第十八章）。

3．抗高血压　能使高血压患者血压下降，并使心率减慢，不易发生直立性低血压。

4．其他　用于甲状腺功能亢进及甲状腺中毒辅助治疗，噻吗洛尔局部滴眼可降低眼内压，治疗青光眼。

【体内过程】脂溶性高的普萘洛尔、阿普洛尔、氧烯洛尔、美托洛尔、噻吗洛尔等口服吸收快而完全，但首过效应大，个体差异大，故用量应个体化。脂溶性低的药如阿替洛尔、纳多洛尔、醋丁洛尔等口服吸收差，首过效应小。

【不良反应和药疗监护须知】常见不良反应有：①恶心、呕吐、轻度腹泻。②严重不良反应为心脏抑制，因个体差异大，在给药初期、用小剂量时突然出现，尤其注射给药。③个别可出现过敏反应如皮疹、血小板减少等。诱发或加重支气管哮喘。④长期用药突然停药后，因β受体长期被阻断而产生"反跳现象"，病情明显恶化，如高血压患者血压升高。⑤心功能不全、窦性心动过缓、重度房室传导阻滞、心肌梗死、支气管哮喘及肝功不良者均应慎用本类药物。

药疗监护要点如下：

1．本类药物中有些药物个体差异大，除按医嘱从小剂量开始给药外，观察重点为心率，心率不能低于 50 次／分，心率过低及时向医生报告。

2．给药前观察患者有无过敏、气喘及心力衰竭（心衰），用药期间密切观察患者各种不良反应。

3．本类药物多通过肝肾消除，定期查肝肾功能及追踪血糖变化。对长期服药患者，还应注意本类药品对检验的干扰作用。

4．对长期用药患者不能突然停药，应在 2 周内逐渐减量，以免诱发心绞痛加剧、血压骤升、烦躁等停药反应。

5．对使用本类药物的糖尿病患者，本类药物可掩盖低血糖休克所引起的心动过速、出汗等症状。

6．凡需静注本类药时，速度宜慢，并应准备好急救设备和药物，以防止低血压、气管痉挛、哮喘及心力衰竭等反应。

【制剂和用法】盐酸普萘洛尔（心得安）　片剂：每片 10mg，治疗心绞痛及高血压，口服每次 10mg，3 次／日，每 4～5 日增加 10mg，直至每日剂量达到 80～100mg 或至症状明显减轻和改善。治疗心律失常，口服，每次 10～20mg，3 次／日。注射剂：5mg/5ml，每次 5mg，以 5% 葡萄糖液 100ml 稀释静脉滴注，按病情调整滴注速度。

马来酸噻吗洛尔（噻吗心安）　片剂：每片 5mg，10mg，20mg。初始剂量口服每次 10mg，2 次／日，维持剂量 20～40mg/d，0.25% 滴眼剂，1 滴／次，2 次／日。

阿替洛尔（氨酰心安）　每片 25mg，50mg，100mg，1 次／日，口服，每次 25～100mg。

青光眼用4%溶液滴眼。

美托洛尔（倍他乐克） 每片50mg，100mg。针剂：5mg/ml。缓释片：每片100mg，200mg，个体差异大，剂量应个体化，用于高血压。初始剂量：口服，每次100mg，1次/日，维持量每次100～200mg，1次/日，必要时可增至400mg/d。静注用于心律失常，开始时每次5mg，推注速度1～2mg/min，隔5分钟可重复注射，直至生效。一般总量为10～15mg。

比索洛尔（康可、搏苏） 片剂：每片5mg，10mg。口服每次5～20mg，每日1次。大多数患者每次用5～10mg。本品对心脏选择性作用强，是普萘洛尔的4倍，是美托洛尔的5～10倍。本品口服吸收完全，生物利用度为50%，半衰期为10～12h。临床主要用于高血压、心绞痛及预防心肌梗死等。

（肖顺贞）

第八章

局部麻醉药

局部麻醉药（local anaesthetics）简称局麻药，是一类局部应用于神经组织后能可逆的阻断神经冲动产生和传导的药物，在意识清醒的条件下，使有关神经支配的相应区域出现暂时性、可逆性的痛觉及其他感觉丧失，其作用结束后，神经功能可完全恢复，对神经纤维和细胞均无损伤。常用的局麻药可分为酯类和酰胺类两大类，前者有普鲁卡因和丁卡因等，后者有利多卡因、布比卡因等。

普鲁卡因（Procaine）

普鲁卡因又名奴佛卡因（Novocaine）。

【药理作用和体内过程】本品为短效酯类局麻药，能稳定神经膜，从而发挥神经阻滞作用。对皮肤、黏膜穿透力弱，故表面麻醉无效，必须注射给药才能产生作用。本品起效快，作用时间短，加入缩血管剂可延长作用时间。本品毒性低，没有中枢刺激作用，但过敏率较高。

本品注射给药，吸收迅速，分布快，2～5min 开始发生作用，30min 达血药浓度峰值。局部麻醉：浸润/蛛网膜下腔 2～5min 起效，硬膜外 5～25min 起效。作用持续时间：浸润为 0.25～0.5h（无肾上腺素），0.5～1.5h（加肾上腺素）；硬膜外/蛛网膜下腔为 0.5～1.5h。$t_{1/2}$ 为 7.7min，在体内主要由血浆中的胆碱酯酶水解破坏，代谢产物主要由肾排出。

【临床应用】主要用于浸润麻醉、腰麻、外周神经丛阻滞、蛛网膜下腔阻滞，也用于封闭疗法。

【不良反应和禁忌证】本品一般无不良反应，但过敏率稍高，可出现荨麻疹、哮喘，甚至休克。大量或静注时，可有不良反应。

1. 中枢神经　焦虑、神经过敏、眩晕、耳鸣、口唇周围感觉异常、视物模糊、颤抖、嗜睡、痉挛、呼吸停止。
2. 心血管　心肌抑制、心律不齐、包括心动过缓（有时可致死）、低血压。
3. 胃肠道　恶心、呕吐。
4. 皮肤　荨麻疹、瘙痒等过敏反应。
5. 其他　硬膜外麻醉和骶管麻醉时可出现尿潴留、二便失禁、头痛、背痛等。

对本品过敏者禁用。毒血症、感染、炎症、脑脊髓病（脑膜炎、梅毒）、心脏传导阻滞、低血压或高血压、胃肠道出血者、妊娠者禁用。产妇、老人、衰弱、急性病、低血容量、腹内压升高、心律失常、休克患者慎用。

【药疗监护须知】

1. 用药前先用 0.25% 溶液作皮内过敏试验。
2. 局部麻醉注射时应慢注，并注意有无回血，以免误入血管内，引起不良反应。
3. 加用肾上腺素时，应警惕产生心律失常的危险，必须密切监护。

4．腰麻时常出现血压降低，可在麻醉前肌注麻黄碱 15～20mg 预防。

【常用制剂和用法】

注射剂：每支 0.2g（10ml）。

浸润局麻：用 0.25%～1% 溶液，1 次量 0.5～1.0g；外周神经（丛）阻滞 1%～2% 溶液，总量以 1g 为限；硬膜外麻醉用 2% 溶液，每小时不超过 0.75g；腰麻用 3%～5% 溶液，最大用量为 150mg；蛛网膜下腔阻滞，限于会阴区时用量为 50～75mg（5%～7.5% 溶液），下肢 0.1g（5%～7.5% 溶液）。成人处方限量，1 次量不得超过 1g。为延长局部浸润麻醉作用时间，常在普鲁卡因溶液中加入少量肾上腺素（每 100ml 中加入肾上腺素 0.1% 溶液 0.2～0.5ml），可使作用时间延长到 1～2h。

局部封闭：0.25%～0.5% 水溶液。

【药物相互作用】本品的水解产物可抑制磺胺类药物的抗菌作用，应避免两药同时使用。本品水溶液在碱性时，不稳定，易分解失效，因此不可与碱性药物混合、配伍，如氨茶碱、巴比妥类、氯噻嗪、硫酸镁、苯妥英钠、碳酸氢钠等。

利多卡因（lidocaine）

利多卡因又名赛罗卡因（xylocaine）。

【药理作用和体内过程】本品为酰胺类中效局麻药和抗心律失常药。局麻作用及维持时间均较普鲁卡因强和长，作用强度较普鲁卡因大 1 倍，持续时间长 0.5～1 倍。本品具有起效快，穿透性、扩散性强，扩张血管不明显等特点，其毒性与浓度成正比。本品属 Ⅰb 类抗心律失常药，主要作用于浦肯野纤维和心室肌，可降低自律性和心肌兴奋性，但对心肌收缩力、房室传导、心输出量及收缩压几乎无影响。

本品口服给药生物利用度仅 35%，注射后迅速分布，能透过血脑屏障及胎盘屏障，可进入乳汁。静注（抗心律失常）45～90s 起效，皮下浸润麻醉 0.5～1min 起效，硬膜外麻醉 5～15min 起效。静注 1～2min 达血药浓度峰值，皮下浸润麻醉与硬膜外麻醉 30min 内达血药浓度峰值。静注作用持续 10～20min，浸润麻醉作用持续时间为 0.5～2h，加肾上腺素可延长作用时间。$t_{1/2}$ 为 1.5～2h，血浆蛋白质结合率为 50%～80%，主要在肝代谢，从肾排泄。

【临床应用】主要用于神经传导阻滞麻醉、表面麻醉、浸润麻醉，以及治疗急性心肌梗死引起的心律失常，包括室性期前收缩、室性心动过速和室颤。

【不良反应和禁忌证】

1．中枢神经　嗜睡、眩晕、目眩、不安、错乱、定向障碍、易激惹、欣快、轻度激动、耳鸣、听力下降、复视或视物模糊、色觉受损、唇及舌麻木以及其他感觉异常，包括冷和热，胸闷，说话困难，呼吸及吞咽困难，肌肉抽搐、颤抖、精神失常等。大剂量时可有惊厥、呼吸抑制甚至停止。

2．心血管　大量可致低血压、心动过缓、心传导紊乱、心血管性虚脱、心搏骤停等。

3．其他　厌食、恶心、呕吐、大汗、过敏反应（皮疹、荨麻疹乃至休克）等。

对酰胺类药过敏者、Ⅱ 和 Ⅲ 度房室传导阻滞、室性传导阻滞、癫痫大发作、严重肝功能不全、严重创伤、休克、感染、毒血症、阿斯综合征、窦性心动过缓未经治疗、严重窦房、房室及室内心传导阻滞者、乳母、儿童禁用。肝或肾功能不全者、低血容量、充血性心力衰竭（心衰）患者、明显缺氧、呼吸抑制、重症肌无力、衰弱、老年、孕妇慎用。

【药疗监护须知】

1. 本品的剂量个体差异大，注射时应从小剂量开始，使用浓度较低的注射液，注射速度尽可能缓慢，当注射于血管较多的部位时，由于吸收较快，宜少量使用。

2. 肌内注射时应注意抽回血，以免误入血管内，宜在上臂三角肌处注射，因其吸收较较快。

3. 静脉注射只用于抗心律失常，速度必须掌握，一般每分钟不得超过 4mg。用药过程中应注意：①开始静注时，有些患者会有麻醉样感觉，出现头晕、眼黑，改为静滴后即可减轻或消失。②出现中枢神经反应应根据症状轻重减量或停药。③心电监护：用药过程如有 PR 间期延长或 QRS 增宽、心率慢、心律不齐加重应立即停药。④测血压：每 10～15min 1 次，稳定后每小时 1 次，如有血压下降，应停用。⑤尽量用最小剂量维持。⑥听诊肺部有无啰音，特别是有无充血性心力衰竭（心衰）、心源性休克、肺功能不良等情况。⑦如心律不齐已恢复或有早期毒性症状者，均应停止静脉给药。

4. 连续蛛网膜下腔阻滞用量超过 10mg 可致永久性损伤（马尾综合征）。

5. 中毒的处理　立即停止输入药物，一般可在 15～20min 内症状消失。继续观察并备好抢救药物，如升压药（去甲肾上腺素、多巴胺等）、阿托品、地西泮及呼吸支持设备等。

【常用制剂和用法】

注射剂：每支 0.2g（10ml）。

局部注射：表面麻醉，2%～4% 溶液，0.6～3mg/kg，1 次不超过 0.1g；浸润麻醉，0.25%～0.5% 溶液，1 小时不超过 0.4g；硬膜外周围神经阻滞，1%～2% 溶液，0.5～5mg/kg，1 次不得超过 0.4g；硬膜外和骶管阻滞，1%～2% 溶液，1 次用量 0.3～0.4g；蛛网膜下腔阻滞麻醉，2%～5% 溶液，1 次用量为 40～100mg。

静注或静滴：抗心律失常，开始时按体重 1～2mg/kg，如无变化，可在 5min 后再重复给，但 1h 内不可超过 0.2～0.3g；维持量可持续静滴，每分钟 1～4mg，断时间可用至每分钟 7mg，不可超过此量。

肌注：4～5mg/kg，1～1.5h 重复一次。

【药物相互作用】禁忌与金属接触或重金属离子溶液混合。

药物相互作用：①与苯妥英钠合用将增加对心脏的抑制。②与氯化琥珀酰胆碱及其他神经肌肉阻滞剂同用，将加强并延长肌肉松弛作用。③与巴比妥类药物同用，可降低本品的血药浓度与疗效。④与其他抗心律失常药，如奎尼丁、普鲁卡因胺及心得安合用时，疗效及毒性都增强。⑤在急性心肌梗死伴有心律失常时，与溴苄铵合用可提高抗心律失常的效果。⑥与酸性药物合用，可增加本品的排泄。⑦与碳酸氢钠合用，可使本品起效快，阻滞作用完全，麻醉作用增强。

丁卡因（Tetracaine）

丁卡因又名地卡因（Dicaine），潘托卡因（Pantocaine）。

【药理作用和体内过程】本品为长效酯类局麻药，10～15min 起效，持续作用时间可长达 3h 左右。局麻作用较普鲁卡因强 5～10 倍，但毒性却大 10～12 倍。黏膜穿透力强，表面麻醉效果好，但毒性较大，一般不用于浸润麻醉。

本品易通过黏膜、损伤皮肤或注射部位吸收。眼部 1min、黏膜 3min、脊髓 3min 即可起效，持续时间：眼 15min、黏膜 30min、脊髓 1.5～3h。吸收后约 76% 与血浆蛋白质结合，随后大部分经肝分解，血浆酯酶包括血浆胆碱酯酶也能水解本品，生成对氨基苯甲酸和氨基醇，代谢产物经肾排出。

【临床应用】主要用于表面局麻、浸润局麻、神经传导阻滞、硬膜外阻滞和蛛网膜下腔阻滞等。

【不良反应及禁忌证】

1. 过敏反应　惊厥、眩晕、晕厥、低血压、休克。
2. 中枢神经　腰麻后头痛、脊神经瘫痪、焦虑、神经衰弱、抽搐。
3. 心血管　心动过缓、心律不齐、低血压。
4. 眼　蛰伤感，长期用时可有角膜腐蚀、延迟愈合，表层腐坏脱落，角膜上皮干燥。
5. 鼻、喉　黏膜干燥、咳嗽反射抑制延长。

年老、衰弱，对本品或其他酯类局麻药过敏者、对基氨苯甲酸及其他类似剂过敏者、注射处有感染、小儿、孕妇等禁用。休克、哺乳期妇女、恶病质、心代偿功能失调者慎用。

【常用制剂和用法】

粉针剂（需加氯化钠注射液或灭菌注射用水溶解使用）：50mg/支。

表面局麻：眼科用0.5%～1%溶液，耳鼻喉科用1%～2%溶液。浸润局麻：0.025%～0.03%溶液。神经传导阻滞：0.1%～0.3%溶液。硬膜外阻滞：0.15%～0.3%溶液，与利多卡因合用时最高浓度为0.3%。蛛网膜下腔阻滞：用10～15mg与脑脊液混合、溶解后注入。

浸润麻醉、神经传导阻滞1次的极量为0.1g。1次最大用量：眼、鼻、咽喉、气管、尿道等40～60mg；神经传导阻滞50～70mg；硬膜外阻滞75～90mg；蛛网膜下腔阻滞10～15mg。

【药疗监护须知】

1. 因药物会引起急性心功能不全、心力衰竭或循环骤停等严重不良反应，用药前认真核对药物名称、浓度及总用量，并应密切监护。
2. 用于喉、气管或食管黏膜时，可用0.1%肾上腺素0.06ml加入本品1ml以延迟吸收。
3. 喉部麻醉的患者，在未恢复感觉前不可进食。
4. 本品可致角膜腐蚀，因此眼科患者不可长期应用本品眼膏。应用本品后角膜失去感觉，故应避免揉眼、触摸而致损伤。

【药物相互作用】本品体内代谢产物中的对氨基苯甲酸可降低磺胺类药物的抗菌作用，应避免同用。本品毒性大而作用慢，作浸润麻醉时一般很少单独使用，常与普鲁卡因或利多卡因混合应用。

布比卡因（Bupivacaine）

布比卡因又名丁吡卡因或麻卡因（Marcaine）。

【药理作用和体内过程】本品为酰胺类长效局麻药。局麻作用和毒性均较利多卡因强3～4倍，作用时间比利多卡因长2～3倍，与丁卡因相似或更长。无血管扩张作用，阻滞时间长，加入肾上腺素可使阻滞时间延长，但对心脏的毒性大。

本品应用于浸润麻醉2～10min起效，用于硬膜外麻醉4～17min起效，用于腰麻1min起效。作用时间依麻醉部位不同而异，一般为5～16h或更长，15～25min达血药浓度峰值，血浆蛋白质结合率为70%～90%。在肝代谢，经肾排泄。

【临床应用】主要用于麻醉和手术后镇痛。

【不良反应及禁忌证】

1. 不良反应　偶见兴奋、低血压、抽搐、心律失常、心动过缓、呼吸抑制、恶心、呕吐。

2. 禁忌证　对酰胺类药过敏者、严重肝或肾功能不良者、低蛋白血症者禁用。12岁以下儿童、孕妇慎用。

【常用制剂和用法】

注射剂：每支37.5mg（5ml）。浸润麻醉，用0.1%～0.25%溶液；神经传导阻滞及硬膜外阻滞，用0.5%～0.75%溶液。成人1次用量一般不超过0.1g，每次1～3mg/kg，重复应用至少应隔3小时，用量一般为初始量的1/2。极量为1次0.2g，1日0.4g。

【药疗监护须知】注意用药患者可能会出现低血压、心律失常、呼吸抑制等反应，因此用药期间注意监护血压、心律、呼吸。

【药物相互作用】本品遇碱性溶液会发生沉淀而失去作用，因此不能合用。

罗哌卡因（Ropivacaine）

罗哌卡因又名丁吡卡因或麻卡因（Marcaine）。

【药理作用和体内过程】本品为纯左旋体酰胺类长效局麻药。有麻醉和镇痛双重效应。大剂量可产生外科麻醉，小剂量时则产生感觉阻滞（镇痛）仅伴有局限的非进行性运动阻滞。加用肾上腺素不改变罗哌卡因的阻滞强度和持续时间。罗哌卡因通过阻断钠离子流入神经纤维细胞膜内对沿神经纤维的冲动传导产生可逆性的阻滞。

本品的血浆浓度取决于剂量、用药途径和注射部位的血管分布。

应用于浸润麻醉1～15min起效，用于硬膜外麻醉10～20min起效，用于腰麻1～5min起效。作用时间依麻醉部位不同而异，一般为2～6h。在肝代谢，经肾排泄。

【临床应用】主要用于麻醉和急性疼痛控制。

【不良反应及禁忌证】

1. 不良反应　最常见的不良反应是恶心和低血压，此外体温升高、僵直、背痛、心动过速、高血压、感觉异常、头晕、尿潴留也较为常见。

2. 禁忌证　对酰胺类药过敏者、严重肝或肾功能不良者、低蛋白血症者禁用。12岁以下儿童、孕妇慎用。

【常用制剂和用法】

注射剂：每支20mg（10ml）。浸润麻醉，用0.75%溶液；硬膜外阻滞，用0.75%～1%溶液。

【药疗监护须知】注意用药患者可能会出现低血压、心动过缓等反应，因此用药期间注意监护血压、心律。

【药物相互作用】本品遇碱性溶液会发生沉淀，因此不能合用。

（杨　萍）

第九章

镇静催眠药

镇静催眠药是一类能引起镇静和催眠作用的药物。镇静药对中枢神经系统起抑制作用，使兴奋、不安及烦躁的情绪得到控制。催眠药能较快、较深地抑制中枢神经系统，引起类似正常的睡眠状态，从而改善睡眠（包括缩短入睡时间、延长睡眠时间及提高睡眠质量等）。本类药物常具有抗焦虑作用。过去广泛应用巴比妥类，由于其易产生耐药性及依赖性，长期应用时可产生慢性中毒，目前临床已较少应用。当前应用较广的是苯二氮䓬类及新型的催眠药如：唑吡坦及佐匹克隆等。

第一节 苯二氮䓬类（benzodiazepines，BZ）

苯二氮䓬类（BZ）药物近年来发展甚快，国内目前常用有如地西泮（安定）、氯氮䓬（利眠宁）、硝西泮（硝基安定）、艾司唑仑（舒乐安定）、阿普唑仑（佳静安定）、氯硝西泮（氯硝安定）、氟西泮（氟安定）、咪达唑仑（力月西）、劳拉西泮（罗拉）及奥沙西泮（舒宁）等。各种苯二氮䓬类药物作用相似。

地西泮（diazepam，安定，valium）

【药理作用和作用机制】苯二氮䓬类药物在中枢神经系统中的主要作用部位是海马、杏仁核等大脑的边缘系统，其作用的靶点是中枢神经系统内抑制性神经递质 γ-氨基丁酸（GABA）的受体。GABA 受体为一个大分子复合体，除了包括 GABA 的结合位点外，还包括 BZ 类药物的结合位点。苯二氮䓬类与 GABA 受体上相应的结合位点结合后，使受体的构象发生改变，促进 GABA 与其受体的结合，增加受体上氯离子通道开放频率，产生中枢抑制效应。苯二氮䓬类药物通过增强中枢内 GABA 的作用，发挥其镇静、抗焦虑、催眠、抗惊厥及中枢性肌等作用。

1. 抗焦虑作用　苯二氮䓬类的抗焦虑作用的选择性较高，小剂量就可以减轻或消除焦虑、紧张、恐惧及伴随的心悸、出汗等症状，对各种原因引起的焦虑症均有显著疗效。

2. 镇静催眠作用　中等剂量即有明显的镇静催眠作用，对各期睡眠均有不同程度的影响。可缩短入睡时间，延长睡眠持续时间，减少觉醒次数。与巴比妥类催眠药相比较，地西泮等 BZ 类药物的优点是：①对呼吸影响小，大剂量不引起麻醉；②对肝药酶无诱导作用；③嗜睡等副作用轻；④耐受性和依赖性轻；⑤停药后反跳现象比巴比妥类轻。目前已是临床最常用催眠药。

3. 抗惊厥和抗癫痫作用　有较强的抗惊厥作用，其作用是抑制病灶异常放电向外扩散，而不能直接作用于病灶本身，消除病灶的异常放电，其作用与增强 GABA 能神经递质的抑制效应有关。安定对癫痫大发作的疗效好，静脉注射安定是治疗癫痫持续状态的首选药。

4. 中枢骨骼肌松弛作用　有较强的肌松作用，小剂量可以抑制脑干网状结构下行激活系统对脊髓运动神经元的激活；大剂量可增强脊髓突触前抑制，而不影响突触后抑制，从而抑制多突触反射。

5．其他作用　可加强麻醉药的抑制作用，临床用于麻醉前给药，优于吗啡和氯丙嗪，不良反应少。苯二氮䓬类可加强巴比妥类和乙醇的抑制作用，与巴比妥类合用使镇静催眠作用增强。较大剂量可引起暂时记忆缺失，临床常用于心脏电击复律和内镜检查前用药。BZ对正常人的呼吸无明显影响，作为麻醉药时给药，对呼吸稍有抑制作用，少数甚至引起呼吸性酸中毒。在用于内镜检查时，可降低肺泡呼吸和氧分压，升高动脉血二氧化碳分压，对慢性阻塞性肺疾病患者有一定的危险性。治疗剂量的苯二氮䓬类对心血管系统无明显影响，大剂量，尤其是静脉注射时，可使心率加快，心搏出量减少，血压轻度降低。

【体内过程】安定为苯二氮䓬类的代表药物，广泛用于临床。安定为无色结晶，不溶于水，口服吸收快且完全，约1h血药浓度达峰值。肌内注射吸收缓慢且不规则，如需肌内注射可选用氯硝安定（nitrazepam）。静脉注射给药，则可以立即发挥疗效。安定吸收入血后，其血浆蛋白质结合率可达95%以上。安定的脂溶性高，容易透过血脑屏障和胎盘，迅速为脑组织摄取，然后再分布至肌肉、脂肪等组织；通过胎盘可进入胎儿循环，影响新生儿发育。安定主要由肝代谢，肾排泄，也可从母乳中排出。安定也由胆汁排泄，存在肝肠循环。

苯二氮䓬类药物半衰期长短不一，生物转化过程受年龄影响。安定的半衰期在成人为20～43h；新生儿由于肝功能发育不完善，半衰期可达40～100h；老年人和肝肾疾病的患者因肝功能不良，半衰期也明显延长。

【临床应用】苯二氮䓬类药物广泛用于临床各科。

1．抗焦虑　适用于焦虑症、焦虑性抑郁、各种躯体疾病如脑血管病等疾病引起的焦虑状态等。常用药有安定、利眠宁、舒宁、阿普唑仑、劳拉西泮等。一般于用药一周后见效，4～6周疗效明显。

2．治疗失眠　对各种原因引起的失眠有效。入睡困难者应选用半衰期短的药物，如咪达唑仑、阿普唑仑、舒宁等，早醒者可选用半衰期长的药物，如硝基安定、氟安定、氯硝安定、舒乐安定等。

3．抗惊厥及抗癫痫　可选用安定、硝基安定、阿普唑仑、氯硝安定等。癫痫大发作或持续状态，可立即静脉注射安定或肌注氯硝安定。

4．麻醉前用药　常用药为咪达唑仑。术前服用5～15mg。也可用劳拉西泮1.0mg。

【不良反应】苯二氮䓬类药物安全性大，很少由于用量过大引起死亡，常见的不良反应有：

1．中枢神经系统的不良反应　治疗剂量可出现轻度头晕、乏力、困倦等，也成为"宿醉效应"。大剂量时可导致共济失调、意识障碍、口齿不清、精神错乱，还会影响认知能力，产生遗忘症状；严重时可引起昏迷及呼吸抑制。与巴比妥类、乙醇等中枢神经系统抑制药物合用时，可引起深度的中枢抑制。由于具有中枢性肌肉松弛作用，老年人服用可引起摔伤、骨折等意外，须注意防护。

2．耐药性和依赖性　开始治疗后，需要1～2周达到最大疗效，4周后可出现耐药性，此时需增加剂量以维持疗效。连续服用苯二氮䓬类药物6个月以上的患者中5%～50%会出现躯体依赖。突然停药可能出现失眠、兴奋、谵妄等戒断症状。

3．静脉炎　安定几乎不溶于水，静脉直接推注时容易在穿刺静脉内产生细小沉淀并附着于血管壁上，刺激管壁导致静脉炎甚至静脉血栓。

4．其他常见的不良反应有口干、腹泻、便秘、视物模糊等。孕妇长期应用安定可引起畸胎。分娩前及分娩时,如大剂量使用苯二氮䓬类药物,可能造成新生儿体温下降,肌力下降及呼吸抑制,甚至产生戒断症状。

【药疗监护须知】

1. 为避免耐药性和药物依赖性,应用苯二氮䓬类药物治疗失眠时应间断或交替用药,尽量避免长期使用同一种药物。为了防止发生戒断症状,要逐渐减药,不可突然停药。

2. 下列人员应慎用该类药物:从事驾驶、机械操作或者高空作业等工种的人员;孕妇和准备怀孕的妇女,妊娠的头三个月应禁用;哺乳期妇女;老年人及其他肝肾功能减退的患者;慢性呼吸系统疾病,如慢性阻塞性肺疾病、睡眠呼吸暂停等疾病的患者。

3. 苯二氮䓬类药物与乙醇会相互影响,产生交叉依赖,长期滥用乙醇会损害肝功能,降低对药物的代谢,增加患者对苯二氮䓬类药物的敏感性。

4. 安定水溶性差,与其他液体合用会产生浑浊,影响疗效,因此该药宜单独给药。除癫痫持续状态外,安定应避免持续静脉滴注。一次量勿超过10mg,24小时量不超过40mg,以免影响呼吸功能。

5. 根据患者的实际情况选择药物。如果是入睡困难,宜选用短效制剂,如果是夜间多梦、早醒宜选用作用时间较长的药物。

【常用制剂和用法】见表9-1。

表9-1 常用苯二氮䓬类药物和用法

分类	药物	半衰期(h)	剂量和用法
短效类	咪达唑仑(力月西)midazulam	1.5～2.5	催眠:每次7.5～15mg,睡前服 形成依赖快,应短期用药
	奥沙西泮(舒宁)oxazepam	10～20	抗焦虑:每次15mg,3次/日 催眠每次15～30mg,睡前服
中效类	艾司唑仑(舒乐安定)estazolam	10～24	催眠:每次1～3mg,睡前服 抗癫痫:每次2～4mg,3次/日
	阿普唑仑(佳乐定、佳静安定)elprazolam	12～15	抗焦虑:每次4mg,3次/日 催眠:每次0.8～1.2mg,睡前服
	劳拉西泮(罗拉)lorazepam	10～20	催眠:1mg睡前服 抗焦虑:每次0.5mg,3次/日
	氯硝西泮(氯硝基安定)clonazepam	24～48	催眠:1～2mg,睡前服 抗癫痫:1.5～10mg/d,分次服 严重失眠及兴奋时,可肌注1～2mg
长效类	地西泮(安定)diazepam	20～80	抗焦虑、镇静:每次2.5～5mg,3次/日 癫痫持续状态:每次5～20mg,缓慢静注,再发作可反复应用
	氟西泮(氟安定)flurazepam	40～100	催眠:每次15～30mg,睡前服
	氯氮䓬(利眠宁)chlordiazepoxide	15～40	抗焦虑、镇静:每次5～10mg,3次/日 催眠:每次10～20mg,睡前服
	硝西泮(硝基安定)nitrtazepam		催眠:每次10～20mg,睡前服 抗癫痫:每次5～10mg,3次/日

舒乐安定、舒宁、罗拉等的副作用较小，适于老人及肝、肾功能不良者使用，催眠作用较强。若需睡眠时间较长者，宜选择氟安定或氯硝安定。

第二节　巴比妥类

巴比妥类分为长效、中效及短效三类（表9-2）。超短效类：有硫喷妥钠，静注后立即生效。临床应用作为静脉麻醉，而不作催眠药使用。

【药理作用及作用机制】巴比妥类对中枢神经系统有普遍性的抑制作用。随着剂量的增加，其中枢抑制作用相应的表现为镇静、催眠、抗惊厥和癫痫、麻醉等效应。大剂量时对心血管系统也有抑制作用。催眠剂量的10倍剂量即可以导致呼吸中枢的麻痹，降低呼吸频率、呼吸深度及通气量，最终导致死亡。该类药物的主要药理作用有：

1．镇静、催眠　巴比妥类药物可以直接激活GABA受体，抑制多突触反应。在没有GABA时，巴比妥类药物可以模拟GABA的作用，延长氯离子通道的开放时间，发挥中枢抑制作用。巴比妥类药物还可以选择性抑制脑干网状结构上行激活系统，从而使大脑皮质细胞兴奋性降低，进而中枢抑制进入睡眠。

2．抗惊厥　苯巴比妥有较强的抗惊厥和抗癫痫作用。

3．对其他系统的影响　如胃肠道蠕动减弱；中毒剂量引起严重低血压及心肌损害；对肝、肾功能均有不良影响等。

【临床应用】

1．镇静催眠　小剂量的巴比妥类药物产生镇静作用，可用于治疗焦虑、高血压、甲状腺功能亢进等患者。

2．抗癫痫及抗惊厥　常用药为苯巴比妥。临床用于癫痫大发作和癫痫持续状态的治疗。也用于小儿高热、破伤风、子痫、脑膜炎及中枢兴奋药物引起的惊厥。

3．麻醉用药　硫喷妥钠作为静脉麻醉应用。

表9-2　常用巴比妥类的分类、作用时间和剂量

分类	药物名称	起效时间	作用持续时间	催眠剂量（g/次）
长效	巴比妥（barbiturate）	0.5～1h	6～8h	0.3～0.6
	苯巴比妥（鲁米那）（phenobarbital）	0.5～1h	6～8h	0.06～0.1
中效	戊巴比妥（pentobarbital）	15～30min	3～6h	0.05～0.1
	异戊巴比妥（阿米妥）（amobarbital）	15～30min	3～6h	0.1～0.2
短效	司可巴比妥（速可眠）（secobarbital）	15min	2～3h	0.1～0.2

【不良反应】

1．后遗作用　次晨头晕、乏力、困倦等。

2．反常兴奋　兴奋、不安、严重时可产生谵妄状态，以老年人常见。

3．过敏反应　少数患者使用苯巴比妥后可出现皮疹、药物热、剥脱性皮炎等过敏反应。

4．耐药及依赖性　长期应用巴比妥类药物可出现药效减弱的现象，即出现耐受性；还

可以出现成瘾性。突然停药容易出现反跳现象或戒断反应,患者表现为快动眼睡眠时间延长,梦魇增多,激动、失眠、焦虑,甚至惊厥等。

5. 其他　对心血管、肝、呼吸系统均有一定副作用。偶见粒细胞缺乏症,血小板减少性紫癜等。

6. 急性中毒　过量使用可引起中毒。药物过量表现为突然躁动、精神迟滞、眼球震颤、血压下降;急性中毒时表现为昏迷,进行性呼吸表浅,通气量大幅度下降,最终死于呼吸衰竭。

【药疗监护须知】

1. 嘱服药患者不要驾车、操作机器或登高作业,避免药物后遗效应而发生事故。服药时不可饮酒,否则会损伤判断力。

2. 有严重呼吸系统疾病者用本类药期间,应密切观察呼吸频率和节律,注意口唇、指甲有无缺氧引起发绀等表现。

3. 给药前护士要了解患者病史及过敏史,有过敏史者禁用。

4. 严格遵医嘱服药,不可自行增减药量。停药时应逐渐减量,不可骤然停药。用于治疗癫痫时避免突然停药,以免引起癫痫发作,甚至出现癫痫持续状态。

5. 多次连续用药应观察有无中毒反应,警惕药物蓄积中毒。一旦停药可产生戒断反应,因此应短期用药,停药应逐渐停用。

6. 急性中毒的抢救措施　①洗胃,可选用大量温的生理盐水或1∶2000的高锰酸钾溶液;②10%~15%硫酸钠导泻,避免使用硫酸镁导泻,以免加重中枢抑制;③静脉滴注碳酸氢钠以碱化尿液促进药物排泄;④保持呼吸道通畅,给予对症支持治疗,必要时可给予血液透析治疗。

【药物相互作用】巴比妥类与乙醇或其他中枢神经系统抑制剂均有协同作用,甚至加重毒性反应,因此不宜联合应用。巴比妥类有肝药酶诱导作用,不仅加速其本身的代谢,还可加速与其合用药物的代谢,如加速香豆素类抗凝药、苯妥英钠和皮质激素等的代谢。故若长期合用,需加大这些药物剂量才能发挥应有作用,而停用巴比妥类后又应减小这些药物剂量。

第三节　其他镇静催眠药

过去常用药有:眠尔通(安宁)、安眠酮、导眠能、水合氯醛等,因易形成依赖,已少用。目前临床应用较广的催眠药有:唑吡坦(思诺思)和佐匹克隆(忆梦返)。

唑吡坦(zolpidem)

唑吡坦又称思诺思,是咪唑吡啶类药物。

【药理作用和体内过程】其药理作用机制与特异性的中枢 GABA 受体激活有关。思诺思可缩短入睡时间,减少中途觉醒次数,延长睡眠时间。口服吸收良好,食物会降低药物的吸收。0.5~3h达峰,生物利用度为70%,血浆蛋白质结合率为92%,平均消除半衰期为2~4h,经肝代谢,经由尿液和粪便排出。

【临床应用】用于治疗短暂性、偶发性失眠症或慢性失眠的短期治疗。

【不良反应】常见的不良反应有眩晕、嗜睡、乏力、恶心、头痛等,停药后可出现失眠、皮疹、瘙痒等。部分患者服药后1h内未能入睡,可能会出现记忆减退、眩晕等。此药无耐药性、无滥用危险、无镇静作用，但不主张长期服用。

【药疗监护须知】

1. 给药时向患者交代常见的不良反应。
2. 孕妇、哺乳期妇女、15岁以下的儿童禁止使用本药。对肝功能不全、呼吸功能不全以及肌无力患者，操作机械及驾车者应慎用。老年人及肝肾功能受损的患者可出现半衰期延长，应注意药物的剂量。

【常用制剂和用法】65岁以下成人，一般用量为入睡前10mg（1片），65岁以上老人首次应5mg（半片），以后也不应超过10mg。

佐匹克隆（zopiclone）

佐匹克隆又称唑吡酮，商品名为忆梦返。

【药理作用和体内过程】该药为吡咯酮类的第三代催眠药，通过激动GABA受体发挥中枢性镇静作用。其药理作用主要包括催眠、镇静、抗焦虑、肌松和抗惊厥作用。

该药口服吸收迅速，1.5~2h达到血药浓度峰值，口服生物利用度为80%，血浆蛋白质结合率为45%。该药在组织中分布广泛，经肝代谢，肾排泄，清除半衰期为5~6h。肝硬化及老年患者半衰期可延长至8h。

【临床应用】本药适用于各种失眠，对入睡时间的缩短，睡眠时间延长以及睡眠质量的提高均有效。

【不良反应】该药不良反应少，部分可有口干、口苦、恶心、便秘、晨间嗜睡、肌无力等，长期用药后，突然停药也可出现戒断症状。

【药疗监护须知】

1. 用药期间禁止饮酒，不宜从事驾驶、机械操作或高空作业等工作。
2. 对该药过敏、呼吸功能不全以及严重肝肾功能受损者禁用。
3. 孕妇、哺乳期妇女以及15岁以下儿童不宜使用。
4. 为避免出现依赖性，该药不宜长期连续服用。停药应逐渐减量。

【常用制剂和用法】成人睡前口服每次7.5~15mg，老人及肝肾功能不全者应减半量服用。

（陆　悦　赵友文）

第十章

治疗癫痫药和抗惊厥药

第一节 治疗癫痫药

癫痫是脑神经元过度同步放电引起的慢性脑功能失调综合征,以反复、发作性、短暂性的脑功能失常为特征。无明确病因者,称为原发性癫痫,又称真性或特发性癫痫;有明确或可能的中枢神经系统病变,如外伤、感染、颅内肿瘤或脑血管病等引起者为继发性癫痫,又称症状性癫痫。由于异常放电神经元的位置不同,放电扩展的范围不同,发作表现可以是感觉、运动、意识、精神、行为、自主神经功能障碍或兼有之,并伴有脑电图异常。

根据发作时临床表现及脑电图改变,癫痫发作分为三类:①全身性发作:包括强直、阵挛、强直-阵挛发作(大发作)、失神发作(小发作)、肌阵挛发作等;②部分性发作:根据发作时有无意识改变分为单纯局限性发作、复合局限性发作(精神运动性发作、颞叶癫痫)、继发全身性发作等;③不能分类的发作。其中强直-阵挛发作最常见,癫痫发作可以由一种类型演变为另外一种类型。部分患者两型兼有,称为混合型癫痫。一次癫痫发作持续30min以上,或连续多次发作,发作间期意识未完全恢复,称为癫痫持续状态(status epilepticus,SE),为神经科急症,应紧急处理。目前癫痫的治疗仍以药物为主,需要长期服药,但无根治作用。

抗癫痫药(antiepileptic drugs,AEDs)是一类可减轻或阻止癫痫发作的药物。常用药物有丙戊酸钠、卡马西平、苯妥英钠、乙琥胺、拉莫三嗪、托吡酯、左乙拉西等药物。此外,前述的苯二氮䓬类、巴比妥类药物也有较好的抗癫痫作用。

一、传统的抗癫痫药

丙戊酸钠(sodium valproate)

丙戊酸钠又称抗癫灵、敌百痉、德巴金。

【药理作用和作用机制】为广谱抗癫痫药,镇静作用不明显,不影响认知功能。能对抗多种类型癫痫发作,如强直-阵挛发作、各型失神发作、肌阵挛发作等。作用机制尚未阐明,可能是增加脑内GABA的合成和减少GABA的降解、提高GABA的浓度而产生作用。

【临床应用】可治疗各类型癫痫,是治疗强直-阵挛发作、失神发作、肌阵挛发作等全身性发作和混合型癫痫的首选药,对单纯及复合部分性发作疗效较好,对其他药物未能控制的顽固性癫痫仍可奏效。

【体内过程】
口服吸收迅速而完全,生物利用度近100%,1~4h血药浓度达高峰。主要分布于细外液，血浆蛋白质结合率为80%～94%，可通过胎盘。主要在肝代谢失活，代谢产物与葡糖醛酸结合后由肾排出。为肝药酶抑制剂，癫痫患者$t_{1/2}$约15h。可显著降低拉莫三嗪的代谢，合用时后者剂量应减半。

【不良反应及禁忌证】

1．胃肠道反应　常见腹泻、恶心、呕吐、胃肠道痉挛。

2．神经系统反应　较少见短暂的眩晕、疲乏、头痛、共济失调、轻微震颤、异常兴奋、烦躁不安、幻觉等。

3．血液系统　可致血小板减少性紫癜、出血时间延长，应定期查血常规。

4．肝功能损害　引起血清磷酸酶、氨基转移酶和胆红素升高，严重时出现肝衰竭，应定期检查肝功能。国外有中毒致死病例报道，死亡多发生于儿童。

5．其他　可引起皮疹、月经周期改变、体重增加，偶见胰腺炎、过敏反应、可逆性听力损坏，可致畸，常见脊椎裂。

血液病、肝病史、肝功能不全、器质性脑病者慎用。药源性黄疸个人史或家族史、肝病或严重肝功能不全者、孕妇及哺乳妇禁用。

【药疗监护须知】

1．作好用药前护理和宣教　了解患者病史、用药史、过敏史，如患者有无消化性溃疡、血液病、肝病史。肝病或严重肝功能不全者、孕妇及哺乳妇禁用。了解患者一般状况及症状体征，以及血常规、肝功能，以便及时发现异常变化，采取相应措施。告知患者及其家属：①癫痫为慢性病，需长期用药，有些病例需终生服药，需取得患者配合。长期用药毒副反应的发生率明显增加，应注意观察。②须坚持按时服药。切记不能随意停药，突然停药可使癫痫发作加剧，甚至诱发癫痫持续状态。停药时宜逐渐减量。③外出旅游，带足药品。避免从事高空作业、驾驶、机械操作及去危险处如河边、游泳、火旁，以免遭受意外伤害。④如需要做手术（包括拔牙），应向手术医师说明正在服用本品。⑤为减轻胃肠道刺激症状，可与食物同用、餐后即服或服后多饮水，避免饮酒、暴饮暴食和情绪波动。⑥口服缓释片、肠溶片不可压碎或咀嚼，应整片以水吞服，以免药物刺激口腔及咽喉黏膜引起疼痛。⑦不可自行加服其他药物，尤其是解热镇痛药、镇静药、抗过敏药，用药应在医师指导下进行。⑧有效剂量个体差异较大，用药剂量应个体化，有条件者监测血药浓度，以便及时发现毒性反应。⑨治疗过程中出现异常反应时应立即报告医生。

2．用药期间应注意　定期做神经系统、血常规、血小板计数、凝血时间、大便隐血试验、肝肾功能检查。肝功能在开始用药后的半年以内最好每1～2个月复查1次，半年后复查间隔可酌情延长；儿童患者由于肝药酶系统不完善，药物代谢与成人不同，故应加强监护；如患者出现恶心、呕吐、昏睡、乏力、水肿或黄疸症状，应每周检查1次肝功能；如连续3次血清氨基转移酶的值均超过上限值，必须立即停药。如发现任何异常反应，应随时报告医生，以便及时处理。

【常用制剂和用法】

片剂：每片100mg，200mg，胶囊剂：每粒200mg，250mg，肠溶片：每片250mg，500mg，缓释片：每片500mg，糖浆剂：200mg/ml，500mg/ml。口服，成人：按体重15mg/kg/d或600～1200mg/d，分2～3次服。儿童：开始时按每日5～10mg/kg，一周后酌情递增，至能控制发作为止。每日最大量为按体重不超过30mg/kg或每日1.8～2.4g。

【药物相互作用】
1. 与苯妥英钠、苯巴比妥、扑米酮、氯硝西泮合用，因抑制其代谢，易中毒。
2. 与抗凝药如华法林或肝素等以及溶血栓药合用，出血的危险性增加。
3. 与阿司匹林或双嘧达莫合用，因抑制血小板凝聚而延长出血时间。
4. 与卡马西平合用，因诱导肝药酶而致药物代谢加速，使二者的血药浓度和半衰期降低，故须监测血药浓度以决定是否需要调整用量。
5. 与氟哌啶醇、洛沙平、马普替林、单胺氧化酶抑制药、吩噻嗪类、噻吨类抗精神病药和三环类抗抑郁药合用，可增加中枢神经抑制作用，降低惊厥阈和丙戊酸的效应。

卡马西平（carbamazepine）

卡马西平又称酰胺咪嗪、痛痉宁。
【药理作用和临床应用】
1. 抗癫痫　对简单或复杂部分性发作疗效好，为首选治疗药，对强直-阵挛发作也有效，但可能会诱发失神发作、强直发作和肌阵挛发作。
2. 抗外周神经痛　对三叉神经痛和舌咽神经痛的疗效优于苯妥英钠。
3. 抗躁狂抗抑郁　对躁狂症、抑郁症疗效显著，尚能减轻或消除精神分裂症的躁狂、妄想症状，对锂盐无效的躁狂抑郁症也有效（见第十二章）。

【体内过程】
口服吸收缓慢且不规则，生物利用度为70%～80%，4～8小时血药浓度达高峰。血浆蛋白质结合率为76%，主要经肝代谢，产物仍有活性，由肾排泄。为肝药酶诱导剂，连续用药 $t_{1/2}$ 可缩短。

【不良反应及禁忌证】
常见不良反应有眩晕、嗜睡、视力模糊、复视、眼球震颤、共济失调、手指震颤等神经系统症状，以及恶心、呕吐、水钠潴留、皮疹和心律失常。偶见粒细胞减少、血小板减少，甚至骨髓抑制，肝功能损害，肝细胞性黄疸，应立即停药。有致畸胎作用。严重心、肝、肾功能不全、房室传导阻滞、血液系统功能严重异常、孕妇及哺乳妇禁用。

【药疗监护须知】
1. 作好用药前护理和宣教　了解患者病史、用药史、过敏史，如有无消化性溃疡、高血压、肝病史。严重心、肝、肾功能不全、房室传导阻滞、血液系统功能严重异常、孕妇及哺乳妇禁用。了解患者一般状况及症状体征，如血压，以及肝肾功能、心电图。告知患者：①如有皮疹、黏膜损害或出血、尿黑、粪白、发热，皮肤、巩膜黄染等症状应及时报告；②避免大量饮水，因本品可引起水中毒；③避免驾驶、机械操作或高处作业；④老年人及虚弱者用药后应卧床休息至少2小时，并防止坠床；⑤避免日晒，防止出现光过敏反应；⑥餐后立即服药可减轻胃肠道反应。
2. 用药期间应注意　定期做血常规（包括血小板、网织红细胞）、尿常规、血清铁、肝肾功能及心电图、神经系统检查，出现骨髓抑制及严重肝功能损害时，应立即停用。出现少尿、水肿、血压或脉搏改变，应立即报告医师，及时处理。出现出血、黄染、尿黑等应立即停药。最好进行血药浓度监测，尤其是对未能控制发作的患者，进行血药浓度监测显得更为重要。应注意逐步加量，并加强临床监护，尤其是晨间监护，因发作多见于晨间。如发现任何异常反应，应随时报告医生，以便及时处理。

3．其余参见丙戊酸钠。

【常用制剂和用法】

片剂：每片100mg，200mg，胶囊剂：每粒200mg。口服，成人：用于癫痫、惊厥：初始剂量每次100～200mg，1～2次/日，逐渐增加剂量直至最佳疗效，分次服用；维持量调整至最低有效量，注意个体化，最高量每日不超过1.2g。用于镇痛：开始每次0.1g，2次/日；第二日后每隔一日增加0.1～0.2g，直到疼痛缓解，维持量每日0.4～0.8g，分次服用。儿童：每日10～20mg/kg，分次服用，维持血药浓度应在4～12ug/ml之间。

【药物相互作用】

1．与对乙酰氨基酚合用，可加重肝毒性。

2．与香豆素、雌激素、环孢素、洋地黄类、左甲状腺素合用，因本品诱导肝药酶，使上述药物代谢加速，血药浓度降低。

3．与苯巴比妥、苯妥英钠、扑米酮合用，使本品的血药浓度降低。

4．红霉素、异烟肼、西咪替丁可抑制肝药酶，使本品的血药浓度升高。

苯妥英钠（phenytoin sodium）

又称大仑丁 dilantin。

【药理作用和临床应用】

1．抗癫痫　由于其血药浓度个体差异大、药物之间相互作用多、不良反应多，已经逐渐退出部分性发作的一线治疗药物，主要用于治疗强直-阵挛发作和简单部分性发作，可加重失神发作和肌阵挛发作。

2．抗外周神经痛　用于治疗三叉神经痛、舌咽神经痛和坐骨神经痛等。

3．抗心律失常　（见第十七章）。

【体内过程】

口服吸收缓慢而不规则，连续服用需经6～10天才能达到有效血药浓度（10～20μg/ml）。血浆蛋白质结合率85%～90%，主要在肝转化，代谢产物经肾排泄，尿液呈现红色。治疗量时血药浓度个体差异大，应用时注意剂量个体化。为药酶诱导剂，合用药物时应注意调整剂量。

【不良反应及禁忌证】长期大剂量应用时不良反应较多，主要表现为：

1．局部刺激　药物呈强碱性，口服可引起胃肠道反应，宜饭后服用，不宜肌内注射，可稀释后静脉注射。

2．毒性反应

（1）急性毒性：用药过快或剂量过大可引起眼球震颤、眩晕、复视和共济失调、语言不清、精神错乱，甚至昏睡、昏迷等神经系统反应，以及心脏抑制、血压下降甚至心脏骤停等心血管系统反应，注意观察病情、监测心电图和血压。

（2）慢性毒性：长期用药可引起：①牙龈增生：发生率约20%，多见于儿童和青少年，与部分药物随唾液排出，刺激胶原组织增生有关，注意口腔卫生，经常按摩齿龈可减轻；②造血系统：因抑制二氢叶酸还原酶，导致巨幼细胞贫血，用甲酰四氢叶酸治疗有效；还可见粒细胞缺乏、血小板减少、再生障碍性贫血等，应定期检查血常规；③骨骼系统：本药为肝药酶诱导剂，加速维生素D的代谢，可致低钙血症、佝偻病和软骨病，必要时应用维生素D防治；④其他：约30%患者发生周围神经炎，偶见男性乳房增大、女性多毛症等。

3．过敏反应　皮疹、药物热常见，偶见剥脱性皮炎等严重反应，一旦出现，应立即停药。妊娠早期应用偶致畸胎。哺乳妇慎用，孕妇、心动过缓、Ⅱ度或Ⅲ度房室传导阻滞、阿-斯综合征禁用。

【药疗监护须知】

1．作好用药前护理和宣教　了解患者病史、用药史、过敏史，如有无消化性溃疡、心血管病、血液病史。识别高危人群及禁忌证：孕妇、心动过缓、Ⅱ度或Ⅲ度房室传导阻滞、阿-斯综合征禁用。了解患者一般状况及症状体征，包括血压、淋巴结、口腔检查。告知患者及其家属：①宜餐后服药以减轻胃肠道反应；②在开始治疗后，尤应保持口腔清洁卫生，儿童更要注意，经常按摩牙龈，可减慢齿龈增生程度；③若出现皮疹、淋巴结肿大、眩晕、眼球震颤、共济失调等应立即报告；④服用本品后尿液出现红色或红棕色属正常现象，不必停药。⑤治疗期间不宜从事驾驶、机械操作或高空作业。

2．用药期间应注意　口服给药时，一般在开始治疗后的9～14日，注意观察有无皮疹及皮疹的性状，如片状、紫癜性及大疱性或红斑狼疮样，或疑有多形性红斑、剥脱性皮炎，应立即停药，如有淋巴结肿大应报告医师。静注时，将本品溶于适量灭菌注射药水中，不可与其他药品混合，推注速度宜慢，不超过50mg/min；老年人、重病和肝功能受损者，则应减慢到50mg/2～3min，以免发生中毒反应；静滴时，可溶于5%的葡萄糖注射液100ml中缓慢滴注。给药时，应注意监测血压和心电图，随时调整注射速度，并做好抢救准备，患者如出现眩晕及出汗，应立即停药，并监护血压至平稳。由于药液对组织刺激性大，故注射时应防止药液外溢，以免造成局部组织坏死。因长期用药毒性较大，故应观察神经系统症状，如出现视物模糊或复视、幻觉、严重眩晕或嗜睡、眼球震颤、共济失调等应立即停药，并报告医生及时处理。应定期检查血常规、肝功能、血钙和甲状腺功能，尤其是妊娠期应每月检查一次，产后应每周检查一次，根据检查结果及时调整剂量，必要时停药而改用其他药物。有效剂量个体差异较大，有条件者监测血药浓度。如发现任何异常反应，应随时报告医生，以便及时处理。

3．其余参见丙戊酸钠。

【常用制剂和用法】

片剂：每片50mg，100mg，注射剂：每瓶100mg，250mg。用于抗癫痫：口服，成人：开始时每日50～100mg，分2次服用；1～3周内可增加至每日250～300mg，分3次口服，用药需个体化。儿童：开始按每日5mg/kg，分2～3次服用，按需调整。用于三叉神经痛：每次100～200mg，2～3次/日。

【药物相互作用】

1．与卡马西平、皮质类固醇、避孕药等多种药物合用，本品因诱导药酶活性，可加速其代谢、降低疗效。

2．与丙戊酸钠、磺胺类、乙酰水杨酸、苯二氮䓬类、口服抗凝药合用，相互竞争血浆蛋白质结合部位，使血药浓度均升高。

3．与异烟肼、氯霉素合用，因抑制肝药酶活性，使本品血药浓度升高。

苯二氮䓬类（benzodiazepines，BZ）

【作用特点】用于抗癫痫的药物有地西泮、硝西泮、氯硝西泮和劳拉西泮。地西泮静脉注射显效快、疗效好、安全性高，是治疗癫痫持续状态的首选药，静脉注射过快或过量时可引起呼吸抑制，宜缓慢注射。氯硝西泮对各型癫痫均有效，多用于肌阵挛发作和难治性癫痫的治疗，静脉注射用于癫痫持续状态，因镇静作用明显，有耐受性和成瘾性，增减剂量均应缓慢。氯硝西泮与丙戊酸钠同时服用，可诱发失神发作持续状态。

【常用制剂和用法】见第九章。

苯巴比妥（phenobarbital）

苯巴比妥又称鲁米那（luminal）。

【作用特点】是最早用于临床的抗癫痫药，对强直-阵挛发作及癫痫持续状态疗效好，对部分性发作也有效，可加重失神发作。因中枢抑制作用明显，均不作为首选药，主要用于强直-阵挛发作。抑郁症、老年患者、严重躯体残疾者、有药物滥用史者慎用，对本药过敏者、严重肺功能不全者、支气管哮喘、严重肝肾功能不全者、颅脑损伤、呼吸中枢受损者、卟啉病禁用。

【药疗监护须知】

1. 静脉注射速度不应超过每分钟60mg，否则可引起呼吸抑制。
2. 不宜长期大量使用，因可产生耐受和依赖；长期使用不可突然停药。

【常用制剂和用法】见第九章。

扑米酮（primidome）

又称去氧苯比妥。

【作用特点】作用与苯巴比妥相似，不良反应轻。在体内约有25%氧化为苯巴比妥，原型药及其代谢产物均有抗癫痫活性，临床主要用于其他抗癫痫药无效的强直-阵挛发作、复杂部分性发作，对失神发作无效。与苯妥英钠合用能增强疗效，不宜与苯巴比妥合用。严重肝肾功能不全者禁用。

【常用制剂和用法】

片剂：每片0.25g。口服，开始每次0.15g，逐渐增量至每次0.2g，3次/日，极量2g/d，儿童每日按体重给药12.5~25mg/kg，分2~3次服。

乙琥胺（ethosuximide）

【作用特点】对失神发作疗效好，对其他类型癫痫无效，主要治疗失神发作。不诱导肝药酶，故与其他药物的相互作用很少。不良反应较轻，常见胃肠道反应，其次为神经系统反应，偶见粒细胞缺乏症，严重者发生再生障碍性贫血。对本品过敏者禁用。

【药疗监护须知】

1. 为减少胃部刺激，可与食物或牛奶同服。
2. 治疗期间不宜从事驾驶、机械操作或高空作业。
3. 长期用药应定期检查血、尿常规和肝肾功能。
4. 其余参见丙戊酸钠。

【常用制剂和用法】

胶囊剂：每粒0.25g，糖浆剂：5g/100ml。口服，开始剂量：3~6岁：每次250mg，1次/日，6岁以上的儿童及成人：每次250mg，2次/日；以后可酌情渐增剂量，一般是每4~7日增加250mg，直至控制症状而不良反应最小为止。最大剂量：6岁以下儿童1g/d，6

岁以上儿童及成人 1.5g/d。

二、新型的抗癫痫药

拉莫三嗪（lamotrigine）

又称利必通。

【药理作用和作用机制】

为广谱抗癫痫新药，主要作用于电压依赖性钠通道，对反复放电有抑制作用，也可能稳定突触前膜，抑制谷氨酸和天冬氨酸的释放。

【临床应用】

单用治疗 12 岁以上儿童及成人癫痫，对简单及复杂部分性发作、强直-阵挛发作、失神发作等有效，也可作为 2 岁以上儿童及成人顽固性癫痫的辅助治疗（添加疗法，add-on therapy）药。

【体内过程】

口服吸收迅速完全，生物利用度 98%，1.5～4 小时达到高峰，55% 与蛋白结合，几乎全部在肝代谢，产物与葡萄糖醛酸苷结合后由肾排泄。健康成人平均消除半衰期 24～35 小时。一般不影响其他抗癫痫药的药动学特点。

【不良反应及禁忌证】

常见不良反应有头痛、头晕、疲倦、嗜睡、失眠和恶心，对认知功能无损害。可有皮疹、发热等过敏反应，皮疹多为斑丘疹，通常在治疗开始的前 8 周出现，停药后消失。偶有体重减轻、自杀企图等。肝功能受损者应减量，肾功能不全者、孕妇及哺乳妇慎用，对本品过敏者、严重肝功能不全者禁用。

【药疗监护须知】

1．禁止驾驶、机械操作或高空作业。

2．防日晒和人工紫外线照射，以免出现光敏性皮炎。

3．需监测患者体重，在体重发生变化时要调整剂量。

4．服药时，用少量水整片吞服，如果计算出的药物剂量（用于儿童和肝功能受损患者）不是整片数，则所用的剂量应取低限的整片数。

5．若出现皮疹、视物模糊、复视和共济失调症状，应及时报告或就医，以免延误治疗。

6．治疗 1 个月内，应特别注意肝功能和血小板计数变化，以及是否有不明原因的发热，如疑有本品造成的不良反应，应立即停药。

7．突然停药可引起癫痫发作。

8．其余参见丙戊酸钠。

【常用制剂和用法】

片剂：每片 50mg，100mg。口服，单药治疗：成人及 12 岁以上儿童：初始剂量 25mg，每日 1 次，连服 2 周；随后增至 50mg，每日 1 次，连服 2 周，此后，每隔 1～2 周增加剂量，最大增加量为 50～100mg，直至达到最佳疗效，一般需经 6～8 周，通常达到最佳疗效的维持剂量为每日 100～200mg。儿童初始剂量 1mg/kg，维持剂量为 3～6mg/kg。

添加疗法：成人及 12 岁以上儿童：对合用丙戊酸钠的患者，初始剂量为 25mg，隔日 1 次，连服 2 周，随后两周改为 25mg，每日 1 次，此后，应每隔 1～2 周增加剂量，最大增加量为 25～50mg，直至达到最佳的疗效，通常达到最佳疗效的维持量为每日 100～200mg，

1次或分2次服用。

【药物相互作用】

1. 雌二醇类避孕药可显著降低本品的血药浓度,导致癫痫发作控制失效。

2. 丙戊酸钠可抑制肝药酶,可显著降低本品的代谢,使其平均 $t_{1/2}$ 增加近2倍。

3. 苯妥英钠、卡马西平、苯巴比妥和扑米酮可诱导肝药酶,增强本品的代谢。

托吡酯(topiramate)

又称妥泰。

【药理作用和临床应用】

为广谱抗癫痫新药,对各类型癫痫发作均有效,对单纯或复杂部分性发作、强直-阵挛发作效果明显,对肌阵挛、婴儿痉挛也有效。主要作为其他抗癫痫药的辅助治疗,大剂量可用作癫痫的单药治疗。长期用无明显耐受性,远期疗效好。

【体内过程】

口服吸收迅速完全,一般不受食物影响,约2~3小时血浆浓度达高峰,血浆蛋白质结合率低。20%药物在肝代谢后失活,80%原型及其代谢产物主要经肾清除。

【不良反应及禁忌证】

主要为中枢神经系统症状,如头晕、注意力受损、嗜睡、感觉异常、共济失调等,可能引起认知障碍。肾功能不全者酌情减量。学龄期的儿童和青少年、孕妇及哺乳妇慎用,对本品过敏者、严重肾功能不全者禁用。

【药疗监护须知】

1. 宜在晚间服用。

2. 定期检查肾功能。伴有潜在肾病因素的患者,可能增加肾结石的危险,应大量饮水以防发生。

3. 当本品加用或停用苯妥英钠或卡马西平时,需要依据临床疗效调整剂量。

4. 其余参见丙戊酸钠。

【常用制剂和用法】

片剂:每片25mg,50mg,100mg。口服,成人:添加治疗的初始剂量为每晚25~50mg,一周后增加为一日100mg,分2次服用,此后一周增加一次剂量,一次增量25mg,直至症状控制为止,一日总量不宜超过400mg,分2次服用。2~16岁儿童:添加治疗的初始剂量为一日1~3mg/kg(或一日12.5~25mg),每隔1~2周增加一次剂量,一次增量每日1~3mg/kg,分2次服用,直至症状控制为止,一日总量为5~9mg/kg,分2次服用。肾功能不全时,剂量应为常规剂量的一半。

【药物相互作用】

1. 在极少数患者中,本品与苯妥英钠合用,可导致后者血药浓度升高,因此对任何服用苯妥英钠并出现毒性反应的患者,均应监测其血浆浓度。

2. 与丙戊酸钠、卡马西平、苯巴比妥、扑米酮合用时,对各药物的稳态血浆浓度无影响。

3. 苯妥英钠和卡马西平可诱导肝药酶,降低本品的血浆浓度。

左乙拉西坦(levetiracetam)

又称开浦兰。

【药理作用和临床应用】

为广谱抗癫痫新药，能选择性抑制癫痫病灶的异常放电和扩散，对正常神经元的兴奋性无影响。可用于成人及 4 岁以上儿童癫痫患者部分性发作或全面性发作。对其他抗癫痫药（如丙戊酸钠、卡马西平、苯妥英钠、苯巴比妥、拉莫三嗪、加巴喷丁）及口服避孕药、地高辛、华法林、丙磺舒的血清浓度无影响，这些药物也不影响本品药动学特性。

【不良反应及禁忌证】

最常见的不良反应有嗜睡、乏力和头晕，常发生在治疗的开始阶段。还可引起消化系统反应、行为异常、攻击性、易怒、焦虑、错乱、幻觉、易激动、自杀意念、脱发、体重增加、白细胞减少、全血细胞减少等，对认知功能无损害。肾功能受损者，酌情减量。孕妇及哺乳妇、对本品过敏者禁用。

【药疗监护须知】

1. 定期检查肾功能，以此确定给药剂量。
2. 服药期间避免驾驶和机械操作。
3. 其余参见丙戊酸钠。

【常用制剂和用法】

片剂：每片 250mg，500mg，1000mg。口服，成人和 12 岁以上体重 ≥ 50kg：初始剂量为每次 500mg，每日 2 次，最多可增至每次 1500mg，每日 2 次，每 2～4 周每次增加或减少 500mg，每日 2 次。4～11 岁儿童和青少年体重 ≤ 50kg：初始剂量为 10mg/kg，每日 2 次，最多可增至每次 30mg/kg，每日 2 次，每 2 周增加或减少 10mg/kg。20kg 以下的儿童：为精确调整剂量，起始治疗应使用口服溶液。婴儿和小于 4 岁的儿童患者目前尚无相关的充足的资料。老年人（≥ 65 岁）：根据肾功能状况调整剂量。

奥卡西平（oxcarbazepine）

又称卡西平、曲莱（trileptol）。

【作用特点】为卡马西平的类似物，代谢产物单羟基衍生物发挥抗癫痫作用。主要用于治疗成年人及 5 岁以上儿童强直-阵挛发作和部分性发作。最常见的不良反应有嗜睡、头痛、头晕、复视、恶心、呕吐和疲劳。对本品过敏及房室传导阻滞者禁用。

【常用制剂和用法】

片剂：每片 0.15g，0.3g。口服，成人：初始剂量 0.6g/d，每隔 1 周增加一次剂量，每次增加不超过 0.6g，至 0.6～2.4g/d 以产生满意疗效，小儿：每日从 8～10mg/kg 开始，渐增剂量至 0.6g/d，以上剂量均分 2 次给药。

此外，还有氯巴占、唑尼沙胺、加巴喷丁、普瑞巴林、噻加宾、氨己烯酸等多种新型抗癫痫药在临床应用。

【附】抗癫痫药临床用药原则

原发性癫痫需要长期用药治疗，继发性癫痫应去除病因并使用抗癫痫药治疗，顽固性癫痫可用外科手术并配合抗癫痫药治疗。1 年内偶发 1～2 次者，一般不必用药。在开始治疗之前应该充分地向患者本人或其监护人解释长期治疗的意义以及潜在的风险，以获得他们对治疗方案的认同，并保持良好的依从性。药物治疗方案应个体化，用药原则如下：

1. 根据癫痫发作类型合理选药。
2. 单药治疗的原则　癫痫的药物治疗强调单药治疗的原则，如果一种药物已达最大耐受剂量仍然不能控制发作，可加用另一种药物，至发作控制或最大可耐受剂量后逐渐减掉原有的药物，转换为单药治疗。

3. 合理的多药治疗　如果两次单药治疗无效，可考虑多药治疗，最多不超过3种药物。联合用药时应适当调整剂量，同时注意药物相互作用。

4. 药物用法调整　癫痫为慢性病，需长期用药，且抗癫痫药有效剂量个体差异较大，应从小剂量开始，缓慢增加剂量直至发作控制或最大可耐受剂量；还应合理安排服药次数，既要方便治疗、提高依从性，又要保证疗效。

5. 缓慢停药　用药时间一般应持续至完全无发作且脑电图正常后3～5年，然后逐渐减量停药，强直-阵挛发作减量过程至少1年、失神发作6个月，有些病例需终生服药。

6. 定期作神经系统、血常规、肝肾功能检查，以便及时发现毒性反应，有条件者监测血药浓度。孕妇及哺乳妇等特殊人群用药应注意。

第二节　抗惊厥药

惊厥是由多种原因引起的中枢神经系统过度兴奋的一种症状，表现为全身骨骼肌不自主的强烈收缩，可因呼吸肌痉挛引起呼吸暂停，如抢救不及时，易窒息死亡，常见于小儿高热、破伤风、子痫和中枢兴奋药中毒等。常用抗惊厥药（anticonvulsant drug）除前面介绍的苯二氮䓬类、巴比妥类和水合氯醛等外，尚有硫酸镁。

硫酸镁（magnesium sulfate）

【药理作用和作用机制】

硫酸镁注射给药产生抗惊厥和降压作用。神经化学传递和肌肉收缩均需Ca^{2+}参与，Mg^{2+}与Ca^{2+}化学性质相似，能特异性地竞争Ca^{2+}结合位点，拮抗Ca^{2+}的作用，抑制神经化学传递和肌肉收缩，从而引起中枢抑制、骨骼肌松弛，以及心脏抑制、血管舒张，产生抗惊厥和降压作用。

【临床应用】

主要用于子痫和破伤风引起的惊厥，是治疗子痫的首选药；也用于治疗高血压危象。

【不良反应及禁忌证】

注射过量或过速可致镁中毒，表现为腱反射消失、呼吸和心脏抑制、血压剧降和心脏骤停，应立即停药，及时进行人工呼吸，并缓慢静脉注射10%葡萄糖酸钙或氯化钙10～20ml抢救。肾功能不良者禁用。

【常用制剂和用法】

注射剂：2.5g/10ml。用于小儿惊厥：每次20～40mg/kg，以5%～10%葡萄糖注射液将本品稀释成20%溶液深层肌内注射，或10%溶液缓慢静注。用于中重度妊娠高血压征、先兆子痫和子痫：首次剂量为2.5～4g，用25%葡萄糖注射液20ml稀释后，5分钟内缓慢静脉注射，以后每小时1～2g静脉滴注维持，24小时总量为30g，根据膝腱反射、呼吸次数和尿量监测，如果4小时尿量少于100ml时，应缓慢或停止输药。

（沈华杰　肖顺贞）

第十一章 治疗帕金森病药

帕金森病（Parkinson disease，PD）又称震颤麻痹，是锥体外系功能紊乱引起的一种慢性中枢神经系统退行性疾病。典型症状为静止性震颤、肌肉强直、运动迟缓和姿势反射受损，严重时可伴记忆障碍和痴呆，病情呈慢性进行性加重。正常情况下，黑质-纹状体多巴胺能神经与胆碱能神经功能处于平衡状态，共同调节脊髓前角运动神经元功能。本病系黑质多巴胺能神经元变性、数目减少、多巴胺合成与释放减少，导致黑质-纹状体通路多巴胺能神经功能减弱，而胆碱能神经功能相对亢进所致（图11-1）。因脑动脉硬化、脑炎后遗症或抗精神病药等引起类似帕金森病症状者，统称为帕金森综合征，治疗与帕金森病相似，同时应积极去除病因。

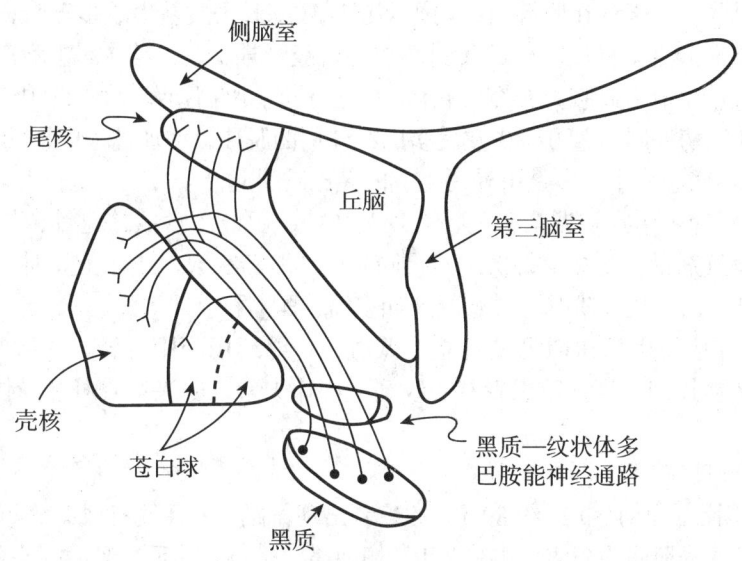

图 11-1 黑质-纹状体多巴胺能神经通路

抗帕金森病药（anti-parkinson disease drug）是一类能增强中枢多巴胺能神经功能或降低中枢胆碱能神经功能从而缓解帕金森症状的药物。常用药物可分为拟多巴胺药和中枢性抗胆碱能药两类，两类药合用可增强疗效。

第一节 拟多巴胺药

根据作用机制可分为多巴胺前体药、左旋多巴增效剂、多巴胺递质促释药和多巴胺受体激动药。

一、多巴胺前体药

左旋多巴（levodopa，L-dopa）

又称左多巴。

【药理作用和临床应用】

1. 治疗帕金森病或帕金森综合征　多巴胺前体药对抗帕金森病作用显著，是治疗帕金森病或帕金森综合征的常用药。其特点为：①起效慢：需服用2～3周才起效，1～6个月以上获最大疗效；②疗效与疗程有关：用药1年以上，75%的患者获较好疗效，应用2～3年后疗效渐减，3～5年后疗效不显著以至丧失；③对轻症及年轻患者疗效较好，对重症及老年患者疗效较差；④对改善肌肉僵直及运动困难疗效较好，缓解震颤疗效较差；⑤多种原因引起的帕金森综合征有效，但对抗精神病药引起的帕金森综合征无效，因中枢多巴胺受体被阻断。若与其他抗帕金森病药合用，宜减少本品用药量。

2. 治疗肝昏迷　左旋多巴在脑内可转化为去甲肾上腺素，促进肝昏迷患者苏醒，但仅暂时改善脑功能，不能改善肝功能，故不能根治。

【体内过程和作用机制】

口服迅速吸收，0.5～2小时血药浓度达高峰，胃排空延缓、胃内酸度过高及高蛋白饮食均可妨碍其吸收。大部分在肝等组织内被多巴脱羧酶脱去羧基生成多巴胺，后者不易透过血脑屏障，在外周产生不良反应，其代谢产物主要经肾排出。仅约1%左旋多巴透过血脑屏障，在中枢内脱羧生成多巴胺，补充纹状体中多巴胺递质的不足，发挥抗帕金森病作用。若合用外周多巴脱羧酶抑制剂，可减少左旋多巴在外周的脱羧，增加进入中枢的含量。

【不良反应及禁忌证】大多是由外周生成的多巴胺引起。

1. 胃肠道反应　治疗初期最常见，表现为恶心、呕吐、食欲减退等，偶见溃疡、出血或穿孔。减少每日剂量、或减少每次用药量同时增加服药次数，或与苄丝肼、卡比多巴合用可减轻症状。严重时应用非吩噻嗪类止吐药如多潘立酮对抗。

2. 心血管反应　用药初期可见直立性低血压，继续用药则好转，一般数月后可耐受，严重时服用米多君控制，极少数患者有心绞痛、心律失常，因兴奋心脏β受体所致，可用β受体阻断药治疗。

3. 神经系统反应

（1）运动障碍（异动症）：约89.5%的患者出现舞蹈症、手足徐动症，或面部肌群单调刻板的不自主动作、肌张力障碍，如口-舌-颊抽搐、张口、伸舌、皱眉、头颈部扭动等。

（2）剂末现象：表现为每次用药的有效作用时间缩短，症状随血药浓度发生规律性波动。多数约在本次服药3小时后，原有症状再度出现。

（3）开-关现象：即症状在突然缓解（开）与加重（关）之间波动，两种现象交替出现。上述神经系统反应，表明药物已用至最大耐受量，将药物分多次小剂量服用，或改用缓释片、与左旋多巴增效药合用可改善症状。

4. 精神障碍　表现为失眠、梦魇、狂躁、幻觉、妄想、抑郁等精神错乱。一般不需要停药，减少剂量可缓解症状。如症状持续存在或严重的抑郁和焦虑症状，可用三环类抗抑郁或氟西汀治疗，小剂量氯氮平或奥氮平也有效。

5. 其他　偶致溶血性贫血、白细胞减少、血糖升高等。

有消化性溃疡、支气管哮喘史、严重肺病、精神病史、癫痫病史者慎用，急性或严重精神病、青光眼、高血压、心肌梗死、心律失常、溶血性贫血、孕妇及哺乳妇禁用。

【药疗监护须知】

1．作好用药前护理和宣教　了解患者病史、用药史，如有无消化性溃疡、精神病史和癫痫病史。急性或严重精神病、青光眼、高血压、心肌梗死、心律失常、孕妇及哺乳妇禁用。了解患者一般状况及症状体征，包括血压、心率的基础水平，以便及时发现异常变化，采取相应措施。告知患者及其家属：①药物只能缓解症状，不能阻止病情发展，本病需尽早治疗、长期治疗，不可随意更换药物，治疗过程出现异常反应时应立即告知医务人员；②应在两餐之间或餐后 90 分钟服药，食物特别是高蛋白或富含维生素 B_6 的食物可减少本品的吸收。合并糖尿病、高脂血症的患者需要针对性地选择饮食；③用药初期可出现直立性低血压，可能出现眩晕或晕厥，因此，在日常生活起居时，应避免突然站立，防止意外发生；④可使唾液、尿液等变成棕色，停药后消失；⑤可引起神经系统或精神活动异常，应避免驾驶、机械操作或高处作业，以免发生意外。

2．用药期间应注意　定期监测血压、心电图、血常规及肝肾功能。青光眼患者应做眼科检查，特别是监测眼压。长期用药可出现疗效减低或症状波动现象，应调整用药剂量、次数或联合用药。长期用药需停药或更换药物时，应逐渐减量或加用其他抗帕金森病药替代，若突然停药会导致症状加剧。如发现任何异常反应，应随时报告医生，以便及时处理。

【常用制剂和用法】

片（胶囊）剂：每片 100mg、125mg、250mg。口服，开始时一次 250mg，一日 2～4 次，饭后服用。以后视患者耐受情况，每隔 3～7 日增加一次剂量，增加范围为每日 125～750mg，直至最理想的疗效为止。每日最大量 6g，分 4～6 次服用。脑炎后及老年患者应酌减剂量。

【药物相互作用】

1．维生素 B_6 为多巴脱羧酶的辅酶，加速本品在外周转变为多巴胺，进入中枢的药量减少，降低疗效。

2．抗精神病药药如吩噻嗪类、丁酰苯类能阻断中枢多巴胺受体，故能拮抗本品的中枢作用。

3．与利血平、麻黄碱和拟肾上腺素药合用，影响药物的血压反应。

4．非选择性单胺氧化酶抑制剂如优降宁等，可延缓多巴胺在外周的降解，加强多巴胺外周作用，且可使去甲肾上腺素堆积，引起明显的血压升高、心率加快。

5．抗抑郁药可加强本品的不良反应。

二、左旋多巴增效剂

卡比多巴（carbidopa）或苄丝肼（benserazide）

卡比多巴又称 α- 甲基多巴肼，苄丝肼又称色拉肼。

【作用特点】两药的药理作用和临床应用相似。不易透过血脑屏障，为外周多巴脱羧酶抑制药，单用无效，通常与左旋多巴配伍应用，抑制后者在外周组织的脱羧作用（图 11-2），使进入中枢的左旋多巴增多，增强左旋多巴的疗效，降低外周不良反应，减少用药剂量。骨质疏松者慎用，孕妇、严重心血管病者禁用。

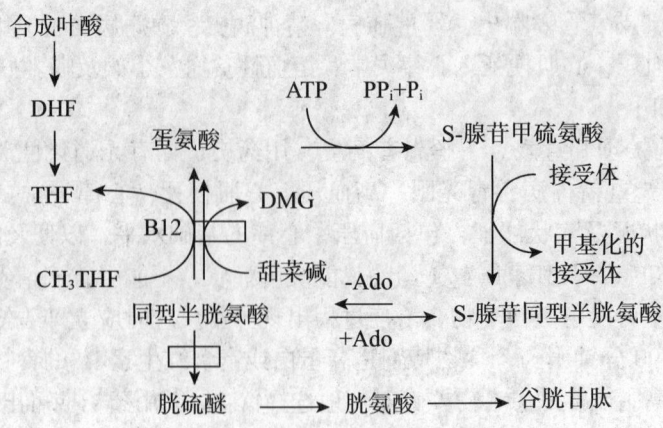

图 11-2 几种左旋多巴（L-DA）增效剂的作用

【常用制剂和用法】

通常将卡比多巴或苄丝肼与左旋多巴按比例配伍制成复方制剂应用。

复方苄丝肼（多巴丝肼或美多巴）：按 1：4 的剂量配伍制成。胶囊剂：125mg（含苄丝肼 25mg 及左旋多巴 100mg）、250mg（含苄丝肼 50mg 及左旋多巴 200mg），控释片：125mg，分散片：125mg。

复方卡比多巴（心宁美）：按 1：10 或 1：4 的剂量配伍制成。片剂：1 号（含卡比多巴 10mg 及左旋多巴 100mg）和 2 号（含卡比多巴 25mg 及左旋多巴 250mg），控释片：125mg（含卡比多巴 25mg 及左旋多巴 100mg）、250mg（含卡比多巴 50mg 及左旋多巴 200mg）。

司来吉兰（selegiline）

又称克金平。

【作用特点】为第一代不可逆的选择性单胺氧化酶 B（MAO-B）抑制药。易透过血脑屏障，抑制纹状体内多巴胺降解（图 11-2），也可抑制突触前膜多巴胺的再摄取及突触前受体，延长多巴胺作用时间。同时具有抗氧化作用，对病变部位神经元有保护作用。单用无效，与左旋多巴合用，以增强和延长其疗效、减少用药剂量，消除长期单用左旋多巴出现的"开-关"现象。不良反应轻，可见恶心、腹泻、口干、不自主运动等。偶出现焦虑、幻觉、直立性低血压、转氨酶暂时性增高等。对司来吉兰片过敏者、严重精神病、活动性溃疡者禁用。与左旋多巴合用时，对甲状腺功能亢进、肾上腺髓质的肿瘤（嗜铬细胞瘤）、闭角型青光眼患者也应禁用。

【药疗监护须知】

1．了解患者病史、用药史、过敏史。

2．应进餐时服用，同时缓慢增加药物剂量，以减轻消化道反应。

3．避免晚间用药，因兴奋中枢，易致失眠。

4．避免同时服用氟西汀、帕罗西汀，有报告合用可产生严重反应，如共济失调、震颤、高热、高/低血压、惊厥、心悸、流汗、面红、眩晕及精神变化（激越行为、精神错乱及幻觉），甚至谵妄及昏迷。

5．其余参见左旋多巴。

【常用制剂和用法】

片剂：每片 5mg，10mg。胶囊剂：每粒 5mg。口服，每次 5mg，每日不超过 10mg，早饭顿服或早饭和午饭时服，2～3 日后可降低左旋多巴剂量。

尚有第二代药物，如雷沙吉兰（rasagiline），具有疗效好、副作用小特点。

恩他卡朋（entacapone）

又称恩托卡朋。

【作用特点】为可逆的特异性儿茶酚氧位甲基转移酶（COMT）抑制药。不易通过血脑屏障，只抑制外周 COMT，减少左旋多巴及多巴胺在外周的降解（图 11-2）。单用无效，与左旋多巴合用，适用于帕金森病症状波动者，对长期应用左旋多巴出现的"开-关"现象有效。常见的不良反应有眩晕、幻觉、腹痛、腹泻，可见直立性低血压、肝损害、尿液变色。孕妇、哺乳期妇女慎用，对本品过敏者、嗜铬细胞瘤、肝功能不全者禁用。

【药疗监护须知】

1．用药期间须监测血压、肝功能。

2．告知患者，用药后尿液呈现红棕色，不必担心，停药可消失。

3．在胃肠道与铁形成螯合物，故与铁制剂的服药间隔至少 2～3 小时。

4．应避免突然停药，以免产生不良反应。

5．其余参见左旋多巴。

【常用制剂和用法】

片剂：每片 200mg。口服，最佳有效量为每次 200mg，每日 3～4 次。

同类药还有硝替卡朋（nitecapone）、托卡朋（tocapone）等。

三、多巴胺递质促释药

金刚烷胺（amantadine）

又称金刚胺、金刚烷。

【作用特点】本药可促进纹状体多巴胺释放、延缓多巴胺代谢。起效快，维持时间短，用药数日即可获最大疗效，连用 6～8 周后疗效逐渐减弱。与左旋多巴合用有协同作用。本药尚具有抗亚洲 A 型流感病毒作用。可致头痛、眩晕、失眠、运动失调等中枢神经系统反应，恶心、呕吐、腹痛、腹泻、口干、便秘等胃肠道反应，精神不安、直立性低血压、足踝水肿、下肢皮肤出现网状青斑。脑动脉硬化、充血性心力衰竭、精神病、癫痫、肾功能不全者慎用，哺乳期妇女、孕妇禁用。

【药疗监护须知】

1．用药期间不得饮酒，饮酒可加强中枢神经系统反应，出现头昏，头重脚轻、晕厥、精神障碍。

2．早餐或午餐后服药，避免睡前服药引起兴奋失眠。

3．下肢皮肤出现网状青斑、红斑时应抬高患肢，并及时报告医生，停药后症状可消失。

4．对于用药量较大者，应注意监测血压、脉搏、呼吸及体温，特别是增加剂量后数日内，如出现头痛、幻觉、抑郁、四肢皮肤青斑、踝部水肿、呼吸困难、精神混乱等症状，应调整剂量或停药，老年人尤其应注意。

5．其余参见左旋多巴。

【常用制剂和用法】

片（胶囊）剂：每片（粒）0.1g，糖浆剂：300mg/60ml。口服，成人：帕金森病、帕金森综合征，一次100mg，一日1～2次，一日最大剂量为400mg。抗病毒，一次200mg，一日1次；或一次100mg，每12小时1次。儿童：①新生儿与1岁以内婴儿不用；②1～9岁儿童，按体重一次1.5～3mg/kg，8小时一次；或一次2.2～4.4mg/kg，12小时一次；③9～12岁儿童，每12小时100mg；④12岁及12岁以上者，用量同成人。最大用量不超过150mg/日。

【药物相互作用】

1．与其他抗帕金森病药、抗胆碱能药、抗组胺药、吩噻嗪类或三环类抗抑郁药合用，可致阿托品样副作用加强。

2．与苯丙胺、哌甲酯等中枢兴奋药合用，可加强中枢兴奋作用，严重者可引起惊厥或心律失常。

四、多巴胺受体激动药

溴隐亭（bromocriptine）

又称溴麦亭。

【作用特点】易透过血脑屏障，激动黑质-纹状体通路的多巴胺D_2受体，对重症患者也有效。因不良反应较多，仅适合于左旋多巴疗效差或不能耐受的帕金森病患者。小剂量能激动结节-漏斗通路的多巴胺受体，抑制催乳素和生长激素分泌，用于治疗溢乳、闭经综合征和肢端肥大症。不良反应常见食欲减退、恶心、呕吐、便秘等胃肠道反应，直立性低血压、诱发心律失常等心血管反应，神经系统反应如头痛、眩晕、运动功能障碍与左旋多巴相似，精神障碍比左旋多巴更常见且严重，如幻觉、错觉、思维混乱等，停药可消失。对麦角生物碱过敏者、控制不满意的高血压、冠心病及其他严重的心脏病、周围血管病及孕妇禁用。与左旋多巴合用，可有效改善神经系统症状，但毒性增加，宜从小剂量开始。

【药疗监护须知】

1．应与食物同服，以减少胃肠道反应；用药期间不得饮酒，以免引起双硫仑样反应。

2．应于早餐及午餐后服用，以免引起失眠，避免驾驶、机械操作或高处行动。

3．可引起直立性低血压，故服药后休息1小时，避免骤然起立或站立过久等，定期检测血压。

4．可能会恢复生育能力，如需避孕，可使用不含雌激素的避孕药或其他可靠的避孕措施。

5．其余参见左旋多巴。

【常用制剂和用法】

片剂：每片2.5mg。帕金森病：开始每次1.25mg，1～2次/日，在2周内逐渐增加剂量，必要时每2～4周增加2.5mg，以找到最小的满意剂量，每日剂量以20mg为宜。闭经或溢乳：开始每日2.5mg，在1周内逐渐增至2～3次/日，每次2.5mg，分3次于睡前或进餐时服。用于肢端肥大症：从1.25mg/d剂量开始，一般增至每日15～20mg/d，分2～4次服。

吡贝地尔（piribedil）

又称泰舒达。

【作用特点】为选择性多巴胺D_2、D_3受体激动药，激动黑质-纹状体通路的多巴胺受体。对震颤、肌肉僵直及运动困难均有改善作用，尤其对震颤效果好，可单用或与左旋多巴合用。可见恶心、呕吐、嗜睡、直立性低血压、智力影响，偶见肝功能异常。对本品过敏者、心血管性虚脱、心肌梗死急性期禁用。

【常用制剂和用法】

片剂：每片20mg，缓释片剂：每片50mg。帕金森病：单独使用本药：150～250mg/d，分2～3次口服，应在餐后整粒吞服，不可嚼碎；与左旋多巴合用：50～150mg/d，分1～3次服用。

普拉克索（pramipexole）

又称森福罗。

【作用特点】为选择性多巴胺D_3受体激动药。与溴隐亭相比，患者耐受性好，胃肠道反应较小；与左旋多巴相比，不易引起"开-关"现象和不自主运动。单独或与左旋多巴合用。常见眩晕、嗜睡、运动障碍等神经系统症状，幻觉、精神错乱等精神障碍，以及恶心、便秘等胃肠道反应。肾功能损害者酌情减量。对本品过敏者及孕妇禁用。

【常用制剂和用法】

片剂：每片0.25mg，0.5mg，1.0mg，1.5mg。初始治疗：起始剂量为0.375mg/d，每5～7天增加1次剂量。如果患者可以耐受，应增加剂量以达到最大疗效。

同类药还有利舒脲（lisuride）、培高利特（pergolide）、喹高利特（quinagolide）、罗匹尼罗（ropinirole）、罗替高汀（rotigotine）等。

第二节 中枢性抗胆碱药

能阻断中枢胆碱受体，对抗纹状体中乙酰胆碱的作用，发挥抗帕金森病作用。传统的胆碱受体阻断药阿托品、东莨菪碱有抗帕金森病作用，但选择性差，外周抗胆碱副作用大，一般不用。

苯海索（trihexyphenidyl）

又称安坦（artane）。

【药理作用和体内过程】

口服吸收快而完全，1小时起效，可透过血脑屏障。中枢抗胆碱作用强，外周抗胆碱作用较弱，仅为阿托品的1/10～1/3。改善震颤疗效较好，改善僵直及运动迟缓较差，对某些继发性症状如过度流涎有改善作用。

【临床应用】

主要用于早期轻症、不能耐受左旋多巴的帕金森病或帕金森综合征患者，对抗精神病药引起的帕金森综合征有效。

【不良反应及禁忌证】

不良反应与阿托品相似但较轻，以口干、瞳孔扩大、视物模糊、头痛、眩晕多见，少数患者可有精神紊乱、激动、谵妄、幻觉等。严重时出现心悸、血压下降，应立即减量或停药，可肌注或缓慢静滴水杨酸毒扁豆碱1～2mg，按需每隔2小时可重复，最大量可达2mg。孕妇、哺乳妇及儿童慎用，闭角型青光眼、前列腺肥大者禁用。

【药疗监护须知】

1. 作好用药前护理和宣教　了解患者病史、用药史，如有无青光眼、消化性溃疡、前列腺肥大、精神病史和癫痫病史。识别高危人群及禁忌证：青光眼、尿潴留、前列腺肥大者禁用。告知患者及其家属：①应选择进餐时或进餐后即服药，以减轻对胃黏膜的刺激；②给药期间应避免驾驶、机械操作、高处行动。

2．用药期间　老年人长期应用易促发青光眼，以及不可逆脑功能衰竭，故应加强监护和随访。对眼压增高者，应定期做眼科检查，特别是监测眼压。监护有无口干、便秘、尿潴留、瞳孔散大、视物模糊等阿托品样作用，如反应严重，应立即停药，并对症处理。注意监护心率及血压变化，如出现血压下降、心动过速、心悸，应立即减量或停药。一般情况下，停药应逐渐递减，以防病情突然加重。如发现任何异常反应，应随时报告医生，以便及时处理。

【常用制剂和用法】

片剂：每片 2mg，胶囊剂：每粒 5mg。帕金森病：口服，开始每日 1～2mg，以后每 3～5 日增加 2mg，至疗效最好而又不出现副作用为止；一般不超过 10mg/d，分 3～4 次服用，须长期服用。极量每日 20mg。药物诱发的帕金森综合征：口服开始第一日 2～4mg，分 2～3 次服，以后视需要及耐受情况逐渐增加至 5～10mg。

【药物相互作用】

1．与乙醇或其他中枢神经抑制药合用时，可加强中枢抑制作用。

2．与金刚烷胺、抗胆碱药、单胺氧化酶抑制药帕吉林及丙卡巴肼合用时，可加强抗胆碱作用，易发生麻痹性肠梗阻。

3．与单胺氧化酶抑制剂合用，可导致高血压。

4．与氯丙嗪合用时，后者代谢加快、血药浓度降低。

5．与强心苷类合用，后者在胃肠道停留时间延长，吸收增加，易于中毒。

丙环定（procyclindine）

又称开马君。

【作用特点】药理作用、临床应用、不良反应与苯海索相似。老年患者较敏感，青光眼、心动过速、尿潴留患者禁用。

【常用制剂和用法】

片剂：每片 2mg，5mg。帕金森病：开始每次 2.5mg，每日 3 次，饭后服。然后每次 5mg，每日 3 次，需要时睡前加 5mg，每日总量 20～30mg。药物引起的帕金森综合征：口服开始每次 2.5mg，每日 3 次，如需要每日可增加 2.5mg。

苯扎托品（benzatropine）

又称苄托品。

【作用特点】药理作用和临床应用与苯海索类似，尚有抗组胺和局麻作用。临床应用于帕金森病和各种原因，包括利血平、吩噻嗪类药物引起的帕金森综合征，疗效优于苯海索。不良反应与苯海索相似，引起严重的精神紊乱和不安时须停药。青光眼患者禁用。

【常用制剂和用法】

片剂：每片 0.4mg，1mg，2mg，注射液：2mg/2ml。开始时，每日睡前服 0.5～1mg，以后每日可增至 2～6mg，分 3 次服。必要时帕金森病患者可肌注或静注每日 1～2mg；药物诱发帕金森综合征可肌注或静注每日 1～4mg，分 1～2 次。本类药物尚有普罗吩胺（profenamine）。

（沈华杰　肖顺贞）

第十二章

抗精神失常药

临床应用于治疗精神失常的药物，目前分为抗精神病药、抗抑郁药、抗躁狂药及抗焦虑药四类。

第一节 抗精神病药

抗精神病药从20世纪50年代氯丙嗪问世以来，进展很快，当前把以氯丙嗪、氟哌啶醇为代表的抗精神病药，称为传统抗精神病药。把以利培酮为代表的抗精神病药，称为新型抗精神病药。抗精神病药可用于治疗精神分裂症、情感障碍、各种器质性精神障碍及由躯体疾病引起的精神障碍等。

一、传统抗精神病药

传统的抗精神病药以其化学结构的不同分为：吩噻嗪类、硫杂蒽类、丁酰苯类等，虽然其化学结构不同，而药理作用及临床应用却相似。其主要治疗作用是能缓解精神疾病的阳性症状，如幻觉、妄想、思维概念紊乱、兴奋、躁动以及木僵等行为异常。对于阴性症状，如情感迟钝、淡漠、抽象思维障碍、社交时交谈困难、行为被动等，疗效较差。

氯丙嗪（chlorpromazine，冬眠灵，wintermin）

【药理作用和作用机制】

1. 抗精神病作用　精神病患者用药后，可迅速控制兴奋、躁动等行为障碍，如继续用药，可使幻觉、妄想等思维障碍及精神运动兴奋等症状缓解、消失，患者情绪平稳，逐渐地恢复自知力。至今治疗作用机制未明，可能与阻断中枢神经元突触后膜DA受体，降低多巴胺递质的传递功能有关。

2. 镇吐作用　小剂量即可抑制延脑区脑室底部的催吐化学感受区（CTZ），阻断CTZ的DA受体所致，大剂量可直接抑制呕吐中枢，除镇吐外，也能阻止顽固性呃逆。

3. 降温作用　由于可抑制下丘脑的体温调节中枢，具有降低体温的作用，其降温特点不仅使发热体温下降，也能使正常体温下降，并与环境温度有关。如在高温环境中，也可使体温显著升高。

4. 致痉作用　可使杏仁核的放电活动加强，波及皮质运动区而发生癫痫，因此有致痉作用，若原有癫痫病者服用本药应合并服用抗癫痫药，以便防止诱发癫痫发作。

5. 植物神经系统　氯丙嗪既有外周抗胆碱作用（M受体阻断），还有α肾上腺素受体阻断作用，因此，临床上可表现扩瞳、视物模糊；排尿困难、严重时引起尿潴留；肠蠕动慢，导致便秘，严重时引起麻痹性肠梗阻。同时可降低血压，血压降低可致反射性心动过速。

6．内分泌系统　氯丙嗪对下丘脑多巴胺受体有阻滞作用，间接影响腺垂体内分泌功能，使促性腺激素、促肾上腺皮质激素和生长激素等分泌减少，因此儿童不应长期用药。氯丙嗪增加催乳素的释放，临床可见乳房增大、泌乳、闭经及性功能障碍等。

【体内过程】

氯丙嗪治疗精神病的作用，可能是阻断中枢性多巴胺受体，抑制脑内多巴胺系统的功能，从而使精神症状缓解。氯丙嗪口服后吸收较快，血药浓度1.5～3小时可达高峰，静注后立即达高峰。因肌注后药物可直接进入血循环，生物利用度比口服大10倍，故口服治疗效果不显著时，改用肌注可获显效。氯丙嗪的$t_{1/2}$个体差异很大，一般为6小时。24小时内，约1/3药物以代谢产物的形式随尿排泄。多数仍在体内及脑内蓄积，暂时中断几天药物，对疗效不会产生很大影响。

【临床应用】

氯丙嗪广泛用于精神病的各种症状，如精神运动性兴奋、幻觉妄想状态、各种思维障碍及行为异常等。不应该滥用于神经症的治疗及当作催眠药使用。

【不良反应和药疗监护须知】

以氯丙嗪为代表的传统抗精神病药，由于具有抗胆碱能的作用，具有以下不良反应：

1．精神方面

（1）过度镇静，轻度嗜睡及无力，可不必处理。严重嗜睡应报告医生进行检查及处理。

（2）药源性抑郁状态：在治疗过程中，如发现患者出现无原因的情绪低落、话少等抑郁症状，应及时报告，并密切观察，注意安全，防止发生意外。

（3）意识障碍：在用药1周左右，当增药过快或药量较多或多种药物合用时发生。此时应立即停药，注意水电解质平衡，并由专人护理，防止发生摔伤、伤人等意外。如无并发症，一般1～3天内可好转。

（4）紧张症状群：患者不语不动、吞咽困难、生活不能自理，应及时减药或停药，注意出入量及密切观察生命体征，加强基础护理。

2．神经系统方面

（1）锥体外系反应：可在服药后几小时出现，也可在数日之后或数周后发生，临床有以下几方面的症状：①震颤麻痹综合征：肌张力强直、尤以双上、下肢明显、走路时小碎步态等。②急性肌张力障碍：为局部肌群的持续性痉挛。如斜颈、口眼歪斜、下颌不能闭合、伸舌和出怪相，眼球上翻凝视，严重时角弓反张、扭转性痉挛等。③静坐不能：患者坐立不安、手足无措、来回踱步或原地踏步、明显的烦躁不安、紧张焦虑等。

（2）迟发性运动障碍：长期（通常用药2年以上）大量服用抗精神病药引起。主要表现：不自主的、有节律的刻板式运动，以小肌群为主，如舔舌、咀嚼、手出现搓药丸动作等。应尽早发现，注意观察。不应立即停药，因为症状常在停药或减药时加重，要逐渐减药。

（3）抽搐或癫痫发作：多在用药不久时发生，特别在加药较快，用量较大时发生。注意护理，防止发生癫痫大发作。

3．代谢及内分泌系统　长期用药，可出现体重增加（肥胖），少数出现血管神经性水肿，应适当减药。女性可发生闭经、溢乳现象，减药或换药可自行好转。男性也可发生乳房发育及溢乳现象，不必处理。

4．心血管系统　①直立性低血压：较常见，多发生在年老体弱、进食不佳、原有心血管病的患者，多因α受体阻断所致。在治疗早期，剂量增加过快或者进行肌注时，特别在静脉给药时易发生。应重点护理,在用药前应叮嘱患者,用药后要卧床休息半小时,改变体位时不可过猛,动作要缓慢。②心动过速,如超过120次/分钟,可酌情加用安定。

5．M受体阻断　引起口干、口苦、鼻塞、视物模糊等,一般减药后逐渐适应。常见便秘,男性有前列腺肥大者可有排尿困难或尿潴留。便秘时应多吃蔬菜、水果,适当的增加运动。如3天仍无大便应服用通便药。

6．肝不良反应　轻者表现单项转氨酶升高。严重者可见黄疸,要立即停药,进行积极保肝治疗。

7．造血系统　白细胞减少较常见,因此在用药过程中应定期查血象。如有粒细胞减少,应立即停药。

8．皮肤及眼的不良反应　①药疹:为皮肤过敏反应,严重者应立即停药、换药。②光过敏:长期用药者,身体暴露部位易发生日晒红斑、丘疹,严重可有红肿,应叮嘱防止直接日晒,如戴草帽等。③色素沉着:长期大量用药后产生,在身体暴露的部位,如面部、手背、前胸发生紫褐色的色素沉着。④用药后不久即可发生视力模糊。老年人尤其明显,常被误认为是老花眼,减药或停药后可好转。

9．其他不良反应

(1) 撤药反应:虽然氯丙嗪长期应用并无药物依赖性,但突然停药时,可引起烦躁不安、失眠、头痛、出汗、恶心、呕吐、眩晕、腹泻及恐惧等症状,极少数可发生谵妄状态,幻觉等症状,应逐渐减药,不可突停。

(2) 注射局部可引起疼痛、硬块及无菌性脓肿,因此,必须深部肌内注射,严格消毒,如需多次注射时,应轮换左右侧部位。静注时,可引起血栓性静脉炎,因此注射时要避免损伤血管内膜,防止漏药,速度要缓慢。

10．严重不良反应　较少见。恶性综合征:常在药物剂量大,或药物剂量变化过快(骤停或骤减),暑热天气等时发生。主要症状有:严重的肌强直、运动不能,呈现紧张性木僵状态;震颤,高热可达41~42℃,也可发生意识障碍等,如不及时抢救有生命危险。早期发现,十分重要。

11．过量及急性中毒　常由自杀或误服引起,成人一般死亡率不高。主要表现有:轻症发生嗜睡;重症发生意识障碍、昏迷、瞳孔缩小、心动过速、心律不齐、血压下降;严重者低血压性休克。如不能及时抢救,可发生呼吸、循环衰竭。

【禁忌证】

各种原因引起的中枢神经抑制状态或意识障碍,严重的心、肝、肾疾病,急性感染性疾病或发热、血液病及造血功能不良,严重内分泌疾患,对氯丙嗪过敏者均应禁用。青光眼、儿童、老人及孕妇应慎用。

【制剂和用法】

氯丙嗪　片剂每片12.5mg,25mg,50mg及100mg,一般用量200~600mg/d,2~3次/日,少量时可每晚1次。注射剂有每支25mg,50mg。静脉注射时,必需用注射用水40ml或25%葡萄糖40ml稀释。注射速度缓慢,也可用氯丙嗪50~200mg溶于生理盐水或5%葡萄糖500ml中静脉点滴。点滴速度为40~60滴/分。

奋乃静(perphenazine,trilafon)

奋乃静是最常用的抗精神病药之一。作用与氯丙嗪类似,但镇静作用较弱,毒性低,对心血管及肝的不良反应较小，锥体外系不良反应较明显，也可有过敏反应。常用制剂有片剂：每片2mg，常用量：20～60mg/d，维持用药为每晚10mg，注射剂：每支5mg，肌注：每次5～10mg。老年患者常用量为4～10mg/d。

氟奋乃静（fluphenazine）

氟奋乃静是强效抗精神病药。抗幻觉妄想作用快而强，锥体外系不良反应常见，还可有静坐不能，运动障碍等不良反应。过敏反应也可见到。常用制剂：每片2mg，首次剂量要小，可从2mg起，一日量10～40mg/d。

三氟拉嗪（trifluoperazine）

三氟拉嗪是强效抗精神病药之一。适用于急、慢性精神分裂症，尤其对情感淡漠、行为退缩的患者疗效明显。其主要不良反应有：锥体外系反应及失眠、兴奋，因此应早、午服用。其他不良反应有烦躁不安及排尿困难等。常用剂量：片剂每片5mg，常用量20～60mg/d，维持量5～10mg/d。

硫利达嗪（thioridazine 甲硫达嗪，利达新）

此药镇静作用及锥体外系反应比氯丙嗪弱，广泛用于急、慢性精神分裂症，躁狂症，更年期精神病及老年患者，由于兼有抗焦虑和抗抑郁作用，也作为焦虑状态及抑郁状态的辅助药物使用，主要不良反应为易出现心电图异常，色素视网膜病及性功能障碍，应定期检查心电图，有性功能障碍者应停药或换药。口服片剂每片25mg，常用有效剂量为：200～600mg/d，每日2～3次服用。维持剂量为50～100mg，可每晚服用。老人酌情减量。

氟哌啶醇（haloperidol，haldol）

本药有良好的抗幻觉妄想，抗兴奋及抗躁狂作用。适用于精神分裂症，躁狂症和症状性精神障碍的兴奋及意识障碍的治疗。主要不良反应为锥体外系反应及静坐不能，对心血管及肝不良反应较轻，少数患者可引起情绪忧郁，因此长期用药时应注意情绪变化，发现情绪低落时，一方面报告医生，交班时预防发生自杀等意外。常用制剂：片剂每片2mg，有效剂量为6～20mg/d。针剂每支5mg，控制兴奋时，也可作为快速治疗使用，每日肌注2～3次，每次5～10mg，老年人酌情减量，可从1～2mg开始，一般每次2～3mg。

舒必利（sulpiride，硫苯酰胺）

本药适用于急、慢性精神分裂症，见效较快，锥体外系不良反应较轻，但大剂量时也可引起震颤，运动障碍及静坐不能，大剂量时可引起心电图改变及一过性单项转氨酶升高。常用制剂：片剂每片100mg，治疗精神分裂症有效剂量为600～1400mg/d，由于本药兼有抗焦虑及抗抑郁作用，治疗焦虑状态或抑郁状态时用量较小，常用有效剂量为200～600mg/d。针剂：每支100mg，适用于缄默，木僵状态及严重的抑郁状态。

氯噻吨（clopenthixol，氯哌噻吨）

为硫杂蒽类药物。其治疗作用与奋乃静类似。适用于急、慢性精神分裂症。常用制剂：片剂：每片10mg，常用量40～100mg/d。片剂的不良反应以锥体外系为主，有时可见静坐不能，思睡等。针剂为长效剂，每支200mg，针剂比片剂引起锥体外系不良反应弱。一般用法为每次200mg，每3～4周1次，老年人酌情减量。

三氟噻吨（flupenthixol）

与氟奋乃静类似，镇静作用弱，对运动抑制作用也弱，因此适用于慢性精神分裂症以阴性症状为主的患者。由于具有振奋和激活作用，小剂量可用于抗焦虑和抗抑郁症的治疗。常用制剂：片剂每片5mg，治疗精神分裂症常用量为20～40mg/d。针剂：每支20mg，一般治疗精神分裂症每次20～40mg，每2～4周1次，主要不良反应为失眠及锥体外系反应。

二、新型抗精神病药

新型抗精神病药以利培酮为代表。

利培酮（risperidone）

本药是一种非典型的抗精神病药，属苯丙异噁唑衍生物，能较强而均衡地拮抗 D2和 5-HT2A 受体。国内外对该药的疗效及安全性等进行了大量的研究，证实利培酮对精神分裂症的阳性症状及阴性症状均有显著疗效，尤其对初发的，以思维障碍为主要症状的精神分裂症见效快。由于其安全性和耐受性较高，而且可以改善认知功能，适用于长期维持治疗，巩固疗效。也适用于老年患者。除治疗精神分裂症外，也适用于治疗强迫症、抽动障碍以及某些脑器质性精神障碍，如痴呆合并的精神症状等。

与传统抗精神病药相比，副反应少，程度较轻。在6mg/d以下时，不良反应少。常见的不良反应有：体位性低血压、头痛、焦虑不安、失眠、体重增加、少数有心电图异常、癫痫发作等。对本药过敏、孕妇及哺乳妇女禁用，15岁以下儿童慎用。

常用制剂为片剂（1或2mg/片），起始用量宜小，一般以0.5mg起用。75岁以上老人可0.25mg起用。加药缓慢，治疗剂量为4～6mg/d，老人为1～2mg/d。治疗4周疗效不显著时，可加至6～8mg/d。与其他药物交换用药时，由于本药无镇静作用，换药时间要缓慢，并用2～3周较适宜。对有兴奋症状的患者，应用利培酮治疗时，可合并应用罗拉等苯二氮䓬类药物，可获较满意疗效。

目前还有利培酮口服液，有30ml/瓶相当于利培酮30mg，服用方法与利培酮片剂相同，一般也是从0.5mg（0.5ml）起用，药瓶包装内有说明书，口服液的不良反应、适应证和片剂相同。

帕利哌酮缓释片（poliperidone extended-release tablets，芮达）

帕利哌酮是利培酮的代谢产物，作用机制尚不清楚，帕利哌酮与利培酮相比，不良反应相似但轻些。本药有3mg，6mg和9mg的片剂，可从每日一次，每次3mg起用，也可6mg/d，有效剂量为3～6mg/d。

氯氮平（clozapine，氯扎平）

作为非典型抗精神病药。适应证虽为精神分裂症，但不作为治疗的首选药，仅在使用两种其他抗精神病无效或不能耐受时才选用。本药也适用于治疗躁狂症及其他精神障碍的兴奋躁动和幻觉妄想状态。不良反应：流涎、过度镇静、乏力、嗜睡、多汗、恶心、食欲不振、便秘、肥胖、发热、头昏、体位性低血压等。严重的不良反应是：癫痫发作、白细胞减少及粒细胞缺乏症。因此，严重心、肾、肝疾病、昏迷、中毒、谵妄、低血压、癫痫病史、白细胞减少及粒细胞减少病史者禁用。在服药过程中应定期检查血象。常用制剂为片剂。首次每日 25mg，一般门诊患者 25～300mg/d，病房患者 100～600mg/d，老人酌情减量，12 岁以下儿童及孕妇禁用。

奥氮平（olanzapine，奥拉扎平、悉敏、欧兰宁、再普乐）

据报道对精神分裂症的阳性及阴性症状均有效，对精神分裂症继发抑郁有一定的疗效。不良反应较少。常见的有：头痛、兴奋、少数可有嗜睡，约有≥7% 的患者长期服用体重增加。常用剂量 5～20mg/d，一般用量为 10mg/d。

阿立哌唑（aripiprazole，安律凡、奥哌、性思清、郝尔宁）

本药适用于急、慢性精神分裂症及情感性精神障碍。起效较快，不良反应较轻，但大剂量也可引起锥体外系反应、内分泌及代谢方面的不良反应。常用制剂：片剂每片 5mg、10mg，口腔崩解片每片 5mg。用药起始剂量为 5～10mg/d，顿服，最高为 30mg/d。用药期间应监测症状及不良反应，对合并糖尿病的患者还应监测血糖。儿童用药的安全性尚不明确，老人慎用。

喹硫平（quetiapine，喹地平、喹噻平、启维、舒思、思瑞康）

本药适用于精神分裂症及伴发的焦虑、抑郁和认知缺陷症状，双相情感障碍的躁狂发作。不良反应较轻，大剂量应用时不良反应与其他抗精神病药相似。常用制剂有 25mg，100mg，200mg 的片剂。本药有镇静作用，用药时可从小剂量起始，逐渐增加，最高日用量 400～750mg。心、脑血管病，低血压、白血球减少、癫痫患者应慎用。儿童、孕妇、哺乳妇女均应禁用。老年人慎用或酌情缓慢加药，小剂量应用。

氨磺必利（amisulpride，索里昂）

本药适用于治疗以阳性和阴性症状为主的急、慢性精神分裂症，还适用于心境恶劣的治疗。口服制剂每片 200mg，一般剂量 400～800mg/d，分两次服用。最高日服量为 1200mg。不良反应有睡眠障碍、激越行为，镇静作用少见。有可能加重躁狂，故有躁狂症或轻躁狂的患者慎用，其他不良反应与氯丙嗪类似，但均较轻。

齐拉西酮（ziprasidone，卓乐定、力复君安、思贝格）

本药用于治疗精神分裂症及情感障碍躁狂症。有 20mg 片剂，20mg，40mg，60mg 及 80mg 胶囊剂，粉针剂每支 20mg。一般用法口服每次 20mg，日服 2 次，进食时服用可增加药物的吸收。维持治疗视病情好转情况而定，有效维持量为每次 20～80mg，日服 2 次。不良反应与其他抗精神病药类似，应用过程特别要注意监测心电图，观察 QT 间期变化，该药可能引起 QT 延长。与用药前对比，如有持续大于 500ms 者应停药，一旦发生皮疹、恶性综合征（NMS）、迟发性运动障碍（TD）时应立即停药，进行相应处理。

【长效抗精神病药】

由于精神病患者对治疗不合作，拒绝服药。特别在门诊的患者，常因无法服药而疗效不佳，或者由于无法维持治疗而使病情复发。因此，采取长效制剂，采用药物的长效作用达到治疗、维持治疗及预防复发的作用。长效制剂有口服药和注射药两类：

五氟利多（penfluridol）

是目前唯一的口服长效抗精神病药。主要不良反应有：头昏、疲乏无力及锥体外系反应，部分患者有嗜睡反应。片剂：每片20mg。一般有效剂量为20～80mg/W，维持量20～40mg/W，老年人酌情减量。

氟奋乃静癸酸酯（fluphenazine decanoate，FD，癸氟奋乃静）

此药为国内外应用最广泛的长效抗精神病药，对急慢性精神分裂症、偏执性精神病等均有效。主要不良反应为锥体外系反应和药源性抑郁。首次剂量为12.5mg，治疗剂量为25mg～50mg/2W，肌注。维持剂量每次为25mg，2～4周给药1次，老年人酌情减量。

哌普嗪棕榈酸酯（pipothiazine palomitate）

对急、慢性精神分裂症有效，主要不良反应为锥体外系反应，反应较轻。制剂为注射剂每支50mg，100mg，常用量为100mg～200mg，每2～4周肌注1次，维持量50～100mg/4W肌注1次。

氟哌啶醇癸酸酯（氟哌丁苯 heloperidol decanoate，HD，安度利可）

对急、慢性精神分裂症有效。不良反应为锥体外系反应。制剂为针剂每支50mg，治疗量为100mg，肌注每2～4周1次。维持量为每次100mg，4周1次。

氯噻吨癸酸酯（clopenthixol decanoate）

对急、慢性精神分裂症有效，制剂为每支200mg。治疗量为200mg肌注，每2周1次，维持量200mg肌注，每2～4周1次，不良反应较轻，主要为锥体外系反应。

三氟噻吨癸酸酯（flupenthixol decanoate）

主要用于治疗慢性精神分裂症：不良反应为锥体外系反应，也可见失眠。制剂为每支20mg针剂。常用量20～40mg，每2～4周肌注1次，维持量每次20mg，每4周肌注1次。

注射用利培酮微球（risperidone for depot suspension，恒德）

本药为利培酮的长效注射剂，适应证及不良反应与利培酮类同。本药有25mg、37.5mg及50mg三种，首次用药前应先口服利培酮测试耐受性。推荐剂量为25mg，每2周1次，肌内注射，不得静脉给药，若需加大剂量可加至37.5mg或50mg。

本药必须在2～8℃保存，且必须严格遵守操作指南，必须使用包装中提供的注射器中的溶剂溶解药物，并使用包装中提供的针头进行注射。由于操作复杂，必须由专科门诊的护理人员进行操作。

【禁忌证】

严重心血管病。肾病、急性肝炎、黄疸、各种原因引起的昏迷、意识障碍、血液病、青光眼、严重内分泌疾患。药物过敏患者等禁用本类药，老人、儿童及孕妇应慎用。

第二节 抗抑郁药

抗抑郁药是用于治疗情绪低落、精神忧郁的药物，多数抗抑郁药对焦虑不安、紧张、恐惧的焦虑状态以及强迫状态也有一定疗效。

按其化学结构以及药理作用不同，临床分为：单胺氧化酶抑制剂、三环类及四环类抗抑郁剂，选择性 5-HT 再摄取抑制剂（SSRI），选择性 5-HT 及去甲肾上腺素再摄取抑制剂（SNRI）等多达 10 多种。抗精神病药物中也有少数药物有改善情绪、振奋作用，常用作精神分裂症伴发抑郁的治疗，也作为焦虑症及抑郁症的辅助治疗，如氯普噻吨、舒必利等。

一、单胺氧化酶抑制剂（MAOI）

单胺氧化酶抑制剂是 20 世纪 50 年代首先发现其治疗抑郁症的作用而应用于临床，而 60 年代发现其可引起中毒性肝损害（急性肝萎缩），因此迅速为三环类抗抑郁药所取代。近年来由于发现三环类抗抑郁药的一些缺点以及一些疗效不佳的难治性抑郁症的治疗问题。MAOI 类药物又开始进行重新评价，并研究一些可逆的、选择性和作用性强的单胺氧化酶抑制剂。MAOI 主要包括肼类与非肼类，肼类以苯乙肼是目前疗效较好的药物，毒副反应较少。非肼类以超苯环丙胺为代表，化学结构与苯丙胺相似，有一个环丙基侧链，使其对 MAO 抑制作用大为增强。此类药物口服后吸收迅速而安全，在肝经乙酰转移酶的作用进行乙酰化代谢。乙酰化速率由遗传因素决定，个体差异较大。人群中分为快、慢乙酰化两种类型，不良反应以慢型者较多，而疗效也以慢型者较好。

【药理作用和作用机制】

单胺氧化酶（MAO）是一种存在于细胞内的酶，体内很多组织都含有大量 MAO。MAOI 对植物神经系统和心血管系统的影响，表现为降低血压，但不影响心脏的传导，也不引起心率的变化。MAOI 治疗抑郁症的作用机制，至今未明，一般认为 MAOI 抑制 MAO 活性，阻滞单胺递质的代谢降解过程，从而增加神经元内及突触间隙的单胺递质浓度，起到治疗抑郁症的作用。三环类抗抑郁药治疗无效的抑郁症，换用单胺氧化酶抑制剂有可能改善病情。

MAOI 能改善患者的情绪，提高患者对事物的兴趣，减轻焦虑、紧张不安的情绪，增加活动。有肝病、动脉硬化者禁用，老年人慎用。

【不良反应及药疗监护须知】

本类药可发生头晕、头痛、体位性低血压、震颤、无力、多汗、口干、排尿困难、嗜睡、阳萎等。失眠、易发脾气最常见。

严重毒性反应是高血压危象及中毒性肝损害，因此应定期测血压及肝功能，一旦发现上述反应要立即停药，对症处理。过量急性中毒时，表现为激动、高热、谵妄状态、惊厥、昏迷致死。抢救时除按一般原则外，可用氯丙嗪解救。

【药物与食物相互作用】

① MAOI 与苯丙胺类药物，左旋多巴等拟交感活性药物有协同作用，不应合并应用。

② 两种不同的 MAOI 也不应合并应用，可加强其毒性反应。

③ 与其他抗抑郁药不能合并应用，如要换药，也需停药 2 周，从氟西汀换用时，应停药 5～7 周，才可改用 MAOI 药物。

④ MAOI 能增强降糖药的作用、延长苯巴比妥、水合氯醛及乙醇的作用时间，在合用时应密切注意。

⑤ 在应用此类药物的同时，不应食用奶油、干酪、啤酒、红酒、酵母、肝、蚕豆、酸奶、牛肉汁等，否则可发生高血压危象，需停药 1 周后才可食用。

【常用制剂和用法】

1. 苯乙肼（phenelzine，nardil） 为肼类，口服片剂每片 15mg，常用量为 15～75mg/d，不超过 75mg/d，维持量为 15～30mg/d。

2. 超苯环丙胺（tranylcyromine，parnate） 为非肼类的代表药物，口服片剂每片 10mg，开始剂量 10～20mg/d，如两周内无不良反应，可渐增至 50mg/d，维持量为 10～20mg/d。

3. 吗氯贝胺（moclobemide，氯苯酰胺） 是苯甲酰胺的衍生物，为新一代的单胺氧化酶抑制剂，因具有对酶抑制作用的选择性和可逆性等特点，所以既保留了抗抑郁作用，又避免了不良的毒副反应。主要不良反应是体位性低血压、头痛、便秘、失眠，并应注意药物及食物的配伍禁忌。常用剂量为 150～450mg/d。

二、三环类抗抑郁药

自发现三环化合物丙米嗪具有治疗抑郁症的效果以来，又发现具有抗抑郁作用的丙米嗪衍生物，统称为三环类抗抑郁药。

三环类抗抑郁药口服吸收快，1～4h 达峰值。迅速分布到肝、肾、心、肺及脑组织，约有 90% 与血浆蛋白质结合，药物及其代谢产物主要由肾排出，少数由胆汁和粪便排出。三环类抗抑郁药半衰期长，$t_{1/2}$ 为 10～48h，各种药物的半衰期差别很大。不同的患者服用同等剂量药物时，稳态血浆药浓度可相差 10～40 倍。

【药理作用和作用机制】

三环抗抑郁药对抑郁症患者产生抗抑郁作用，并出现心情振奋现象，但起效慢，连用 2～3 周才见效，注射用药也不能加快，故不宜用于应急治疗。本类药物还有镇静作用，可同时治疗抑郁症患者的失眠。由于中枢性抗胆碱作用可引起癫痫发作，外周性 M 受体阻断可引起口干、便秘、视物模糊、尿潴留等。其作用机制复杂，一般认为本药影响脑内多种神经递质及受体，治疗作用与丙米嗪抑制突触前膜对 NA 和 5-HT 的再摄取，使突触间隙 NA、5-HT 浓度升高而发挥抗抑郁作用有关。

【临床应用】

可治疗各种抑郁症，目前已不是首选药物。另外，对焦虑及惊恐发作、强迫状态、贪食症、儿童多动症及遗尿症等也有一定疗效。严重的心脑血管疾患、肝、肾疾病、青光眼、癫痫、尿潴留、肠麻痹、前列腺肥大、孕妇及儿童应禁用。

【不良反应和药疗监护须知】

三环类抗抑郁药的不良反应的发生率及严重程度与剂量及血浆药浓度成正比，也与患者的身体状况，如年龄等有关。轻度不良反应有：口干、便秘、视力模糊、心动过速、轻微震颤等，若可以耐受，不必给予特殊处理。如症状明显可对症治疗。严重不良反应有：

1. 心血管系统　对心脏病患者可产生心律不齐、传导阻滞，严重时发生室颤或心脏骤停。要定期查心电图，每日查血压、脉搏，密切观察。

2. 神经精神方面　①三环类抗抑郁药可诱发躁狂状态。也可使精神分裂症的症状活跃，大剂量丙米嗪可引起幻觉。轻度时可有无力、失眠或嗜睡的症状。②阿托品样危象：服用丙米嗪时，可出现震颤、瞳孔放大、面色苍白、心动过速、胸闷、恐怖及濒死感，一般持续十余分钟。此时，有心血管疾患的老人可发生心肌损害，甚至发生猝死。③震颤、抽搐、癫痫发作：以阿米替林及氯米帕明较多见，多塞平较少见。较大剂量或合并苯二氮䓬类药物时，可发生意识障碍，尤以老年人多见。

3．其他不良反应 ①粒细胞减少：较少见，但却是十分严重，因此，应特别加以注意密切观察。一旦发现，立即停药。②代谢内分泌系统：体重增加、性功能障碍较常见，闭经及男性乳房增大较少见。③青光眼加剧病情，应禁用。④氨基转移酶升高，黄疸较少见。

4．过量、急性中毒及处理：过量及急性中毒常见的原因为自杀及误服，抢救不及时、处理不当可死亡。

【药物相互作用】

很多药均与三环类抗抑郁药有相互作用，有些具有一定危险性。

①三环类抗抑郁剂与单胺氧化酶抑制剂合用：轻者引起兴奋、活动过多、严重者出汗、肌肉抽搐、肌强直、心动过速、意识障碍，甚至死亡，因此两类药物不可合并应用。

②与拟交感胺类药物相互作用，可产生严重的高血压反应，有一定危险。

③与巴比妥类、乙醇及口服避孕药并用时，会降低抗抑郁疗效，与吩噻嗪类药物并用可加强抗抑郁作用。

【常用制剂和用法】

1．丙米嗪（imipramine，米帕明） 口服片剂，每片 12.5mg、25mg，从 25mg/d 开始服用，逐渐增加，剂量范围 50～200mg/d，由于可有失眠不良反应，多在早、午服用。

2．阿米替林（amitriptyline，Elavil） 口服片剂每片 25mg，注射剂每支 25mg。一般口服常用量 50～250mg/d，一般从 25～50mg 开始服用，注射剂较少应用。

3．多塞平（doxepin，多虑平，sineguan） 片剂每片 25mg，注射剂每支 25mg，开始剂量为 25～50mg，渐增至 75～100mg/d，最大剂量不超过 300mg/d，由于嗜睡作用明显，一般分次服用时白天量少，晚上量多些。

4．氯米帕明（chlormipramine，氯丙咪嗪） 片剂每片 10mg、25mg，注射剂每支 25mg。开始用量小，10～25～50mg/d，老人常从 10mg 起用，渐增至 75～100mg/d，最大剂量不超过 200～250mg/d。可静滴给药，每次 50～75mg，用 250ml 或 500ml 葡萄糖液稀释，2～3 小时滴完，每日 1 次，最大剂量不得超过 200mg。

三、四环类抗抑郁剂

马普替林（maprotiline，路滴美，ludiomil）

为四环结构，而药理作用与三环类相似，为 NA 摄取选择性抑制剂，很少有 5-HT 能作用，有强抗组胺和弱抗胆碱能作用。镇静作用较强，因抗胆碱能作用轻，对心脏毒性小，对老年人及心脏病者适用。其疗效与丙米嗪、阿米替林、多虑平相似，而不良反应轻。主要不良反应有：口干、眩晕、视物模糊、嗜睡、便秘、心动过速、体重增加。皮疹较多见，严重者可有剥脱性皮炎。偶可见剂量大时有癫痫发作，因而剂量不可过大。口服片剂每片 10mg、25mg，注射剂每支 25mg。从 25mg 开始，首先于晚间用药，渐增至 100～250mg/d，维持量为每晚 50mg。有皮肤过敏及癫痫史者禁用。

米安色林（米塞林，mianserin，脱尔烦，tolvon）

也属四环类药物，该药不阻滞 NA、5-HT、DA 摄取，而是通过阻断抑制突触前 α2 受体。产生镇静、抗抑郁和抗焦虑作用。对抑郁心境、焦虑不安、自杀意念及失眠有疗效。本药口服吸收快，副作用较小，尤其是对心血管副作用小，抗胆碱能作用弱，对肝、肾功能无影响，与其他药物的相互作用小，因此特别适用于老人及合并躯体疾病的患者。主要副作用是诱发癫痫的发作和骨髓抑制引起的血细胞减少，应定期检查血象。口服片剂每片 60mg，首次 30mg，每晚服用 1 次，治疗量为 60～90mg/d，维持量每晚 30～60mg。

四、选择性 5-羟色胺再摄取抑制剂

选择性 5-羟色胺再摄取抑制剂（SSRI）目前在许多国家已成为治疗抑郁症的首选药物，此类药物是根据当代对抑郁症的病因是脑内 5-HT 的减少研制而成的。用药后通过选择性阻滞突触间隙 5-HT 的再摄取，使 5-HT 增多，起到治疗抑郁症的疗效。

当前常用的药物有：氟西汀、帕罗西汀、舍曲林、西肽普兰、艾司西肽普兰及氟伏沙明。此类药物疗效与三环类抗抑郁药大致相似，但其不良反应及安全性优于三环类，而且服法方便，依从性好，利于推广使用。

此类药物不良反应大致相近，常见的有：胃肠道反应：恶心、食欲减低、腹泻。头痛、口干、多汗、兴奋、失眠、焦虑、性功能障碍（如性欲减低、射精延迟）等。与 MAOI 合用时，常发生 5-羟色胺综合征，表现为：恶心、体温升高、精神错乱、自主神经系统功能紊乱、震颤、肌强直、痉挛、严重时昏迷、死亡。因此，与 MAOI 之间换用药必须间隔至少 2 周，氟西汀需间隔 5～7 周。

氟西汀（fluoxetine，百优解、优克 prozac）

为选择性 5-HT 再摄取抑制剂，适用于各种抑郁症，也适用于焦虑症、强迫症。口服剂量 20～40mg/d，为每粒 20mg 的胶囊剂型，主要不良反应在治疗后 1 周内明显，表现为：胃肠道症状（如恶心、食欲下降）、口干、多汗、乏力、少数可有焦虑、兴奋、失眠、也有白天嗜睡者。如不良反应明显或老年患者在第一周服用时减半量服用，不良反应较小，可以耐受。肝肾功能不良者应慎用、儿童、孕妇、哺乳妇女及有药敏史者、癫痫病史者应禁用。此药不可与单胺氧化酶（MAOI）合用，可产生激越、精神错乱、共济失调、发热、多汗等症状。如需换用时，应在停用氟西汀 5～7 周后方可换用。

帕罗西汀（paroxetine，赛乐特）

为高效的选择性 5-HT 再摄取抑制剂，治疗抑郁症见效快。一般在第二周起效。其治疗剂量为 20～50mg/d，起始剂量为 20mg/d，老人可减半，早餐后或晚上给药，一日一次，加量应缓慢，每次加 10mg，间隔一周，其适应证为：抑郁症、焦虑症、强迫症等。不良反应轻微，短暂，多数患者可以耐受。主要有：恶心、头痛、口干、多汗等。

舍曲林（sertraline，左洛复 zoloft）

与其他选择性 5-HT 再摄取抑制剂相比，与常用处方药的相互作用极少为其优点。半衰期为 1 天，可在一天之中的早或晚服用均可。不良反应轻微，适合老年人服用。一般用量为每日一片（50mg），少数严重患者可加至 100～200mg/d。见效较快（1 周左右）。

西肽普兰（citalopram，喜普妙 cipramil）

抗胆碱能不良反应较小，常见的不良反应为：恶心、多汗、口干、头痛等，一般开始剂量为 20mg/d，病情严重时，可增至 40～60mg/d，老年人血药浓度比年轻人高约 100%，因此，老人用药应减半服用。此药优点为与其他药合用时产生相互作用少，适于有躯体疾病的

老人应用。

艾司西肽普兰（escitalopram，来士普、百适可）

本药化学结构、药理作用及不良反应均与西肽普兰相似，但比西肽普兰起效快，不良反应略轻。起始剂量为 5～10mg/d，逐渐加量，最高日量为 20mg，老年人酌情减量。

氟伏沙明（fluvoxamine，兰释）

本药临床主要用来治疗抑郁症、焦虑症、惊恐障碍及强迫症等。

治疗抑郁症的常用量为每片 50mg，入睡前顿服，逐渐增加。常用剂量可 100mg/d，分次服或晚上顿服。最高剂量不超过 300mg/d，分次服用。治疗强迫症、惊恐障碍或焦虑症时，用量适当增大，可达 200～300mg/d。症状缓解后至少巩固治疗半年以上，强迫症患者需要更长期巩固治疗。

主要不良反应：可能出现胃肠道反应、嗜睡、失眠、头痛、头晕、性功能障碍等。有肝、肾功能不良的患者应减量，老年人增加药量应慎重缓慢。青光眼、癫痫患者慎用。

五、选择性 5-HT 及去甲肾上腺素再摄取抑制剂（SNRI）

本类药属新型抗抑郁药，通过抑制 5-HT 和去甲肾上腺素再摄取的双重作用发挥抗抑郁作用。由于本类药物起效快，常在 1 周左右见效，不仅适用于抑郁症，对严重的、难治性抑郁症疗效好，还适用于伴有焦虑的患者。目前临床应用的有盐酸文拉法辛（博乐辛）和度洛西汀、米那普仑等。

文拉法辛（venlafaxine，万拉法辛、博乐欣、怡诺思）

本药适用于各种抑郁症和焦虑症状，起效快，治愈率高，不良反应小，安全性高。常见的不良反应有：恶心、出汗、头昏、失眠或嗜睡、震颤等。高血压患者应监测血压变化。凡有躁狂、癫痫病史、闭角型青光眼、眼压高、皮肤或黏膜易出血者慎用。

本药普通剂型：胶囊剂每粒 25mg、75mg 及 150mg，缓释片每片 75mg。一般起始量可从 75mg/d，一次顿服，也可在进食中服用，但不可嚼碎或溶于水中服用。老年人可酌情减量。用量可逐渐增加至 150～225mg/d，最高日量 225～300mg/d。

度洛西汀（duloxetine，欣百达、奥思平）

本药适应证与文拉法辛相同。主要不良反应有口干、嗜睡、出汗、乏力、便秘或腹泻等。有慢性肝病、酒依赖、肾功能不良、躁狂病史、癫痫病史、胃病患者禁用。青光眼患者禁用。欣百达有 30mg 和 60mg 肠溶胶囊剂。奥思平有每片 20mg 的肠溶片。一般从 20～30mg 起用，早晨顿服，逐渐增至 60mg/d，分两次服或顿服。

米那普仑（milnacipran，盐酸米那普仑、米西普朗）

本药片剂有每片 25mg、50mg，胶囊剂有每粒 25mg、50mg。用法每次 50mg，每日两次，老年人应减量服用。本药不可空腹服用，以免引起呕吐、嗳气等不良反应。

主要不良反应有恶心、腹痛、便秘、腹泻等消化系统反应，其他可有焦虑不安、躁狂、心动过速、直立性低血压或血压升高等。若有排尿困难、关节疼、肌肉痉挛等症状严重时应停药。高血压、心血管病、器质性脑病、青光眼和前列腺肥大等应禁用或慎用，肝、肾功能不良者应减量。服药期间要定期监测血压、肝、肾功能等。

六、其他抗抑郁药

米氮平（mitazapine，米塔扎平、瑞美隆、米尔宁、派迪生）

本药适用各型抑郁障碍，尤其是伴有明显焦虑不安、激越、失眠的患者。由于有镇静作用，在服药第 1～2 天可见明显嗜睡不良反应，本品使食欲增加，长期应用体重增加。其他不良反应有头晕、乏力、震颤、水肿等。少见有粒细胞缺乏症等。片剂有每片 15mg，30mg，起始剂量从 15mg 开始，入睡前服用，逐渐加至 30～45mg/d，也可午、晚分次服用。

曲唑酮（trazodone，美舒玉）

通过对 5-HT 系统作用而对抑郁症有效，由于能阻断 H_1 受体，镇静作用较强，能有效改善睡眠，有抗焦虑作用，也可用作戒断药物依赖时的替代药物。不良反应有嗜睡、乏力、头昏、头痛，少见有失眠、视物模糊等。由于有阴茎异常勃起现象，也被用作阳萎的治疗。初始剂量每日 50mg，入睡前服用，常用量为每日 150～300mg，分次服用。

萘法唑酮（netazodone）

适应证和不良反应与曲唑酮相似，每片 50mg，起始剂量每次 50～100mg，逐渐加量，常用剂量 300～500mg/d，分次服用。

安非他酮（amfebutamone，丁氨苯丙酮、乐孚亭）

本类药通过中度抑制去甲肾上腺素的再摄取，并轻度抑制多巴胺的再摄取，对抑郁症有效，与其他抗抑郁药不同的是用本药转躁狂风险小，适用于双相情感障碍的抑郁患者。主要不良反应可能出现失眠、头痛、坐立不安、出汗、恶心，少见有震颤、焦虑、幻觉、妄想等。有癫痫、精神病、脑器质性疾病等禁用。有脑外伤、心血管病、高血压病以及肝、肾功能不良者应慎用。本品不可与 MAOI、SSRI 及锂盐制合用。

片剂每片 100mg，缓释剂 150mg。起始剂量为 100mg 或 150mg，早晨服用，逐渐加量，一般有效剂量为 300mg/d，最高日量 450mg/d。

瑞波西汀（reboxetine）

本类药选择性抑制突触前膜去甲肾上腺素再摄取，提高脑内去甲肾上腺素的活性，发挥抗抑郁作用。适用于重度抑郁，也可作为 5-HT 能药物疗效不佳患者的辅助药物。不良反应有口干、便秘、排尿困难、尿潴留、心率加快、体位性低血压等。老年人慎用，青光眼、低血压、前列腺增生、心脏病患者禁用。瑞波西汀每片 4mg，可 8mg/d，分两次服用。3～4 周后可加至 12mg/d，分 3 次服用，最高日量 12mg/d。

噻萘普汀（tianeptine）

本类药属选择性 5-HT 再摄取增强剂（SSRA），可增加突触前膜 5-HT 的再摄取，增加囊泡中 5-HT 的贮存，且改善其活性，达到抗抑郁效果。适用于各种抑郁症，尤其适用于老年患者，长期服用可减少抑郁的复发。本药可每次 12.5mg，日服 3 次（tid），餐前服药，老年人 70 岁以上及肾功能不良者用量 25mg/d。不良反应有胃肠道症状、头晕、头痛、背痛、失眠等。

第三节 抗躁狂药

抗躁狂药是指治疗和预防躁狂发作有特异性疗效的一类药物，其对治疗精神分裂症或偏执性精神病等无效。典型的抗躁狂药为锂盐制剂；碳酸锂用于临床，对躁狂发作有一定疗效。

碳酸锂（lithium carbonate）

【药理作用和作用机制】

碳酸锂的药理作用与锂离子有关，治疗剂量时，对正常人的精神活动无影响，而对躁狂症状的患者有显著抗躁狂作用。

锂可能通过抑制脑内 NA 的释放，促进膜对 NA 再摄取，降低突触间隙 NA 浓度而产生作用。①长期应用时可能出现脑电图异常波形，可能与锂对中枢神经的非特异性毒性作用有关。因此，监测脑电图可以作为本药神经毒性的一个指标，可早期发现中毒。②锂对心电图的影响，主要表现如 T 波低平或倒置，与低血钾的改变相似。可能是锂在心肌内置换了钾，而使细胞内钾相对缺乏所致。③锂对甲状腺激素的生成、释放和利用有抑制作用，因此可引起体重增加。④临床可见多尿、烦渴症状，少数患者出现尿崩症状。可能机制为锂对肾环化酶有抑制作用，间接影响了抗利尿素对肾小管再吸收功能的调节。

【体内过程】

锂的化学性质活泼，以锂盐的形式存在，常用的是碳酸锂，只有口服制剂。胃肠道吸收很快，口服 30 分钟～2 小时达峰值，6～8 小时完全吸收，持续用药时，半衰期为 18～36 小时。锂在体内各组织中分布以肾最高，肌肉、骨骼及肝其次，脑中最低。通过血脑屏障较慢，因此疗效慢，中毒后血锂下降速度快，但临床症状恢复较慢可能与此有关。锂可自由通过胎盘组织进入胎儿体内，也可通过乳汁分泌，所以孕妇及乳母应禁用。锂从肾排泄达 95%，排出高峰在服药后 1～2 小时，24 小时排出 50%～75%，当患者患肾病时，由于肾小球滤出率下降或者缺钠，可导致锂排出减少，血锂浓度升高，可引起锂盐中毒。老年人，特别是肾功能不良者应慎用，或者减少用量。

【临床应用】

主要用于治疗躁狂发作，是首选药，特别对双相型疗效好。维持治疗有预防复发的作用。急慢性肾病、肾衰竭、心力衰竭等心血管疾患、缺钠或低盐饮食、妊娠早期应禁用；帕金森病、癫痫应在密切监护下慎用；糖尿病、甲状腺功能低下、老年性白内障等慎用。

【不良反应和药疗监护须知】

长期应用碳酸锂治疗不产生耐受性和依赖性，也无戒断反应。主要不良反应：①神经系统：可出现疲乏、无力及嗜睡等症状，少数患者有记忆力下降、理解力减退或自我感觉不佳等主诉。约 5%～15% 的患者有震颤，轻度可不必处理，严重时应减量或停药，可能是中毒的早期症状，不应忽视，要密切观察。②常有恶心、呕吐、厌食、上腹部不适感或腹泻等。如呕吐腹泻次数多也应注意，可能是中毒先兆，立即测查血锂，减药或停药。③常见心电图 T 波改变，是可逆性的，停药后可恢复正常。血压下降是中毒的症状之一，应立即抢救处理。④体重增加，偶见面部及下肢水肿，一般不必处理，但需检查有无其他原因。长期用药可引起甲状腺功能低下，也有少数妇女发生甲状腺肿，停药后可恢复。⑤常见的为多尿、烦渴。严重者发生肾源性尿崩症，应立即减药或停药。⑥其他：锂盐可引起白细胞增高，停药后可恢复正常。还可引起脱发、皮疹，也可使银屑病加重，因此原有皮肤病、银屑病的患者应慎用。

锂中毒：剂量过大或加药过快，未注意到早期不良反应；未进行血锂浓度监测，发热、腹泻等都可导致锂中毒。中毒症状：①早期症状：反复发生呕吐或腹泻、手由细颤变粗颤、明显无力、烦躁不安等。应注意锂的中毒症状与不良反应之间并无严格的分界线，因此必须严密观察。②中毒症状：表现为程度不等的意识障碍，可伴有口齿不清、反射亢进、共济失调，进一步恶化时，血压下降、心律失常、昏迷、少尿或无尿。由于锂盐中毒尚无特效解毒药物，而且治疗剂量也可能导致中毒，因此，及时发现至关重要。锂中毒时主要的措施是立即停药和促使过多的锂排出体外。主要可输氯化钠液加速锂排出，钠离子可促使锂排出，重碳酸钠、甘露醇等也可应用。严重时应进行血透析治疗。

【常用制剂和用法】

锂盐有枸橼酸锂、醋酸锂等，临床常用是碳酸锂。碳酸锂为片剂每片250mg。急性躁狂发作时治疗量为750～2000mg/d，老人不超过1000mg/d。维持量为500～600mg/d。

其他抗躁狂药

1. 抗精神病药　主要用于治疗急性躁狂发作时的兴奋症状，一旦兴奋得到控制，应迅速减药及停药，不作为维持用药，也不宜长期用药。所以，只是抗躁狂的辅助用药。主要应用的药物有：阿立哌唑（急性躁狂10～30mg/d）、奥氮平（急性躁狂5～15mg/d，最高日量20mg）、氯氮平（从25～50mg/d起用，可增至每日100～400mg）、利培酮（急性躁狂0.5～2mg/d，可加至2～4mg/d，最高日量6mg）、喹硫平（常用量400～750mg/d，分次服用）及齐拉西酮（每次20mg，日服两次，可增至60～80mg）。上述药物作为治疗急性躁狂的兴奋躁狂症状，镇静作用强，能起到一定的辅助治疗作用。在与锂盐合用时，应密切观察不良反应。

2. 抗惊药　这类药物主要用于治疗癫痫大、小发作，近年来发现其有抗躁狂作用，不良反应优于抗精神病药，疗效类似锂盐，并且有预防复发的作用。故对于锂盐无效或中毒的患者，对快速循环型双相情感障碍的患者，可选用本类药物。其中丙戊酸钠应用最广，其他还有卡马西平、氯硝安定、拉莫三嗪等药，也有一定疗效。（参阅第十章）

①卡马西平（酰胺咪嗪、卡巴咪嗪、痛痉宁）：有100mg，200mg的片剂。抗躁狂时的用量：从200mg开始，逐渐加至400～1200mg/d，每日2～3次给药，维持剂量200～600mg/d。卡马西平不良反应除恶心、呕吐、口干、乏力、头晕视力模糊等外，在用药1个月内可能约有10%～15%发生皮疹过敏反应，20%左右有肝功能异常发生，需密切观察，一旦发现应立即停药。因此选用本药治疗时，要定期查血象、肝功能等，为防止不良反应发生。卡马西平与抗精神病药合用时，如与氟哌啶醇联用，可加强抗精神病药的作用；与红霉素、维拉帕米、异烟肼、苯巴比妥、苯妥英钠等药合用时，可增加这些药物的毒性，所以不可合用。有心、肝、肾疾病、青光眼、骨髓抑制病史者禁用，老年人慎用。

②丙戊酸钠：也是治疗癫痫的抗惊药，应用广泛。此药口服吸收快。1～4小时血浓度可达高峰。一般成人用量为800～1800mg/d，加药要缓慢，应分2～3次服用，于饭后服用。主要的不良反应有：恶心、呕吐、一过性氨基转移酶升高。严重的不良反应为急性胰腺炎，应密切注意。如有急性上腹痛时，应立即急诊处理，极少见的有严重性肝炎，也应注意定

测查肝功能。

总之，除碳酸锂外，抗精神病药及抗惊厥药也用来治疗躁狂症，起到一定的辅助治疗作用。

第四节　抗焦虑药

人们在预感到危险即将降临时，都会产生一种焦虑不安，紧张疑惧的情绪，这是正常的防御反应。病理性焦虑在神经症，特别是焦虑性神经症、抑郁症、脑器质性精神障碍时常见，如心血管疾病、高血压、脑血管疾病、癌症、甲状腺功能亢进（甲亢）、糖尿病以及更年期综合征等均可见到。

焦虑状态的主要症状表现为：焦虑不安、忧心忡忡、紧张害怕，担心不幸即将来临、心烦意乱、坐立不安、严重时来回走动、甚至搓手顿足，可伴有肌肉紧张感及震颤等，常伴有如心悸、心动过速、气促、面部潮红或苍白、出冷汗、口干、恶心、腹痛、腹泻、尿频等症状，男性可有阳萎、早泄，女性可有月经紊乱等。对于焦虑状态的治疗，心理治疗非常重要。治疗焦虑症及其他焦虑症状的药物称抗焦虑药。

常用的抗焦虑药，种类繁多，目前常用的药物为：苯二氮䓬类、环酮类以及抗抑郁药等。

苯二氮䓬类抗焦虑药

作为抗焦虑剂使用的此类药物，主要有劳拉西泮（罗拉）、奥沙西泮（舒宁）、氯硝西泮、地西泮（安定）及阿普唑仑（佳静安定、佳乐定）等药。三唑仑不被作为抗焦虑药应用。

一般抗焦虑作用常在白天用药，每日3次或2次，多数在1周内见效，4～6周显效，如果6周仍无明显疗效时应换药。其药理作用及不良反应等详见第十二章镇静催眠药。

环酮类抗焦虑药

丁螺环酮（buspirone，布斯哌隆）

其药理作用为：拮抗GABA能神经传导，阻断突触前DA受体，升高纹状体HVA水平，还作用于海马5-HT受体，降低5-HT和$5-H_{1A}$水平，因此起到抗焦虑作用。疗效与苯二氮䓬类相似，优点是无依赖性，无明显镇静作用，不影响患者的日常生活功能。适应证：广泛性焦虑症。不良反应有：头晕、头痛、恶心、腹泻、出汗、兴奋及感觉异常等。禁忌证：严重肝肾疾病及药物过敏者。常用剂量：口服20～30mg/d，分3次服用，首次剂量5mg（1片），老人不应超过15mg/d。

坦度螺酮（tandospirone，希德、律康）

希德的片剂为每片10mg，律康胶囊剂为每粒5mg，用量为每次10mg，日服3次，应根据患者的年龄及症状等情况适当增减剂量，最高日量为60mg。

主要不良反应：嗜睡、步态蹒跚、恶心、无力、食欲下降、情绪不佳及氨基转移酶升高等。由于本药见效较慢，在治疗焦虑时常选用苯二氮䓬类药物。无效时才选用本类药，通常换药时应先减量，再逐渐加用坦度螺酮。器质性脑功能损害、呼吸功能衰竭、心功能障碍、肝、肾功能障碍及老年人慎用。

其他抗焦虑药

抗抑郁药是目前临床上应用很广的抗焦虑药，如多塞平（多虑平）、氯米帕明、氟西汀、舍曲林、文拉法辛、曲唑酮、米氮平等均可选用，一般在用药头10天左右会使焦虑症状加重和失眠加重，应同时合并服用苯二氮䓬类药物。单胺氧化酶抑制剂类如苯乙肼、吗氯贝胺也可在治疗效果不佳时选用，但绝对不可与其他类抗抑郁药合用。

抗精神病药中，如喹硫平和奥氮平，由于其镇静作用强，小剂量应用也可起到抗焦虑和促进睡眠作用。对焦虑症状较重、失眠重、其他药物疗效不佳的患者也可选用。

黛力新

为小剂量的抗抑郁剂四甲蒽丙胺与抗精神病药三氟噻吨制成的合剂。在治疗焦虑症状以及焦虑性神经症时，也有一定的疗效。此药的适应证为：神经衰弱、焦虑状态、抑郁状态以及各种心身疾病伴发的焦虑、抑郁反应等。禁忌证：心血管病、如心梗、束支传导阻滞，闭角型青光眼，急性酒精中毒等中毒时，兴奋状态，孕妇及哺乳期妇女禁用。不良反应为：短暂的兴奋不安、失眠。剂量和用法：口服，日量1～2片，早、午服用，老年人每晨1片。

（赵友文）

第十三章 麻醉性镇痛药

疼痛是很多疾病常见的一个症状,同时常伴有不愉快的情绪反应,剧烈疼痛可导致患者生理功能紊乱,如失眠、焦虑等,甚至可引起疼痛性休克,及时使用镇痛药对症治疗是很有必要的。麻醉性镇痛药是指在不影响患者的神智和意识条件下,能选择性产生止痛作用的一类药物,它同时能减轻疼痛引起的不愉快情绪反应。本类药镇痛作用强,但反复使用易成瘾,一旦停药会产生戒断症状,故又称为成瘾性镇痛药,临床必须严格管理,控制使用。

第一节 药物分类和作用机制

一、分类

常用麻醉性镇痛药可分为天然阿片生物碱(如吗啡、可待因等)和人工合成镇痛药(如哌替啶、喷他佐辛、芬太尼等)两大类。

二、作用机制

本类药物能通过与中枢神经系统的阿片受体结合而产生镇痛效应。中枢神经系统内广泛存在阿片受体,各种镇痛药与阿片受体的亲和力和它们的镇痛效力之间呈现高度相关性。阿片受体不仅存在于中枢,也存在于回肠及输精管等部位。吗啡类药物产生效应都是通过与不同部位阿片受体结合而发挥作用的。近年来通过阿片受体的深入研究,又将阿片受体分为四种亚型,即 μ、κ、α 和 δ 受体,其中 μ 受体与吗啡类制剂的亲和力较高,被激动后可产生镇痛、呼吸抑制和欣快感,也与成瘾有关。激动 κ 受体可产生镇静、镇痛和缩瞳作用。σ 受体与内啡肽等内源性阿片样物质亲和力较高,喷他佐辛等药物激动受体后可出现烦躁不安、妄想、呼吸兴奋等症状(表 13-1)。

表 13-1 阿片受体亚型激动时效应及有关药物的作用比较

受体亚型	μ 受体	κ 受体	δ 受体
效应	镇痛 (脊髓以上水平) 呼吸抑制欣快感 成瘾	镇痛 (脊髓水平) 缩瞳 镇静	烦躁不安 幻觉,焦虑 血管运动中枢兴奋 呼吸兴奋
激动剂	吗啡 哌替啶等	吗啡 哌替啶 喷他佐辛	喷他佐辛 烯丙吗啡
部分激动剂	喷他佐辛 烯丙吗啡		
对抗剂	纳洛酮	纳洛酮	纳洛酮

脑内有阿片受体的存在，必然脑内有相应的内源性配基。在阿片受体被发现不久，就从脑内分离出两个具有吗啡样活性的五肽物质，即甲硫氨酸-脑啡肽和亮氨酸-脑啡肽，这些物质在脑内的分布与阿片受体一致，它能选择性与阿片受体结合产生效应。继后又从垂体处分离出β-内啡肽、α-内啡肽和γ-内啡肽等，它们与脑啡肽有相似作用。

第二节　阿片生物碱类镇痛药

吗啡（morphine）

吗啡是鸦片所含主要生物碱，含量约为10%。鸦片（阿片）是植物罂粟未成熟蒴果的白色乳状浆汁的干燥物，初为棕色胶状，经脱水而成为粉末。阿片含有20多种生物碱，从化学结构上可分为菲类和异喹啉两类，前者如吗啡、可待因，具有镇痛作用，后者如罂粟碱，具有平滑肌松弛作用。

【药理作用和作用机制】

吗啡能与各部位阿片受体结合，产生多种药理作用。

1. 作用于中枢神经系统

（1）镇痛作用和用途：用小剂量吗啡5～10mg就可产生明显的镇痛作用，吗啡对各种疼痛均有效，对钝痛作用比锐痛显著。同时也产生镇静、欣快感和改善情绪的效应，消除因疼痛引起的焦虑不安和恐惧等。一次给药镇痛作用可维持4～5h，欣快感可使人陶醉在自我欢乐之中，这也是反复追求用药和引起成瘾的原因之一。本类药物常用于急性剧烈疼痛，如严重创伤、烧伤等，也可用于心肌梗死和晚期癌症剧痛。对持续性钝痛比间断性锐痛及内脏绞痛效果强。因吗啡对平滑肌有兴奋作用，用于内脏绞痛时，需和解痉药如阿托品合用。为避免耐受性和成瘾性，开始用量宜从小剂量开始，逐渐增加以找到最佳有效剂量。目前主张复合用药，常与解热镇痛药、抗组胺药或安泰乐等合用，既能增强镇痛效应，又减少不良反应。

（2）呼吸抑制：吗啡抑制脑干呼吸中枢，产生强而持久的呼吸抑制作用，对呼吸抑制程度与使用吗啡的剂量平行。治疗量吗啡作用呼吸中枢的阿片受体，可使呼吸中枢对CO_2敏感性降低，抑制呼吸中枢使呼吸频率减慢，肺潮气量降低，中毒量可使呼吸频率降至每分钟3～4次，最终导致呼吸停止，故吗啡不用于分娩止痛。

（3）镇咳作用：吗啡抑制延脑咳嗽中枢产生很强的镇咳作用，与吗啡作用于延脑孤束核阿片受体有关。由于易成瘾，临床极少采用。

（4）缩瞳作用：吗啡激动中脑动眼神经中枢部位的阿片受体，产生缩瞳作用，中毒剂量可使瞳孔缩呈针尖大小，是吗啡中毒特征之一。

（5）催吐作用：吗啡兴奋延脑催吐化学感受区（CTZ），引起恶心呕吐，可用氯丙嗪对抗。

2. 作用于心血管系统　治疗量无明显影响。大剂量吗啡对延脑血管运动中枢产生抑制作用，使外周血管扩张，引起血压下降，还可因引起体内组胺释放而致血压明显降低。大出血和血容量减少的患者应慎用，以防止低血容量性休克或体位性低血压发生。此外大剂量吗啡注射后，对呼吸中枢有抑制作用，可致缺氧和血液内CO_2分压增高，导致脑血管扩张、颅压增高、脑外伤、颅内占位性病变和颅压高的患者不宜选用吗啡类药物止痛。

3. 作用于平滑肌　吗啡对消化道和其他平滑肌都有兴奋作用，它可提高胃肠道平滑肌和括约肌的张力，使蠕动减少和推动性节律收缩明显减弱，加上还能抑制消化液的分泌，结果造成食物在消化道内停留时间延长，食物消化慢，水分吸收多，因而引起大便干燥和便秘。临床常用阿片酊剂（内含吗啡）止泻。吗啡对 Oddi 括约肌的收缩作用可阻止胆汁分泌，使胆道压力上升，引起上腹部不适，诱发胆绞痛，故胆绞痛患者不能单用吗啡止痛，而应并用解痉药如阿托品。吗啡能提高输尿管平滑肌和膀胱括约肌张力，导致尿潴留。大剂量吗啡使支气管平滑肌收缩并有拮抗催产素的作用，故支气管哮喘、肺心病患者和临产前、哺乳期妇女均禁用。

【临床应用】

1．镇痛　吗啡对各种疼痛都有效，但因易成瘾，故仅用于其他镇痛药无效的严重创伤、烧伤等引起的急性锐痛。对心肌梗死引起的剧痛，若血压正常时，可用吗啡止痛，同时还能使患者镇静、消除焦虑不安情绪和扩张外周血管，降低外周阻力，减轻心脏负担，有利于治疗。

2．心源性哮喘　这是由于左心力衰竭（心衰）引起的症状，表现为急性肺水肿而导致缺氧和 CO_2 堆积，产生呼吸困难；CO_2 的蓄积又可刺激呼吸中枢兴奋，使患者有呼吸急促、憋气和喘息现象。对心源性哮喘的治疗，除应用强心苷、氨茶碱和吸氧外，小剂量的吗啡（5mg）可产生良好效果。吗啡抑制呼吸中枢可降低呼吸中枢对 CO_2 的敏感性，使呼吸频率变慢加深，增加换气量，减轻喘息症状。同时由于吗啡扩张外周血管，降低外周阻力和对中枢的镇静作用，均有利于消除患者焦虑情绪，并能减轻心脏负荷，有利病情改善。其他原因引起的肺水肿也可应用小剂量吗啡治疗。

3．止泻　适用于急慢性消耗性腹泻，可减轻症状，一般选用阿片酊或复方樟脑酊。对有感染者应加用抗菌药。

【体内过程】

吗啡可经口、鼻黏膜（滴鼻）、肺（吸入）及注射（皮下和肌注）等途径给药，吸收迅速，但口服和静脉注射后，部分药物很快被肝代谢，效果不佳，故常采用皮下或肌注。皮下注射本品 30 分钟后，可有 60% 被吸收，60～90 分钟作用达高峰，维持 3～4 小时，$t_{1/2}$ 为 2.5～3h。吗啡还可通过胎盘和乳汁影响胎儿和乳儿，影响新生儿和婴儿的呼吸，应予以注意。吗啡 60%～70% 在体内经肝代谢消除，约 20% 原型由肾排泄，小量随胆汁排出，一般给药 24 小时后大部分药物可排出体外。

【不良反应和药疗监护须知】

对吗啡产生过敏反应者少见，常见不良反应有：

1．治疗量可引起恶心、呕吐、排尿困难、呼吸抑制和便秘等。

2．急性中毒　剂量过大可引起昏迷，呼吸高度抑制，瞳孔呈针尖大小，发绀，血压下降，尿少及脊髓兴奋，腱反射亢进等，不及时抢救可死于呼吸麻痹。抢救措施主要是对症治疗，常用呼吸兴奋药、人工呼吸、输液、吸氧等。同时选用吗啡对抗剂纳洛酮、烯丙吗啡对维持呼吸循环功能也很重要。

3．耐受性　吗啡易产生耐受性，开始用量宜选小剂量（约一半治疗量），逐渐加大以找到最佳有效剂量，各种止痛药交替使用，可延缓耐受性发生。

4．成瘾性（慢性中毒）　治疗量每日 3 次，连续用药 1～2 周就可能产生成瘾，引起精神依赖和身体依赖，一旦停药会出现戒断症状，表现有烦躁不安、失眠、打呵欠、流涕、肌肉痛、震颤、盗汗、腹绞痛、呕吐、散瞳甚至虚脱等。成瘾后患者不择手段地追求继续用药,危害极大。

5. 禁忌证　禁用于分娩止痛和哺乳妇女及婴儿止痛。支气管哮喘、多痰咳嗽、肺心病、颅内压增高、颅脑损伤、痢疾、消化道和泌尿道阻塞性疾病及严重肝功能障碍等患者禁用吗啡类药物。

【常用制剂和用法】

吗啡常用治疗量为每日 5～10mg,皮下或肌注给药。盐酸吗啡注射液 10mg/ml,每次 5～15mg,皮下注射,极量:皮下注射每次 20mg,60mg/d。复方樟脑酊(每 100ml 内含阿片酊 5ml,还含有樟脑、苯甲酸、八角茴香油等),用于腹痛、腹泻及镇咳,每次 2～5ml,3 次/日。

可待因（codeine）

可待因为阿片所含生物碱之一,又称甲基吗啡,进入体内后脱去 3 位甲基,转为吗啡而起作用。其药理作用与吗啡相似,但比吗啡弱,镇痛作用只有吗啡的 1/12,镇咳和呼吸抑制作用为 1/4～1/3,无明显镇静作用,其他恶心、呕吐、降压、便秘等作用均较轻。临床主要用于镇咳、镇痛,与阿司匹林合用可增强止痛效果。可待因为中枢性镇咳药镇咳时不宜单用,否则会使痰更不易排出而引起胸闷感(见第二十七章)。本品口服易吸收,经肝代谢为无活性成分由肾排出,可待因产生欣快感和成瘾性虽比吗啡弱,但久用也能成瘾,并与吗啡之间有交叉成瘾性。用量超出 60mg 后易产生烦躁不安、兴奋等现象。

【常用制剂和用法】

盐酸可待因片剂:每片 15mg,30mg,每次 15～30mg,3 次/日,极量,口服每次 0.1g,0.25g/d;磷酸可待因针剂每支 15mg,30mg,肌注。

第三节　人工合成镇痛药

本类药物通过与体内阿片受体结合产生镇痛作用,作用比吗啡快,成瘾性较小。

哌替啶（pethidine）

本品又称杜冷丁(dolantin),为苯基哌啶的衍生物,是目前临床最常用的人工合成镇痛药。口服易吸收,1～2 小时血药浓度达峰值,皮下或肌内注射后吸收更迅速,故临床最常用注射给药,因皮下注射有刺激性,多选肌内注射,起效快,给药 10 分钟后出现镇静镇痛作用,1～2 小时达高峰,维持 2～4 小时,在血液中蛋白结合率约为 60%,本药可通过胎盘进入胎儿体内,也可由乳汁排出影响乳儿,药物经肝代谢后由肾排出。

【药理作用和作用机制】

哌替啶也是通过与脑内阿片受体结合产生效应,其作用与吗啡相似,但较弱。

1. 作用于中枢神经系统　哌替啶镇痛作用约为吗啡的 1/10,用治疗量 50～100mg 产生镇静和镇痛作用,10%～20% 患者可出现欣快感,治疗量对呼吸抑制作用较弱。本药可产生恶心、呕吐、眩晕,站立时眩晕更明显,此反应可能与药物增加前庭器官敏感性和扩张血管有关,镇咳作用很弱,无实际意义。临床用于治疗癌症剧痛和各种原因引起的疼痛及手术后内脏痛。也用于麻醉前给药,使患者安静,解除紧张。本品可替代吗啡用于治疗心源性哮喘,它也是人工冬眠合剂成分之一,用于人工冬眠治疗。

2. 作用于心血管系统　与吗啡作用相同但较弱，扩张外周血管引起血压下降，剂量大时可引起体位性低血压，而脑血管扩张可使颅压升高。

3. 平滑肌作用较弱且短暂，不引起便秘，无止泻作用，用于内脏绞痛时需和解痉药合用。

4. 哌替啶对妊娠后期的子宫正常收缩无影响，也无抗催产素作用，故可用于分娩止痛。但应选择在估计 2～4 小时内胎儿不会分娩的情况下使用，避免引起新生儿窒息发生。

【临床应用】

1. 镇痛　作用虽比吗啡弱，但成瘾性也较轻，因此临床常选用。哌替啶对各种剧痛都有效，但对慢性钝痛不宜使用，因易成瘾。新生儿对本药极敏感，故产妇临产前 2～4 小时内不宜使用，避免发生新生儿呼吸抑制。

2. 麻醉前给药　哌替啶使患者镇静，用后可消除患者手术前的紧张、恐惧情绪，可减少麻醉药用量。

3. 人工冬眠　本品常与氯丙嗪、异丙嗪合用，组成冬眠合剂，用于人工冬眠疗法。其中氯丙嗪虽可增强哌替啶的镇静作用，但也使后者呼吸抑制和降压作用增强，故用合剂后能引起血压降低、心动过速和呼吸抑制等，应予注意。对年老体弱者，婴幼儿和呼吸功能不良者，在应用冬眠合剂时，可不加哌替啶。

4. 心源性哮喘和肺水肿　可代替吗啡应用，但疗效并不比吗啡好。

【不良反应和禁忌证】

哌替啶在治疗量时可引起恶心、呕吐、眩晕、心率过速和体位性低血压，反复用药易产生耐受性，连续用药两周可成瘾，故临床需控制使用。由于本品仍有轻度呼吸抑制作用，久用可使体内 CO_2 堆积，导致脑血管扩张，颅压升高，因此脑外伤和颅内疑有占位性病变时禁用。支气管哮喘和慢性阻塞性肺部疾患，肺功能差者也禁用。年老体弱和 2 岁以下婴幼儿慎用。过大剂量中毒表现为呼吸深度抑制和昏迷，也可见因哌替啶的体内代谢产物去甲哌替啶蓄积而引起中枢兴奋，心跳加快、谵妄、甚至惊厥。用纳洛酮不能抗其惊厥症状，可选用巴比妥类药物对症治疗。故本药不宜长期使用。

【常用制剂和用法】

盐酸哌替啶注射 50mg/ml，100mg/2ml，一般采用肌注或皮下给药，每次 25～100mg，极量每次 150mg，每隔 1～4 小时重复给药 1 次。

喷他佐辛（pentazocine，镇痛新）

【作用特点】

喷他佐辛是阿片受体部分激动剂，单用时与阿片受体结合可产生吗啡样效应，但与吗啡合用时又能产生拮抗而减弱吗啡的作用。其镇痛作用为吗啡的 1/3，呼吸抑制作用为吗啡的 1/2，其他作用更弱。一般给药 15 分钟后开始作用，持续 2～3 小时，口服 1 小时后起效，维持 4～5 小时。对平滑作用弱，大剂量可引起血压升高，心率加快，喷他佐辛还能升高血浆中儿茶酚胺含量，本药可用于各种慢性剧痛。不良反应有眩晕、恶心、出汗等。大剂量除可引起呼吸抑制，血压升高外，还可引起焦虑、恶梦、幻觉等反应，纳洛酮可对抗其呼吸抑制作用。成瘾性很小是喷他佐辛的优点，目前已列入非麻醉药品，可不受控制使用。喷他佐辛可通过胎盘到达胎儿体内。本药主要在肝内代谢。其代谢速率个体差异大。

【常用制剂和用法】

盐酸喷他佐辛片剂每片 25mg，50mg，每次 25～50mg。乳酸喷他佐辛注射液 30mg/ml，每次 30mg，皮下或肌内注射。

芬太尼（fentanyl）

【作用特点】

本品为短效强镇痛剂，作用较吗啡强 80～100 倍。一次肌注 0.1mg（相当吗啡治疗量的 1%），作用迅速，15 分钟后显效，维持 1～2 小时，可用于各种剧痛。在临床上与氟哌啶醇合用作静脉麻醉，产生安定、镇痛作用。可用于大面积换药和各种小手术。不良反应有眩晕、恶心、呕吐、肌肉抽搐或肌强直现象，静注过快可产生呼吸抑制，禁用于支气管哮喘、脑损伤或脑肿瘤引起的昏迷及 2 岁以下小儿。本品有成瘾性，纳洛酮类能对抗本药的呼吸抑制和镇痛作用。

【常用制剂和用法】

枸橼酸芬太尼注射剂：0.1mg/ml，每次 0.05～0.1mg，皮下或肌内注射。

罗通定（rotundine）

【作用特点】

本品为中草药元胡（延胡索）的生物碱之一，可从防己科植物金不换的根中提取，现已可人工合成。镇痛作用比哌替啶弱，对慢性持续性疼痛和内脏钝痛效果好，口服易吸收，给药后 15 分钟产生药效，持续 2～5 小时，对创伤及手术后剧痛效差，常用于内脏钝痛、头痛、痛经、分娩止痛等，比解热镇痛药作用强，本品还有镇静催眠作用。不良反应偶见眩晕、恶心、乏力等。无成瘾性，过量应用可产生呼吸抑制作用。

【常用制剂和用法】

盐酸罗通定片剂每片 30mg，每次 60～120mg，3 次/日，硫酸罗通定注射液 60mg/2ml，每次 60mg，皮下注射。

二氢埃托啡（dihydroetorphine）

【作用特点】 是我国研制成的强效阿片受体激动剂，镇痛作用强但成瘾性也强。本药镇痛作用出现较快，一般肌内注射 10μg，5～15 分钟产生镇痛作用，可维持 4～6 小时，临床用于创伤性疼痛、癌症晚期及手术止痛。二氢埃托啡对平滑肌有松弛作用，对呼吸抑制，使呼吸频率减慢，每分钟通气量减少，故对颅脑外伤、呼吸困难患者应慎用。目前资料证实二氢埃托啡的精神依赖性远较吗啡强，长期应用易产生成瘾，故 1996 年以来对本品已限产。过量中毒可引起呼吸抑制、昏迷、宜采用纳洛酮或烯丙吗啡迅速解救。

【常用制剂和用法】

盐酸二氢埃托啡：注射液 10μg/ml，20μg/ml，每次 10～20μg，肌内注射或静脉注射；舌下含片每片 20μg，40μg，每次 20～40μg，舌下含。

美沙酮（methadone，美散酮、阿米酮）

【作用特点】

本品为人工合成的镇痛药，亦是阿片受体激动剂。其作用特点是口服给药镇痛作用与吗啡相等或略强，反复用药有明显的镇静，呼吸抑制、缩瞳、镇咳等作用与吗啡相似，对平滑肌有兴奋作用，可致便秘，但比吗啡弱，本品耐受性和成瘾性产生较慢，且久用产生耐受性或成瘾均较吗啡轻。主要应用于手术后、晚期癌症或分娩止痛。目前国际上海洛因成瘾戒毒常选用本药，中国也推荐美沙酮为脱毒药，在海洛因成瘾者戒毒后服用美沙酮维持。本品口服吸收好，$t_{1/2}$为7.6h，服药后5～30min产生镇痛作用，能通过胎盘屏障，代谢产物主要经肾排出，部分经胆汁、粪便、汗腺排出。

【常用制剂和用法】

盐酸美沙酮口服成人每次5～10mg，1日3次，小儿0.7mg/（kg·d）分4～6次服。肌注或皮下注射：2.5～5mg，极量每次10mg，每日20mg。

曲马多（tramadol，曲马朵、奇曼丁）

【作用特点】

本品为阿片受体激动剂，抑制呼吸作用弱，剂量过大时可抑制呼吸，依赖性小，镇痛作用显著，镇咳作用为可待因的50%，不影响组胺释放。口服和注射吸收好，口服后10～20min起效，作用持续4～8h，$t_{1/2}$为6h，经肝代谢，由肾排泄。乙醇、催眠药、镇痛药、或精神药物急性中毒者及14岁以下儿童禁用。心脏病患者、孕妇、哺乳期妇女慎用。不良反应有眩晕、恶心、口干等，静注过快可致心悸、出汗。目前有成瘾报道。纳洛酮类只可部分对抗本药的作用。

【常用制剂和用法】

胶囊剂每粒0.05g，片剂（缓释片）每片0.1g，注射剂每支0.05g、0.1g，栓剂每粒0.1g。口服每次不超过0.1g，每日不超过0.4g。连续用药不超过48小时，累计用量不超过0.8g。肌注每次0.05g～0.1g，1日用量不超过0.4g。

第四节　阿片受体拮抗剂

纳洛酮（naloxone）

【作用特点】

化学结构与吗啡相似，纳洛酮与阿片受体的亲和力比吗啡和脑啡肽都强，但无内在活性。小剂量应用能迅速翻转阿片类药物的作用，解除呼吸抑制并使血压上升。对阿片类成瘾者应用纳洛酮后能立即出现戒断症状。

【常用制剂】

盐酸纳洛酮注射液0.4mg/ml，肌肉或静脉注射，每次0.4～0.8mg或0.01mg/kg，根据病情可重复给药。

烯丙吗啡（nalorphine）

【作用特点】

本药与阿片受体有较强亲和力，同时有弱的内在活性，属阿片受体部分激动剂，单独用有一定镇痛效应，不成瘾，但合用时有对抗阿片类或其他镇痛药的镇痛、呼吸抑制、欣快感等作用，并且也能使阿片类和其他镇痛药成瘾者出现戒断症状。因不良反较重如眩晕、嗜睡、出汗、精神症状等，本药仅用于阿片类和其他镇痛药中毒时作解救药用。

【常用制剂用法】

盐酸烯丙吗啡：5mg/ml，10mg/ml，每次5～10mg，肌内注射或静脉注射。

第五节 麻醉性镇痛药护理须知

1. 应严格按照麻醉品管理条例的规定保管和使用本类药物。
2. 每次给药间隔时间至少 4 小时，间隔太短易引起蓄积中毒或成瘾，反复用药更须注意掌握用药间隔时间。
3. 如需继续用本类药物时，必须有医师新开的处方。
4. 每次给药前，应测量呼吸次数，若给药后呼吸频率少于 12 次/分，应考虑给予辅助呼吸，并通知医生。
5. 静脉给药要注意慢速注入，以防产生血压骤降，呼吸抑制等不良反应。
6. 疼痛剧烈的患者，给药同时要尽量帮助患者转移其对疼痛的注意力，排除焦虑、减缓压力。
7. 用药过程密切观察患者依赖性和耐受性的发生，并注意观察早期中毒症状，例如呼吸抑制（10~12 次/分）、瞳孔缩小、嗜睡不醒等，出现这些症状应及时停药并报告医生。
8. 用药后要注意观察患者的出入量及膀胱膨胀情况，避免尿潴留，尤其对老年患者必要时可插入导尿管。
9. 用本类药后患者变换体位时要注意缓慢，防止发生体位性低血压易造成摔伤。
10. 若用药过程出现腹胀、便秘等副作用，应鼓励患者多食粗粮，多饮水，并可用些缓泻剂。

（肖顺贞）

第十四章

解热镇痛抗炎药

解热镇痛抗炎药是一类具有解热、镇痛,而且大多数还有抗炎、抗风湿作用的药物。它们化学结构虽不同,但药理作用,作用机制和用途等都有很多共性。故先将其共同作用介绍如下:

一、解热作用

解热镇痛药能使发热患者的体温下降或恢复正常,但对正常体温没有影响。本类药物能抑制前列腺素合成酶(环加氧酶),以减少前列腺素的生物合成,致使体温中枢兴奋性降低,同时伴有血管扩张和出汗,增加散热而发挥解热作用,解热镇痛药只能对症治疗。高热时消耗体力并有头痛、失眠等症状,特别是小儿高热易引起惊厥甚至昏迷,适当选用退热药是必要的。但热型常是诊断疾病的线索,如疟疾、结核、回归热等病的热型有益于诊断;同时发热本身也是机体的一种防御反应,可见白细胞升高,吞噬细胞功能增强,抗体增加等。因此注意不要滥用解热药,尤其对老年人,体弱者或血压低者用量宜减小,因用药后散热,多汗,易引起虚脱,对极度虚弱和血压低者,用药同时应注意补液和保温等措施。

二、镇痛作用

解热镇痛药的镇痛作用不同于吗啡类强镇痛药,它对创伤性剧痛和内脏绞痛无效,而对常见的慢性钝痛如头痛、牙痛、关节痛、神经痛、痛经等效果好。止痛作用中等度,约为可待因的1/10,久用不易成瘾,也不引起呼吸抑制,故临床广泛应用。本类药物镇痛作用部位主要在外周,即神经末梢的痛觉感受器,与药物抑制神经末梢部位前列腺素合成有关。

三、抗炎抗风湿作用

大多数解热镇痛药都有抗炎、抗风湿作用,即药物能使炎症的红、肿、热、痛反应减轻或消退,其抗炎作用亦是与抑制外周前列腺素合成有关。

第一节 药物分类

按化学结构的不同,可将解热镇痛药分为以下四类:
1. 水杨酸类 常用药有水杨酸钠和阿司匹林。
2. 苯胺类 对乙酰氨基酚(醋氨酚、扑热息痛),非那西丁。
3. 吡唑酮类 保泰松、氨基比林等。
4. 抗炎有机酸类 吲哚美辛、氯芬那酸、双氯芬酸、布洛芬、洛索洛芬和吡罗昔康等。

第二节 常用药物

阿司匹林（aspirin）

【药理作用和体内过程】

本药又名乙酰水杨酸（acetylsalicylic acid），它除了具有解热、镇痛和抗炎抗风湿作用外，还有抑制血小板聚集作用。口服后在胃和小肠上部吸收，其吸收速率和程度依赖于胃肠的 pH，2 小时后血药浓度达高峰，在吸收过程中能被存于胃肠黏膜、血浆、红细胞及肝中的酯酶迅速分解为水杨酸，并以盐的形式分布到全身各组织器官。也能渗入关节腔和脑脊液起作用，并能进入乳汁和胎盘。阿司匹林主要经肝代谢后由肾排出，也有部分原型由肾排出。排出量与尿 pH 有很大关系，尿呈碱性时可排出 85% 以上，而尿呈酸性时仅排出 5% 左右，因此酸性尿有利本药在肾小管内再吸收，而使血药浓度维持长久，增强疗效；而尿呈碱性时，增加药物的排泄，有利药物中毒的解救。水杨酸消除半衰期与用药剂量有关，小剂量时 $t_{1/2}$ 为 2~3 小时，大剂量时为 15~30 小时，在剂量用到每日 3g 以上时，易引起中毒症状如水杨酸反应。

【临床应用】

1. 解热、镇痛、抗炎、抗风湿　疗效迅速、作用较强，常配成复方应用，临床用于发烧、头痛、肌肉痛、神经痛、关节痛等治疗。也用于治疗风湿性关节炎及急性风湿热，成人剂量每日 3~5g 可明显改善症状。

2. 影响血栓形成　阿司匹林抑制血小板聚集作用与其抑制前列腺素合成酶作用有关，通过抑制环氧酶，使血栓素（TXA_2）的合成受到抑制，从而抑制血小板聚集，结果延长出血时间，引起凝血障碍。临床采用小剂量（每日 50mg）用于防止血栓形成。常选作预防手术后的血栓形成和心肌梗死发生。

【不良反应和药疗监护须知】

1. 胃肠道反应　最为常见，由于药物呈酸性，口服可直接刺激胃黏膜引起上腹部不适，表现为恶心、呕吐、食欲不振等，大剂量服用可引起消化道出血或溃疡形成，除药物刺激作用外，还可能与本药抑制前列腺素合成有关，近年来研究证明前列腺素对胃黏膜有保护作用，胃部的前列腺素合成减少，可引起胃酸分泌增加和局部血流量减少，故胃溃疡病患者禁用阿司匹林。临床选用肠溶片可减轻药物对胃的刺激作用，另外饭后服药及适当同服抗酸药都可减轻本药的胃肠道反应。

2. 凝血障碍　阿司匹林抑制血小板聚集，可延长出血时间，大剂量服药（每日 3g 以上）还能抑制凝血酶原的合成而导致出血倾向，此时可用维生素 K 防治，凡有严重肝病、血友病和维生素 K 缺乏症者，禁用阿司匹林，有出血倾向和近期脑出血史者也应禁用。为避免手术中出血过多，大手术前一周应停用本类药。长期大剂量应用阿司匹林者应密切观察有无淤斑或黏膜出血等出血情况。

3. 过敏反应　少数人对阿司匹林有过敏反应，可引起荨麻疹、血管神经性水肿、哮喘甚至过敏性休克。阿司匹林哮喘常在服药 20 分钟至 2 小时内发生，可用肾上腺素和抗组胺药物治疗，有哮喘病史者应禁用阿司匹林及其复方制剂。在应用阿司匹林等药前，应询问患者有无过敏史。

4. 水杨酸反应 应用大剂量阿司匹林，每日5g以上，特别是长期应用，易发生水杨酸盐中毒症状，称为水杨酸反应，表现为头痛、眩晕、恶心呕吐、耳鸣耳聋、听力下降、视力减退、甚至精神失常、酸碱平衡失调和出血等。严重中毒应立即停药和给予对症治疗，静脉滴入碳酸氢钠溶液以碱化尿液，可加速水杨酸盐自尿排泄。

5. 瑞夷综合征（Reye's syndrome） 对患病毒性感染伴有发热的青少年，服阿司匹林有发生瑞夷综合征的危险。此症虽少见，但可致死。表现开始有短期发热，随之可出现惊厥、频繁呕吐、颅内压增高与昏迷等，也可有一过性肝功能异常，可能与本类药抑制体内干扰素形成、机体抗病毒能力下降有关。故水痘、流感等病毒感染者慎用本药。

【常用制剂和用法】

阿司匹林片剂：每片0.3g，0.5g，一般用量每次0.3~0.6g，3次/日，饭后服。抗风湿用量宜加大，每日3g，分数次服，症状控制后逐步减量。

【药物相互作用】

1. 阿司匹林与血浆蛋白质的结合率并不高，但在体内经肝水解变成水杨酸盐后，与血浆蛋白质结合率能高达80%~90%，可与一些药物竞争和白蛋白的结合，产生相互作用（表14-1）。

表14-1 阿斯匹林与其他药物的相互作用

药物	与血浆蛋白结合率	相互作用产生的后果
水杨酸盐与	80%~90%	
① 双香豆素	99%	易引起出血
② 甲磺丁脲	88%	引起低血糖反应
③ 肾上腺皮质激素	90%	使激素作用增强，更易诱发溃疡病

2. 阿司匹林与甲氨蝶呤合用，可妨碍此药从肾小管排泄而使其毒性增大，并增加对消化道黏膜和肝肾损害。呋塞米可使水杨酸排泄减少，易蓄积发生水杨酸反应。

对乙酰氨基酚（paracetamol）

【作用特点】

本品又称扑热息痛或醋氨酚（acetaminophen），它是非那西丁（phenacetin）在体内的代谢产物，有解热镇痛作用，但无抗风湿作用。作用缓和持久，强度与阿司匹林相似，但对胃肠道刺激较小，不引起凝血障碍。口服易吸收，服后30~60分钟血药浓度达高峰，在肝内代谢，约80%与葡糖醛酸结合失活，17%转为羟基化代谢产物，最后经肾排出，用量过大时，其羟基化代谢产物能氧化血红蛋白，而形成高铁血红蛋白血症，使组织缺氧，发生发绀及溶血性贫血。长期使用对肝损害较重，可引起急性肝坏死，还可致肾损害，引起肾乳头坏死和间质性肾炎，血小板减少等，偶见过敏反应，如皮疹，严重者伴有药热及黏膜损害。长期服药可产生依赖性，需注意。

【常用制剂和用法】

醋氨酚片每片0.5g，每次0.5g，3次/日。解热镇痛药的复方配伍中常含有本药，应注意其不良反应的发生。

保泰松（phenylbutazone）和羟基保泰松（oxyphenbutazone）

【作用特点】

化学结构属吡唑酮类。本药解热作用不强，但消炎、抗风湿作用强，临床主要用以治疗风湿和类风湿病，口服迅速吸收，血浆蛋白质结合率为98%，作用维持较久，$t_{1/2}$约为72小时，药物经肝代谢由肾排出，代谢产物中的γ羟基保泰松无活性，但可促进尿酸排泄，能用于治疗痛风。保泰松毒性大，口服有刺激性，常见消化道反应，如上腹部不适、恶心呕吐、大剂量可诱发溃疡甚至溃疡出血，有溃疡病患者禁用。本药能促使肾小管对氯化钠及水的再吸收，久用可引起水钠潴留、组织水肿，故用药时应忌盐。高血压、心功能不全者禁用。偶见有皮疹、剥脱性皮炎、粒细胞减少和肝肾损害发生，故肝肾功能不良者禁用。羟基保泰松的作用、用途和不良反应与保泰松相似，但无促进尿酸排出的作用，胃肠道反应也较轻。

【常用制剂和用法】

保泰松片剂每片0.1g，每次0.1～0.2g，3次/日，等症状好转后改为1次/日。羟基保泰松片剂每片0.1g，用法同保泰松。

吲哚美辛（indomenthacin）

【作用特点】

又名消炎痛，属有机酸类，解热镇痛和抗风湿作用均比阿司匹林强。主要用于风湿性关节炎、类风湿病、关节强直性脊椎炎、骨关节炎等症，也可用于急性痛风。由于其不良反应多见，故不作首选药用。常见不良反应有恶心、呕吐、食欲减退、腹痛腹泻，诱发和加重溃疡病症状；中枢反应可见头痛、眩晕、精神失常等。偶见有造血功能抑制、肝损害及过敏反应如皮疹、哮喘等，与阿司匹林有交叉过敏现象，饭后服药可减少一些不良反应。对患有消化道溃疡、肝病、癫痫、精神失常的病人及孕妇、儿童禁用本品。

【常用制剂】

消炎痛胶囊每片25mg，2～3次/日，每次25mg，应从小剂量开始，每周可增加25mg达到每日总量100～150mg。

布洛芬（ibuprofen brufen）

【作用特点】

又名异丁苯丙酸，有解热、镇痛、抗风湿作用，临床主要用于抗风湿治疗，药效并不比阿司匹林强，由于不良反应较少，临床常选用治疗风湿和类风湿关节炎。常见不良反应有轻度消化不良、氨基转移酶升高、皮疹、头痛，偶见溃疡病加重等。

【常用制剂和用法】

布洛芬片每片0.2g，3次/日，1～2片/次，进餐中间服药可减少不良反应。

氯芬那酸（clofenamic acid，氯灭酸）

【作用特点】

又名抗风湿灵，作用比阿司匹林强，不宜长期服用，因偶可见骨髓抑制反应。若连续用药以一周为宜。主要用于风湿和类风湿关节炎，不良反应常见头痛、头晕及胃肠道反应等。

双氯芬酸（diclofenac，扶他林）

【作用特点】

本品为非甾体强效抗炎镇痛药，镇痛、消炎和解热作用都比阿司匹林、吲哚美辛强，用药剂量个体差异小。妊娠初期3个月、哮喘发作、荨麻疹、过敏性鼻炎、严重的消化道溃疡病变者禁用。不良反应为胃肠道紊乱、头晕、头痛、皮疹等。主要用于类风湿关节炎、癌症、术后疼痛、各种原因引起的发热。本品口服吸收迅速，与食物同服会延缓吸收速度，服药4h在关节滑液中的药物浓度水平高于当时血清水平，并可维持12h。生物利用度为60%。

【常用制剂和用法】

氯灭酸片剂，每片0.2g，3次/日，1～2片/次。

双氯芬酸（扶他林）片剂每片25mg，栓剂每粒50mg，乳胶剂（扶他林乳胶）1%（20g）。片剂口服每次25mg，每日3次，栓剂每次50mg，每日3次，外涂乳胶剂每日3次涂患处。

吡罗昔康（piroxicam，炎痛喜康）

【作用特点】

本品属苯噻嗪类，对风湿性关节炎有疗效，镇痛作用显著，口服易吸收，在体内半衰期长，每日服药一次即可，不良反应较少。

【常用制剂】炎痛喜康片（糖衣片）：每片10mg，20mg。每次10～20mg，口服。

洛索洛芬（loxoprofen，环氧洛芬、乐松）

【作用特点】

本品为苯丙酸类非甾体消炎镇痛药，吸收入体内后转变为有活性的化合物发挥作用，作用与布洛芬相似。

【常用制剂】片剂每片60mg，口服成人每次60mg，每日3次。

塞来昔布（celecoxib，西乐葆）

【作用特点】

本品为新一代非甾体抗炎镇痛药，具有镇痛、抗炎和解热作用。对消化道黏膜刺激性小，因此胃肠道不良反应少，患者偶见有头痛、恶心等反应。主要用于急性和慢性骨关节炎、类风湿关节炎。对磺胺类药物过敏者禁用。孕妇、哺乳期妇女慎用。本药空腹给药吸收良好，生物利用度为99%，$t_{1/2}$为8～12h，在肝内代谢，由肾排出。

【制剂和用法】

胶囊剂：每粒0.1g，0.2g。口服每次0.1～0.2g，每日1～2次。

第三节 解热镇痛药的复方配伍

美息伪麻（compound pseudoephedrine，白加黑、尼克、泰康欣）

【作用特点】

本品为复方制剂，分白天服用的白色片和夜晚服用的黑色片两种。白色片每片含对乙酰氨基酚0.325g，盐酸伪麻黄碱30mg，氢溴酸右美沙芬15mg。它具有解热、镇痛、减轻鼻塞症状和止咳作用。黑色片（夜片）是在白色片内加添盐酸苯海拉明25mg，增加抗过敏和镇静作用。本药主要用于减轻感冒引起发烧、头痛、全身酸痛、鼻塞、咳嗽等症状。对本品所含任何一种成分有过敏者禁用。

【制剂和用法】

口服：成人及12岁以上儿童白天服用白色片，每日2次，每次1~2片。晚上（睡前）服黑色片，每日1次，每次1~2片。

在解热镇痛药的诸多复方中，还有的含有非那西丁，久用可致肾乳头坏死，还可能引起肾盂癌；此外有些复方含有氨基比林，久服可出现粒细胞缺乏。因此对复方要进行分析应用。常用解热镇痛药复方成分见（表14-2）。

表14-2 常见复方解热镇痛药成分

名称	成分与含量（g/片）								用法
	乙酰水杨酸	非那西丁	氨基比林	安替比林	咖啡因	苯巴比妥	巴比妥	扑尔敏	
复方阿司匹林片（APC）	0.2268	0.162			0.035				1~2片/次，3次/日
复方扑尔敏片	0.2268	0.162			0.0324			0.002	1~2片/次，3次/日
氨啡咖片		0.15	0.1		0.03				1~2片/次，3次/日
去痛片		0.15	0.15		0.05	0.015			1~2片/次，3次/日
安痛定注射液			0.1（2ml）	0.04（2ml）			0.18（2ml）		每次2ml皮下或肌注

（肖顺贞）

第十五章

中枢兴奋药

第一节 概 述

凡能提高中枢神经系统功能活动的药物统称中枢兴奋药。在中枢神经系统处于抑制状态时,这类药物的作用就更为显著。临床常用以治疗呼吸衰竭,使呼吸中枢兴奋,故又称之为呼吸兴奋药。本类药物对血管运动中枢也有不同程度的兴奋作用,改善循环,但其升压作用并不强。虽然中枢兴奋药对整个中枢神经系统都有兴奋作用,但由于剂量大小和作用部位不同(图15-1),其作用强弱和选择性也有所不同,根据药物作用部位可将本类药物分为四类:

1. 大脑兴奋药或称精神兴奋药 药物作用主要表现提高大脑皮质的兴奋性,如咖啡因类。
2. 脑干兴奋药 主要对延脑、中脑部位有选择性兴奋作用,特点是兴奋延脑呼吸中枢和血管运动中枢,如尼可刹米(可拉明)、二甲弗林(回苏灵)、戊四氮等。
3. 脊髓兴奋药 其特点是能选择性兴奋脊髓部位,提高脊髓反射功能,大剂量可引起强直性痉挛。常应用于治疗轻瘫,神经麻痹等症,如士的宁(马钱子碱)等。
4. 反射性延脑兴奋药 如洛贝林(山梗菜碱),它通过作用于颈动脉体和主动脉弓的化学感受器,反射性引起延髓呼吸中枢兴奋。

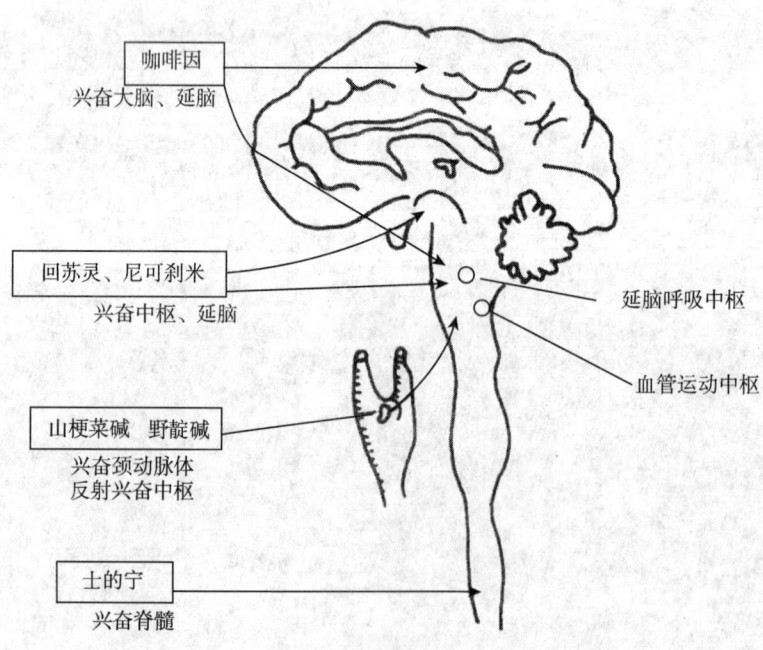

图15-1 常用中枢兴奋药的主要作用部位

上述各类药物随着剂量增大而中枢兴奋作用增强，兴奋范围也随之扩大，过量时可引起中枢神经系统各部位广泛兴奋而导致惊厥。在临床急救中常需反复给药时，应注意控制给药的间隔时间和用量，对昏迷患者，药物达到改善呼吸循环即可停用，让患者慢慢自然苏醒，而不要靠中枢兴奋药来达到使患者苏醒的程度，因为这样易造成用药过量引起惊厥的危险。

第二节　常用药物

咖啡因（caffeine）

咖啡因是咖啡豆、可可豆和茶叶中含有的主要生物碱，茶叶中还含有茶碱，化学结构均属黄嘌呤类，茶碱与咖啡因化学结构相似，水溶性低，因而用其复合物如苯甲酸钠咖啡因和氨茶碱制剂，使溶解度提高，可制成注射液供临床使用。

【药理作用和作用机制】

咖啡因类药物对许多器官系统都有相似的药理作用，只是强弱不同，如表 15-1 所示。

表 15-1　咖啡因类药物作用比较

药物	中枢兴奋	心脏兴奋	平滑肌松弛	利尿作用	骨骼肌兴奋
咖啡因	+++	+	+	+	+++
茶碱	++	+++	+++	+++	++
可可碱	+	++	++	++	

由表 15-1 中可见咖啡因的中枢兴奋作用最强，茶碱次之，咖啡因对中枢产生兴奋作用的顺序是皮质先兴奋，其次延髓，在大剂量时可兴奋中枢其他部位及脊髓，甚至引起惊厥。小剂量咖啡因 50～200mg（相当 1～2 杯咖啡或茶水）就能兴奋大脑皮质，使思维活跃、消除瞌睡、减少疲劳、提高精神、促进工作效率。较大剂量（超过 250mg）时咖啡因也可直接兴奋延脑呼吸中枢，使呼吸中枢对 CO_2 的敏感性增加，呼吸加快加深，换气量增加，血液中 CO_2 分压下降，同时使血管运动中枢兴奋，血压上升。咖啡因对心脏的直接兴奋作用及血管扩张等外周作用，与其兴奋延脑迷走神经中枢而产生心率减慢和血管运动中枢兴奋血压上升的作用相对抗，在中枢和外周的双重作用下，常以外周作用占优势，所以治疗量时咖啡因作用可表现为心收缩力加强、心输出量增加、心率呈减慢、稍快或不变，血管扩张，结果对血压影响不大或稍有上升。此外咖啡因可直接兴奋骨骼肌，增加收缩力，减少疲劳，其他还有利尿、增加基础代谢率和促进新陈代谢等效应。咖啡因类药物的作用机制归纳有两方面，一是通过抑制细胞内磷酸二酯酶的活性，从而提高细胞内 cAMP 的含量，产生一系列效应；另一是咖啡因提高了肌细胞内钙离子浓度。咖啡因进入肌细胞后可降低细胞膜或肌质与钙离子的结合，并促使钙离子由肌浆网释放出来，使细胞内游离钙离子的浓度大增，从而提高心肌和骨骼肌的收缩力。大剂量咖啡因与单胺氧化酶抑制剂合用可引起高血压危象。

【临床应用】

1. 提神　咖啡因兴奋皮层，饮后可使精神振奋，消除睡意，促进工作效率。

2. 对抗中枢抑制状态　如在严重传染病、镇静催眠药过量等引起昏睡、呼吸和循环抑制时，可肌注苯甲酸钠咖啡因解救。

3. 治疗头痛　咖啡因与麦角胺配伍可治疗偏头痛，与解热镇痛药组成复方，治疗一般头痛效好。

4. 茶碱的外周作用较强，常用于哮喘和慢性阻塞性肺疾患，也用于急性左心力衰竭（心衰）肺水肿的辅助治疗。

【体内过程】

咖啡因不论口服、注射或直肠给药，均迅速吸收，但吸收不规则，吸收率取决于剂量和给药途径。口服 1～2 小时后血浓度可达高峰。咖啡因 $t_{1/2}$ 为 3.5 小时，与血浆蛋白质的结合率低（咖啡因约 17%，茶碱 20%）。本药脂溶性高，易通过血脑屏障，也可通过胎盘进入胎儿体循环。在肝内被迅速代谢，代谢产物甲基尿酸和甲基黄嘌呤经肾排出，约 10% 以原型由尿排出。

【不良反应和药疗监护须知】

咖啡因毒性较低，不良反应少见，但用量超过 1g 则会出现急躁、不安、神经过敏、震颤、失眠、心动过速和头痛等症状。中毒剂量可兴奋脊髓，引起惊厥。口服对胃有刺激性，可使胃液分泌增加，并有恶心、呕吐等副作用，大剂量能造成消化性溃疡，有溃疡史者应少饮含咖啡因的饮料，以免刺激胃酸分泌。须注意咖啡因久用后能产生精神依赖，停药后会出现兴奋和头痛等症状。

【常用制剂和用法】

苯甲酸钠咖啡因注射剂 0.25g/ml，0.5g/ml，每次 0.25～0.5g，皮下注射，肌注或静脉缓慢注射，以肌注常用。极量每次 0.8g，3g/d；口服对胃肠道有刺激性，引起恶心呕吐等不良反应，常与其他药物配伍成复方制剂，如 APC 片、索密痛片均含有咖啡因成分。本品不易溶于水，与苯甲酸钠制成复盐易溶于水，并促进吸收。

哌醋甲酯（methylphenidate，利他林 ritalin）

【作用特点】

本品为人工合成，属氮杂环乙烷衍生物，化学结构与苯丙胺相似。哌醋甲酯属一类轻度精神兴奋药。对中枢兴奋作用比咖啡因略强，大剂量时也会引起惊厥。本类药主要用于治疗小儿多动症，疗效优于苯丙胺，为治疗此病的最佳药物之一。哌醋甲酯也用来提高抑郁患者的情绪，也可治疗困倦、嗜睡和小儿遗尿症等，因它能使皮质处于活跃状态，故易被尿意唤醒。哌醋甲酯和洛贝林、二甲弗林联用，称为呼吸三联针，应用于治疗各种原因引起的中枢性呼吸衰竭。

【不良反应和药疗监护须知】

哌醋甲酯主要不良反应为食欲不振、精神抑郁或焦虑、失眠、心悸、口干等。大剂量可引起血压明显上升，心率加快、头痛、共济失调，甚至惊厥。长期用药可引起精神依赖和成瘾，需注意预防，高血压患者禁用。

【常用制剂和用法】

哌醋甲酯每片 5mg、10mg、20mg。成人口服用量每次 10mg，2～3 次/日，肌注或皮下注射每次 10mg，1～3 次/日。小儿多动症治疗量开始每日 0.25mg/kg，以后每周增一倍剂量，若无明显不良反应可增至每日 2mg/kg，在早、中餐时服药，避免晚饭服药引起失眠。

甲氯芬酯（meclofenoxate，氯酯醒）

【作用特点】

又称遗尿丁，为人工合成药，易溶于水，本药能兴奋大脑皮质、改善脑功能，促进脑细胞代谢、增加对碳水化合物的利用。据报道氯酯醒对动物的神经细胞及心肌细胞中的脂褐质有消除作用，可抗老延年，减慢衰老速度，对老年记忆力丧失有疗效，临床常用于脑外伤昏迷、老年性痴呆、乙醇中毒、新生儿窒息、儿童精神迟钝和遗尿症等疾病的治疗。

【常用制剂和用法】

氯酯醒片剂每片 0.1g，每次 0.1～0.2g，3 次/日；粉针剂每支 0.25g，临用时用缓冲液配成 5%～10% 溶液，肌注每支 0.25g，必要时可每隔 2 小时用药一次。

尼可刹米（nikethamide）

【作用特点】

又名可拉明（coramine），为人工合成品，本药主要通过直接兴奋延髓呼吸中枢，也可通过刺激颈动脉体和主动脉弓的化学感受器，反射性地兴奋呼吸中枢，使呼吸加快加深，并能提高呼吸中枢对 CO_2 的敏感性，在呼吸中枢处于抑制状态，作用更为明显，是目前临床常用的呼吸兴奋药。它对血管运动中枢也有一定兴奋作用，对大脑和脊髓的兴奋性较弱。尼可刹米作用时间短暂，一次静脉给药只能维持 5～10 分钟，故需反复给药以维持疗效。本药毒性小，较安全，但剂量过大也可引起血压升高、心悸、心律失常、肌颤甚至惊厥发生，可及时静注安定解救。本品可用于各种原因引起的呼吸抑制，对肺心病引起的呼吸衰竭疗效较好，但对巴比妥类中毒所致呼吸抑制疗效较差。

【常用制剂和用法】

尼可刹米注射 0.25g/ml，0.375g/1.5ml，0.5g/2ml；每次 0.25～0.5g，皮下、肌内注射或静脉注射给药，必要时间隔 1～2 小时后重复给药，极量每次 1.25g，与其他中枢兴奋药交替使用为宜。

二甲弗林（dimefline，回苏灵）

【作用特点】

本药对呼吸中枢有较强的直接兴奋作用，比尼可刹米强约 100 倍，作用迅速，能明显改善呼吸状态，增加肺换气量和降低动脉 CO_2 分压。常用于严重感染和各种中枢抑制药中毒所致的呼吸抑制，但维持时间短，过量较易引起肌肉抽搐或惊厥，小儿更易发生，须加注意。有惊厥史者慎用，孕妇禁用。

【常用制剂和用法】

回苏灵注射剂 8mg/2ml，肌注每次 8mg，静注或静滴每次 8～16mg，用 5% 葡萄糖溶液或生理盐水稀释后缓慢静脉推入。同时应严密观察患者反应。

洛贝林（lobeline，山梗菜碱）

【作用特点】

本品是北美山梗菜中所含的主要生物碱，它对呼吸中枢无直接兴奋作用，而是通过刺激颈动脉体和主动脉体的化学感受器反射性地兴奋呼吸中枢，同时也能兴奋迷走神经和血管运动中枢。作用快而弱，维持时间短，一次给药可维持 0.5h，由于安全范围大，故较少引起惊厥。临床常用于新生儿窒息或 CO 中毒，也常用于小儿感染所致呼吸衰竭，但也有报道对本药疗效持可疑者。不良反应主要表现在用量较大时，因兴奋迷走神经中枢而致恶心、呕吐、心动过缓、传导阻滞。更大剂量可因兴奋交感神经而致肾上腺素能神经递质大量释放，引起心动过速，严重时也可引起惊厥。

【常用制剂和用法】

洛贝林注射剂 3mg/ml，5mg/ml，10mg/ml，每次 3～10mg，皮下或肌注，必要时每隔 0.5 小时可重复一次，静注每次 3mg，极量每次 20mg。

（肖顺贞）

第十六章

治疗慢性心功能不全的药物

慢性心力衰竭是在心脏有适当的回心血量的情况下心输出量的相对或绝对不足引起的一系列临床综合征。目前治疗慢性心力衰竭的药物主要包括强心苷和非苷类强心药、血管扩张剂、肾素-血管紧张素-醛固酮系统抑制剂、利尿剂、β受体阻滞剂。

第一节 强 心 药

一、强心苷类

目前临床应用的口服强心药主要为地高辛，静脉制剂主要是西地兰。此类药物通过抑制心肌细胞膜上 Na^+-K^+-ATP 酶发挥作用。研究发现地高辛用于治疗非心房颤动的心力衰竭患者，不能提高患者的生存率，但可以减轻症状，减少住院率，改善生活质量。目前此类药物不作为心力衰竭治疗的首选药物。药物中毒是这类药物治疗心力衰竭时的主要不良反应。

地高辛（digoxin）

【药理作用和作用机制】

本品是由毛花洋地黄提纯制得的中效强心苷。选择性的直接抑制 Na^+-K^+-ATP 酶，增加兴奋时心肌细胞内 Ca^{2+} 含量。作用于心肌，增强心肌收缩力、改善泵功能、减慢心率、抑制心脏传导系统。可增加心排血量，改善肺循环和体循环淤血。

【临床应用】

用于各种原因引起急性和慢性充血性心力衰竭、阵发性室上性心动过速和心房颤动、心房扑动的治疗。

【体内过程】

口服吸收不完全，且个体差异大。肾排泄，排泄较快，而蓄积性较小，生物利用度75%～88%。

【不良反应及禁忌证】

1. 胃肠道症状　厌食、恶心、呕吐（中枢性，刺激延髓中枢）、腹泻。
2. 神经系统症状　眩晕、头痛、失眠、谵妄、黄绿视等。
3. 心脏毒性　过量时出现各种心律失常，是最严重的毒性反应。包括对窦房结的抑制，出现窦性停搏，窦房传导阻滞；对房室传导系统的抑制，出现不同程度的房室传导延长；各种异位心律失常，以室性期前收缩最多见，严重者可出现室速和室颤。
4. 静脉应用钙剂能增加本药毒性，用药期间禁与钙制剂合用。
5. 低血钾、传导阻滞、心动过缓、室性心动过速、肥厚型梗阻性心肌病患者禁用。

【药疗监护须知】

1．本品安全范围小，开始治疗时应仔细了解患者的症状、体征、血电解质、肝肾功能、心电图表现、体重、心率和节律（应数满1分钟的脉率和心率）。必要时应监测血药浓度。

2．密切观察中毒的早期症状 如出现疲倦、恶心、呕吐、视觉障碍、心前区疼痛、心悸等。当心室率突然由慢增至120次/分以上，或低于60次/分或出现心律失常应立即告知医生并停药。注意对于儿童，房性心律失常是较可靠的中毒征兆，而恶心、呕吐及神经系统和视觉障碍的中毒症状少见。

3．警惕低钾的各种征状 如嗜睡、感觉异常、肌无力、反射减弱、直立性低血压、厌食等。对合用排钾利尿药的患者尤需注意，必要时，可考虑口服氯化钾或增加高钾食物如橙汁、香蕉等摄入。

4．严格按处方给药，且应在每日同一时间给药，鼓励患者进行自我监测，并告知患者不可因忘服而自行加倍补服，因两次给药间隔太近，易产生蓄积中毒。不可突然停药。

5．一旦确认中毒应立即停药，必要时加用氯化钾、苯妥英钠，对心动过缓者加用阿托品以纠正心律失常。肾功能不全者要慎用本药。

【常用制剂和用法】

片剂：每片0.25mg。针剂：每支0.5mg（2ml）。

口服：成人全效量0.75～1.5mg/d，分2～3次口服；维持量0.125～0.25mg/d，分1～2次口服。部分患者每日只需0.0625～0.125mg。小儿全效量，2岁以下每日0.06～0.08mg/kg；2岁以上 每日0.04～0.06mg/kg，分1～2次口服。维持量为全量的1/4。

静脉：每次0.25～0.5mg加入10%或25%葡萄糖液20～40ml稀释缓慢静注，极量每次1mg。

甲地高辛（metildigoxin）

【作用特点】

本品为地高辛的甲基衍生物，强心作用比地高辛强。口服吸收好，吸收率达91%～95%。10～20分钟起效，30分钟达最高血药浓度，以原型和代谢产物从肾排泄，作用时间完全消失为6天。临床用于急性和慢性充血性心力衰竭及快速型室上性心律失常患者。一般无明显不良反应，个别有恶心、呕吐、头昏等。

【常用制剂和用法】

片剂：每片0.1mg。针剂：每支0.2mg（2ml）。

口服：每次0.2mg，每日2次；2～3天后改维持量，每次0.1mg，每日2～3次。

静脉：用0.2～0.3mg溶于20ml液体中缓慢静注，药量可根据病情调整。

毛花苷丙（lanatoside）

又称：西地兰（Cedilanid）。

【作用特点】

由毛花洋地黄中提出的一种速效强心苷，作用较洋地黄、地高辛快，但比毒毛花苷K稍慢。本品从胃肠道吸收不如洋地黄毒苷，吸收不规则，很少口服。静脉给药，5～30分钟见效，维持2～4天。90%～100%原型从肾排出，排泄较快，蓄积性较少。常见不良反应与地高辛相似，可有恶心、呕吐、食欲不振、腹泻；头痛、黄视；心动过缓、房室传导阻滞及早搏。心肌梗死者禁用。

【常用制剂和用法】

针剂：0.4mg（2ml）。

静注：成人首次剂量 0.4～0.6mg，维持量每次 0.2～0.4mg，加 5%～10% 葡萄糖 20ml 稀释后缓慢静注。小儿静注：2 岁以下 0.04～0.06mg/kg，2 岁以上 0.02～0.04mg/kg，见效后改为口服地高辛维持量。

去乙酰毛花苷（deslanoside）

又称：西地兰 D（Cedilanid d）。

【药理作用和作用机制】

为毛花苷丙的脱乙酰基衍生物，其药理性质与毛花苷丙相同，但作用迅速且比较稳定。静脉注射 5～30 分钟起效，1～2 小时达最大效应。3～6 日作用完全消失。心肌梗死者禁用，肾功能不全者慎用。治疗期间注意监护心脏节律的变化。

【常用制剂和用法】

针剂：每支 0.2mg（1ml），0.4mg（2ml）。

静脉：成人首次剂量 0.4～0.6mg，维持量每次 0.2～0.4mg，加 5%～10% 葡萄糖液 20ml 稀释缓慢静注。小儿每日量，2 岁以下 0.04～0.06mg/kg，2 岁以上 0.02～0.04mg/kg，见效后改为口服地高辛维持量。

毒毛花苷 K（strophanthin k）

【药理作用和作用机制】

作用较去乙酰毛花苷、地高辛快，心力衰竭纠正后改为口服强心药物。本品口服不易吸收，原型由肾排出。排泄亦快，蓄积作用小。静脉 5～15 分钟起效，1～2 小时达峰，作用维持 1～4 天。近 1～2 周应用过强心苷的患者不宜采用，以免发生急性中毒反应。药疗监护内容同洋地黄。

【常用制剂和用法】

针剂：每支 0.25mg（2ml）。静脉：首次剂量 0.125～0.25mg 加 5%～10% 葡萄糖液 20～40ml 稀释缓慢静注（10～15min），根据病情可调整剂量。每日总量 0.25～0.5mg，小儿每次静注 0.007～0.01mg/kg。

二、非苷类正性肌力药

主要包括磷酸二酯酶抑制剂（双吡啶类衍生物和咪唑类衍生物）、钙增敏剂和拟交感类药物。在 20 世纪 70 年代，曾经对这些药物抱有很大希望，但其后的临床试验表明，长期口服这些药物反而增加患者的病死率，主要与这些药物对神经体液的激活作用有关。因此这些药物的口服制剂已经被淘汰，只有静脉制剂仍沿用于临床，用于短期静脉给药治疗难治性心力衰竭。

（一）磷酸二酯酶抑制剂

目前国内应用于临床的仅有氨力农和米力农。通过抑制心肌和血管平滑肌内的磷酸二脂酶，使组织中的 cAMP 水平升高，增加心肌细胞对钙的摄取、增强血管平滑肌细胞钠 Na^+-K^+-ATP 酶的活性而分别发挥其正性肌力作用和对外周血管的扩张作用。两种药物具有相同的药理作用，而米力农的作用强度约为氨力农的 10～15 倍。

氨力农（amrinone）

【药理作用和作用机制】

本品是一种新型的非强心苷、非儿茶酚胺类的正性肌力药物。主要是通过抑制磷酸二酯酶使心肌和平滑肌细胞内 cAMP 的浓度增加，心肌摄取 Ca^{2+} 增多。兼有增强心肌收缩力和直接扩张血管作用，能降低心脏前、后负荷和左心室充盈压，增加心排血量，左心室舒张末压，增加心脏指数，使肺楔压、肺动脉压、左房压、体循环血管阻力降低。

【临床应用】

用于各种急、慢性心力衰竭短期治疗。

【体内过程】

静脉给药后大部分经肝代谢，代谢产物和原药经肾排泄。正常人半衰期为 3～6 小时，心力衰竭（心衰）患者有所延长。

【不良反应及禁忌证】

1．个别患者有轻微食欲减低，胃肠道障碍，肝功能异常等。

2．长期用药可有血小板减少，减少药量或停药后可恢复正常。

3．急性心肌梗死、孕妇、哺乳期妇女及婴、幼儿慎用；主动脉、肺动脉瓣膜疾病的患者禁用。

【药疗监护须知】

1．血压　由于本品有血管扩张作用，用量太大易引起低血压，应注意血压的监测。

2．心率和心律　本品可导致室上性和室性心律失常。对心房扑动和颤动的患者需先用洋地黄控制心室率，预防房室传导加速引起的心室率增快。患者合并低血钾时更易出现心律失常，需要注意监护。

3．定期监测血常规。

【常用制剂和用法】

片剂：每片 100mg。针剂：每支 50mg（2ml），100mg（2ml）。

口服：每次 100～200mg，每日 3 次，每日最大量 600mg。静脉：每次 0.5～3mg/kg，静滴速度为 6～10μg/（kg·min），每日最大量 10mg/kg。

米力农（milrinone）

【作用特点】

是氨力农的第二代产品，作用较氨力农强 20～30 倍。与氨力农有相似的作用和血液动力学效应，口服给药无严重不良反应，过量时可有低血压，心动过速。药物过敏者慎用。心肌梗死急性期禁用。肾功能不全者宜减量。

【常用制剂和用法】

片剂：每片 2.5mg，5mg。针剂：每支 10mg（10ml）。

口服：每次 2.5～7.5mg，每日 3～4 次，或 4～6 小时 1 次。

静脉：负荷量：25～50μg/kg，维持每分钟 0.25～1μg/kg，全天总量不超过 1.13mg/kg。

（二）钙增敏剂

左西孟旦（levosimendan）

【药理作用和作用机制】

具有扩血管和正性肌力作用。通过与肌钙蛋白 C 结合增加收缩蛋白对细胞内钙离子的敏感性。促进 ATP 敏感的钾通道的开放，有扩张冠状动脉和外周血管的作用。可增加心肌收缩力，降低前后负荷不增加总耗氧量。

【临床应用】

心力衰竭，心肌缺血后心肌顿抑及围术期心功能不全的治疗。

【不良反应】

1. 不良反应较少，偶见由于血管扩张引起的反射性心率加快，心率加快呈剂量依赖性，血管扩张后还可引起头痛、眩晕、恶心等。

2. 大剂量可引起 QT 间期延长，有效不应期缩短，兴奋增加，传导加快，增加心律失常的发生率，且呈剂量依赖性。

【药疗监护须知】

用药期间注意监测血压及心率。

【常用制剂和用法】

针剂：12.5mg（5ml），25mg（10ml）。静脉：0.1～0.2ug/min。

（三）β 受体激动剂

多巴酚丁胺（dobutamine）

【药理作用和作用机制】

本品为 β 受体激动剂，主要兴奋 $β_1$ 受体，有轻微的 α 和 $β_2$ 受体激动作用。有正性肌力作用。能激活腺苷环化酶，使 ATP 转化为 cAMP，促进钙离子进入心肌细胞，从而增强心肌收缩力，增加心排血量，降低肺毛细血管楔压，因不刺激内源性去甲肾上腺素的释放，故使缺血区冠状动脉的血流量增加。心率加快的作用较弱。

【临床应用】

用于器质性心脏病所致心肌收缩力下降引起的心力衰竭。心肌梗死、扩张性心肌病、心衰或心脏外科手术时低排血量休克患者有较好疗效。

【体内过程】

口服无效，静脉注射后半衰期 2～4 分钟。

【不良反应及禁忌证】

1. 个别患者可有面部潮红、多汗、发热、头痛、胸痛、气短等。

2. 大剂量可引起窦性心率加快，血压升高。

3. 给药速度过快可出现心律失常，常见室性异位心律失常。急性心肌梗死合并心房颤动患者慎用。

4. 血容量不足患者应补充血容量后再用。

5. 肥厚型心肌病者禁用。

【药疗监护须知】

1. 用药期间严密观察血压、心率、心电图的变化。如遇血压、心率增加，减量或停药后症状即可消失。

2．随着用药时间的延长，多巴酚丁胺的作用逐渐减弱，一般持续用药不超过3天，最多不超过一周。

【常用制剂和用法】

针剂：每支20mg，250mg（5ml）。

静脉：一般用量每分钟2.5～10μg/kg。250mg本品，加入5%～10%葡萄糖液或生理盐水100～250ml静滴。如用在抗休克升压时，剂量为每分钟10μg/kg以上。

第二节 血管扩张剂

直接血管扩张剂通过扩张动、静脉，降低心脏前、后负荷而发挥抗心力衰竭作用，为治疗急性左心功能不全的有效药物。主要不良反应为低血压，特别是在快速大量静脉应用时。

硝普钠（sodium nitroprusside）

【药理作用和作用机制】

本品直接作用于血管内皮细胞，释放NO及激活环鸟苷酸，增加细胞内cGMP水平舒张血管。为一种强有力的血管扩张剂，作用于动、静脉，使血压下降，减轻心脏前后负荷，降低心肌耗氧量，心功能恢复。

【临床应用】

临床用于其他降压药无效的高血压危象，高血压脑病，高血压合并急性心肌梗死或冠状动脉供血不足患者，使心肌缺血减轻和心绞痛缓解。因能降低左心前后负荷，增加心排血量，对高血压伴有心力衰竭患者亦适宜。

【体内过程】

肝内分解为不稳定的代谢产物。血浆半衰期仅几分钟。代谢产物硫氰酸盐经肾排出。

【不良反应及禁忌证】

1．常见不良反应 低血压、恶心、呕吐、出汗、心悸等。低血压常因观察不严密、或输注速度不恒定所致。采用注射泵给药，并在调整剂量阶段密切观察血压变化，可以大大减少低血压的发生。硝普钠的半衰期很短，出现低血压后如能及时发现，立即停止静脉注射，症状可以在3～5分钟内迅速缓解，不会造成严重后果。

2．硫氰酸盐中毒 硝普钠所含的亚铁离子与红细胞内的巯基化合物迅速结合成氰化物，在血液中停留时间很短，在肝内迅速代谢成硫氰酸盐，血浆硫氰酸盐浓度大于50～100μg/ml，出现中毒现象，大于200μg/ml可致命。硫氰酸盐中毒多见于老人、肾功能不全或长期（超过3天）较大剂量给药时。

3．其他症状包括厌食、皮疹、定向障碍、甲状腺功能抑制等。

【药疗监护须知】

1．用药期间应严密监测血压、心率，以免产生严重不良反应。

2．在静脉滴注过程中应避光，开始小剂量，后逐渐递增剂量，停药时应逐渐减量，并加服血管扩张剂，以免出现"反跳"现象。

3．肝肾功能不全者要慎用，以防硫氰化物蓄积。有条件可监测血硫氰酸盐浓度。

【常用制剂和用法】

粉针剂：每支 50mg。静脉：用 5% 葡萄糖液 3～5ml 溶解后加入 5% 葡萄糖液 500ml 静滴，从小剂量每分钟（1.25μg/kg）开始，最大剂量不宜超过 300μg/kg，根据疾病的特点和病情轻重不同选用不同剂量，但用药不宜超过 72 小时。

硝酸甘油（nitroglycerin）

【作用特点】

本品可直接扩张血管作用。与细胞内的巯基相结合形成 NO 及激活鸟苷酸环化酶，增加细胞内 cGMP 水平，使平滑肌松弛，舒张血管。主要作用是扩张冠状动脉，增加心肌供血量；扩张静脉，舒张容量血管，减轻心脏前负荷，使心脏容积缩小，张力下降。大剂量时可舒张小动脉同时减轻后负荷，从而使心肌耗氧量降低，缓解心绞痛。另外，本品还可扩张肺血管，降低肺血管阻力，改善肺通气，可用于急性呼吸衰竭，肺动脉高压的患者。临床主要用于防治心绞痛，包括稳定型、变异型及不稳定型心绞痛。此外，可用于充血性心力衰竭及手术期间控制性低血压。不良反应、禁忌证及药疗监护须知参见本书第十八章治疗心绞痛药物。

【常用制剂和用法】

参见本书第十八章治疗心绞痛药物。

乌拉地尔（urapidil）

又称：优匹敌。

【药理作用和作用机制】

具有外周和中枢双重降压作用。外周主要通过阻滞突触后 $α_1$ 受体，降低外周血管阻力。中枢通过激动 5-羟色胺 1A（5-HT_{1A}）受体，降低中枢的交感反馈调节而起降压作用。同时抑制反射性心跳加速。本药还可舒张小动脉，降低外周阻力，减轻心脏后负荷和平均肺动脉压，改善心排血量，降低肾血管阻力，增加肾血流量，对心率无明显影响。不引起水钠潴留，不干扰糖脂代谢。

【临床应用】

中重度高血压，高血压危象，嗜铬细胞瘤引起的高血压。充血性心力衰竭，肺水肿和围术期高血压危象。

【不良反应及禁忌证】

1. 少数患者可能出现头痛、头晕、恶心、呕吐、出汗、烦躁、乏力、心悸、心律失常、上胸部压迫感或呼吸困难等症状，其原因多为血压降得太快所致，通常在数分钟内即可消失，无需停药。

2. 少数患者可出现瘙痒，皮肤发红，皮疹等过敏反应。

3. 极个别患者口服本药时出现血小板计数减少。

4. 老年人及肝功能受损者慎用，主动脉瓣狭窄和动静脉分流患者禁用。

【药疗监护须知】

1. 监测血压和心率　观察并询问患者有无头痛、头晕、恶心、呕吐、出汗、烦躁、乏力、心悸、心律失常、上胸部压迫感或呼吸困难等症状，定时测量血压，一旦发现血压过度降低，可抬高患者下肢，遵医嘱补充血容量即可改善。如果无效，可缓慢静脉注射缩血管药物，并连续监测血压变化，个别病例需使用肾上腺素。

2. 监测血常规，注意血小板计数的变化。

3. 对本品过敏有皮肤瘙痒、潮红，有皮疹者应停药。

4. 服用该药可能影响其驾驶或操纵能力，开车或操纵机器者应谨慎应用。

【常用制剂和用法】

缓释胶囊 30mg，60mg。注射剂 5ml：25mg，10ml：50mg。口服 30mg，每日两次，可加至 60mg，每日两次。静脉注射：10～50mg 加入 10ml 生理盐水，缓慢注射。5 分钟后降压作用显示。可 5～10 分钟后重复。静脉滴注：50～100mg 加入 200～400ml 液体中，每分钟 2～4μg/kg。

第三节　肾素-血管紧张素-醛固酮系统抑制剂

一、血管紧张素转换酶抑制剂

ACEI 是当前慢性心力衰竭治疗的首选药。主要可分为三类：结合基团含巯基如卡托普利；结合基团含羧基如依那普利；结合基团含磷酸基如福辛普利。ACEI 通过抑制组织和循环中的 RAS；阻断 AngⅠ转换成 AngⅡ；作用于激肽酶Ⅱ，抑制缓激肽的降解，提高缓激肽水平以降低血压，改善血液动力学。ACEI 的不良反应包括咳嗽、低血压、高钾血症、肾功能损害和血管性水肿等。①咳嗽：以咽喉部不适干咳为特点。如果咳嗽严重可改用 AngⅡ受体阻滞剂。②低血压：在慢性心力衰竭（心衰）而无高血压的患者中初始治疗或增加剂量时易发生低血压。常有显著的低钠血症（<130mmol/L）或新近明显或快速利尿。③高钾血症：ACEI 阻止醛固酮合成而减少钾的丢失。ACEI 应用后 1 周应复查钾，如≥5.5mmol/L，应停用 ACEI。④肾功能恶化：ACEI 治疗初期肌酐可能升高，如肌酐<265μmol/L（3mg/dl）且患者没有症状，不需特殊处理，注意监测。如血清肌酐增高＞400μmol/L，应停用 ACEI。⑤血管性水肿：血管性水肿较为罕见（<1%），但可出现声带水肿，危险性较大，应予以注意。多见于首次用药或治疗最初 24 小时内。由于水肿是致命性的，因此，临床一旦疑为血管神经性水肿，患者应终生避免应用所有的 ACEI。此类药物多从肾排泄。常用药物中福辛普利从肝肾双通道排泄。

该类药物如：卡托普利（开搏通）、依那普利、西拉普利、福辛普利等均可用于心力衰竭的治疗，其主要不良反应及药疗监护内容详见十九章，治疗高血压病药物。

二、血管紧张素Ⅱ受体拮抗剂

血管紧张素受体拮抗剂已被列为慢性心力衰竭治疗的首选药物之一。此类药物可选择性地与血管紧张素Ⅱ受体中的 AT_1 相结合，阻断血管紧张素Ⅱ介导的血管收缩，水钠潴留，醛固酮分泌。从而降低血压，达到心、肾保护作用，同时又可避免 ACEI 的副作用。此类药物不良反应少，主要有血钾增高，低血压，罕见血管神经性水肿。

常用药物如氯沙坦（科素亚）、缬沙坦（代文）、厄贝沙坦（安搏维）等药物的应用、不良反应及药疗监护见十九章，治疗高血压病药物。

第四节　利 尿 剂

利尿剂仍是治疗慢性心力衰竭的一线药物。利尿剂主要通过抑制肾小管特定部位钠或氯的重吸收，遏制心力衰竭时的钠潴留，减少静脉回流而减轻肺淤血，降低心脏前负荷而改善心功能。常用的利尿剂有作用于髓袢的袢利尿剂，如呋塞米；作用于远曲肾小管的噻嗪类利尿剂，如氯噻嗪和氯噻酮；以及保钾利尿剂，如螺内酯、氨苯蝶啶、阿米洛利。这类药物主要不良反应包括：电解质紊乱；神经内分泌激活，特别是肾素-血管紧张素系统；低血压和氮质血症。

常用药物如呋塞米、依他尼酸、布美他尼、托拉塞米、氢氯噻嗪、螺内脂、氨苯蝶啶、阿米洛利等药物。不良反应及药疗监护见第二十一章利尿药和脱水剂。

第五节 β受体阻滞剂

β受体阻滞剂用于慢性心力衰竭的治疗已被肯定，其降低心衰患者死亡率及心血管危险性已得到循证医学的证实。β受体阻滞剂治疗慢性心力衰竭的主要机制有：阻滞交感神经系统与RAS系统，最大程度地降低心率，减少心肌耗氧量；拮抗循环中儿茶酚胺对心肌的直接毒性，有效降低猝死率。用于心衰治疗的β受体阻滞剂有心脏选择性的$β_1$受体阻滞剂，如美托洛尔、比索洛尔；兼有$β_1$、$β_2$和$α_1$受体阻滞作用的制剂，如卡维地洛。β受体阻滞剂的不良反应：对心功能有抑制作用，心动过缓及房室传导阻滞、低血压，特别是有α受体阻滞作用制剂易于发生。可诱发支气管痉挛性疾病。详见第七章及第十九章。

（李湘萍）

第十七章

抗心律失常药

正常心脏以窦房结的自律性最高,在迷走神经和交感神经的双重支配下以每分钟60～100次的频率发放冲动,通过心脏的传导系统,使心脏保持正常的节律。当心脏冲动的频率、节律、起源部位、传导速度与激动次序发生异常时,即产生了心律失常。心律失常按其发生时心率的快慢可分为快速型和缓慢型两大类。药物治疗缓慢心律失常一般选用增强心肌自律性和(或)加速传导的药物,如拟交感神经药(异丙肾上腺素等)、迷走神经抑制药物(阿托品)。治疗快速心律失常则选用减慢传导和延长不应期的药物,如迷走神经兴奋剂(洋地黄制剂)、拟交感神经药间接兴奋迷走神经(甲氧明、去氧肾上腺素)或抗心律失常药物。本章所述抗心律失常药是治疗快速型心律失常的药物。治疗缓慢型心律失常的药物如阿托品和异丙肾上腺素,分别见抗胆碱药和拟肾上腺素药。

第一节 抗心律失常药的分类

治疗快速型心律失常的药物,分类方法很多。根据药物对心肌细胞的电生理效应及作用机制,将抗心律失常药分为四类,其中Ⅰ类又分A、B、C三个亚类(表17-1)。

表17-1 抗心律失常药的分类

类别	药物	作用机制
Ⅰ类 钠通道阻滞剂		阻滞快钠通道,抑制除极时Na^+内流
	ⅠA 奎尼丁 普鲁卡因胺	减慢传导速度,延长动作电位时程和有效不应期
	ⅠB 利多卡因 苯妥英钠	缩短动作电位时程,相对延长有效不应期
	ⅠC 普罗帕酮 恩卡尼	减慢传导速度,轻度延长动作电位时程
Ⅱ类 β受体阻断剂	普萘洛尔 美托洛尔	阻断心脏β受体,减慢传导速度,延长动作电位时程
Ⅲ类 延长动作电位时程药	胺碘酮 索他洛尔	阻断K^+电流,延长动作电位时程,延缓膜复极化
Ⅳ类 钙通道阻滞药	维拉帕米 地尔硫䓬	阻断慢钙通道,减慢传导速度,延长不应期

第二节 临床常用的抗心律失常药

一、Ⅰ类抗心律失常药

（一）ⅠA类

奎尼丁（quinidine）

【药物作用及作用机制】

奎尼丁是典型的ⅠA类代表药。通过抑制Na^+内流而降低心肌的自律性、传导性和收缩力，延长心肌的动作电位时程和不应期，减少异位节律点冲动的形成，可使单向传导阻滞变为双向传导阻滞，消除折返激动形成的心律失常。本药对窦房结和房室结有直接的抑制作用，此外，尚有抗胆碱及α受体阻断作用。

【临床应用】

奎尼丁是广谱抗心律失常药，用于房性或室性早搏、阵发性室上性心动过速、心房颤动及心房扑动、危及生命的室性心律失常的复律，以及复律后窦律的维持。但是目前对心房颤动及心房扑动，多用电复律术，在电复律前后使用本药可提高电复律的成功率、安全性及防止心律失常复发。

【体内过程】

本药口服易吸收。30分钟起效，2小时达血药浓度高峰，作用持续6小时。$t_{1/2}$约4～6小时，主要经肝代谢，约20%以原型由肾排泄。

【不良反应及禁忌证】

1．心血管系统反应　引起低血压，窦性心动过缓甚至窦性停搏、房室传导阻滞等。严重者可出现QT间期延长与尖端扭转型室速。偶可发生奎尼丁晕厥。

2．金鸡纳反应　患者可有恶心、呕吐、腹泻、耳鸣、听力减退、视物模糊等，严重时可产生心律失常。

3．过敏反应　可出现血小板减少、药热、皮疹等反应。

4．动脉栓塞　用奎尼丁纠正心房颤动（房颤）后，使心房收缩有力，增加心房内附壁血栓脱落机会，可造成动脉栓塞。若栓塞在脑等重要器官，可引起严重后果。

5．药物的相互作用　本药与地高辛合用应减少地高辛用量。与普萘洛尔、维拉帕米、西咪替丁合用时应减少本药剂量。与扩血管药或降压药合用时，可引起严重的低血压。

6．心力衰竭、低血压、肝、肾功能不良的患者及老年人应慎用。Ⅲ度房室传导阻滞、洋地黄中毒及高血钾症等禁用。

【药疗监护须知】

1．服用本药时，应监测患者的血压、心率和心电图（ECG）。告知患者，服药期间应缓慢改变体位，避免发生体位性低血压。若出现低血压，应立即报告。

2．为减少胃肠道刺激症状，应嘱患者在餐中或餐后服药。如发生呕吐、腹泻现象应报告医生并及时补充水分和电解质，因为腹泻引起的低血钾会加重奎尼丁的尖端扭转型室速。

3．告知患者有发冷、发热或淤斑、皮疹时，应及时报告医生处理。

【常用制剂和用法】

片剂：每片0.2g。维持量为口服每次0.2g，2～3次/日，或遵医嘱。

普鲁卡因胺（procainamide）

【作用特点】

抗心律失常作用与奎尼丁相似，但对心室作用较强，抗胆碱作用和减弱心肌收缩力较弱。本药口服吸收快，大部经肾排出，少量在肝内代谢。本品也可静注给药。主要用于治疗室性心律失常，如室性早搏，阵发性室性心动过速等。目前，临床已较少应用。常见不良反应为胃肠道刺激和过敏反应：如厌食、呕吐、皮疹、药热及白细胞减少等。给药前要询问患者既往有无普鲁卡因胺或普鲁卡因的过敏史。静滴时，应控制滴注速度并密切监测血压和心电图的变化。长时间使用普鲁卡因胺时，注意患者有无皮肤的色素沉着、脱屑、脱发等表现，并及时报告医生。本品剂量过大或静注过快可产生心律失常及血压明显下降等。长期应用可引起红斑狼疮样综合征。禁忌证同奎尼丁。

【常用制剂和用法】

片剂：每片 0.125g，0.25g。首次剂量每次 0.5～1.0g，以后 1～3g/d，分 2～3 次服，每日总量不超过 3g。心律失常控制后，改为每次 0.25g，4 次/日。

注射剂：每支 0.1g（1ml）；0.2g（2ml）。每次 0.25～0.5g，必要时静滴，取注射剂 0.5g 以 5% 葡萄糖溶液 200ml 稀释，滴速 2～6mg/min。

（二）ⅠB 类

利多卡因（Lidocaine）

【药物作用及作用机制】

本品在低剂量时，可降低心室肌和浦氏纤维的自律性，而具有抗室性心律失常作用；治疗量时对正常心肌细胞的传导系统和心肌的收缩无明显影响。在心肌梗死区内，利多卡因阻滞钠通道，使传导速度减慢，防止折返激动发生。相反，如细胞外低血钾或心肌受损部分去极时，因利多卡因促进第 3 相 K^+ 外流，引起超极化，而改善传导，消除折返激动。

【临床应用】

主要用于室性心律失常，适用于危急病例。为防治各种急性快速型室性心律失常的首选药。对于急性心肌梗死并发室性早搏或室性心动过速的患者，利多卡因为首选药物之一。

【体内过程】

本品口服因首过效应明显，且易致恶心、呕吐，故不宜口服给药。静脉给药组织分布快而广，能透过血脑屏障和胎盘。药物 $t_{1/2}$ 短，在肝内代谢，约 10% 以原型由肾排出。

【不良反应及禁忌证】

1. 中枢神经系统　可引起嗜睡、感觉异常、肌肉震颤等，静注过快或剂量过大可引起呼吸抑制或昏迷等。

2. 心血管系统　可引起低血压及心动过缓。血药浓度过高，可引起心房传导速度减慢、房室传导阻滞以及抑制心肌收缩力和心输出量下降。

3. 偶有过敏反应。

4. 与肝药酶抑制剂合用时，易引起本药蓄积中毒。与肝药酶诱导剂合用，加速代谢，作用减弱。

5. 对局部麻醉药过敏者禁用。阿-斯综合征（急性心源性脑缺血综合征）、预激综合征、严重传导阻滞（包括窦房、房室及心室内传导阻滞）患者禁用。孕妇和小儿一般忌用。

【药疗监护须知】

1．用药前，应询问有无利多卡因局麻药过敏史，有无预激综合征或严重心脏传导阻滞。

2．核对药物标签，应是"供心律失常用注射剂"，这种注射剂不含防腐剂和肾上腺素，此两种物质常易引起心律失常。

3．用药过程应监测心率、血压、呼吸和心电图，并备有抢救设备。发现心电图波形异常或出现其他类型的心律失常时应立即报告医生。

4．静脉给药过程中，还应观察患者的神志、感觉和四肢活动情况，发现异常及时报告医生。

【常用制剂和用法】

注射剂：0.1g/5ml，0.4g/20ml。静注 1～2mg/kg，在 2～5 分钟内注射完毕，每 5～10 分钟重复一次，直至早搏消失或总量已达 300mg。心律失常纠正后，继续以 1～4mg/min 的速度静脉滴注维持（100mg 加入 5% 葡萄糖液 100ml，滴注 1～3ml/min），一般不超过 24 小时。然后改用其他口服药维持治疗。

苯妥英钠（phenytoin sodium）

【作用特点】

本品的抗心律失常作用机制基本同利多卡因。口服较肌内注射吸收好，主要经肝代谢，存在肝肠循环，经肾排出。$t_{1/2}$ 为 7～42 小时，长期服用 $t_{1/2}$ 更长。临床上主要用于治疗室性心律失常，为洋地黄中毒时引起的快速型心律失常的首选药。静注速度过快可引起心律失常，如窦性心动过缓、窦性停搏、低血压、呼吸抑制等。严重心功能不全、重度房室传导阻滞及孕妇禁用。

【常用制剂和用法】

成人口服：每次 0.1～0.4g，一日 1～2 次。静注：100mg 缓慢静注 2～3 分钟，根据需要每 10～15 分钟重复一次至心律失常中止，或出现不良反应为止，总量不超过 500mg。

美西律（Mexiletine，慢心律）

【作用特点】

本品的作用机制与利多卡因类似，降低心肌细胞的传导速度，缩短有效不应期。对于心脏传导系统正常者，美西律对心脏冲动的产生和传导作用不大。本品口服吸收好，作用时间长，主要在肝代谢，约 10% 经肾排出。美西律用于治疗急、慢性室性快速性心律失常，尤其是 QT 间期延长者。不良反应有恶心、呕吐、震颤等。大剂量可出现血压下降、房室传导阻滞等。肝病慎用，禁忌证与利多卡因相似。

【常用制剂和用法】

片剂：每片 50mg，100mg。每次 150～200mg，3～4 次/日。

（三）ⅠC 类

普罗帕酮（propafenone，心律平）

【作用特点】

属广谱抗心律失常药，降低浦肯野纤维及心室肌自律性，明显减慢传导速度，延长动作电位时程和不应期，有 β 受体阻断和阻滞 Ca^{2+} 通道作用。本药首过效应明显，生物利用度低,主要在肝代谢,由肾排出。个体差异大。

临床用于室性早搏、室上性心动过速和室性心动过速等治疗。

【常用制剂和用法】

片剂:每片25mg,50mg。口服负荷量600~900mg,维持量每次100~200mg,2次/日。注射剂:35mg/ml,静注70mg,5分钟注完,或在1次静注后,按20~40mg/h继以静滴。

【不良反应及禁忌证】

不良反应主要有恶心、呕吐、头痛、头晕、口唇麻木、低血压和房室传导阻滞等,尚可引起粒细胞减少和红斑狼疮样综合征。严重心力衰竭(心衰)、低血压、心脏传导阻滞及支气管哮喘患者忌用。孕妇和哺乳期妇女慎用。

本药有局麻作用,应嘱患者在餐中或餐后吞服,不得嚼碎。告知患者服用本药可能产生的不良反应,如出现不良反应向医生报告。

二、Ⅱ类抗心律失常药

此类药除竞争阻断心脏β受体外,还具有阻滞Na^+通道,促进K^+外流,缩短复极过程的效应,大剂量具膜稳定作用,可降低自律性,减慢传导速度,适于治疗与交感神经兴奋性增高有关的心律失常。主要用于治疗室上性心律失常。常用的β受体阻断药有普萘洛尔(propranolol)、阿替洛尔(atenolol)和醋丁洛尔(acebutolol)等。

三、Ⅲ类抗心律失常药

胺碘酮(amiodarone,乙胺碘呋酮、可达龙)

【药物作用及作用机制】

胺碘酮为Ⅲ类抗心律失常药的代表药物,为广谱抗心律失常药,其主要电生理效应是通过阻断K^+电流,延长各部心肌组织的动作电位及有效不应期,有利于消除折返激动。此外还具有抑制快钠离子通道的作用,减慢传导速度,减低窦房结自律性。且具轻度Ⅰ及Ⅳ类抗心律失常药性质。本品延迟心肌的复极时间,通过延长心房肌、心室肌、房室结和浦肯野纤维的动作电位时程和不应期以及减慢心房肌和浦肯野纤维的传导速度达到抗心律失常的作用。

【体内过程】

口服吸收缓慢,口服后4~6小时血药浓度达峰值,4~5天作用开始,5~7天达最大作用,约1个月可达稳态血药浓度。停药后作用可持续8~10天,偶可持续45天。主要在肝内代谢消除,$t_{1/2}$为14~28天。

【临床应用】

口服适用于房性早搏及室性早搏;对反复性阵发性室上性心动过速、心房颤动(房颤)、心房扑动、室性心动过速及室颤可防止反复发作,也可防止预激综合征伴室上性心律失常的发作及心房颤动或心房扑动电转复后的维持治疗。静注适用于阵发性室上性心动过速,尤其是伴有预激综合征者,也可用于经利多卡因治疗无效的室性心动过速。

【常用制剂和用法】

片剂:200mg;负荷量为600mg/d,分3次服用,共用8~10天;维持量为100~400mg/d,每日一次。注射剂:150mg/2ml;静脉推注,以150mg加于25%葡萄糖液

20ml 中推注（按 3mg/kg 计算）。静脉滴注，按每次 5mg/kg 给予或以 450～600mg 加于 5% 葡萄糖液 500ml 中静脉滴注。

【不良反应及禁忌证】

1. 最严重心外毒性作用为肺间质纤维化（300mg/d 以下很少发生），氨基转移酶升高，偶致肝硬化。

2. 神经系统反应有头痛、失眠及周围神经损害。角膜褐色微粒沉着，一般不影响视力。

3. 本药含有碘，长期应用可致甲状腺功能紊乱，干扰甲状腺的正常功能，使甲状腺功能亢进或功能降低。

4. 心脏方面　很少致心律失常。

5. 便秘　尤其是罹患冠心病伴心律失常的老年人，便秘往往会加重冠心病及心律失常。

6. 下列情况应禁用：①甲状腺功能异常或有既往史者；②碘过敏者；③Ⅱ或Ⅲ度房室传导阻滞，双束支传导阻滞（除非已有起搏器）；④病态窦房结综合征。

【药疗监护须知】

1. 告知患者用药后可能发生的不良反应，如患者有感觉异常、震颤、皮肤及角膜上有色素沉积时应及时告诉医生。并嘱患者避免在日光下暴晒。

2. 服用胺碘酮后易出现便秘，对于老年人特别是冠心病患者应注意观察患者的大便情况，如有便秘出现应及时通知医生，给予相应通便治疗。

3. 用药期间应监测患者的心电图和血压，肝功能等。

溴卞铵（bretylium）

【药物作用特点和应用】

为Ⅲ类抗心律失常药，主要作用见表 17-1。此外尚可抑制交感神经末梢释放去甲肾上腺素提高室颤阈值，通过增加心肌对血中儿茶酚胺类物质的敏感性增加心肌收缩力。

本药口服不易吸收，故须注射给药，$t_{1/2}$ 为 6～10 小时，主要以原型由肾排出。用于其他抗心律失常药无效的室性心动过速和室颤。

【常用制剂和用法】

片剂：100mg。注射剂：250mg/2ml。口服每次 100～300mg，3 次/日。肌注每次 250mg，4 次/日。静注 3～5mg/kg，溶于 50% 葡萄糖溶液 20～40ml，在 10～20 分钟内注完。

【不良反应及禁忌证】

有低血压、腮腺肿痛及恶心、呕吐等。用药期间应监测患者的心电图和血压。注射时，患者应卧位，避免血压下降突然晕倒。告知患者产生体位性低血压的可能性，用药期间应缓慢改变体位。肌注给药应变换注射部位，以免局部肌肉萎缩、坏死。

四、Ⅳ类抗心律失常药：钙拮抗剂

维拉帕米（verapamil，异博定）

【药物作用特点和应用】

本药为慢钙通道阻滞剂，减慢房室结传导速度，延长动作电位的不应期。口服吸收好，但首过效应明显，其生物利用度仅 10%～20%。主要经肝代谢的产物仍有药理活性，由肾排出。

用于室上性和房室结折返激动引起的心律失常,房扑和房颤时减慢心率。其他见钙拮抗剂。

【常用制剂和用法】

片剂:每片40mg。口服每次40~120mg,3次/日。注射剂:5mg/2ml。静注每次5~10mg,溶于5%葡萄糖溶液20~40ml,2~3分钟注完;静滴5~10mg/h,一日总量不超过50~100mg。

【不良反应及禁忌证】

偶有消化道反应及头痛、头晕等。静注过快可引起低血压、房室传导阻滞及心力衰竭等。与β受体阻断药、奎尼丁、普鲁卡因胺等抑制心脏的药物合用,可加强负性肌力、负性频率和负性传导作用,甚至引起心脏停搏,忌合用。与地高辛合用时,可使后者的清除率降低,半衰期延长,易引起地高辛中毒,故联合用药时,应适当减少地高辛用量。低血压、重度房室传导阻滞、严重心力衰竭、心源性休克患者禁用。老年人慎用。

本品应在室温下避光保存,不要冷冻。用药期间,特别是与可产生心血管反应的药物合用时要经常监测患者的心率和心电图。静注时,注射速度要慢。

五、其他

腺苷(adenosine)

【药物作用特点和应用】

腺苷全称腺嘌呤核苷,通过作用于分布在窦房结、心房肌和房室结上的腺苷受体发挥作用。其电生理效应为缩短心房肌和房室结的动作电位时程,明显延缓房室传导,延长房室结不应期,迅速产生抗心律失常作用。

本品静脉注射后,迅速被组织细胞所摄取,并被腺苷脱氨酶代谢为肌苷,因此在血浆中停留时间很短,$t_{1/2}$仅数秒。

腺苷是美国FDA批准的转复阵发性室上性心动过速的一线药物;心力衰竭、严重低血压者及新生儿均适用。

【常用制剂和用法】

3~6mg,2s内静注,2min内不终止,可再以6~12mg,2s内推注。

【不良反应及禁忌证】

1. 颜面潮红、头痛、呼吸困难、胸部压迫感,通常持续时间小于1分钟。
2. 心血管系统可见短暂的窦性停搏、室性早搏或短阵性室性心动过速,多可自行终止。
3. 双嘧达莫(潘生丁)能阻断腺苷的摄取,从而使其作用增强。对正在服用这些药物的患者,应选用其他药物治疗心律失常。
4. 给药时,应监测患者的呼吸、血压和心电图。

(李湘萍)

第十八章

治疗心绞痛药

心绞痛是由于冠状动脉供血不足，心肌急剧并暂时性地缺血和缺氧所引起的临床综合征。其典型表现为胸骨后或左心前区阵发性绞痛或闷痛，是冠状动脉粥样硬化性心脏病（冠心病）的常见症状，若不及时救治可发展为急性心肌梗死。

心绞痛的主要病理生理机制是心肌需氧与供氧的平衡失调，导致心肌暂时性缺血缺氧引起疼痛。常见的有劳力型心绞痛（包括稳定型和不稳定型）和变异型心绞痛，前者继发于冠状动脉硬化性等病变，致使冠脉血流量减少，剧烈运动或情绪激动时，心肌耗氧量增多诱发心绞痛，后者由冠状动脉痉挛引起。

抗心绞痛药主要通过减少心肌工作（减慢心率、降低心室壁张力、减弱心肌收缩力）及减少心肌耗氧量或扩张冠状动脉，增加心肌供血、供氧，从而达到治疗目的。目前临床上常用的抗心绞痛药物有：硝酸酯类、β受体阻断药及钙拮抗药等。

第一节 硝酸酯类

硝酸酯类为抗心绞痛的常用药物，有短效作用的硝酸甘油及长效作用的硝酸异山梨酯（消心痛）和单硝酸异山梨酯等。

硝酸甘油（nitroglycerin）

【药理作用和作用机制】

为硝基血管扩张药。扩张冠状动脉，降低阻力，增加冠脉循环的血流外，还通过对周围血管的扩张作用，减少静脉回流心脏的血量，即减少心排血量，降低心脏前后负荷和心肌需氧，从而缓解心绞痛症状。

【体内过程】

硝酸甘油可从口腔黏膜迅速吸收。舌下或喷雾给药 1~3min 起效，4~5min 血药浓度达峰值，持续 30~60min。本品从胃肠道也可良好吸收，但由于肝的首过效应，使生物利用度降低。还可通过皮肤吸收，药物缓慢释放使之在肝失活前达靶器官。2% 软膏 30~60min 起效，持续 8~12h。静脉注射时 1~2min 起效，维持 3~5min。吸收后硝酸甘油广泛分布在各器官。在肝内迅速被谷胱甘肽、有机硝酸酯还原酶还原水解为二硝基和单硝基酯类。

【临床应用】

主要用于防治心绞痛，包括稳定型、变异型及不稳定型心绞痛。此外，可用于充血性心力衰竭及手术期间控制性低血压。对急性心肌梗死的治疗也有一定作用。

【不良反应及禁忌证】

常见不良反应是血管扩张引起的搏动性头痛，颈部和面部皮肤潮红。偶见体位性低血压引起的晕厥。颅内压高者及青光眼患者忌用,因硝酸甘油能扩张眼内血管使眼压增高。大剂量应用可引起高铁血红蛋白血症。硝酸甘油连续应用易产生耐受性,停药后1~2周可恢复。为防止耐受性的产生,现主张心绞痛患者小剂量间断给药。

【药疗监护须知】

1. 服药前应告诉患者可能出现搏动性头痛及面颈部皮肤潮红,继续用药数日后可自行消失。为避免体位性低血压引起的晕厥,应坐位或半坐卧位用药。

2. 指导患者用药,一旦心绞痛发作马上取坐位或半卧位用药,将药片放于舌下,逐渐溶解,不可嚼服或吞服。含服一片硝酸甘油后,如心绞痛症状未能缓解,5分钟后可再用一次,连服三片仍不能缓解应立即到医院就诊。

3. 药物应放置患者和家属都知道的地方,以备急用,应储存在棕褐色的密闭的小玻璃瓶中,防止受潮受热,保存期为6个月。如含服药物时无以往的舌尖麻刺烧灼感,说明已失效,不宜再使用。

4. 软膏剂或膏药型为长效药,作用时间较长。可贴于躯干、前胸、上腹部或上肢干燥无毛发处,软膏应在皮肤上均匀地涂一薄层,纱布盖好,胶布固定,并且经常变位置,以防局部刺激引起炎症。

5. 静脉输注硝酸甘油注意事项:

(1) 在用药前及用药中应监测血压、脉搏和面部情况,一般15~30分钟测量一次,根据变化情况调整点滴速度,需停药时应逐渐减量,避免反跳现象。

(2) 掌握好给药速度,一般将硝酸甘油1~2mg溶于5%葡萄糖溶液100ml中,以每分钟10~20滴速度滴入,大约每分钟输入硝酸甘油10~20μg。

(3) 硝酸甘油易挥发,应核对有效期,静滴时应采取"现用现配,分次少量"的方法配制液体。药液输注要避光。

6. 外出时随身携带药物(不要放在内衣口袋)及用药证明卡片,以便发作时,其他人可帮助给药,保存一份用药记录(发作次数,疼痛程度,原因及药物副作用)。

硝酸异山梨酯(isosorbide dinitrate,消心痛)、单硝酸异山梨酯(isosorbide mononitrate,欣康)等起效慢,作用维持时间较长可用于预防心绞痛发作。见硝酸酯类药物作用比较表(表18-1)。

表18-1 硝酸酯类药物作用比较

药物	给药途径	一次用量(mg)	起效(min)	持续(h)	给药次数(次/日)
硝酸甘油	舌下	0.3~0.6	1~2	20~40min	
硝酸异山梨酯	舌下	5~10	2~3	1~2	3
	口服	10	15~30	2~4	3
单硝酸异山梨酯	口服	10~20	15	8	2~3

根据心绞痛发作的病情,可选择不同的硝酸酯类药物,如缓解急性发作,多采用硝酸甘油舌下含服;对发作频繁的重症心绞痛患者,首选硝酸甘油静脉滴注;预防发作,则选用硝酸异山梨酯或单硝酸异山梨酯口服,也可选用硝酸甘油贴剂等。

【常用制剂和用法】

硝酸甘油片剂:每片0.3mg,0.6mg。舌下含服每次0.3~0.6mg,极量一日2mg。

2% 硝酸甘油软膏：0.2 g、1.0 g。以涂于前胸或上腹部皮肤上，面积为 2.5～5.0cm，每隔 3～4 小时一次，作为心绞痛定时发作者的预防用药。

硝酸甘油针剂：每支 10mg，溶于 5% 葡萄糖溶液或 0.9% 生理盐水中，稀释后静脉点滴。

硝酸甘油喷雾剂：每瓶 200 次用量，每次 0.4mg，对口腔喷 1～2 次。

硝酸甘油缓释片（胶囊）：每粒 2.5mg，1 囊 / 次，2 次 / 日。

硝酸甘油膜剂：$25mg/10cm^2$。贴膜是以单位面积恒速释放出硝酸甘油，所以剂量大小与接触面积有关，疗效可保持 24 小时，除去药膜，1 小时内血药浓度迅速下降。

硝酸异山梨酯片剂：每片 2.5mg，5mg，10mg。缓解心绞痛，舌下含化，每次 5mg；预防心绞痛，口服，每次 5～10mg，2 次 / 日。

缓释片：每片 20mg，每次 20mg，2 次 / 日。

单硝酸异山梨酯片剂：每片 20mg，每次 10～30mg，2～3 次 / 日，口服。缓释片：每片 40mg，每次 40mg，2 次 / 日。

第二节 抗血小板药物

阿司匹林（aspirin）

又称：拜阿司匹林、伯基。

【药理作用和作用机制】

具有强的抗血小板聚集作用，通过抑制血小板环氧化酶，从而抑制血栓素 A_2（TXA_2）的生成，达到抗血小板聚集作用。但大剂量时，可因抑制凝血酶原形成而产生相反作用。

【临床应用】

用于心绞痛及预防心肌梗死，临床已证实每日服用阿司匹林，可降低心绞痛患者的死亡率和急性心肌梗死发生率。也可单独应用于轻度原发性高血压，或作为基础降压药与其他降压药配合使用。

【不良反应及禁忌证】

不良反应和禁忌证：详见有关章节。

【药疗监护须知】

1．观察出血倾向　皮肤黏膜有无淤点、淤斑，尿色，粪便性状，消化道症状、体征。

2．观察有无过敏反应，有无呼吸异常。

【常用制剂和用法】

片剂：10mg，25mg，50mg。

不稳定型心绞痛急性期首次服用应选用水溶性制剂或非肠溶阿司匹林嚼服，每日一次，每次 300mg；稳定期每日一次，每次 75～150mg。

氯吡格雷（clopidogrel）

又称：波立维、泰嘉。

【药理作用和作用机制】

本品为抗血小板聚集药物。其作用机制是与血小板表面腺苷酸环偶联的腺苷二磷酶（ADP）受体结合，从而抑制 ADP 诱导血小板的黏附、聚集功能。

【临床应用】

1．稳定型和不稳定型心绞痛。也用于防治心肌梗死、缺血性脑血栓、闭塞性脉管炎和血栓栓塞引起的并发症。还可应用于近期发生过中风、心肌梗死者，治疗后可减少动脉粥样硬化事件的发生（心肌梗死、中风和血管性死亡）。

2．可作为阿司匹林的替代药物，用于对阿司匹林过敏或存在严重胃肠道禁忌证的患者。

3．如患者不适合进行心脏介入治疗，应尽早与阿司匹林合用，至少持续一个月。

4．如患者拟行心脏介入治疗，且无出血高危因素，应使用氯吡格雷至少1个月，最好1年以上。

【不良反应及禁忌证】

1．出血性疾病　胃肠道出血、紫癜、淤血、血肿、鼻出血、血尿、结膜出血和颅内出血。氯吡格雷治疗患者的严重出血发生率为1.4%。

2．血液系统　包括严重中性粒细胞减少，再生障碍性贫血和严重血小板减少，均比较罕见。粒细胞减少、血小板减少者禁用；偶见过敏反应如皮疹、支气管痉挛等。

3．胃肠道反应　腹泻、腹痛、消化不良、活动性病理性出血如消化性溃疡，故消化性溃疡者禁用或慎用。

4．中度肝损伤者可能有出血倾向，应慎用氯吡格雷。

【药疗监护须知】

1．观察出血倾向　皮肤黏膜有无瘀点、瘀斑，尿色，大便性状，消化道症状等。严重者可出现颅内出血，注意观察神志，神经系统体征。

2．观察有无发热或其他感染征象，定期监测白细胞、血小板、出血时间。

3．服药患者手术前或加用新药前，叮嘱患者应当向医生说明正在服用氯吡格雷。如果患者择期手术，且无需抗血小板治疗。可在手术前一周内停用氯吡格雷。

【常用制剂和用法】

片剂：每片75mg。

成年人和老年人：急性期给予负荷量300～600mg，此后每日一次，每次75mg，进食不影响药物吸收。

儿童和青少年：在18岁以下人群中使用的安全性、有效性还不明确；口服，1次/日，每次25～75mg。可按病情酌情增减。

噻氯匹定（ticopidine）

又称：抵克立得（ticlid）。

【药理作用和作用机制】

与氯吡格雷抗血小板药物作用机理大致类同，主要与血小板表面腺苷酸环化酶耦联的ADP受体结合，从而抑制ADP诱导的血小板的黏附、聚集功能。可降低全血的黏滞度。本品少量在肝内代谢。大部分由近曲小管上皮细胞分泌到管腔，以原型排出体外。透析不能清除本药。

【临床应用】

可降低不稳定型心绞痛患者心梗发生率，但不良反应较大，限制了其使用。服药后24～48小时开始呈现抗血小板作用；3～5日后作用达高峰，因此不适于紧急抗血小板治疗。

【不良反应及禁忌证】
1. 常见的不良反应为消化道症状如恶心、呕吐、腹部不适及腹泻及皮疹，发生率约10%，饭后服用可减少其发生。
2. 少见过敏反应如荨麻疹、皮疹，多发生于治疗的第1个月。
3. 常见的不良反应还有血液学变化如白细胞减少、粒细胞缺乏、全血细胞减少等。
4. 偶有肝功能升高、胆汁淤积性黄疸等。
5. 严重肝功能受损、本品过敏者、粒细胞和血小板减少症、近期各种出血性疾病应禁用。孕妇不宜使用。

【药疗监护须知】
1. 服用本品应注意监测血象变化，观察有无发热或其他感染征象，如发现先兆，应立即停药，并及时采取措施。
2. 观察有无出血，必要时停药。
3. 轻微不良反应对症处理。

【常用制剂和用法】
片剂：每片250mg。每日500mg，分2次饭后服用。

血小板糖蛋白Ⅱb/Ⅲa受体拮抗剂（glycoprotein Ⅱb/Ⅲa receptor blockers）

又称：阿昔单抗 替罗非班 Tirofiban（欣维宁）、依替非巴肽。

【药理作用和作用机制】
非肽类的血小板糖蛋白ⅡB/ⅢA受体拮抗剂，与血小板表面的纤维蛋白原糖蛋白（GP）Ⅱb/Ⅲa受体结合，有强效抑制血小板活化、黏附、聚集，防止血栓形成作用。

【临床应用】
适用于急性冠脉综合征（不稳定型心绞痛或非ST段抬高型心肌梗死患者，预防心脏缺血事件），也适用于冠脉血管成形术或冠脉内粥样斑块切除术，以预防经治冠脉突然闭塞有关的心脏缺血并发症。可用于持续缺血、肌钙蛋白升高或其他高危情况等。

【不良反应及禁忌证】
1. 非出血性不良事件常见恶心，发热，头痛等。
2. 出血性事件 皮肤黏膜出血；颅内出血、腹膜后出血、心包积血、肺泡出血和硬膜外出血，致死性出血罕见。近期出血、近期手术患者禁用。
3. 血小板减少、已知凝血障碍慎用。
4. 严重的未控制的高血压（收缩压大于180mmHg/舒张压大于110mmHg）慎用。
5. 急性心包炎慎用；出血性视网膜病变慎用；慢性血液透析慎用。

【药疗监护须知】
1. 观察有无出血倾向，重点观察皮肤、黏膜、尿液、粪便及相关出血症状。用药期间应测定凝血时间或部分凝血活酶时间（APTT），凝血时间 > 30min 或 APTT > 100s 均表明用药过量。发现自发性出血应立即停药。严重出血可静脉注射硫酸鱼精蛋白注射液中和肝素钠，注射速度以每分钟不超过20mg或在10分钟内注射50mg为宜。通常1mg鱼精蛋白在体内能中和100单位肝素钠。
2. 观察有无过敏表现。

3．监测血小板。

【常用制剂和用法】

注射剂：100ml 含：盐酸替罗非班 5mg 与氯化钠 0.9g。

1．不稳定型心绞痛或非 ST 段抬高心肌梗死：替罗非班与肝素联合静脉输注，起始 30 分钟滴注速率为 0.4μg（kg·min），起始输注完成后，继续以 0.1μg（kg·min）的速率维持滴注。

2．血管成形术/动脉内斑块切除术：开始与肝素合用静脉输注，起始推注剂量为 10μg/kg，3 分钟内推注完毕，继续以 0.15μg（kg·min）的速率维持滴注。维持量滴注应持续 36 小时。

3．严重肾功能不全患者，肌酐清除率小于 30ml/min，本品剂量减少 50%。

第三节　抗凝药物

普通肝素、低分子肝素　详见二十二章有关内容。

第四节　β 受体阻断药

美托洛尔（metoprolol）

又称：美托洛尔、倍他乐克、美多心安。

【药理作用和作用机制】

本品属短效心脏选择性 $β_1$ 受体阻滞剂，对心脏有较大的选择性作用，但较大剂量时对血管及支气管平滑肌也有作用。本品可减慢心率，减少心输出量，降低收缩压；立位及卧位均可降低血压；可减慢房室传导，减慢窦性心率。

【临床应用】

临床用于治疗心绞痛及高血压。本品静脉注射对心律失常特别是室上性心律失常有效。尤其适用于窦性心动过速，因儿茶酚胺增多而诱发的室性、室上性心律失常疗效较好。

【体内过程】

口服吸收迅速、完全，首过效应约 50%。本品主要以代谢物自尿排泄，$t_{1/2}$ 为 3～4 h。服用后血压的降低与其血浓度不呈线性关系，而心率的减少则与血浓度呈线性关系。口服后约 1 h 生效，作用持续 3～6 h。

【不良反应及禁忌证】

1．不良反应轻微，较常见有头痛、疲倦、焦虑、梦魇、轻度睡眠障碍等。

2．偶有胃部不适，腹泻、便秘、肢端发冷等。

3．哮喘患者不宜用大剂量，应用一般剂量时也应分为 3～4 次服用。严重支气管痉挛患者禁用。

4．对病态窦房结综合征、Ⅱ/Ⅲ度房室传导阻滞、严重窦性心动过缓（心率小于 50 次/分）、低血压（收缩压小于 85mmHg）、孕妇及对洋地黄治疗无效的心衰患者禁用。

5．糖尿病及甲状腺功能亢进患者，肝、肾功能不良者慎用。

【药疗监护须知】

1．注意观察患者心律及心率变化，服用本药可引起心率减慢，一般若无明显不适时，静息心率在55次/分是可接受的。患者询问心率的问题时，应耐心向其解释，消除顾虑。如严重缓慢心律失常应减量或停用。

2. 注意观察患者呼吸情况，非活动期的慢性阻塞性肺疾病已不是本药的绝对禁忌证，但是此类患者在服用时仍应密切监测呼吸道症状体征。如呼吸抑制或哮喘发作，应立即停药。

3. 注意观察有无心功能异常，如严重水肿，心衰加重，应减量或停药，待病情平稳再重新调整剂量；

4. 对糖脂代谢的影响　本药对血糖血脂的影响较小，但是若与利尿剂合用时，仍有影响糖耐量和血脂代谢的可能。因此应积极定期复查血糖和血脂。

5. 药物加量和减量应逐步进行　尤其在患者合并心衰时。在加量过程中，应密切注意患者的心率和血压；有时候患者主诉倦怠乏力可能提示药物已经过量。本药减量速度过快可能引起反跳，因此应特别注意心率和血压的变化。用于心绞痛的治疗中，突然停药可能发生心绞痛恶化，甚至出现心肌梗死或室性心律失常。

【常用制剂和用法】

片剂：每片25mg，50mg；注射剂：5mg/5ml。

1. 口服　因个体差异较大，故剂量需个体化，一般情况下，用于心绞痛，每日50~150mg，分2~3次服，必要时可增至每日150~300mg。

2. 静脉注射　用于心绞痛发作或心律失常，开始时5mg（每分钟1~2mg），隔5分钟重复注射，直至生效，一般总量为10~15mg。

比索洛尔（bisoprolol）

又称：康忻、博苏。

【作用特点】

本品属高选择性β_1受体阻滞剂，在治疗剂量范围内，没有明显的膜稳定作用或内在拟交感作用。对β_1受体的选择性是阿替洛尔的4倍，为美托洛尔的5~10倍。本品的β_1受体阻断作用是其降低血压的主要作用。本品适用于心绞痛，也用于高血压和心律失常。不良反应类似其他β_1受体阻滞剂，由于本药是高选择性β_1受体阻滞剂，对呼吸道反应以及糖脂代谢的影响较美托洛尔小，使用也更安全。但在大剂量使用时，由于对β_2受体的作用增强，此时应特别加强监测呼吸道症状和心率、血压，定期检查血糖、血脂。本品在合用心肌抑制剂（尤其是维拉帕米和地尔硫䓬）或影响房室传导时慎用。

【常用制剂和用法】

片剂：每片5mg，10mg。

通常初始剂量是每次5mg，1次/日，对有支气管痉挛的患者初始剂量可为2.5mg。剂量可增加至10mg，如必要可加到20mg。有肝肾功能不全的患者（肌酐清除率小于40ml/min），使用初始剂量每日2.5mg，在剂量递增时要谨慎，因为本品不可以透析。

阿罗洛尔（arotinolol）

又称：阿尔马尔。

【作用特点】

本药有α和β受体阻断作用，其作用比值约为1∶8。具有：①抗心绞痛作用，通过β受体阻断作用减少心肌耗氧量，纠正心肌的缺氧状态。②降压作用。本药通过α受体阻断及

β受体阻断作用产生降压效果。除降压外，具有抑制高血压所致心、肾等血管病变的作用。③抗快速型心律失常作用。④抗震颤作用，本药的抗震颤作用为骨骼肌 $β_2$ 受体阻断作用，其作用为末梢性。下列患者应慎重给药：疑有充血性心力衰竭的患者、特发性功能性低血糖症，控制不充分的糖尿病，长时间禁食状态、低血压、房室传导阻滞（Ⅰ度）、严重肝功能、肾功能障碍的患者。末梢循环障碍的患者（雷诺现象，间歇性跛行等）。因其阻断 α 受体的作用，要注意直立性低血压的发生，如果出现头晕或晕倒等低血压症状要减量或停药。余参见美托洛尔部分。

【常用制剂和用法】

片剂：每片 5mg，10mg。

高血压（轻度-中度）、心绞痛、快速型心律失常：成人剂量为每次 10mg，2 次 / 日口服。可适当增减剂量，疗效不充分时，可增至每日 30mg。

阿替洛尔（atenolol）

【作用特点】

属长效类选择性 $β_1$ 受体阻滞药，对血管及支气管的 $β_2$ 受体的影响较小。但较大剂量时对血管及支气管平滑肌的 $β_2$ 受体也有作用。无膜稳定作用，无内在拟交感活性，无心肌抑制作用。口服用于治疗各种程度高血压，降压作用持续时间较长。可用于治疗室上性心律失常，对心房扑动和颤动可减慢心室率。对室性心律失常也有效。也用于心绞痛治疗。个别患者用后出现心动过缓，主要观察心率情况，有严重心动过缓及时处理，并注意观察心功能状况。禁忌证参见美托洛尔部分。

【常用制剂和用法】

片剂 每片 12.5mg，25mg。用于心绞痛，每日 1 次 100mg，或每次 25～50mg，1 日 2 次；用于高血压，每次 50～100mg，1 日 1～2 次。

艾司洛尔（esmolol）

又称：受邦、盐酸艾司洛尔。

【作用特点】

本品属超短效选择性 $β_1$ 受体阻滞剂。电生理效应与美托洛尔相似。静脉注射后数秒钟即出现 β 受体阻滞效应。适用于心绞痛及高血压急症。本品除低血压或使心力衰竭加重外，无明显不良反应。输注末不良反应常很快消失，可作为紧急治疗用药。本药起效快而代谢迅速，在注射时注意血压心率。若不良反应严重应及时停药。

【常用制剂和用法】

注射剂：每支 100mg。

静脉给药后 6～10min 血液动力学作用最大，20min 作用已基本消失，对平均动脉压、心排血量、心率及外周血管阻力均无影响，主要阻滞 $β_1$ 受体，大致与美托洛尔等效。

第五节 血管紧张素转换酶抑制剂
（Angiotensin I Converting Enzyme Inhibitor，ACEI）

卡托普利（captopril）

又称：甲巯丙脯酸、开搏通、开富林、开托普利。

【药理作用和作用机制】

本品为第一个含巯基的血管紧张素转换酶抑制剂，抑制血管紧张素转换酶转化血管紧张素Ⅰ为血管紧张素Ⅱ，从而抑制肾素-血管紧张素系统（RAS）；同时作用于激肽酶Ⅱ，抑制缓激肽降解，升高缓激肽水平，发挥扩张血管，降低血压，减少心肌耗氧、改善心室重构和心功能的作用。

【临床应用】

用于心绞痛、高血压，可单独应用或与其他降压药（如利尿药）合用，静脉制剂可用于治疗高血压急症。

【不良反应及禁忌证】

1．有肾损害作用 尤其在治疗3～9个月发生。多在大剂量或先前有肾功能不全时发生。有使用其他ACEI曾出现肾衰竭者，急性肾衰竭者（尤其双侧或单侧肾动脉狭窄）禁用。

2．皮疹、味觉异常、干咳、眩晕、头痛、心悸、粒细胞减少、血尿素氮和肌酐升高等。有使用ACEI曾出现血管神经性水肿者禁用。

3．本药或对其他ACEI过敏者、活动性肝疾病、高钾血症、青光眼患者、自身免疫病活动期及孕妇为绝对禁忌证。相对禁忌证有胶原血管病、肾功能不全、单侧肾动脉狭窄。心脏瓣膜重度狭窄者慎用。

【药疗监护须知】

1．干咳是本药最常见的不良反应，大部分患者可以耐受。对出现干咳的患者要耐心解释；不能耐受者考虑换药。

2．血管神经性水肿虽然不常见，但可能致命，应提高警惕，出现后可给予1∶1000的肾上腺素0.3～0.5ml皮下注射。

3．ACEI类药物有致畸形作用，妊娠者避免服用。

4．用药后可因血压降低出现头晕、步态不稳，指导患者在服药期间禁止驾驶车辆和高空作业。

5．肾功能不全、糖尿病或同时使用留钾利尿药者，应监测血钾，及时处理与应用本药相关的高血钾。

【常用制剂和用法】

片剂：每片12.5mg，25mg，50mg，100mg。缓释片：37.5mg。注射液：25mg，50mg。

普通片剂，每次12.5mg，2～3次/日，根据血压调整剂量最大可加至50mg，3次/日。

缓释片，起始剂量为1次37.5mg，一日1次，必要时可逐渐增至75～150mg。

静脉给药，常用一次25mg，于10%葡萄糖注射液20ml中溶解后，缓慢静脉注射10分钟，随后取本药50mg，于10%葡萄糖注射液500ml中溶解后，静脉滴注1h。

第六节 钙通道阻滞剂

钙通道阻滞剂通过阻滞钙内流，对缺血心肌发挥保护作用，是临床预防和治疗心绞痛的常用药，特别是对变异型心绞痛疗效最好。因其兼有抗心律失常及降压作用，所以常用于心肌缺血伴有高血压或心律失常的治疗。常用的药物有硝苯地平（nifedipine）、维拉帕米（verapamil）、地尔硫䓬（diltiazem）等。

一、二氢吡啶类钙通道阻滞剂

硝苯地平（nifedipine）

又称：拜新同、心痛定、伲福达、硝苯吡啶。

【药理作用和作用机制】

具有抑制钙离子内流作用，降低心肌或血管平滑肌细胞内的钙离子水平，从而改变心肌收缩性，减低全身血管张力，同时能扩张周围小动脉，降低外周血管阻力，从而使血压下降。本药扩张正常供血区或缺血区冠状动脉，增加冠脉血流量，提高心肌对缺血的耐受性，无缓解心绞痛。

【临床应用】

适用于预防和治疗心绞痛，特别是变异型心绞痛和冠状动脉痉挛所致心绞痛。对呼吸功能无不良影响，故适用于患有呼吸道阻塞性疾病的心绞痛患者，其疗效优于β受体阻滞剂。还适用于各种类型的高血压，对顽固性、重度高血压也有较好疗效。

【体内过程】

口服吸收良好，经10分钟生效，1～2小时达最大效应，作用维持6～7小时。缓释长效制剂，作用可持续24h。舌下含服作用较口服迅速。喷雾给药10分钟即现降压作用，经1小时疗效最显著。静脉注射10分钟内可降低血压。大部分经肝代谢，以无活性代谢物从尿排泄。

【不良反应及禁忌证】

1．最常见的不良反应是由于过度血管扩张引起的，表现心动过速、头痛、低血压、皮肤潮红、眩晕、恶心等。

2．胃肠功能紊乱可引起腹胀或便秘、外周组织水肿、咳嗽、气喘及肺水肿。

3．血压过度降低可导致脑或心肌缺血。

4．偶可发生过敏反应，如皮疹、药热及肝功能异常等。

5．禁忌证包括对本药或其他钙通道阻滞剂过敏、严重的房室传导阻滞、病态窦房综合征、充血性心力衰竭、严重主动脉瓣狭窄、低血压、心源性休克、孕妇及哺乳期妇女。肝功能不良者应减量。

【药疗监护须知】

1．本药的缓释或控释剂型应该整片服用，指导患者勿掰开或嚼碎，否则可能引起血压明显降低及上下波动。

2．用药后应观察患者在是否有反射性交感兴奋、心率加快甚至加剧心绞痛。必要时加用β受体阻滞剂控制心率。

3. 长期服用本药不宜骤停，以免发生反跳现象。

4. 下肢肿胀也是很常见的不良反应，常引起患者的疑虑。应告知患者这种现象与药物本身的扩张血管特性有关。加用利尿剂可能减轻症状。

5. 本药个人敏感性不同，可能会影响驾车能力，应告知患者注意。

【常用制剂和用法】

片剂：每片5mg，10mg。控释片：每片20mg。胶丸剂：每丸5mg。胶囊剂：每粒胶囊5mg；10mg。喷雾剂：每瓶100mg，喷1次0.5mg。注射剂：1mg。缓释长效制剂：每片10mg。

口服：1次5～10mg，1日15～30mg。常用量为30～60mg/d，最大剂量为120mg/d。急用时可舌下含服。对慢性心力衰竭，每6小时20mg。咽部喷药：每次1.5～2mg（3～4揿）。胶囊：每次10mg，3次/日。静脉注射：每次1mg。

非洛地平（felodipine）

又称：联环尔定、波依定、二氯苯吡啶、非乐地平。

【作用特点】

第二代二氢吡啶类钙拮抗药，对血管有较高选择性，具有良好的扩张外周动脉、降低血压作用，对收缩压、舒张压均有降低作用。扩张冠脉，可增加冠状窦血流量，对心肌收缩的负性作用较弱。本药还有轻度利钠利尿作用。用于预防和治疗心绞痛及各种类型的高血压。适用于伴有呼吸疾病、肾或肝功能不良、脑血管或外周缺血性疾病或痛风患者，对老年人更有效。常用量时不良反应较轻，有潮红、关节水肿；极少数患者出现显著的低血压伴心动过速。大剂量时可出现头晕、头痛、心悸、疲乏等不良反应。可能有致畸形作用；也可发生齿龈增生或踝关节肿胀；少数患者出现皮疹、瘙痒。服药后如患者持续主诉有皮肤反应，应报告医生考虑停药。

【常用制剂和用法】

片剂 每片2.5mg，5mg。口服：每次5～10mg，1～2次/日，最大剂量20mg/d。

缓释片：2.5mg，5mg，10mg。一次5～10mg，1次/日。起始日剂量为2.5～5mg。2周后调整剂量，最大日剂量为20mg。

氨氯地平（amlodipine）

又称：络活喜、兰迪、施慧达、压氏达。

【作用特点】

本品为作用持续时间最长的二氢吡啶类钙通道阻滞剂，结构与硝苯地平相似，药理学效应也相似。本药对血管有较高选择性，可舒张冠状动脉和全身血管，增加冠脉血流量，降低血压。用于稳定型心绞痛患者，尤其是对硝酸盐和β受体阻滞剂无效者。与噻嗪类利尿剂、β受体阻滞剂、血管紧张素转换酶抑制剂、长效硝酸酯类药物、非甾体类抗炎药、抗生素和口服降糖药合用时不需调整剂量。

患者若出现严重低血压、反射性心动过速，应该考虑已出现药物过量，及时通知医生。服药后如患者持续主诉有皮肤反应，应报告医生考虑停药。

【常用制剂和用法】

片剂：2.5mg，5mg，10mg。

口服，开始时每日一次 5mg，以后可根据情况增加剂量，最大剂量为每日 10mg。

二、非二氢吡啶类钙通道阻滞剂

维拉帕米（verapamil）

又称：异搏定、戊脉安、异搏停。

【作用特点】

本品为非二氢吡啶类钙通道阻滞剂，能抑制心肌和血管平滑肌的钙离子内流，扩张冠状动脉和周围血管，降低血压，降低心肌耗氧量，治疗心绞痛，同时有抗心律失常作用。可用于抗心律失常及抗心绞痛。特别适用于兼有冠心病、高血压的心律失常患者。不良反应及禁忌证与硝苯地平相似。肝功能不全者禁用。洋地黄中毒时，绝对禁用本品静脉注射。本药与β受体阻滞剂合用，易引起低血压、心动过缓、传导阻滞，甚至停搏。患者若出现严重低血压、反射性心动过速，应该考虑已出现药物过量，及时通知医生。服药后如患者持续主诉有皮肤反应，应报告医生考虑停药。

【常用制剂和用法】

片剂：每片 40mg；注射液：每支 5mg（2ml）；长效缓释片剂：240mg。

口服：1 次 40～120mg，1 日 3～4 次。维持剂量为 1 次 40mg，1 日 3 次。稀释后缓慢静脉注射或静滴，0.075～0.15mg/kg，症状控制后改用片剂口服维持。

地尔硫䓬（diltiazem）

又称：合心爽、合贝爽、恬尔心。

【作用特点】

为苯噻氮䓬类钙拮抗剂。可扩张冠状动脉及外周血管，使冠脉流量增加和血压下降。直接减慢心率的作用较强，可减轻心脏工作负荷及减少心肌耗氧量，解除冠脉痉挛。可用于室上性心律失常，典型心绞痛、变异型心绞痛，对轻度及中度高血压也有较好疗效。尤适用于老年患者。不良反应和禁忌证与硝苯地平类同，其发生率较低。肝功能不全者禁用。服药后如患者有持续皮肤反应，应报告医生考虑停药。患者若出现严重低血压、反射性心动过速，应该考虑已出现药物过量，及时通知医生。

【常用制剂和用法】

片剂：每片 30mg，60mg。粉针剂：每支 10mg。

口服，常用量，1 次 30～60mg，1 日 90～180mg。

用于心绞痛：每 6～8 小时 30～60mg。

第七节　羟甲戊二酰辅酶 A 还原酶抑制剂

详见调节血脂章节。

（李湘萍）

第十九章

治疗高血压药物

高血压是一种严重危害人民身体健康的疾病，2013 年全国高血压日中国疾病控制中心慢病防控中心给出的数据显示：我国 15 岁及以上人群高血压患病率 24%，全国高血压患者人数 2.66 亿，每 5 个成人中至少有 1 人患高血压病。

高血压的药物降压治疗应采取以下原则：

（1）小剂量：初始治疗时通常应采用较小的有效治疗剂量，并根据需要，逐步增加剂量。降压药物需要长期或终生应用，药物的安全性和患者的耐受性，其重要性不亚于或甚至更胜过药物的疗效。

（2）尽量应用长效制剂：尽可能使用一天一次给药而有持续 24 小时降压作用的长效药物，以有效控制夜间血压与晨峰血压，更有效预防心脑血管并发症发生。如使用中、短效制剂，则需每天 2～3 次用药，以达到平稳控制血压。

（3）联合用药：以增加降压效果又不增加不良反应，在低剂量单药疗效不满意时，可以采用两种或多种降压药物联合治疗。事实上，2 级以上高血压为达到目标血压常需联合治疗。对血压 ≥ 160/100mmHg 或中危及以上患者，起始即可采用小剂量两种药联合治疗，或用小剂量固定复方制剂。

（4）个体化：根据患者具体情况和耐受性及个人意愿或长期承受能力，选择适合患者的降压药物。

常用降压药物（表 19-1）包括钙通道阻滞剂、血管紧张素转换酶抑制剂（ACEI）、血管紧张素受体阻滞剂（ARB）、利尿剂和 β 受体阻滞剂五类，以及由上述药物组成的固定配比复方制剂。此外，α 受体阻滞剂或其他种类降压药有时亦可应用于某些高血压人群。

钙通道阻滞剂、ACEI、ARB、利尿剂和 β 受体阻滞剂及其低剂量固定复方制剂，均可作为降压治疗的初始用药或长期维持用药，单药或联合治疗。《中国高血压防治指南》（2010 修订版）建议五大类降压药物均可作为初始和维持用药，应根据患者的危险因素、亚临床靶器官损害以及合并临床疾病情况，合理使用药物。

表 19-1 常用的各种降压药

口服降压药物	每天剂量（mg）	分服次数	主要不良反应
钙拮抗剂			
二氢吡啶类			踝部水肿，头痛，潮红
氨氯地平	2.5～10	1	
硝苯地平	10～30	2～3	

续表

口服降压药物	每天剂量（mg）	分服次数	主要不良反应
缓释片	10～20	2	
控释片	30～60	1	
左旋氨氯地平	1.25～5	1	
非洛地平缓释片	2.5～10	1	
拉西地平	4～8	1	
尼卡地平	40～80	2	
尼群地平	20～60	2～3	
非二氢吡啶类			房室传导阻滞，心功能抑制
维拉帕米	40～120	2～3	
维拉帕米缓释片	120～240	1	
地尔硫䓬缓释片	90～360	1～2	
利尿药			
噻嗪类利尿药			血钾减低，血钠减低，血尿酸升高
氢氯噻嗪	6.25～25	1	
吲哒帕胺	0.625～2.5	1	
袢利尿药：			血钾减低
呋塞米	20～80	2	
留钾利尿药			血钾增高
阿米洛利	5～10	1～2	
氨苯蝶啶	25～100	1～2	
醛固酮拮抗剂			血钾增高，男性乳房发育
螺内酯	20～40	1～3	
依普利酮	50～200	1	
β受体阻滞剂			支气管痉挛，心功能抑制
比索洛尔	2.5～10	1	
美托洛尔片剂	50～100	2	
美托洛尔缓释片	47.5～190	1	
阿替洛尔	12.5～50	1～2	
普萘洛尔	30～90	2～3	
倍他洛尔	5～20	1	
α、β受体阻滞剂			直立性低血压，支气管痉挛
卡维地洛	12.5～50	2	
阿罗洛尔	10～20	1	
血管紧张素转换酶抑制剂			咳嗽，血钾升高，血管性水肿
卡托普利	25～300	2～3	
依那普利	2.5～40	2	
贝那普利	5～40	1～2	
赖诺普利	2.5～40	1	
雷米普利	1.25～20	1	
福辛普利	10～40	1	

续表

口服降压药物	每天剂量（mg）	分服次数	主要不良反应
西拉普利	1.25～5	1	
培哚普利	4～8	1	
血管紧张素Ⅱ受体拮抗剂			血钾升高，血管性水肿（罕见）
氯沙坦	25～100	1	
缬沙坦	80～160	1	
厄贝沙坦	150～300	1	
替米沙坦	20～80	1	
坎地沙坦	4～32	1	
α受体阻滞剂			直立性低血压
多沙唑嗪	1～16	1	
哌唑嗪	1～10	2	
特拉唑嗪	1～20	1	
中枢作用药物			
利血平	0.05～0.25	1	鼻充血，抑郁，心动过缓，消化性溃疡
可乐定	0.1～0.8	2～3	低血压，口干，嗜睡
可乐定贴剂	0.25	每周1次	皮肤过敏
甲基多巴	250～1000	2～3	肝功能损害，免疫失调
直接血管扩张药			
米诺地尔	5～100	1	多毛症
肼屈嗪	25～100	2	狼疮综合征
肾素抑制剂			血钾升高，血管性水肿（罕见）
阿利吉仑	150～300	1	

第一节 利尿剂

一、噻嗪类

噻嗪类利尿剂主要适用于老年高血压、单纯收缩期高血压及伴有充血性心力衰竭的高血压。

氢氯噻嗪（Hydrochlorothiazide）

【药理作用和作用机制】

降压作用温和而持久，对立位和卧位均有降压作用，长期应用无明显耐受性，且能对抗长期应用其他降压药引起的水钠潴留，作为基础降压药，可加强其他降压药的作用。早期降压机制是通过排钠利尿造成体内钠水负平衡，使细胞外液和血容量减少。长期应用血压仍可持续降低的机制是由于早期的利尿排钠造成血管平滑肌细胞内的钠减少，Na^+-Ca^{2+}交换减少，使细胞内Ca^{2+}含量降低，导致血管平滑肌舒张而降压。

【临床应用】

用于各种类型的高血压，可单独应用于轻度高血压，或作为基础降压药与其他降压药配合使用，特别适用于老年高血压、单纯收缩期高血压及伴有充血性心力衰竭的高血压。也用于心力衰竭的治疗。

【体内过程】

口服吸收迅速，生物利用度60%～80%，口服2小时起作用，达峰时间为4小时，作用持续时间为6～12小时，半衰期为15小时，肾功能受损者延长。

【不良反应及禁忌证】

1．一般不良反应有乏力、眩晕、头痛等。

2．长期用药可引起血钾、血氯、血钠和血镁降低。血尿酸、血糖及血脂等升高。

3．老年人对该药降压作用与电解质改变较敏感，应密切观察肾功能变化。

4．交叉过敏　与磺胺类药物、呋塞米、布美他尼、碳酸酐酶抑制剂有交叉过敏。

5．血液方面　少见中性粒细胞减少、血小板减少性紫癜等。

禁忌证：包括对本药及对磺胺类药物过敏者，痛风。

下列情况慎用：①肾功能减退者；②糖尿病；③高尿酸血症者；④妊娠妇女，其可引起胎盘缺血，有致胎儿生长发育不良的危险；⑤严重肝功能损害者；⑥高钙血症；⑦低钠血症；⑧红斑狼疮（可加重病情或诱发活动）；⑨胰腺炎。

【药疗监护须知】

1．监测血电解质　该类药物长期服用，可引起水、电解质紊乱。若出现口干、烦渴、恶心、呕吐、疲乏无力或心律不齐等症状时要警惕电解质紊乱，应及时检测电解质。这种情况在老年患者尤其注意。

2．监测血糖　本药可使糖耐量降低，血糖升高，故应指导患者定期随访血糖。

3．监测血尿酸水平　本类药物会干扰肾小管排泄尿酸，少数可诱发痛风发作。故有痛风史的患者应该禁用本类药物。另外应指导患者尤其是肾功能减退者监测血尿酸水平。

4．与β受体阻滞剂合用时，对血脂、血糖及尿酸的影响增强，应注意监测。

5．因突然停药可引起水钠潴留，应指导患者缓慢停药。

6．每日用药1次，应在早晨给药，以免夜间排尿次数多，影响睡眠，不利于控制血压。

【常用制剂和用法】

片剂：25mg。降压治疗：初始剂量6.25～12.5mg/d，一次口服，可用到25mg/d。

吲达帕胺（indapamide）

又称：钠催离、寿比山。

【作用特点】

本品是一种磺胺类利尿剂。通过抑制肾远曲小管对钠的重吸收而发挥作用；同时具有钙拮抗作用，可通过降低外周血管阻力而降压。小剂量降压，大剂量时利尿作用。本品口服吸收快而完全，1～2h血药浓度达高峰。生物利用度为93%，血浆蛋白质结合率大于71%～79%。$t_{1/2}$为18小时。在肝代谢，大部分经肾排出。临床可用于各种类型的高血压，可单独应用于轻度高血压，或作为基础降压药与其他降压药配合使用，特别适用于老年高血压、单纯收缩期高血压及伴有充血性心力衰竭的高血压。

不良反应呈剂量依赖性。肝功能受损的患者可能会发生肝性脑病。可出现过敏反应，偶见恶心、便秘、眩晕、感觉异常、头痛、口干等。部分患者出现低钾血症。血尿酸、血糖和血钙升高极罕见。禁忌证同氢氯噻嗪。

【常用制剂和用法】

片剂：每片2.5mg。胶囊：每粒2.5mg。缓释片：1.5mg。降压治疗：0.625～2.5mg/d，一次口服。

二、袢利尿剂

托拉塞米（torasemide）

又称：伊迈格、特苏尼注射液。

【作用特点】

本品是高效袢利尿剂。作用于髓袢升支粗段对Cl^-、Na^+的重吸收而发挥利尿及排钠作用，从而发挥降压作用。与呋塞米相比，本品利尿作用起效快、作用持续时间长、排钾作用弱，10～20mg托拉塞米的利尿作用相当于40mg呋塞米、1mg布美他尼。

【常用制剂和用法】

注射剂：每支10mg，20mg。片剂：每片2.5mg，5mg，20mg。

口服治疗高血压时，2.5～5mg/d。

静脉注射利尿时，每次10～20mg，间隔2h可再给予。

第二节　β受体阻断剂

美托洛尔（metoprolol）

又称：倍他乐克。

【药理作用和作用机制】

本品属心脏选择性β受体阻滞剂，通过以下几个方面发挥降压作用：①阻断心脏$β_1$受体，降低心排血量。②抑制肾素释放，降低血浆肾素浓度。③阻断中枢β受体，降低外周交感活性。④减少去甲肾上腺素释放以及促进前列环素生成。本药能降低心脏的自律性，同时有膜稳定作用，可用于治疗心律失常。通过阻断β受体，降低心肌耗氧量，可有效治疗心绞痛。

【体内过程】口服后吸收迅速而完全，吸收率>95%，生物利用度约50%，口服后1.5h血药浓度达峰，最大作用时间为1～2小时，半衰期3～7h，肾功能不全时半衰期无明显改变，故肾衰竭患者无需调整用量。具有亲脂性，主要经肝代谢，以代谢物从肾排泄。

【临床应用】

可单独或与其他降压药联合应用治疗各种类型的高血压，特别是伴有心绞痛、心梗后、快速心律失常、充血性心力衰竭的高血压者。用于心力衰竭、心绞痛、心律失常的治疗。

【不良反应及禁忌证】

1. 心脏方面　主要包括窦性心动过缓、房室传导阻滞、低血压、诱发及加重心力衰竭；可加剧哮喘与慢性阻塞性肺病。

2. 其他　因该药能透过血脑屏障，脑脊液中的浓度约为血浓度的70%，可引起眩晕、头痛、疲倦、失眠、多梦、抑郁，大剂量时可引起血糖、血脂代谢紊乱。

3. 慢性阻塞性肺疾病、周围血管疾病、糖代谢紊乱者慎用。

禁忌证包括：对本品过敏者、心源性休克、Ⅱ～Ⅲ度房室传导阻滞、病态窦房结综合征、支气管哮喘者。

【药疗监护须知】

1. 心动过缓　服用本药可引起心率减慢，这是很多患者最关心或担忧的问题。一般若无明显不适时，静息心率在55次/分是可接受的。应耐心向其解释，消除顾虑。

2. 呼吸道反应　虽然本药是选择性β受体阻滞剂，但是哮喘仍属禁忌证。因此在使用本药前应详细询问病史，尤其是在早年患有哮喘，但此后多年没有发作的患者，服用本药仍有可能使哮喘复发的机会增加。非活动期的COPD已不是本药的绝对禁忌证，但是此类患者在服用时仍应密切监测呼吸道症状、体征。

3. 药物加量和减量　本药的加量和减量均应逐步进行，尤其在患者合并心力衰竭时。在加量过程中，应密切注意患者的心率和血压；有时候患者主诉倦怠乏力可能提示药物已经过量。本药减量速度过快可能引起血压的反跳，所以不能突然停药。在合并冠心病心绞痛的患者，突然停药可能发生心绞痛恶化，甚至出现心肌梗死或室性心律失常。

4. 药物合用　本药在和其他影响心率的药物，如胺碘酮、地高辛等合用时，应特别注意心率的变化，因为这些药的共同特点都会致心动过缓。

5. 对糖脂代谢的影响　本药对血糖血脂的影响较小，但是若与利尿剂合用时，此不良作用会加强，因此应监测血糖和血脂。

【常用制剂和用法】

片剂：每片25mg，50mg；注射剂：5mg/5ml。

高血压时口服给药，每日50～100mg，分2次服用，应从低剂量起给药，根据病情逐渐增加至最适合剂量。静注用药：每次5mg，稀释后缓慢注射，必要时5～10min重复1次，但总量不宜超过15mg。用于心律失常及心力衰竭的治疗见其他章节。

比索洛尔（bisoprolol）

又称：康忻、博苏。

【作用特点】

本品属高选择性$β_1$受体阻滞剂，无膜稳定和内在拟交感作用。其与$β_1$受体的亲和力比$β_2$受体大11～34倍，对支气管平滑肌也有一定程度的阻滞；降压机制同美托洛尔。临床应用同美托洛尔。不良反应及禁忌证类似其他$β_1$受体阻滞剂，与剂量相关。本药是高选择性$β_1$受体阻滞剂，对呼吸道反应以及糖脂代谢的影响较美托洛尔小，使用也更安全。但在大剂量使用时，由于对$β_2$受体的作用增强，此时应特别加强监测呼吸道症状和心率血压，积极随访血糖、血脂。

【常用制剂和用量】

片剂：每片2.5mg，5mg，10mg。

初始剂量是5mg/d，1次口服，剂量可增加至10mg，如必要可加到20mg。对有支气管痉挛的患者初始剂量可为2.5mg。

卡维地洛（cervedilol）

又称：达利全、络德。

【药理作用和作用机制】

本药为 $α_1$、β 肾上腺素能受体阻滞药，其阻滞 β 受体作用较强。选择性阻滞 $α_1$ 肾上腺素能受体而扩张血管，也发挥 β 受体阻滞作用（减慢心率、抑制心肌收缩力、渐少心排血量），使血压降低。本药还有抗心律失常作用和减轻心绞痛作用。本品无内在拟交感活性，具有膜稳定性。其代谢产物具有抗氧化特性。

【体内过程】

口服生物利用度是 10%～47%，口服后 1～3h 血药浓度达峰，消除半衰期是 6h，主要是经肝代谢后被清除，16% 的代谢产物从肾排泄，60% 以上由粪便排出。

【不良反应及禁忌证】

1．中枢神经系统　偶尔发生轻度头晕、头痛、乏力，特别在治疗早期。抑郁、睡眠障碍、感觉异常罕见。

2．心血管系统　可有心动过缓、直立性低血压，很少有晕厥。可使原有的间歇性跛行或有雷诺现象的患者症状加重。

3．呼吸系统　可诱发哮喘和 COPD。

4．消化系统　胃肠不适偶见，便秘和呕吐不常见。

5．皮肤和附件　可出现皮肤反应，个别患者可出现荨麻疹、瘙痒、扁平苔藓样皮肤反应。可能会发生银屑样皮肤损害或使原有的病情加重。

6．生化和血液系统　偶见血清转氨酶升高，血小板减少，白细胞减少。

7．代谢　可使原有的糖尿病的患者病情加重。

8．其他　四肢疼痛偶见。口干、排尿障碍、性功能减退、视觉障碍及眼部刺激感罕见。可有眼干症状。

禁忌证：同美托洛尔。

【药疗监护须知】

1．因为本药为非选择性阻断 β 受体，有支气管哮喘、慢性阻塞性肺疾病者不能应用，有支气管痉挛倾向的患者或在治疗中发现任何支气管痉挛的证据，均应及时减少其用量。

2．停用本药时要逐渐减量至完全停用（1～2 周），突然停药会导致血压反跳及心脏缺血加重。

3．该药可能会增加过敏的机会或导致过敏反应加重，正在接受脱敏治疗的患者应慎用。

4．余参见美托洛尔部分。

【常用制剂和用量】

片剂：每片 6.25mg，25mg。

抗高血压治疗：12.5～50mg/d，分 2 次服用，建议从小剂量起给药，根据病情需要逐步增加剂量。

阿罗洛尔（arotinolol）

又称：阿尔马尔。

【作用特点】

本药有 α 和 β 受体阻断作用，其作用比值约为 1∶8。通过阻断 α、β 受体产生降压作用。还有抗心绞痛、抗心律失常作用。由于其阻断骨骼肌 β₂ 受体，所以有一定的抗震颤作用。本药无内在拟交感活性或膜稳定作用。本品单独或与其他抗高血压药合用治疗轻中度高血压。可用于心绞痛、原发性麻痹治疗。因其阻断 α 受体的作用，要注意体位性低血压的发生，如果出现头晕或晕倒等低血压症状要减量或停药。余参见美托洛尔部分。

【常用制剂和用法】

片剂：每片 5mg，10mg。

高血压：成人剂量 10～20mg/d，分 2 次口服。

第三节　血管紧张素转换酶抑制剂

近年来发展最为迅速的一类药物。降压作用是通过抑制血管紧张素转换酶，使血管紧张素Ⅱ生成减少，缓激肽降解减少，两者均有利于血管扩张，血压降低。本类药物对各种程度高血压均有一定降压作用。

卡托普利（captopril）

又称：巯甲丙脯酸、开搏通。

【药理作用和作用机制】

本品为第一个含巯基的血管紧张素转换酶抑制剂，通过抑制血管紧张素Ⅰ转化为血管紧张素Ⅱ，减少血管紧张素Ⅱ的生成，从而抑制血管收缩，并减少醛固酮的分泌。还能抑制缓激肽酶Ⅱ，使激肽蓄积，以及增加前列腺素及其代谢产物生成，促使血管扩张，血压下降。本药也可直接作用于周围血管，降低血管阻力。本品能同时扩张动脉和静脉，降低周围血管阻力和肺毛细血管楔压，因此能改善充血性心力衰竭。

【临床应用】

适用于各种类型高血压，特别是伴有心肌梗死后、心力衰竭、糖尿病、肾病及蛋白尿的高血压患者。可单独应用或与其他降压药合用。

【体内过程】

口服吸收较快，口服 15min 起效，1～1.5h 达到血浆浓度，血浆半衰期小于 3h，降压作用持续 6～12h。进食可影响吸收。不能通过血脑屏障，主要通过肾排泄。

【不良反应及禁忌证】

1．肾损害　可有肾功能不全（血尿素氮和肌酐升高）和蛋白尿，尤其在治疗 3～9 个月发生，多在大剂量或先前有肾功能不全时发生。

2．高血钾　常发生在肾功能不全的患者身上。

3．血管神经性水肿　是一种非常严重的不良反应，可以有全身水肿及喉头水肿，呼吸困难。

4．干咳　较常见，与缓激肽蓄积有关。

5．其他　皮疹、味觉异常、眩晕、头痛、心悸、粒细胞减少。

绝对禁忌证包括：对本药或对其他 ACEI 过敏者、严重肾功能不全、高钾血症、双侧肾动脉狭窄、孕妇。单侧肾动脉狭窄、心脏瓣膜重度狭窄者慎用。

【药疗监护须知】

1．干咳是服用本药最常见的不良反应，大部分患者可以耐受。对出现干咳的患者要耐心劝说，加强心理护理，不能耐受者考虑换药。

2．血管神经性水肿虽然不常见，但可能致命，应加强警惕，出现后应立即停药，可给予1∶1000的肾上腺素0.3～0.5ml皮下注射。

3．ACEI类药物有致畸作用，应指导妊娠者避免服用。

4．对于有轻度肾功能不全者，服用本药一定要监测肾功能和血钾。

【常用制剂和用法】

片剂：每片12.5mg，25mg，50mg，100mg。

口服给药，25～100mg/d，分2～3次口服。应从低剂量给药，根据血压情况增加剂量。

依那普利（enalapril）

又称：悦宁定、依那林。

【作用特点】

本药为化学合成的前体药，含羧基的血管紧张素转换酶抑制剂，其经肝脱酯化为有活性的依那普利拉后发挥作用，作用机制与卡托普利基本一致，但比卡托普利作用时间长。口服迅速吸收，不受饮食的影响。临床应用同卡托普利。与其他降压药特别是利尿剂合用，降压作用明显增强，但与留钾利尿剂合用应注意血钾。

【常用制剂和用法】

片剂：每片5mg，10mg，20mg。

起始剂量为5～10mg，2次/日，常用维持剂量为10～20mg，2次/日。根据患者病情，最大剂量为40mg/d。

贝那普利（benazepril）

又称：洛汀新。

【作用特点】

为前药，含羧基的血管紧张素转换酶抑制剂。水解后的活性物质为贝那普利拉，降压机制与依那普利基本相同，降压作用时间约可持续24h。口服30～60min起效，作用可维持24h，重复用药通常1周达降压最大效果。

【常用制剂和用法】

片剂：每片5mg，10mg。

给药方法：起始剂量为5～10mg，1次/日，常用维持剂量为10～20mg，2次/日。根据患者病情，最大剂量为40mg/d。

培哚普利（perindopril）

又称：雅施达。

【作用特点】

本品为含羧基的ACEI，通过其活性代谢产物培哚普利拉发挥作用，降压机制同卡托普利。作用时间约24h。培哚普利对动脉干有扩张作用和弹性修复作用，服药后在1个月之内血压常可降至正常；继续服药治疗，降压作用保持平稳不变，停止治疗后不伴有反跳现象。老年人，心力衰竭和肾衰竭的患者中，培哚普利拉的清除缓慢，需要根据肌酐清除率调整剂量。

【常用制剂和用法】

片剂：每片 4mg。

口服每次 4mg，1 次 / 日。治疗 1 个月后，根据血压剂量可以增加至 8～16mg/d。老年患者开始剂量为 2mg/d，治疗 1 个月后，根据血压剂量可以增至每日 4mg。肾衰竭患者应根据肾衰竭的程度给药，肌酐清除率为 30～60ml/min 者，剂量为 2mg/d，肌酐清除率为 15～30ml/min 者，剂量为 2mg，隔日 1 次。

赖诺普利（lisinopril）

又称：捷赐瑞。

【药理作用和作用机制】

本品为含羧基的长效、强效 ACEI 原型药，无需代谢，可直接发挥作用。降压机制同其他 ACEI。肾功能不全患者剂量需减量，肝功能不全的患者无需调整用药。本品可通过胎盘屏障。在使用大剂量利尿剂、保钾利尿药或肾功能不全时慎用。

【常用制剂和用量】

片剂：每片 5mg，10mg，20mg。

初始剂量为 5～10mg/d，维持剂量 20mg，1 次 / 日。根据血压情况，最大剂量 40mg/d。肾功能不全或使用利尿剂者，需要调低剂量。

西拉普利（cliazapril）

又称：一平苏。

【作用特点】

本品为含羧基的 ACEI。与依那普利作用机制相似，通过抑制肾素-血管紧张素-醛固酮系统，从而有效地降低血压。本品以原型由肾排出。对腹水患者、肝硬化、严重肾功能不全、低钠和血容量不足者应慎用。

【常用制剂和用量】

片剂：每片 2.5mg。

初始剂量为 2.5mg，1 次 / 日。根据血压情况，2～4 周调整一次剂量。一般最大剂量 5mg/d。老年患者初始剂量为 2.5mg 或更少，1 次 / 日。

福辛普利（fosinopril）

又称：蒙诺。

【作用特点】

本药为第三代含磷酰基的 ACEI，属前体药，在体内代谢为有活性的福辛普利拉，它抑制血管紧张素转化酶，而发挥降压作用，同时也抑制缓激肽的降解。本品通过肝肾两种途径清除。

【常用制剂和用量】

片剂：每片 10mg。

初始剂量为 10mg，1 次 / 日。根据血压情况，4 周调整剂量，最大剂量 40mg/d。

雷米普利（ramipril）

又称：瑞泰。

【作用特点】

本品为含羧基的 ACEI，属前体药。在肝或消化道黏膜代谢为有活性的雷米普利拉，而发挥抑制 ACE 活性的作用。口服后吸收迅速，广泛分布于各种组织器官，双通道清除，60% 经肾排泄，40% 经肝清除。

【常用制剂和用量】

片剂：每片 2.5mg，5mg。

初始剂量为 1.25～2.5mg，1 次/日。根据血压情况，隔 2～3 周药量加倍。一般维持量为 2.5～5 mg，最大剂量 20mg，1 次/日。肾功能不全者（肌酐清除率为 50～20ml/min）最初剂量通常为 1.25mg，最大剂量为 5mg，1 次/日。

第四节　血管紧张素 Ⅱ 受体拮抗剂

氯沙坦（losartan）

又称：科素亚。

【药理作用和作用机制】

本品为一种新型非肽类血管紧张素 Ⅱ 受体（AT_1 型）拮抗药，与 AT_1 受体的结合具有高亲和性、高选择性和高特异性。本药通过可逆性、竞争性阻断 AT_1 受体与血管紧张素 Ⅱ 结合，抑制血管紧张素 Ⅱ 的血管收缩及醛固酮分泌作用，使肾素-血管紧张素活性减弱而起到抗高血压作用。本药还可具有抗心力衰竭、保护肾、保护血管内皮、抗心血管重构作用。

【临床应用】

治疗各种类型的高血压，特别适合于伴有糖尿病、蛋白尿、左心室肥厚、服用 ACEI 咳嗽的高血压患者，可单用或其他抗高血压药合用。可应用于心力衰竭的治疗。

【体内过程】

口服吸收良好，生物利用度 33%。食物可延缓吸收，降低血药浓度峰值。14% 经肝内细胞色素 P450 酶转化为具有活性的 E-3174。母药半衰期为 2 小时，代谢产物半衰期为 6～9h。口服后 1h 血药浓度达峰值，3～4h 代谢产物血浓度达峰值。治疗 3～6 周时达最大降压效应。每日 1 次给药，作用可持续 24h。不会引起本药及代谢产物在血浆中蓄积。主要经粪便排出。不能通过血透清除。

【不良反应及禁忌证】

本药耐受性良好，不良反应轻微而且短暂，一般不需终止治疗。

1. 肾损害　肾功能不全（血尿素氮和肌酐升高）和蛋白尿，多在大剂量或先前有肾功能不全时发生。

2. 高血钾　常发生在肾功能不全的患者身上。

3. 血管神经性水肿　虽然少见，但是一种非常严重的不良反应，可以有全身水肿及喉头水肿，呼吸困难。

4. 其他　可有皮疹、疲乏、眩晕、头痛、心悸、腹泻、失眠、咳嗽、粒细胞减少。

绝对禁忌证包括：对本药或对其他 ARB 过敏者、严重肾功能不全、高钾血症、双侧肾动脉狭窄、孕妇。单侧肾动脉狭窄、心脏瓣膜重度狭窄者慎用。

【不良反应及禁忌证】
1．本药要服用3～6周才能达到最大降压效应，在应用初期难以显著而迅速地降低血压，应向患者说明上述情况，打消疑虑。
2．本药的血管性水肿发生少见，但若发现患者出现呼吸困难或面部、舌或声门的水肿，应立即通知医生，予以停药。
3．若患者出现低血压与心动过速，可能存在药物过量，应及时报告医生，予以减量或停药。
4．轻度肾功能不全服药后须定期监测血肌酐。
5．与留钾利尿剂、补钾药或含钾药物合用时，会使血钾升高，定期监测血钾水平。
6．严重缺钠和（或）血容量不足的患者用本药治疗偶可出现症状性低血压，治疗前应先予以纠正。

【常用制剂和用量】
片剂：50mg，100mg。

开始剂量为50mg，1次/日。根据血压情况调整剂量，一般间隔时间至少1周。一日最大剂量推荐为100mg，再增加剂量临床效应并不相应增加。对于低血容量与利尿剂合用的患者，开始用量为25mg/d。

缬沙坦（valsartan）

又称：代文。

【作用特点】

本品为强效和高度特异性的非肽类血管紧张素Ⅱ受体拮抗药，本药选择性作用于血管紧张素Ⅱ相关的AT_1受体亚型，抑制血管紧张素Ⅱ的血管收缩、平滑肌细胞增生及醛固酮分泌作用，从而降低血压。本品主要以原型从粪便排出，长期给药无蓄积作用。

【常用制剂和用量】

胶囊：40mg，80mg，160mg。

推荐剂量一次80mg，1次/日。因为降压作用通常在服药2周内出现，4周达最大疗效。对血压控制不满意者，2～4周后可增至160mg，1次/日。维持量为80～160mg/d。

厄贝沙坦（irbesartan）

又称：安博维。

【作用特点】

本品为高度特异性的非肽类血管紧张素Ⅱ受体拮抗药，选择性作用于血管紧张素Ⅱ相关的AT_1受体亚型，抑制血管紧张素Ⅱ的血管收缩及醛固酮分泌作用，从而降低血压。本药对AT_1受体的结合比AT_2受体强8500倍。食物不影响本药的吸收。肝肾功能不全及年龄不影响药物的代谢和排泄。

【常用制剂和用量】

片剂：75mg，150mg。

推荐起始剂量一次150mg，1次/日。根据病情可增至300mg/d。

替米沙坦（telmisartan）

又称：美卡素。

【作用特点】

本品为特异性的非肽类血管紧张素Ⅱ受体拮抗药，选择性作用于血管紧张素Ⅱ相关的 AT_1 受体亚型，抑制血管紧张素Ⅱ的血管收缩及醛固酮分泌作用，从而降低血压。药物几乎全部以原型随粪便排泄。清除半衰期大于20小时，重复给药无蓄积作用。口服后3h起降压作用，单次给药作用可持续24h以上，连续用药4周后停药，降压作用仍可持续1周左右。

【常用制剂和用量】

片剂：40mg，80mg。

常用剂量一次40～80mg，1次/日。

坎地沙坦（candesartan）

又称：必洛斯。

【作用特点】

本品为强效、长效的血管紧张素Ⅱ受体拮抗药，结构与氯沙坦相似。选择性作用于血管紧张素Ⅱ相关的 AT_1 受体亚型，抑制血管紧张素Ⅱ的血管收缩及醛固酮分泌作用，从而降低血压。口服生物利用度为15%，食物可缩短达峰时间。1/3经肾排泄，2/3经粪便排泄。与保钾利尿药或补钾药合用时，可能出现血钾浓度升高。正接受利尿降压药治疗的患者初次服用时，有可能增强降压作用。

【常用制剂和用量】

片剂：4mg，8mg，16mg，32mg。

常用剂量4～8mg，1次/日，口服。必要时增加至16mg/d，最大剂量不超过32mg。

氯沙坦钾-氢氯噻嗪（losartan and hydrochlorothiazide）

又称：海捷亚。

【作用特点】

本品成分中氯沙坦钾是血管紧张素Ⅱ受体（AT_1型）拮抗药，氢氯噻嗪是噻嗪类利尿药。具体机制参见氯沙坦钾和氢氯噻嗪部分。两药有协同降压作用，制成复方制剂比两种成分单独降压作用更强。氢氯噻嗪可引起低钾、尿酸升高，而氯沙坦钾有减少钾排泄和轻度促尿酸排泄作用，两药合用可减少低钾或高钾的发生，减轻高尿酸血症。口服吸收良好，治疗高血压的最大效应出现在第3～6周。本药耐受性良好，不良反应轻微而且短暂，一般不需终止治疗。可见头晕，很少出现血管神经性水肿。个别患者可出现血钾升高，但无需停药。偶可引起ALT升高，一般停药可恢复。罕见腹泻、肝炎。

【常用制剂和用量】

片剂：每片含氯沙坦钾50mg，氢氯噻嗪12.5mg。

对于单用氯沙坦钾或氢氯噻嗪不能满意控制血压者，可改用本药一次1片，一日1次。若治疗3周血压仍高，可增加至一日最大剂量2片。

厄贝沙坦氢氯噻嗪（irbesartan and hydrochlorothiazide）

又称：安博诺。

【作用特点】

本品成分中厄贝沙坦是血管紧张素Ⅱ受体（AT_1型）拮抗药，氢氯噻嗪是噻嗪类利尿药。具体机制参见厄贝沙坦和氢氯噻嗪部分。两药有协同降压作用，制成复方制剂比两种成分单独降压作用更强。两者合用能通过阻断肾素-血管紧张素-醛固酮系统而逆转与利尿剂有关的钾丢失。进食不影响生物利用度。禁忌证包括：对本药成分或磺胺类药物过敏，严重肝肾功能损害、双侧肾动脉狭窄、胆汁性肝硬化、胆汁淤积、高钙血症、孕妇。

【常用制剂和用量】

片剂：厄贝沙坦 150mg/氢氯噻嗪 12.5mg，厄贝沙坦 300mg/氢氯噻嗪 12.5mg。

口服该药，对于轻至中度高血压，推荐厄贝沙坦首剂量 150mg，一日 1 次。需进一步降压时，厄贝沙坦可加至 300mg。

第五节　钙通道阻滞剂

硝苯地平（nifedipine）

又称：拜新同、欣然、心痛定、益心平、圣通平、伲福达。

【药理作用和作用机制】

本品为二氢吡啶类钙通道阻滞剂，通过干扰钙离子内流，降低心肌或血管平滑肌细胞内的钙离子水平，从而改变心肌收缩性和血管张力，血管扩张，使降低血压；此外，本药可扩张冠状动脉，可缓解心绞痛。

【临床应用】

适用于各种类型的高血压，特别是老年高血压，单纯收缩期高血压，伴有周围血管病、妊娠、心绞痛、颈动脉粥样硬化的高血压。对顽固性、重度高血压也有较好疗效。

【体内过程】

硝苯地平普通片剂，口服吸收好，15min 起效，1～2h 作用达高峰，作用持续 4～8h；舌下给药 2～3min 起效，20min 达到高峰。硝苯地平缓释片口服达峰时间 2.5～5h，半衰期 7h，降压持续 12h。硝苯地平控释片采用"胃肠道治疗系统"控释技术，使血药浓度保持平稳，降压持续时间大于 24h。

【不良反应及禁忌证】

不良反应一般短暂而温和，通常发生在治疗开始阶段，大多数反应与剂量有关。

1．面部潮红、心悸、心动过速，主要因为动脉扩张所致。

2．踝、足、小腿水肿较多见，反应短暂，用利尿剂可减轻。

3．有牙龈炎或牙周炎的患者，可能会引起轻度的牙龈增生。

4．少数患者出现可有胸痛、皮疹、瘙痒、便秘。

禁忌证包括对本药或其他钙通道阻滞剂过敏，严重主动脉瓣狭窄、低血压、心源性休克者。

【药疗监护须知】

1．本药的普通片剂即速效制剂不宜用于高血压的长期治疗，在高血压急症的患者口服这种制剂对症处理时，应监测血压。

2．本药的缓释或控释剂型应该整片服用，指导患者勿掰开或嚼碎，否则可能引起血压明显降低及上下波动。

3．用药后应观察患者在降压后是否有反射性交感兴奋、心率加快甚至心绞痛。必要时加用 β 受体阻滞剂控制心率。

4．长期使用该药不宜骤停，以免发生反跳现象。

5．下肢肿胀也是很常见的不良反应，常引起患者的疑虑。应告知患者这种现象与药物本身的扩张血管特性有关，而非肾功能损害引起。加用利尿剂可能减轻症状。

6．指导患者保持良好的口腔卫生，可以降低牙龈增生发生率及其严重性。

【常用制剂和用量】

普通片剂：每片 10mg。由于普通片剂降压时间持续短，不推荐其长期用于治疗高血压，在高血压急症，可口服或舌下含服 10～20mg 进行治疗，如果疗效不好，可在 30min 后重复给药 1 次。控释片：30mg。30～60mg/d，晨起 1 次口服。缓释片：10mg，20mg。20～40mg/d，分 2 次口服。

非洛地平（felodipine）

又称：波依定。

【作用特点】

本品为二氢吡啶类钙通道阻滞剂，通过阻断钙离子内流，扩张小动脉，降低血压。本药还有轻度利钠利尿作用。短期和长期治疗不影响电解质。临床应用为本品的缓释剂型，口服吸收完全，起效时间为 2～5h，持续 24h。本药缓释片应该整片服用，指导患者勿掰开或嚼碎，否则可能引起血压明显降低。指导患者保持良好的口腔卫生可以降低牙龈增生发生率及其严重性。服药后如患者持续主诉有皮肤反应，应报告医生考虑停药。

【常用制剂和用量】

缓释片：2.5mg，5mg，10mg。

起始日剂量为 2.5～5mg，1 次/日，口服。2 周后调整剂量，最大日剂量为 20mg。

氨氯地平（amlodipine）

又称：络活喜、施慧达、压氏达。

【作用特点】

第三代钙离子拮抗剂，也是目前唯一分子本身长效的钙离子拮抗剂。它的半衰期长达 35～50 小时，因此不需要使用缓释或控释剂型，就可以做到每日服用一次，24 小时平稳控制血压，并且它的疗效不受患者胃肠道功能和食物的影响，也可以和绝大多数药物一起服用，还可以掰成两半服用，口服治疗起效缓慢吸收完全。另外，由于它的作用持续时间很长，患者偶尔漏服一次不会造成血压升高。药理学效应与硝苯地平相似。本药对血管有较高选择性，可舒张冠状动脉和全身血管，增加冠脉血流量，降低血压。在体内有较弱的负性肌力作用，对人体窦房结和房室结无影响。具有抗高血压和冠心病心绞痛作用。可因动脉扩张而头痛、面红、心悸、头昏、头痛及水肿，大多数反应与剂量有关。不良反应还可见腹痛、恶心、便秘、消化不良、牙龈增生、尿频、排尿困难、关节痛、脱发、皮肤变色、荨麻疹。血液系统可有血小板、白细胞减少。有肝转氨酶升高的报道。服药后如患者持续主诉有皮肤反应，应报告医生考虑停药。患者若出现严重低血压、反射性心动过速，应该考虑已出现药物过量，及时通知医生。

【常用制剂和用量】

片剂：2.5mg，5mg，10mg。

起始剂量为一次 5mg，一日 1 次。最大剂量不超过一次 10mg。建议剂量调整不短于一至两周。本药最大降压效应出现在用药4周后。

尼群地平（nitrendipine）

【作用特点】

本品为二氢吡啶类钙通道阻滞剂，结构与硝苯地平相似。本药对血管有较高选择性，可舒张包括冠状动脉在内的全身血管，作用以降低舒张压为主。对静脉的扩张作用较弱。口服吸收良好，服药30min后收缩压开始下降，60min后舒张压开始下降。在肝内代谢，主要经肾排泄。不良反应多为血管扩张的结果，在降压时可有反射性心动过速，由此可诱发心绞痛，多数不良反应轻微，不影响治疗。

【常用制剂和用量】

片剂：10mg，20mg。20～40mg/d，分2次口服。

尼卡地平（nicardipine）

【作用特点】

本品强效、水溶性扩血管药，为第二代新型二氢吡啶类钙通道阻滞剂，结构与硝苯地平相似，通过抑制心肌和血管平滑肌上的钙离子内流，引起冠状动脉和周围血管扩张，减少心绞痛发作，并使血压下降。服药后0.5～2h到达血药峰值，进食可减少药物的吸收，2～3日后血药浓度达稳态。用于高血压，可单独或与其他抗高血压药物联用。本药注射液用于高血压急症和手术时异常高血压的急救处理。由于用药后可出现眩晕等症状，故应告诉患者在服药期间不宜进行高空作业、汽车驾驶等可能产生危险的机械操作。长期使用注射剂可出现注射部位疼痛或红肿，应改变注射部位。

【常用制剂和用量】

胶囊：30mg。注射液：10mg，20mg。

口服时，60～90mg/d，分2次口服。

治疗高血压急症时，可静脉输液0.5～6μg/(kg·min)。最大可达10～30μg/(kg·min)。

拉西地平（lacidipine）

又称：司乐平、乐息平。

【作用特点】

本品为特异、长效、持久的二氢吡啶类钙通道阻滞剂，结构与硝苯地平相似。本药对窦房结和房室传导无明显影响。可引起外周血管阻力明显下降，伴有心搏出量轻度增加、反射性心率加快和心排血量增加。本药的药理作用比硝苯地平、尼群地平和氨氯地平更强，对血管舒张作用选择性更强。口服吸收迅速但不完全。主要经肠道排出。不良反应最常见头痛、皮肤潮红、水肿、眩晕和心悸，少见无力、皮疹、食欲减退、恶心，极少数患者有胸痛和牙龈增生。

【常用制剂和用量】

片剂：2mg，4mg。

起始剂量4mg/d，晨起1次口服，必要时可增至6mg/d。用量调整应间隔3～4周。

第六节 α肾上腺素受体阻滞剂

选择性 α_1 受体阻滞剂通过对突触后 α_1 受体阻滞，对抗去甲肾上腺素的动静脉收缩作用，使血管扩张，血压下降。

多沙唑嗪（doxazosin）

又称：络欣平、可多华。

【药理作用和作用机制】

本品为选择性 α_1 肾上腺素受体阻滞药，通过阻滞突触后 α_1 肾上腺素受体而引起周围血管扩张，减小外周阻力，从而降低血压。本药的 α_1 肾上腺素受体阻滞作用可使膀胱颈和前列腺平滑肌松弛，故可用于治疗良性前列腺增生。此外，本药可轻度降低总胆固醇、低密度脂蛋白及三酰甘油，刺激脂蛋白酶活性和减少胆固醇吸收率。

【临床应用】

多与其他降压药合用治疗原发性高血压。特别适用于伴有前列腺增生的高血压。

【体内过程】

口服吸收良好，给药 1h 内血压轻度下降，2h 后降压作用明显，半衰期为 19～22h，药物在肝代谢，主要由粪便排出。不能经血液透析清除。

【不良反应及禁忌证】

不良反应有直立性低血压（很少伴有晕厥）、头晕、头痛、乏力、虚弱、体位性头晕、眩晕、水肿、嗜睡、恶心和鼻炎。个别有尿失禁报道。

禁忌证包括本药或其他同类药过敏者，服用本药后发生严重低血压，近期发生心肌梗死者。肝功能受损者慎用。

【药疗监护须知】

1．服用本药患者若出现头晕、头痛、疲劳、嗜睡、直立性低血压，应考虑药物过量，严重可出现休克或死亡。应立即监测血压，将患者置于卧位，取头低位。通知医生，立即补液、升压治疗，严重者应立即用活性炭洗胃。血透不能将其排出体外。

2．为减少直立性低血压反应，首剂及增量后的第一剂，都应指导患者在睡前服用。患者在刚开始服用本药或增加剂量时，应避免突然性姿势改变或行动。

3．当加用其他抗高血压药物时，应减低本药剂量并重新确定最佳剂量。

4．虽然本药引起阴茎异常勃起少见，但出现后宜立即通知医生及时处理，以免导致永久阳萎。

5．用药后不宜从事驾驶或机械操作工作。

【常用制剂和用量】

片剂：1mg，2mg，4mg，8mg。

口服，1～16 mg/d，1 次口服。初始剂量为 1mg，如无不适，第二天可用 2mg/d，根据临床反应调整剂量，调整剂量的间隔以 1～2 周为宜，剂量超过 4mg 易引起体位性低血压。如停药数日，应按初始方案重新开始用药。

特拉唑嗪（terazosin）

又称：高特灵、马沙尼。

【作用特点】

本品为选择性突触后 α_1 肾上腺素受体阻滞药,通过阻滞 α_1 受体而引起周围血管扩张,减小外周阻力,从而降低收缩压和舒张压。通常不伴有反射性心动过速,也不减少肾血流量或肾小球滤过率。本药可降低总胆固醇、低密度脂蛋白胆固醇及极低密度脂蛋白胆固醇,提高高密度脂蛋白胆固醇。与其他 α_1 肾上腺素受体阻滞药一样,本药可以引起明显的直立性低血压,特别是首次服药和最初几次服药时可能发生晕厥。服药后突然停药也可晕厥。其他常见的不良反应有头痛、头晕、乏力、鼻塞、颜面潮红、口干、眼睑水肿、视物模糊、心悸、恶心等。这些反应通常轻微,继续治疗多可自行消失,必要时可以减量。临床应用和药疗监护须知参见多沙唑嗪部分。

【常用制剂和用量】

片剂:0.5mg,1mg,2mg,5mg,10mg。

口服,1～20mg/d,1次口服。初始剂量为1mg,如无不适,第二天可用2mg/d,根据临床反应调整剂量,调整剂量的间隔以1～2周为宜,剂量超过4mg易引起过度体位性反应。如停药数日,应按初始方案重新开始用药。

乌拉地尔(urapidil)

又称:压宁定。

【作用特点】

本品为高选择性 α_1 肾上腺素受体阻滞药,具有外周和中枢双重降压作用。外周扩血管作用主要是通过阻滞突触后 α_1 肾上腺素受体,引起周围血管扩张,降低外周阻力。中枢作用是通过激活5-羟色胺1A受体,降低延髓心血管调节中枢的交感反馈调节而其降压作用。本药还可降低心脏前后负荷和平均肺动脉压,改善心输出量和心排血量,降低肾血管阻力,对心率无明显影响。用于治疗高血压和心功能不全。不良反应可见血压降低引起的暂时症状,均可在数分钟内消失,不必停药。少见或偶见的不良反应有过敏反应、血小板减少、食欲不振、腹泻等。如果本药不是最先使用的降压药,应减小剂量,以免导致血压骤然下降。使用本药发生严重低血压时,可抬高下肢,补充血容量,如果无效,可缓慢静注 α 肾上腺素受体激动剂。

【常用制剂和用量】

缓释片:30mg。缓释胶囊:30mg,60mg。注射液:25mg,50mg。

口服给药,开始30mg/d,如效果不佳,可在1～2周内逐渐增加至60mg/d或120mg/d,分2次口服,早晚各1次。

在治疗高血压危象、重度高血压及难治性高血压时,缓慢静脉注射10～50mg,监测血压变化,降压效果通常在5分钟内显示。若效果不明显,可重复给药。静脉注射后应继续静脉滴注使用:本药250mg稀释后静脉滴注,最大药物浓度4mg/ml。推荐初始速度为2mg/min,维持速度为9mg/h。

第七节 中枢降压药

可乐定(clonidine)

又称:可乐宁、氯压定。

【药理作用和作用机制】

本品为中枢性 α₂ 受体激动剂，可激活延脑突触后膜 α₂ 肾上腺素受体，使中枢交感冲动传出减少，周围血管阻力降低，心率减慢，同时激活周围血管 α₂ 受体，使儿茶酚胺释放减少，降低血压。本药还能通过减少房水生成，产生降眼压效果；通过阻滞血管运动反射用于治疗偏头痛；抑制脑内 α 受体活性还有利于戒断阿片成瘾。

【临床应用】

用于治疗高血压、高血压急症。临床常作为二、三线降压药，与其他降压药联用可明显提高疗效。

【体内过程】

口服后半小时即产生降压作用，3～5h 血药浓度达峰值。消除半衰期为 12.7h，40%～60% 以原型于 24h 内经肾排泄，20% 经肠肝循环由胆汁排出。

【不良反应及禁忌证】

大多数不良反应轻微且连续治疗后有减轻趋势。最常见的（与剂量有关）有口干、嗜睡、头晕、便秘和镇静。极少数患者可有虚弱、疲劳、头痛、直立性症状、神经质和情绪激动、精神抑郁、皮疹、恶心呕吐、畏食、性欲减退等。

禁忌证为对本药过敏者。

脑血管病、冠心病、病态窦房结综合征、周围血管病、精神抑郁、慢性肾功能障碍者慎用。

【药疗监护须知】

1. 患者若从事高空作业或驾驶机动车辆，则不宜服用本药。

2. 静脉注射时，在产生降压作用前可有短暂升压现象，应注意监测血压。

3. 长期用药可因体液潴留及血容量扩充出现耐药性，而使降压作用减弱。与利尿剂合用可减少耐药性并增加疗效。

4. 应指导患者不要突然停药或连续漏服药物，因可发生反跳性血压增高。告知患者如需停药，应遵医嘱在 1～2 周内逐渐减量，并同时用其他药物降压治疗。若因手术必须停用本药时，应在术前 4～6h 停药，术中静脉滴注其他降压药。

5. 如果出现心动过缓、嗜睡、烦躁、疲乏、反射减弱或消失、恶心呕吐、心律失常，应考虑可能是药物过量的征象，应监测血压，嘱患者平卧并抬高床脚，通知医生对症处理。

【常用制剂和用量】

片剂：0.075mg，0.15mg。注射液：0.15mg。

口服给药，成人开始剂量为一次 0.075～0.15mg，2～3 次/日，常用维持剂量为 0.3～0.9mg。

静脉用药，常用 0.15mg，加入葡萄糖溶液缓慢注射，24h 内总量不宜超过 0.6mg。

莫索尼定（moxonidine）

【作用特点】

本药通过激动延髓咪唑啉受体而使外周交感神经活性降低、血管扩张和血压下降。本品降压同时对心率无明显影响。也无明显的中枢镇静作用。主要用于高血压的治疗，很少单独使用本药。可出现口干（与剂量有关）、昏睡、头晕、便秘和镇静等，但较少见。禁忌证为对本药过敏者，孕妇和哺乳期妇女。

【常用制剂和用量】

片剂：0.2mg，0.4mg。

口服给药，0.2～0.4mg/d，1次口服，最大日剂量为0.6mg。

第八节 血管扩张剂

硝普钠（sodium nitroprusside）

【药理作用和作用机制】

本药是强有力的速效血管扩张药，对动静脉平滑肌均有直接扩张作用，使周围血管阻力降低，产生降压作用。扩张血管作用还能减低心脏前后负荷，改善心排血量，缓解心力衰竭症状。

【临床应用】

用于治疗高血压急症，如恶性高血压、高血压危象、高血压脑病、嗜铬细胞瘤手术前后阵发性高血压等的紧急降压。也用于麻醉期间控制性降压。

【体内过程】

静脉滴注后立即达血药浓度峰值（水平随剂量而定），并在5min内起效，停药后作用可维持5～15min。在红细胞内代谢为氰化物，后者在肝代谢为无扩血管活性的硫氰酸盐。半衰期为4～7d，经肾由尿排出。若剂量太大，血中的代谢产物硫氰酸盐过高易发生中毒。

【不良反应及禁忌证】

短期适量应用本药不易发生不良反应。毒性反应主要由代谢产物（氰化物和硫氰酸盐）引起。

主要不良反应是低血压。长期输注期间，硫氰酸盐中毒可出现视物模糊、眩晕、头痛、恶心、呕吐、气短、谵妄、意识丧失等，氰化物中毒可出现皮肤粉红色、呼吸浅快、瞳孔散大、心音遥远、低血压、昏迷等。本药还可引起冠脉窃血、动脉血氧分压下降、皮疹、甲状腺功能减退、血小板减少等。

禁忌证：对本药过敏者，代偿性高血压（如伴动静脉分流或主动脉缩窄的高血压），先天性视神经萎缩，烟草中毒性弱视。严重肝肾功能不全、老年人慎用。

【药疗监护须知】

1．用药期间应积极监测血压和心率，尤其在使用开始及调整剂量时。静滴结束撤药时也应监测血压，缓慢停药，并及时服用口服降压药巩固疗效。

2．应用本药时偶可出现明显耐药性，这可能是中毒的先兆征象，此时不应进一步加快滴速，而应减慢滴速。

3．以10μg/（kg·min）滴速给药10min以上后，若疗效仍不理想，为避免中毒反应，应考虑停药，改用或加用其他降压药物。

4．滴注时应避光，现用现配，一次配制后应在4小时内使用，溶液变色应立即停用。

5．用药72h以上，应每日测定血中硫氰酸盐浓度。若出现氰化物中毒，应停药并可吸入亚硝酸异戊酯，或静滴亚硝酸钠或硫代硫酸钠。

6．为合理控制血压，最好使用输液泵，以便精确调节滴速。抬高床头可增加降压效果。为防止药液外渗产生局部刺激，可中心静脉滴注。

【常用制剂和用量】

注射剂：50mg。

降压的开始剂量为 0.5μg/（kg·min），根据疗效逐渐以 0.5μg/（kg·min）递增，常用维持剂量为 3μg/（kg·min），极量为 10μg/（kg·min）。

第九节　其他降压药

北京降压 0 号

【作用特点】

本药为复方制剂，其中的双肼屈嗪、利血平和氢氯噻嗪发挥降压作用，双肼屈嗪为直接血管扩张剂，利血平为中枢作用降压药，氢氯噻嗪为利尿剂。临床用于高血压病的治疗。主要不良反应有恶心、头胀、心悸、乏力、鼻塞、嗜睡。胃及十二指肠溃疡患者慎用。由于利血平有可能发生精神抑郁，服药期间要观察患者的精神状态，一旦发生应立即停药。注意监测电解质、血糖、血脂等指标。慎与单胺氧化酶合用。

【常用制剂和用量】

片剂：每片含双肼屈嗪 12.5mg，利血平 0.1mg，氢氯噻嗪 12.5mg，氨苯蝶啶 12.5mg，氨氮䓬 3mg。每次 1 片，1 次/日。

复方降压片

【作用特点】

本药为复方制剂，其中的双肼屈嗪、利血平和氢氯噻嗪发挥降压作用，双肼屈嗪为直接血管扩张剂，利血平为中枢作用降压药，氢氯噻嗪为利尿剂。用于轻度高血压病治疗。不良反应有恶心、头胀、心悸、乏力、鼻塞、嗜睡、冠状动脉病变、脑动脉硬化。老年患者、左室肥大者、胃及十二指肠溃疡患者慎用。溃疡性结肠炎、抑郁者、心力衰竭禁用。药疗监护须知同北京降压 0 号。

【常用制剂和用量】

片剂：每片含双肼屈嗪 4.2mg，利血平 0.032mg，氢氯噻嗪 3.1mg，利眠宁 2mg，维生素 B_1 和 B_6 各 1mg，泛酸钙 0.5mg，异丙嗪 2.1mg，氯化钾 30mg，三硅酸镁 30mg。

每次 1~2 片，3 次/日，血压下降至正常平稳，可逐渐减量。维持量每次 1 片，3 次/日。

（李湘萍）

第二十章

调节血脂药物

高脂血症是由于脂肪代谢或运转异常使血浆一种或多种脂质增高所致，血浆中的脂质与蛋白质结合成水溶性脂蛋白，才能在血循环中运转，故高脂血症常为高脂蛋白血症的反映。血浆中主要脂蛋白有乳糜微粒（CM）、极低密度脂蛋白（VLDL）、低密度脂蛋白（LDL）、中密度脂蛋白（IDL）及高密度脂蛋白（HDL）。根据血浆脂蛋白在电泳的表现，高脂蛋白血症可分为5型（表20-1），临床上又分为原发性及继发性，原发性是属于遗传性脂蛋白代谢缺陷，继发性常见糖尿病、甲状腺功能减退症、饮酒、肾病综合征等。

高脂蛋白血症可促进动脉粥样硬化，常是冠心病、脑血管病、肾动脉硬化等的主要致病因素，故积极控制高脂血症，降低血胆固醇浓度，能显著降低冠心病、脑血管病发病率及病死率。治疗高脂血症应以控制饮食及加强体育锻炼、戒烟戒酒为主的综合治疗，特别饮食治疗是首要基本措施，应长期坚持；积极体育活动也很重要，可使体重减轻，继之降低血脂，若效果不佳，才辅以药物。

调节血脂药主要目的是提高高密度脂蛋白，降低胆固醇（TC）和三酰甘油（TG），以减轻或防止动脉粥样硬化形成。

表 20-1 高脂蛋白血症的类型

分型	发病率	血浆中升高成分	
		脂蛋白	脂质
I	最少见	乳糜微粒（CM）	三酰甘油（TG）
II$_a$	较常见	LDL	胆固醇
II$_b$	较常见	LDL 和 VLDL	胆固醇 + 三酰甘油（TG）
III	少见	VLDL+IDL	三酰甘油（TG）+ 胆固醇（TC）
IV	最常见	VLDL	三酰甘油（TG）
V	少见	VLDL+CM	三酰甘油（TG）+ 胆固醇（TC）

一、羟甲基戊二酰辅酶 A（HMG-CoA）还原酶抑制剂类

HMG-CoA 还原酶抑制剂是近年来新发现的治疗高胆固醇血症的药物，开始从真菌培养物中分离，有美伐他汀和洛伐他汀，人工将美伐他汀羟基化形成西伐他汀，甲基化形成普伐他汀，都是非常有效的降胆固醇的药物。他汀类是目前临床上最重要的、应用最广的降脂药物。

阿托伐他汀（atorvastatin）

又称：立普妥，阿乐。

【药理作用和作用机制】

是一种合成的选择性、竞争性 HMG-CoA 还原酶抑制剂。通过抑制 HMG-CoA 还原酶活性就阻断了胆固醇在肝的生物合成而降低血浆胆固醇和脂蛋白水平,并通过增加肝细胞表面 LDL 受体数目而增加 LDL 的摄取和分解代谢,最终降低 LDL 血浆浓度。此外,在降脂同时达到稳定冠状动脉斑块的作用。

【临床应用】

立普妥用于降低原发性高胆固醇血症(杂合子家族性或非家族性)和混合型高脂血症和三酰甘油。心绞痛及心肌梗死二级预防。

【不良反应和禁忌证】

1. 最常见的不良反应是便秘、腹胀、消化不良和腹痛,多为轻度和一过性。

2. 可能出现黄疸、显著 AST、ALT 上升等肝功能障碍,禁用于活动性肝病或原因不明的氨基转移酶持续升高。

3. 极少数患者可见肌痛、肌肉触痛或无力。

4. 对该药的任何成分过敏者禁用。

5. 对于大量饮酒或有肝病史的患者慎用。

【药疗监护须知】

1. 肝功能异常　建议治疗开始前、开始后 6 周、12 周或增加药物剂量后进行肝功能检测并在以后定期(如:半年)测定肝功能。如果 AST 或 ALT 持续高于正常上限的 3 倍以上,则建议减少剂量或停药。

2. 极少数患者有不明原因的肌痛、肌肉触痛或无力,特别是伴有周身不适或发热时,应立即报告医护人员;如果肌酸磷酸激酶水平明显升高或确诊或疑诊肌病时,应停药。

3. 孕妇和哺乳期妇女,禁用 HMG-CoA 还原酶抑制剂。

【常用制剂和用法】

立普妥推荐的起始剂量为 10mg,一日一次。剂量范围是每日 10~80mg。立普妥可在一天中的任何时间单剂量口服,进食或非进食时均可。

辛伐他汀(simvastatin)

又称:舒降之、京必舒新、辛可。

【药理作用和作用机制】

本品为甲基羟戊二酰辅酶 A(HMG-CoA)还原酶抑制剂,作用机制同阿托伐他汀,抑制内源性胆固醇的合成,为血脂调节剂。能降低血清、肝、主动脉中胆固醇(TC)的含量,降低极低密度脂蛋白胆固醇(VLDL-C),低密度脂蛋白胆固醇(LDL-C)及三酰甘油水平;同时能不同程度的升高高密度脂蛋白水平。

【临床应用】

用于各种高胆固醇血症及冠心病二级预防,包括冠心病合并高胆固醇血症患者。

【不良反应和禁忌证】

1. 对乙醇饮用量过大和或有既往肝病史的患者,应谨慎使用该药。辛伐他汀禁用于活动性肝疾病或原因不明的氨基转移酶升高。

2. 与其他降脂药一样,妊娠期妇女禁用辛伐他汀。若育龄妇女在服药过程中怀孕,则应立即停用辛伐他汀,并告知对胎儿可能造成的损害。已有报道,妊娠期妇女服用 HMG-

CoA 还原酶抑制剂可导致婴儿先天畸形，服用辛伐他汀的妇女不宜哺乳。

3. 辛伐他汀目前不推荐给儿童服用。老年患者：在老年患者（大于 65 岁），应用辛伐他汀的对照临床试验中，其降低总胆固醇和低密度脂蛋白（LDL）胆固醇的效果与其他人群的结果相同，而副作用和试验室检查异常的发生率亦无明显增多。

【药疗监护须知】

1. 定期监测胆固醇水平，调整用药剂量。

2. 建议在治疗开始前及此后定期（如半年一次）对所有患者进行肝功能检查。对剂量调整到 80mg 的患者在 3 个月时应增加一次检查。应特别注意出现血清氨基转移酶升高的患者，应定期进行肝功能检查。如果氨基转移酶水平有升高的迹象，不伴有任何症状且不需要中断治疗；当氨基转移酶上升到正常值上限 3 倍并持续不降时，应停药。

3. 在开始辛伐他汀治疗时，将肌病的危险告知患者并嘱咐他们及时报告原因不明的肌肉疼痛，触痛或无力。对于大多数病例，及时中断治疗后，肌肉症状和肌酸磷酸激酶（CK）都会恢复。患者的 CK 水平高于 10 倍正常上限并伴有原因不明的肌肉症状即表明是肌病。如果诊断或怀疑为肌病，应中断辛伐他汀治疗。

4. 由于短时间不能控制本品不良反应，在选择较大外科手术数天前以及出现任何较大的内科或外科急性并发症时，应停止辛伐他汀治疗。

5. 报道中很多横纹肌溶解患者伴有某疾病并发症病史。一些患者有预先存在的肾功能不全，这通常是长期糖尿病的并发症。对这样的患者增加剂量时应慎重。

6. 其他同阿托伐他汀。

【常用制剂和用法】

建议一般起始剂量为每天 20mg，晚间顿服。对于只需中度降低胆固醇的患者，起始剂量为每天 10mg。推荐剂量和患者反应结合进行个体化调整。调整剂量应隔 4 周或以上。

目前临床上应用的他汀类药物还包括洛伐他汀、普伐他汀、氟伐他汀、瑞舒伐他汀等，除阿托伐他汀外，本类药物均需要晚上顿服。

二、树脂类

考来烯胺（cholestyramine）

又称：消胆胺、降脂树脂Ⅰ号。

【药理作用和作用机制】

考来烯胺是碱性阴离子交换树脂的氯化物，亲水而不溶于水。口服考来烯胺不被吸收，在肠道内发挥离子交换作用，以氯离子换取胆酸，结合成不被吸收的螯合物，随粪便排出。这样胆汁酸排出增多，比正常多达 3～15 倍，使肠肝循环受抑制。树脂通过与胆汁酸结合降低外源性胆固醇的吸收。同时增加肝中内源性胆固醇的代谢，降低 LDL 水平并降低胆固醇的浓度；长期用药对三酰甘油影响小，一般不降低其血浓度。

【临床应用】

临床主要治疗Ⅱa 型高脂蛋白血症。12～16g/d 可降低胆固醇、LDL，可与烟酸或洛伐他汀合用。

【不良反应】

主要为胃肠道反应如腹胀、恶心、便秘、偶见腹泻、腹痛、黑便。长期大剂量（每日

30g）易导致脂肪吸收不良。

【药疗监护须知】

1．便秘及消化性溃疡患者慎用。

2．长期服用应注意观察大便颜色及有无出血倾向，长期服用本品同时应补充脂溶性维生素（维生素 A、D、E、K，以肠道外给药途径为佳）。

【常用制剂和用法】

粉剂或胶囊，口服粉剂 4～5g，每日 3 次。

同类药物有考来替泊（colestipol），又称降脂宁、降脂树脂Ⅱ号。作用类似考来烯胺。

三、烟酸类

烟酸（nicotinic acid）

【药理作用和作用机制】

烟酸是水溶性维生素，属 B 族维生素之一。具有降脂作用。

烟酸抑制脂肪组织的脂解，大剂量烟酸降低血浆中游离脂肪酸（FFA）浓度，从而使肝中三酰甘油的合成减少，降低 VLDL 的产生，依次降低 IDL 和 LDL，同时还可轻度或中等度升高 HDL，具有抗动脉粥样硬化及冠心病的作用。

【临床应用】

可用于除Ⅰ型外的各种类型的高脂蛋白血症的辅助治疗，降低 VLDL 和 LDL。每日 3.0g 烟酸能降低血浆三酰甘油含量的 26%，长期用药，降低血浆胆固醇 10%。

【不良反应及药疗监护须知】

烟酸有扩张血管作用，初次用药可引起面红、皮肤瘙痒、头痛等不良反应，用药几周后反应减轻。大剂量刺激胃肠道可诱发恶心、呕吐、腹痛及加重溃疡病，偶见肝功能损害，表现为黄疸、血浆氨基转移酶升高等；还可引起高血糖、降低糖耐量；升高血中尿酸浓度，诱发痛风。用药期间定期查肝功能、血尿酸、血糖，有溃疡病者慎用。

【常用制剂和用法】

口服：开始每次 0.1g，每日 3 次，逐渐增加剂量每次 1～2g，每日 3 次。

同类药物烟酰胺（nicotinamide）无降脂作用。烟酸肌醇酯（inositol nicotinate），药理作用类似烟酸。

四、苯氧芳酸类（贝特类）

氯贝特（clofibrate）

又称：氯贝丁酯、安妥明。

【药理作用和作用机制】

氯贝特能增加脂蛋白脂酶的活性，使 VLDL 及三酰甘油分解为脂肪酸及甘油，增加被外周组织摄取、利用，明显降低 VLDL 和三酰甘油的浓度，同时氯贝特抑制胆固醇的合成，增加 LDL 降解，轻度降低 LDL 及胆固醇的浓度。

【临床应用】

主要用于治疗Ⅲ型高脂蛋白血症。

【不良反应及药疗监护】

1．氯贝特毒性较低，偶见恶心、腹胀、腹泻、乏力、脱发、体重增加，某些患者出现肌痛、肌挛缩、阳萎、性欲降低，血浆氨基转移酶升高，增加胆结石形成。使用过程密切观察患者反应，定期检查肝功能及对症治疗。

2．孕妇、哺乳妇女及肾功能不全者禁用。

3．氯贝特具有抑制血小板聚集而产生的抗凝血作用，与双香豆素类药物合用需减量1/3～1/2。

【常用制剂和用法】

口服，每次250～500mg，每日3～4次。

吉非贝齐（gemfibrozil）

又称：诺衡（lopid）。

【作用特点】

本药为氯贝丁酯的同类物，药理作用及不良反应类似于氯贝特，降脂作用强于氯贝特，明显降低VLDL和三酰甘油浓度，同时升高血浆HDL浓度。主要用于治疗Ⅳ型高脂蛋白血症。最常见的吉非贝齐的不良反应是胃肠道症状，偶见肝功能异常，慎用于胆道疾患，严重肝肾疾患时禁用，与抗凝药合用，应降低抗凝药的剂量。

【常用制剂和用法】

每日300～600mg，分两次服用。

非诺贝特（fenofibrate，普鲁脂芬），环丙贝特（ciprofibrate），利贝特（lifibrate，新安妥明），苯扎贝特（bezafibrate，必降脂）都属于苯氧酸类，作用特点及不良反应类似氯贝特，作用均强于氯贝特。

五、其他降脂药物

普罗布考（probucol）

【作用特点和临床应用】

该药是人工合成的亲脂性抗氧化剂，作用机制在于抑制胆固醇的早期合成，但不影响合成的晚期，同时轻度抑制食物中胆固醇的吸收，并促进胆汁酸的排泄，因此能够降低血浆胆固醇的浓度，主要用于治疗Ⅱa型高脂蛋白血症，本药亲脂性高，可在脂肪组织存积数月，用药1～3个月可降血浆胆固醇12%～18%，常见不良反应有胃肠道症状。用量500mg，2次/日，早晚餐时同服。

不饱和脂肪酸（多烯脂肪酸）

【作用特点和临床应用】

常用药物有海鱼油（多烯康胶囊）为从海洋鱼类中提取的鱼油制剂，其成分为不饱和脂肪酸占70%，维生素E占1%，作用机制在于不饱和脂肪酸代替食物中的饱和脂肪酸与胆固醇结合成酯，加速胆固醇的转运降解，因而减少胆固醇的含量；观察其有降低血浆胆固醇和三酰甘油浓度，升高HDL浓度的作用（不良反应为鱼腥味、胃肠道反应等）。

右旋甲状腺素钠（dextrohyroxine sodium）

【作用特点和临床应用】

为天然甲状腺素的异构体。通过刺激肝合成 LDL 受体，对高胆固醇血症患者可降低 LDL 浓度约 20%。主要用于无冠心病的高胆固醇血症的年轻患者。不良反应有出汗、心悸、震颤、失眠等。

（姚景鹏）

第二十一章

利尿药和脱水药

利尿药可直接作用于肾,抑制肾小管对水和电解质的重吸收,产生利尿、消肿、降压的作用。临床上用于治疗各种原因引起的水肿,心功能不全和高血压等。常用利尿药按效能和作用部位分为高效、中效、低效利尿药三类。

尿的生成过程包括肾小球滤过、肾小管和集合管的重吸收和分泌。机体对尿生成的调节就是通过影响尿生成的这三个基本过程实现的。正常成人每日由肾小球滤过的液体(原尿)约180L,但终尿量仅1.5L左右。约有99%的原尿在肾小管和集合管被重吸收。如果药物能使原尿重吸收减少,就可使尿量大量增加。常用的利尿药大多数是通过抑制肾小管和集合管重吸收而起利尿作用的。

第一节 常用利尿药

一、高效利尿药

呋塞米(furosemide,呋喃苯胺酸,速尿)

【药理作用和作用机制】

本药为强效的髓袢利尿药,能增加水和电解质(如钠、氯、钾、钙、镁、磷等)的排泄,利尿作用强、迅速、而短暂。作用机制主要是:①利尿作用:抑制髓袢升支粗段髓质部和皮质部的 Na^+-K^+-2Cl^- 共同转运载体,促进 Na^+、K^+、Cl^- 和水分大量排出,而排 Cl^- 大于排 Na^+ 量,故可引起低氯性碱中毒及低血钾症。还可促进肾素的释放,进而使醛固酮分泌增多,也促进远曲小管 Na^+-K^+ 交换,也使 K^+ 排泄增多;通过抑制髓袢对 Ca^{2+},Mg^{2+} 的重吸收而增加 Ca^{2+},Mg^{2+} 的排泄。短期使用本药可增加尿酸的排泄,但长期用药可引起高尿酸血症;②对血流动力学的影响表现在:抑制前列腺素分解酶的活性,使前列腺素 E_2 含量增高,从而扩张肾血管,降低肾血管阻力,增加肾血流量,尤其是皮质深部血流量,这在本品的利尿作用中具有重要意义,也是本药用于预防急性肾衰竭的理论基础。另外,与其他利尿剂不同,本药在使肾小管液流量增加的同时,不降低肾小球滤过率。本药为强有力的利尿药,其作用相当于噻嗪类利尿药的5倍左右。

【体内过程】

本药口服吸收率60%~70%,食物可减慢其吸收,但不影响吸收率及疗效。口服和静脉给药起效时间分别为30~60分钟和5分钟,达峰时间分别为1~2小时和0.33~1小时,作用持续时间分别为6~8小时和2小时。本药能通过胎盘屏障。血浆蛋白质结合率91%~97%。半衰期存在较大的个体差异,正常人为30~60分钟,无尿患者延长至

75～155分钟，肝肾功能同时严重受损者延长至11～20小时。本药88%以原型经肾排泄，12%经肝代谢后随胆汁排泄（肾功能受损者经肝代谢增多），也可从乳汁排出。

【临床应用】

1. 严重水肿　呋塞米可用于心、肝及肾性水肿的治疗，主要用于对其他利尿药无效的严重水肿。

2. 急性肺水肿和脑水肿　因强大的利尿作用，可使血容量降低，回心血量减少，左心室充盈压降低。另一方面还能扩张小动脉，降低外周阻力，减轻左心室后负荷，从而迅速消除由左心力衰竭（心衰）所引起的肺水肿。另外，此药利尿作用强，血液浓缩，血浆渗透压增高，有助于消除脑水肿。

3. 预防急性肾衰竭　用于各种原因（失水、休克、中毒、麻醉意外及循环功能不全等）导致的肾血流灌注不足时，在纠正血容量不足的同时及时应用本药，可减少急性肾小管坏死的机会；在急性肾功能不全的少尿期，静注本药可降低肾血管阻力，增加肾皮质的血流量，提高肾小球滤过率，使尿量增加。大剂量治疗慢性肾功能不全也可产生明显的利尿作用。

4. 加速毒物排泄　由于此药强大的利尿作用，可促使毒物随尿排出，故可用于药物、毒物中毒的解救。

5. 其他　可作为高血压危象的辅助治疗及用于高钾血症和高钙血症。

【不良反应和禁忌证】

1. 水电解质紊乱　过度利尿可造成水和电解质丢失，主要表现为低血容量、低血钾、低血钠、低氯性碱中毒、低钙血症及与此有关的口渴、乏力、肌肉酸痛、心律失常等。尤与洋地黄同时应用治疗心功能不全时，低钾血症易诱发洋地黄中毒及肝硬变时易诱发肝昏迷。应注意补充钾盐，或与留钾利尿药合用以防止低血钾症。

2. 耳毒性　引起耳鸣、耳聋、眩晕、听力障碍，多见于大量快速静脉注射本药（注射速度大于4～15mg/min）。可能与药物引起内耳淋巴液电解质成分改变而损伤耳蜗管基膜毛细胞有关，呈剂量依赖性。应避免和其他具有耳毒性的药物（如氨基糖苷类抗生素）配伍。肾功能不全患者使用该药更易发生此毒性。

3. 高尿酸血症　与尿酸竞争有机酸分泌机制，使肾排泄尿酸减少，导致高尿酸血症而诱发痛风。

4. 其他　大剂量或长期应用时可见直立位低血压、休克；消化系统症状可引起恶心、呕吐、腹胀、上腹疼、胃肠道出血等胃肠道反应；血液系统可使骨髓抑制致粒细胞减少，血小板减少性紫癜和再生障碍性贫血，但较少见；中枢神经系统较少见头晕、头痛、指趾感觉异常；过敏反应较少见，对磺胺药或噻嗪类利尿剂过敏者，对本药也能过敏。

禁忌证：低钾血症、肝昏迷、超量服用洋地黄。

【药疗监护须知】

1. 作好用药前护理　提前准备好便器和计量器，方便患者排尿及记录尿量，取得患者及家属配合，应安排上午给药，避免或减少夜尿。

2. 记录出入量、体重、观察水肿的体征变化。

3. 密切观察电解质紊乱症状　如低血钾症，可出现恶心、呕吐、腹胀、肌无力及心律失常等；低钠血症表现为肌无力、下肢痉挛、口干等。出现以上症状，及时报告医生检测血清K^+、Na^+、Cl^-等电解质浓度。

4. 用药期间增加高钾食物（如香蕉、苹果、橘汁、梨、干枣、西红柿等），限制含钠食物摄入。口服药物可与奶同服,以减轻胃肠道反应。

5. 每日用药1次时,应在早晨用药,以免夜间排尿次数增多。

6. 同时用洋地黄,注意观察心率、心律,避免发生洋地黄毒性反应。

7. 肝病患者应用本品需特别注意,因本品所致电解质过度丢失(特别是K^+)易诱发肝昏迷,严重肝功能不全者慎用。

8. 治疗高血压时,要密切监测患者血压、脉搏。因排尿量过多易产生脱水及血压降低,引起体位性低血压。

9. 本药刺激性大,静脉注射时应稀释后缓慢注入,注射过快导致心律失常,不宜与其他药混合注射。肌注可产生疼痛,能自行消失。

【常用制剂和用法】

片剂:20mg,40mg。注射液:2ml:20mg。

1. 成人口服给药 治疗水肿性疾病起始剂量为一次20～40mg,一日1次,必要时6～8小时后追加20～40mg,直至出现满意利尿效果;治疗高血压起始剂量为一日40～80mg,分2次服用,并酌情调整剂量。

2. 成人静脉注射 水肿性疾病开始剂量为20～40mg,必要时每2小时追加剂量,直至出现满意疗效;急性左心力衰竭起始剂量为40mg,必要时每1小时追加80mg,直至出现满意疗效,慢性肾功能不全一日剂量一般为40～120mg;治疗高血压危象起始剂量为40～80mg,伴急性左心力衰竭或急性肾衰竭时可酌情增加剂量。

3. 静脉滴注剂 急性肾衰竭以本药200～400mg加入氯化钠注射液100ml中,滴注速度不超过4mg/min,一日总量不超过1g。

布美他尼(bumetanide)

又称:利了、丁尿胺、丁苯氧酸。

【作用特点】

本药是呋塞米的衍生物,为袢利尿剂。其作用部位、作用机制、电解质丢失情况及作用特点均与呋塞米相似,本药的最大利尿效应与呋塞米相似,但剂量相同时其作用比呋塞米强20～40倍。由于本药对远曲小管无作用,且抑制碳酸酐酶的作用较弱,故排钾作用小于呋塞米。本药吸收较呋塞米完全,几乎全部被迅速吸收。临床主要作为呋塞米代用品,用于顽固性水肿、急性肺水肿、高血压、某些肾衰竭用呋塞米无效时,用此药可能有效。也可用于预防急性肾衰竭、高钾血症、高钙血症及急性药物、毒物中毒。不良反应基本同呋塞米,但低钾血症的发生率较噻嗪类利尿药和呋塞米为低,对糖代谢的影响可能小于呋塞米,耳毒性最小,对听力有缺陷及急性肾衰者宜选用。

【常用制剂和用法】

口服给药:治疗水肿性疾病或高血压起始剂量为0.5～2mg,必要时每4～5小时重复1次;也可间隔给药,即每隔1～2日用药1日。一日最大剂量可达10～20mg。

静脉注射:治疗水肿性疾病或高血压起始剂量为0.5～1mg,必要时每2～3小时重复1次,一日最大剂量为10mg;治疗急性肺水肿及左心力衰竭一次0.5～1.0mg,必要时30分钟后再给药1次。肌内注射同静脉注射。

静脉滴注:治疗急性肺水肿及左心力衰竭将本药2～5mg加入5%葡萄糖注射液500ml中静脉滴注,30～60分钟滴完。

依他尼酸（etacrynic acid）

又称：利尿酸。

【药物作用特点和应用】

为强效利尿剂，其作用及作用机制与呋塞米相同。临床主要用于充血性心力衰竭、急性肺水肿、肾性水肿、肝硬化腹水、肝癌腹水、血吸虫病腹水、脑水肿及其他水肿。不良反应与呋塞米相同，耳毒性较甚。本品不宜皮下注射或肌注，因易引起严重的局部反应；若静注，需注射第二次时应更换注射部位，以免发生血栓性静脉炎。本品不能与血制品或全血混用。

【常用制剂和用法】

口服：每次25mg，每日1～3次，一日剂量不宜超过100mg。注射（2ml：25mg）：临用前以5%葡萄糖注射液或生理盐水50ml稀释后缓慢静滴或静注，每次25～50mg，24小时内用完。

二、中效利尿药——噻嗪类

氢氯噻嗪（hydrochlorothiazide，双氢克尿噻）

【药理作用和作用机制】

1. 对水、电解质排泄的影响　本品主要作用于远曲小管近段和近曲小管（作用较轻）对氯化钠的重吸收。通过抑制对Na^+、Cl^-的共同转运载体，使Na^+、Cl^-重吸收减少，尿量增多，尿中排出Na^+、Cl^-外，因Na^+-K^+交换增加，故K^+的排泄也增多，长期使用可引起低血钾。本药还能抑制磷酸二酯酶活性，减少肾小管对脂肪酸的摄取和线粒体氧耗，从而抑制肾小管对Na^+、Cl^-的主动重吸收。利尿排钠作用外，本药可能还有肾外作用机制参与降压，可能是增加胃肠道对Na^+的排泄。但其降压作用较弱，常与其他降压药合用，增强降压，减少不良反应。

2. 对肾血流动力学和肾小球滤过功能影响　本药可使肾血流量和肾小球滤过率下降，故本药利尿作用远不如袢利尿药。

此外本品还有抗利尿和轻度抗碳酸酐酶作用。

【临床应用】

1. 水肿性疾病　用于各种原因引起的水肿，对心源性水肿效果较好，对肾性水肿的疗效与肾功能损害程度有关，损害轻者效果好，反之效果差。

2. 原发性高血压　为常用抗高血压药的基础药物之一。

3. 中枢性或肾性尿崩症。

【体内过程】

本药口服吸收迅速但不完全。2小时后产生利尿作用，达峰时间为4小时，3～6小时后产生降压作用，作用持续约6～12小时。本药半衰期为15小时，充血性心力衰竭、肾功能受损者半衰期延长。给药量的50%～70%以原型由尿液排出。

【不良反应及禁忌证】

1. 水、电解质紊乱　多见低钾血症。采用间歇方法即服药3～4天，停药3～4天可减少电解质紊乱。合用留钾利尿药可防治低血钾。

2. 高尿酸血症　可竞争性抑制尿酸分泌，可使尿酸排出减少，而引起高尿酸血症，痛风患者慎用。

3. 高血糖、高血脂症 因可抑制胰岛素分泌及葡萄糖的利用，糖尿患者慎用。又可升高血三酰甘油，低密度脂蛋白和胆固醇等，高脂血症不宜用。长期用药应监测血尿酸和血糖。

禁忌证：本药与磺胺类药物、呋塞米、布美他尼、碳酸酐酶抑制药等存在交叉过敏。对本药、磺胺类药物过敏者禁用。

【药疗监护须知】

参见呋塞米和第十九章治疗高血压药物相关内容。

【常用制剂和用法】

口服给药：水肿性疾病一般用量一日25～100mg，分1～3次服用，需要时可增至一日100～200mg，分2～3次服用。心源性水肿开始用小剂量，一日12.5～25mg，以免因盐及水分排泄过块而引起循环障碍或其他症状；同时注意调整洋地黄用量，以免因钾的丢失而导致洋地黄中毒。

三、低效利尿药

螺内酯（spironolactone）

又称：安体舒通。

【药理作用和作用机制】

本药是低效利尿剂，化学结构与醛固酮相似，为醛固酮的竞争性抑制剂。本品主要作用于远曲小管和集合管，与醛固酮竞争远曲小管及集合管细胞质内的醛固酮受体，因而干扰醛固酮调节的 Na^+-K^+ 交换机制，抑制 Na^+-K^+ 交换，减少 Na^+ 再吸收和 K^+ 的分泌，促使尿量增加，尿中 Na^+、Cl^- 排出增加，而 K^+ 排出减少，也称留钾利尿药。此药利尿作用较弱，起效慢，持续久。本品对肾小管以外的醛固酮靶器官也有作用，对血液中醛固酮增高的水肿患者作用较好，反之，醛固酮浓度不高时则作用较弱。

【临床应用】

主要用于伴有醛固酮升高的水肿，如肝硬化、肾病综合征、慢性充血性心力衰竭。也可用于原发性醛固酮增多症。与噻嗪类利尿药合用，可加强利尿作用，或预防低血钾的发生。

【体内过程】

本药口服吸收较好，1日左右起效，2～3日作用达高峰，停药后作用仍可维持2～3日。本药主要在肝灭活，药物或代谢产物能通过胎盘，也能经乳汁排泄。约10%以原型从肾排泄，无活性代谢产物从肾和胆道排泄。

【不良反应及禁忌证】

1. 中枢神经系统 少数患者可出现头痛、嗜睡、精神混乱、疲乏（并有体重迅速下降）等。

2. 内分泌 有性激素样作用，可引起妇女多毛症、月经紊乱、男性乳房发育，停药后可消失。

3. 胃肠道 腹痛、恶心、呕吐、厌食、腹泻。

4. 其他 皮疹；水、电解质失衡（特别是高钾、低钠），血尿素氮升高，长期应用可引起高血钾症，对肾功能不良及高血钾者禁用。因其可干扰叶酸代谢致巨幼细胞贫血、全血细胞减少、舌炎等。

禁忌证：高血钾、肾衰竭。

【药疗监护须知】

1．告诉患者利尿作用需服药后 1 天才起效，2～3 天达高峰，停药后仍持续 5～6 天，以使患者注意。性功能紊乱、性激素样作用及性功能障碍的患者，要向其说明此表现为药物不良反应，停药后可自行消失，以减少患者焦虑。

2．每日用药 1 次时，应在早晨用药，以免夜间排尿次数增多。

3．宜进食时或餐后服药，以减少胃肠道反应，并可提高本药的生物利用度，药片可压碎服用。

4．此药为留钾利尿药，故服用时不必补钾，且应少食含钾丰富的食物。老年患者用药较易发生高血钾和利尿过度，应注意检测患者的血钾和出入量。长期应用此药的患者应嘱患者定期检查血钾、钠、氯水平；同时注意观察高血钾的临床表现，如心率减慢、心律失常、嗜睡、极度疲乏等，并观察高血钾的心电图改变。

5．肝硬化腹水患者每日测体重并观察疗效，必要时每日测量腹围。还应注意精神状况如有意识改变、昏睡、迟钝等应及时报告医生。低钠表现为口干、口渴、腹痉挛痛、嗜睡、昏睡等。

6．嘱服用此药有嗜睡症状的患者不要驾车，高空作业或操作有危险的机器。

7．对本药过敏可引起粒细胞缺乏、血小板减少症，故用药期间随时注意血象变化。

【常用制剂和用法】

口服给药：水肿性疾病开始时，一日 40～120mg，分 2～4 次服用，至少连服 5 日，以后酌情调整剂量。高血压治疗开始时一日 40～80mg，分次服用，至少用药 2 周，以后酌情调整剂量。老年人对本药比较敏感，开始剂量宜偏小。

氨苯蝶啶（triamterene）

【药物作用特点和应用】

本品为保钾利尿剂，作用部位及保钾排钠作用同螺内酯，但不是醛固酮的拮抗剂，而是直接抑制肾远端小管和集合管的 Na^+-K^+ 交换，Na^+、Cl^-、水排泄增多，而 K^+ 排泄减少。本药利尿作用较弱但迅速，其保钾作用弱于螺内酯。与噻嗪类利尿药合用，可显著增强各自利尿效应，但在治疗高血压或水肿时，本药不能代替噻嗪类药物而成为一线药物。临床上主要用于治疗水肿性疾病，包括充血性心力衰竭、肝硬化腹水、肾病综合征等，并可拮抗其他利尿药的排钾作用。本药可使血尿酸升高，与噻嗪类和袢利尿剂合用，可使血尿酸进一步升高，故必要时应加用治疗痛风的药物。禁用于高钾血症、无尿、严重或进行性加重的肾疾病及严重肝疾病。药相互作用与螺内酯相同，另外本品还能抑制二氢叶酸还原酶，引起体内叶酸缺乏症；与降糖药合用，可减弱降糖效果。不良反应较少，常见高血钾。少见胃肠道反应如恶心、呕吐、腹泻和胃痉挛等；低钠血症及头痛、头晕、光敏感，过敏反应罕见。多数患者服药后可出现淡蓝色荧光尿，此为用药后正常反应，应告知患者不必担心。其他药疗须知可参见螺内酯。

【常用制剂和用法】

口服给药一日 25～100mg，分 2 次服，每日或隔日服用，以后酌情调整剂量。一日最大剂量不超过 6mg/kg 或 300mg/m²。

阿米洛利（amiloride，氨氯吡脒）

【药物作用特点和应用】

本药为留钾利尿药，作用与氨苯蝶啶相同。利尿作用强于氨苯蝶啶，是目前最强的保钾利尿药。本药 40mg 与氨苯蝶啶 200mg 的利尿作用相当。口服吸收较差，空腹服药可使吸收加快，但吸收率不明显增加。起效时间为 2 小时，达峰时间为 3～4 小时，有效持续时间为 6～10 小时。50% 经肾以原型排出，40% 由粪便排出，很少影响肾小球滤过率和肾血流量。由于本药不经肝代谢，可用于肝功能损伤患者高钾血症和严重肾功能不全者禁用。本药利尿、降压作用很轻，因此很少单独应用，常在应用其他利尿药的同时考虑保钾时，加用本药。常见不良反应为高血钾症，偶可引起低钠血症、高钙血症、轻度代谢性酸中毒。还可引起血糖升高和血浆肾素浓度升高；消化系统可见恶心、呕吐、腹泻、便秘；中枢神经系统可见头痛、头晕，偶见失眠、嗜睡、震颤等；泌系统可见尿频、多尿，偶可致排尿困难，还可致血肌酐、尿酸和尿素氮升高（尤其是老年人和肾功能损害者）过敏反应偶见皮疹；此外偶见鼻出血、心绞痛、心律不齐、直立性低血压。长期应用可出现高血钾症，肾功能不良者更易发生，高血钾患者禁用。药疗须知参见螺内酯。

【常用制剂和用法】

成人口服用药：开始时一次 2.5～5mg，一日 1 次，以后酌情调整剂量。一日最大剂量为 20mg。

第二节 脱 水 药

脱水药是一类能迅速提高血浆渗透压，使组织脱水的药物，因有渗透性利尿作用，又称为渗透性利尿药。具有共同特性：①静注后不易从血管透入组织；②易经肾小球滤过；③不易被肾小管再吸收；④体内不被代谢或少被代谢。

甘露醇（mannitol）

【药理作用和作用机制】

本品是组织脱水剂，为 20% 的单糖，在体内不被代谢，经肾小球滤过，几乎不被肾小管再吸收，增加近曲小管的渗透压（即高渗作用），导致水和电解质经肾排出，起到脱水和利尿作用；静注时，可迅速提高血浆渗透压，使组织间液水分向血浆转移，从而减少了脑脊液和房水，使颅压和眼压降低；此外，甘露醇还可通过增加血容量，促进前列腺素 I_2 分泌，从而扩张肾血管而增加肾血流量和肾小球滤过率；抑制髓袢升支对 Na^+、Cl^- 重吸收，干扰髓质高渗的形成，使集合管对水的重吸收减少，排出大量低渗尿。

【临床应用】

用于：①脑肿瘤、脑外伤、脑组织炎症及缺氧等引起的脑水肿，是安全、有效地降低颅内压的首选药。青光眼患者术前应用可以短时降低眼内压，以利手术。②预防急性肾衰竭：在严重创伤、出血、休克等情况下，可能出现急性肾衰竭。此时应用甘露醇，能在肾小管液中发生渗透效应，阻止水分再吸收，维持足够的尿流量。且使肾小管内有害物质被稀释，从而保护肾小管免于坏死，预防急性肾衰竭。③用于某些药物过量或药物中毒，促进排泄，防止肾性中毒。

【体内过程】

本药口服吸收很少，静脉注射后 15 分钟内起效，达峰时间为 30～60 分钟。持续 3～8 小时。静脉注射后 0.5～1 小时出现利尿作用，维持 3 小时。本药可由肝生成糖原，但由于静脉注射后迅速由肾排泄，故一般经肝代谢的量很少。

【不良反应及禁忌证】

不良反应少见，静脉滴注速度过快，可致心动过速，心力衰竭（尤其是有心功能损害时）；注射过快还可引起一过性头疼、眩晕、恶心、呕吐、尿潴留、脱水和视物模糊等，其他还可引起胸痛、寒战、发热，注射部位轻度疼痛。

禁忌证：①已确诊为急性肾小管坏死的无尿患者，包括试用本药无反应者（因本药积聚可引起血容量增多，增加心脏负荷）。②严重脱水者。③颅内活动性出血者（但颅内手术时除外）。④急性肺水肿或严重肺淤血者。⑤孕妇。

【药疗监护须知】

1. 因注射液浓度高，在室温较低时易析出结晶，用前对光仔细检查，如见有结晶析出可将制剂瓶放在 80℃ 热水中浸泡、振摇，待结晶溶解消失后再用。

2. 应用脱水剂过程中，应密切观察出入量，每小时测尿量，并作好记录。观察水、电解质紊乱的症状和体征，并监测血清电解质和肾功能。

3. 密切观察血压、脉搏、呼吸，防止出现心功能不全。尤其对有心脏疾患者、老年患者及小儿更需注意体征变化。

4. 静注或静滴时，宜用大号针头，250ml 液体应在 20～30 分钟内静注完毕，静注过快，可引起一过性头痛、视物模糊、眩晕、畏寒等，但注射速度过慢影响治疗效果。

5. 静脉注射避免药液外漏，药物渗至皮下可引起水肿，渗出较多时可引起组织坏死。不能与其他药物混合静滴，严禁作肌肉或皮下注射。

【常用制剂和用法】

1. 口服给药　用于肠道准备，在术前 4～8 小时，以 10% 溶液 1000ml 于 30 分钟内服完。

2. 静脉滴注　用于利尿 1 次 1～2g/kg，一般用 20% 甘露醇溶液 250～500ml，并调整剂量使尿量维持在每小时 30～50ml。治疗脑水肿、颅内高压和青光眼：一次 1.5～2g/kg 配制为 15%～25% 溶液，并于 30～60 分钟内滴完。治疗药物、毒物中毒本药 20% 注射液 250ml 静脉滴注，调整剂量使尿量维持在每小时 100～500ml。

山梨醇（sorbitol）

【作用特点】

山梨醇是甘露醇的同分异构体。其作用、应用及不良反应等均与甘露醇相似。进入人体后一部分在肝内转化为果糖，故作用较甘露醇弱。

【常用制剂和用法】

口服：每次 25mg，每日 1～3 次，一日剂量不宜超过 100mg。注射（2ml：25mg）：临用前以 5% 葡萄糖注射液或生理盐水 50ml 稀释后缓慢静滴或静注，每次 25～50mg，24 小时内用完。25% 山梨醇注射液：62.5g/250ml。用法、用量同甘露醇。

葡萄糖(glucose)

【作用特点】

50%高渗葡萄糖注射液也具有脱水及渗透性利尿作用,但葡萄糖可部分地从血管弥散进入组织中,并易被代谢利用,故作用弱而不持久。主要用于脑水肿和急性肺水肿。因可进入脑脊液使颅内压回升引起反跳现象,可与甘露醇交替作用,防止"反跳"。

【常用制剂和用法】

脑水肿时可用50%葡萄糖溶液每次40～60ml,每4～6小时静注一次。

(李湘萍)

第二十二章 作用于血液和造血系统药物

第一节 抗贫血药

临床常见的贫血多为以下三种：

1. 缺铁性贫血 由于体内贮存铁缺乏所致，是我国最常见的贫血类型，引起此型贫血的原因多见于慢性失血（如月经量过多、溃疡病出血、钩虫病），其次铁需要量增加而摄入不足（如婴幼儿、青少年发育期、月经期哺乳妇女）或胃肠道吸收铁不良（如胃大部切除、萎缩性胃炎、慢性腹泻）。红细胞呈小细胞低色素性。

2. 巨幼细胞贫血 由于叶酸和（或）维生素 B_{12} 缺乏所致，我国叶酸缺乏较多见，维生素 B_{12} 缺乏少见，罕见恶性贫血（内因子缺乏），红细胞呈大细胞高色素性。

以上两种贫血是由于造血物质缺乏引起，治疗后贫血容易纠正，疗效好。

3. 再生障碍性贫血（再障） 由于骨髓造血组织减少引起造血功能障碍，病因、发病机制尚不清楚，目前多数学者认为发病与免疫异常有关。红细胞为正常细胞正常色素性。目前治疗本病慢性型（非重型）多选为雄激素，急性型（重型）多选免疫抑制剂如抗淋巴细胞球蛋白等。此疾病属造血功能障碍所致，其他疾病也可引起造血功能障碍，如白血病致贫血需要治疗原发病；肾功能不全引起肾性贫血，可用红细胞生成素治疗，疗效较好。

此外，还有溶血性、失血性贫血，溶血性贫血治疗多无有效抗贫血药；慢性失血所致贫血治疗同缺铁性贫血，急性失血多需要输血治疗。

本节抗贫血药重点叙述铁剂、叶酸、维生素 B_{12}、雄激素及红细胞生成素五种，前三种药是补充造血物质，且在贫血纠正后必须针对病因进行治疗，才能彻底治愈贫血。后两种分别是再障、肾性贫血治疗主要药物。

铁制剂

铁是机体构成血红蛋白、肌红蛋白、某些组织酶的重要成分，人体的铁来源于食物，含铁量较丰富的食物有肉类、肝、蛋黄、豆类等，乳类含铁极低，婴儿喂养牛奶时应注意搭配蛋黄。普通饮食每天含铁量为 10～15mg，其中约 10% 被吸收，缺铁性贫血患者吸收率可升至 20%～30%。

【药理作用和作用机制】

缺铁性贫血时体内贮存铁缺乏，血红蛋白合成不足，红细胞生长受到障碍，铁是红细胞成熟阶段合成血红素的必需物质。铁转运到骨髓即进入有核红细胞线粒体，与原卟啉结合形成血红素，再与珠蛋白结合形成血红蛋白，促进红细胞发育成熟。

【体内过程】

铁在体内代谢过程可分成三步：①胃酸及还原物如维生素 C 将有机三价铁转变为无机二

价铁。②十二指肠、空肠上段为铁主要吸收部位,吸收量根据机体需要决定,部分二价铁被肠黏膜上皮细胞吸收,与去铁铁蛋白结合成为铁蛋白并贮存在细胞内;大部分二价铁通过肠黏膜进入血流。③入血流二价铁变成三价铁与血浆 $β_1$ 球蛋白结合,形成转运铁蛋白复合体,将铁运到利用场所(骨髓、肌红蛋白等)及贮存场所(肝、脾、骨髓)。口服铁剂在体内吸收过程与上述情况相同,注射铁剂直接进入第三步。

【临床应用】

铁剂治疗缺铁性贫血效果极佳,特别是对慢性失血、妊娠哺乳期妇女、婴幼儿喂养不当者引起的缺铁性贫血。用药后不久一般症状迅速改善,5～10天网织红细胞出现高峰,随后血红蛋白增加,约2个月恢复正常,体内贮存铁补足尚需小剂量铁剂口服3～6个月。缺铁性贫血患者血红蛋白正常后,一定要针对病因治疗,否则仍可复发。

【不良反应及药疗监护】

(一)不良反应和禁忌证

1．口服铁剂均对胃肠道有刺激作用,常易引起恶心、呕吐、上腹不适、腹泻,三价铁比二价铁更明显。

2．服用铁剂后可引致黑色或褐绿色粪便,这是由于铁剂在肠道细菌作用下变为硫化铁所致,不是消化道出血。

3．铁剂有时引起便秘,可能是铁剂与刺激肠蠕动物———硫化氢结合而减弱肠运动。

4．铁剂进入体内过量,可致铁中毒,轻者恶心、呕吐,重者休克、昏迷死亡。小儿误食硫酸亚铁糖衣片1g以上可致急性中毒,2g以上可能引起死亡,注意铁剂药应放在有锁柜内,妥为保管,以免小儿误食。

5．血色病、铁幼粒细胞性贫血等体内铁过高者,严重肝肾功能异常者、及铁剂过敏者禁用。

6．对乙醇中毒、肝炎、胰腺炎、肠道炎症者慎用。

(二)主要监护内容

1．叮嘱患者遵医嘱按时按量服药,有不适症状及时就诊,并需定期检查血红蛋白,以免引起铁中毒。

2．临床多选用硫酸亚铁或琥珀酸亚铁,为减轻胃肠反应,患者服用铁剂要从小量开始,并饭后半小时服用,即减轻反应又可促进吸收,服铁剂时忌饮茶水,以免茶叶中鞣酸与铁结合发生沉淀,影响铁吸收。

3．服用铁剂后可引致黑色或褐绿色粪便,不是消化道出血。应向患者说明,以消除顾虑。液体铁剂要用无毒塑料管吸服,以免铁液染蚀牙齿,服药后应立即漱口。

4．服用铁剂后便秘明显可食蜂蜜以缓解。

【配伍禁忌与药物相互作用】

影响铁剂吸收物质:

1．促进铁吸收物　胃酸、维生素C、果糖等。口服铁剂可同时服用稀盐酸及食用含维生素C多的水果及蔬菜。

2．减少铁吸收物　胃酸缺乏,抗酸药、多钙、多磷酸盐食物,口服避孕药,茶叶或某些植物含鞣酸均使铁盐沉淀,铁与四环素类形成络合物相互减少吸收。

【给药方法和剂量】

硫酸亚铁（ferrous sulfate）

临床上最为常用，口服在胃肠道吸收率高，不良反应较轻，一般用糖衣片，为避免亚铁被氧化。片剂：每片0.3g，成人每次0.2～0.3g，3次/日，小儿每次0.1～0.3g，3次/日，均饭后服。用至血红蛋白正常后，继续应用3～6个月，以补足贮存铁。

本品控释剂（福乃得）可在胃肠中缓慢地释放硫酸亚铁，延长药效时间，每次口服1片（不咬碎），每日1次。对胃肠刺激明显小于普通铁剂。控释剂（福乃得）每片含硫酸亚铁525mg等。

琥珀酸亚铁（速力菲）片剂：每片0.1g。每次0.1～0.2g，每日3次，胃肠刺激小于硫酸亚铁，且吸收快。

枸橼酸铁铵（ferric ammonium citrate）

易溶于水，可配成溶液或糖浆，对胃肠刺激轻微，供成人、儿童使用。10%糖浆剂或10%溶液：成人剂量每次5～10ml，3次/日；儿童每日1～2ml/kg，分3次饭后服用，服用时要用无毒塑料管吸服，服后立即漱口。

右旋糖酐铁（iron dextran）

本品是铁和右旋糖酐的络合物，为重要的注射铁剂，可迅速纠正缺铁性贫血。肌内注射后，经淋巴转入血浆，不受胃肠道控制，能全部被吸收。

适用于严重贫血又急待纠正缺铁的患者，或不能耐受口服铁剂或铁剂吸收不良（如胃大部切除、慢性腹泻）者。严重肝、肾损害者禁用。

【不良反应和药疗监护】

（一）不良反应和禁忌证

1. 肌内注射局部可有疼痛，静注可能引起静脉周围疼痛甚至静脉炎。
2. 偶可发生过敏反应如头痛，肌肉关节疼痛、恶心、腹痛、发热、寒战等。重者心悸，血压下降。
3. 严重肝肾功能减退者禁用。

（二）主要监护内容

1. 应采用深部肌肉，注射后要检查局部有无红肿，疼痛；慎用静脉，静注时不可溢出血管外，静注时先注入1～2滴（从小壶内加入），观察5min，无反应再给全量。若肌注部位存在硬结，要及时理疗、热敷以促进吸收。
2. 本品应避光冷贮。

【给药方法和剂量】

注射液：每支50mg（1ml），50mg（2ml），100mg（4ml）。成人第1日50mg，第2日100mg，每1～3日1次。儿童体重超过6kg者每次25mg，每日1次，低于6kg者每日12.5mg，每日1次。要行臀部深层肌内注射。总量按以下公式计算：每提高血红蛋白1g/dl，需给右旋糖酐铁300mg，还需加上补充贮存铁500mg。

$$铁总剂量（mg）= 300 \times (15g/dl - 患者的血红蛋白 g/dl) + 500$$

叶酸（folic acid）

叶酸属于B族维生素的一种，其来源与铁相似，必须从食物中获得。叶酸广泛存在动植物中，以绿叶蔬菜、酵母、肝、肾组织中含量较多，不耐热，食物烹煮后常可损失50%以上。叶酸在肠道吸收后主要贮存在肝，贮存量仅够体内4个月使用。因此，饮食中要不断补充，否则易出现缺乏。

【药物作用和作用机制】

食物中叶酸和叶酸制剂主要在小肠上部吸收，吸收后迅速被还原为四氢叶酸，该物是DNA合成过程中的重要辅酶。四氢叶酸参与下列生化反应：①嘌呤核苷酸合成；②促进某些氨基酸的互变；③尿嘧啶脱氧核苷酸形成胸腺嘧啶脱氧核苷酸，后者是细胞合成DNA的关键物质。当叶酸缺乏时，上述生化反应均受影响，特别是第三种生化反应受阻，结果导致DNA合成障碍，蛋白质合成受影响，血细胞核内DNA合成速度减慢，胞质内RNA合成不受影响，故形成血细胞体积大而核发育较幼稚的状态，造成巨幼细胞贫血。

【体内过程】

正常人体每日约需要叶酸50～100μg，孕妇、哺乳期妇女、发热等情况所需量大大增多，每日饮食需提供300～400μg，才可防止叶酸缺乏。人工合成叶酸口服吸收较好，服药后1小时可达血药浓度高峰，主要从尿排出。

【临床应用】

叶酸治疗各种原因引起的巨幼红细胞性贫血，如摄入不足由于偏食、营养不良、婴幼儿喂养不当等所致；需要量增加多见妊娠、哺乳期妇女、长期发热等；药物性叶酸缺乏症临床上不少见，如治疗白血病时，使用大剂量甲氨蝶呤，易造成急性叶酸缺乏，可引起严重广泛口腔黏膜溃疡，需要紧急处理应给予甲酰四氢叶酸钙肌内注射。恶性贫血需与维生素B_{12}合用。

【不良反应和药疗监护】

（一）不良反应

叶酸多无不良反应，治疗巨幼红细胞性贫血患者伴有慢性感染时，药量应适当增加，以保证疗效。偶见过敏反应，长期服用可出现厌食、恶心、腹胀等。

（二）主要监护内容

营养性巨幼细胞性贫血常合并缺铁，应同时补充铁剂。本品不宜采用静注。

【药物相互作用】

巴比妥类、苯妥英钠、口服避孕药、氯霉素等可降低叶酸药效。叶酸又可加速苯妥英钠代谢，并降低血药浓度，影响抗癫痫效果。

【给药方法和剂量】

叶酸（folic acid, FA）：片剂每片5mg，口服每次5～10mg，3次/日。肌内注射15mg/ml，每次15～30mg，1次/日。斯利安：每片0.4mg，每日0.4～0.8mg，1日1次。

甲酰四氢叶酸钙（calcium leucovorinum）：注射剂3mg/ml，每次3～6mg，1次/日，肌内注射。本制剂可直接提供四氢叶酸适用于肝硬化及叶酸对抗药所致叶酸缺乏。

维生素B_{12}

维生素B_{12}（简称B_{12}）是一种含钴的维生素，人体维生素B_{12}来源完全取之于食物、动物肝、肾、心、肌肉等组织及蛋、乳含维生素B_{12}丰富，蔬菜中含量极少。

【药物作用和作用机制】

1. 维生素 B_{12} 在体内具有辅酶活性，维生素 B_{12} 是 5-甲基四氢叶酸转为活化型四氢叶酸的必须辅助物，然后活化型四氢叶酸进一步促使 DNA 合成，同时维生素 B_{12} 可促进四氢叶酸循环利用。当维生素 B_{12} 缺乏时可导致叶酸缺乏。

2. 维生素 B_{12} 参与甲基丙二酰辅酶 A 转变为琥珀酰辅酶 A，后者可进入三羧循环。维生素 B_{12} 缺乏时上述转变受阻，会形成异常脂肪酸，并进入中枢神经系统细胞膜，维生素 B_{12} 缺乏引起神经损害可能与此有关。

【体内过程】

食物中维生素 B_{12} 或口服维生素 B_{12} 在胃中必须与胃黏膜壁细胞分泌的"内因子"结合成复合物，使之免于在消化过程中遭受破坏，进入回肠被吸收体内。维生素 B_{12} 吸收后主要在肝贮存，其贮存量够用 3～6 年。维生素 B_{12} 肌注吸收迅速约 1 小时达血浓度高峰。

【临床应用】

1. 维生素 B_{12} 治疗内因子缺乏症（如恶性贫血、胃切除后、回肠炎）或某些巨幼红细胞性贫血（当叶酸效果不佳时应加用维生素 B_{12}）。

2. 维生素 B_{12} 也用于神经炎或神经萎缩、肝病或白细胞减少症等辅助治疗。

3. 口服维生素 B_{12} 片剂在饭后服用可增加吸收，因为食物可促进内因子分泌。

【不良反应和药疗监护】

（一）不良反应

维生素 B_{12} 偶见引起过敏反应，如皮疹、药物热，严重者可发生过敏性休克。B_{12} 可促进 K^+ 进入细胞内，低血钾及使用洋地黄类药物的患者，应注意补钾。

（二）主要监护内容

注射维生素 B_{12} 后应该注意观察患者药物反应，当发现过敏反应时，应立即停药，给予抗过敏或抗休克治疗。

【相互作用】

1. 分别与考来烯胺、苯乙双胍（降糖灵）、对氨基水杨酸、口服避孕药合用或饮酒易减少 B_{12} 吸收。

2. 本品不能与氯丙嗪、维生素 C、维生素 K 等混合同一溶液中给药。

【给药方法和剂量】

维生素 B_{12}（Vitamin B_{12}，氰钴铵）：注射剂 100μg/ml，500μg/ml，肌注每次 100μg，1 次 / 日；500μg/ 次，每周 2 次。恶性贫血需长期治疗，每月 1 次肌内注射 500μg 即可。口服 250～500μg，1～3 次 / 日。无内因子缺乏者可用口服 B_{12}。甲钴胺（弥可保）为维生素 B_{12} 的制剂，片剂：每片 500μg，成人每次口服 500μg，1 日 3 次；注射液：每支 500μg，每次肌注或静注 500/μg，1 周 3 次。

雄激素类药

天然雄激素主要是睾丸间质细胞分泌的睾酮，目前睾酮已能人工合成，并进一步合成新的衍生物如康力龙等。

【药物作用及作用机制】

1. 改善骨髓造血功能　可能主要通过促进肾分泌促红细胞生成素，或直接刺激骨髓造血功能。

2. 促进男性性征及生殖器官发育，并有抗雌激素作用及促进蛋白质合成。

【体内过程】

丙酸睾酮为油剂，肌内注射后，不易进入水性体液中，故吸收缓慢。甲基睾丸素不易被肝破坏或破坏较慢，口服有效。

【临床应用】

1．目前临床对慢性再障的治疗仍以雄激素为疗效较好的药物，常用丙酸睾酮，成人剂量 50～100mg 肌注每日 1 次，连续 3 个月以上网织红细胞计数无上升趋势，则可认为无效。口服合成衍生物如康力龙或大力补，部分患者效果不错。

2．子宫功能性出血　丙酸睾酮可对抗雌激素，使子宫平滑肌及其血管收缩、内膜萎缩而止血。

3．睾丸功能不全，用丙酸睾酮可替代治疗。

【不良反应和药疗监护】

（一）不良反应

1．再障患者长期应用雄激素可发生痤疮、声音变粗、闭经等男性化现象，或男性有性欲亢进。

2．丙酸睾丸酮注射剂为油质，长期每天注射局部肌肉易出现肿块或脓肿。

（二）主要监护内容

1．男性化现象一般不影响治疗，但在使用前应向患者说明，特别是女患者，使之有精神准备。治疗有效者可逐渐减量，药量减少或停药副作用会减轻到消失。

2．丙酸睾丸酮注射时，要注意不同部位进行深部肌内注射，发现硬块应及时理疗。

3．人工合成衍生物如司坦唑醇、去氧甲基睾丸素，这些药优点可以口服、男性化表现轻、对丙酸睾酮无效部分患者仍有效，但对肝功能损害较重，在治疗中一定要定期检查肝功能。

【给药方法和剂量】

丙酸睾丸素（testosterone propionate）：注射剂 50mg/ml，油溶液，每次 50～100mg，1 次/日，肌内注射。

司坦唑醇（stanozolol，康力龙）：片剂每片 2mg，每次 2mg，2～3 次/日。

去氢甲基睾丸素（methandienone，大力补）：片剂每片 5mg，每次 5～10mg，2～3 次/日。

十一烷酸睾酮（安雄）：40～80mg，3 次/日。

促红细胞生成素（erythropoietin，EPO）

肾能产生红细胞生成素，肾衰时产生减少是肾性贫血主要原因，现已用基因工程方法合成红细胞生成素，又称重组人类红细胞生成素。

【药物作用特点和应用】

重组人类红细胞生成素能刺激骨髓红系祖细胞分化、增殖和成熟，增加红细胞数量及提高血红蛋白水平。主要用于慢性肾衰所致肾性贫血的治疗，包括非透析及透析患者。

【不良反应及药疗监护】

（一）不良反应

1．红细胞生成素可引起高血压，并随剂量增加而加重，偶有促进血栓形成及发生过敏反应。

2. 对妊娠、哺乳期妇女不主张使用，不能控制的高血压患者禁用，有血栓栓塞史、过敏史者慎用。

（二）主要监护内容

治疗期间定期查红细胞比容和血清铁，监测血压、观察有无血栓形成，若血压增高或有血栓形成迹象，应向医生报告。

【给药方法和剂量】

肾性贫血：怡泼津（生血素）每次皮下注射 50～100U/kg，一周 3 次；利血宝 3000IU/次，每周 3 次，缓慢地静脉注射，贫血情况改善后要减量。红细胞比容增加到 30%～35% 较合适，不可超过 35%。因皮下给药方法安全，作用持续时间长，治疗达标用药量较静脉给药量少，副作用小，目前多主张皮下给药。

附：抗淋巴细胞球蛋白

【药物作用特点】

为较强重度抑制剂，可抗人类 T 淋巴细胞，抑制细胞免疫。主要用于重型再生障碍性贫血的治疗。

【给药方法和剂量】

制剂及用药：针剂：100mg/5ml，按每日 0.5mg/kg 体重给药，静脉点滴，持续 8～10 小时，5 天为 1 个疗程。

【不良反应及药疗监护】

1. 抗淋巴细胞球蛋白可有发热、寒战、血清样反应，如皮肤反应、关节炎、低血压，严重可发生过敏性休克。

2. 用药前必须做过敏试验（1∶1000 药液 0.1ml），阴性反应者方可应用。

3. 为预防血清反应，用该药同时要加用糖皮质激素，且直到停药后 2～3 周，才能逐渐停糖皮质激素。

4. 定期查血常规。

第二节 促白细胞增生药

促白细胞增生药是治疗各种原因引起的白细胞减少（末梢血白细胞 $< 4 \times 10^9/L$），粒细胞减少程度可分为：轻度粒细胞减少为末梢血粒细胞 $\geq 1.0 \times 10^9/L$；中度粒细胞减少为末梢血粒细胞介于 $(0.5 \sim 1.0) \times 10^9/L$；重度粒细胞减少为末梢血粒细胞 $< 0.5 \times 10^9/L$，重度减少者为粒细胞缺乏症。现分述临床常用药物如下：

碳酸锂

【药物作用特点和应用】

本品能刺激肺组织产生集落刺激因子，使骨髓内粒细胞生成增多。主要用于各种肿瘤化疗或放疗所致的白细胞减少，对再障引起的白细胞减少也有一定疗效。

【不良反应及药疗监护】

1. 常见有恶心、呕吐、双手震颤；少见精神萎靡、口齿不清、乏力等；极少见视物不清、抽搐。

2. 摄入食盐量减少时，易使锂在体内滞留；与碘化钾并用可促发甲状腺功能低下。

3．高龄、孕妇、哺乳期妇女不宜应用；肾功能不全者禁用。

【给药方法和剂量】

片剂：0.25mg，口服每次250mg，每日3次。

维生素 B_4

又称腺嘌呤、氨基嘌呤。

【药物作用特点和应用】

本品是核酸组成的成分，参与体内 RNA 和 DNA 合成，当白细胞减少时，有刺激白细胞增生的作用。

主要治疗各种原因引起的白细胞、粒细胞减少，特别是肿瘤化疗、放疗所致白细胞减少。

【不良反应及药疗监护】

1．本药尚未见不良反应。

2．注射剂型为粉末，其溶媒为磷酸氢二钠缓冲液，溶解后缓慢注射，不能与其他药物混合注射。

3．本药为核酸的组成部分，与肿瘤化疗或放疗并用时，应注意是否有促进肿瘤发展的可能。

【给药物方法和剂量】

片剂：10mg，25mg。粉针剂：每支20mg（附磷酸氢二钠缓冲液）。

复方维生素 B_4 注射液：每支5ml，内含维生素 B_4 10mg，安络血（卡络柳钠）5mg，用于防治白细胞减少，多种出血等疾病。

复方维生素 B_4 片：含量、用途同复方维生素 B_4 注射液，每次1～2片，1日3次。

鲨肝醇

【药物作用特点和应用】

能升高由于放射线降低的巨核细胞和粒细胞，还可延长生存期。主要用于白细胞减少，放疗所致疗效更佳。

【不良反应及药疗监护】

本药服用期应定期复查白细胞数。

【给药方法和剂量】

片剂：25mg，50mg；每日50～150mg，分3次口服，连用4～6周为一疗程。

重组人粒-巨噬细胞集落刺激因子

又称生白能。

【药物作用特点和应用】

本品为一种调节造血和白细胞功能所必须的蛋白质，由一株带有人类粒细胞-巨噬细胞集落刺激因子基因的大肠埃希菌所产生，通过纯化制备而成。能刺激粒系和单核细胞系祖细胞的繁殖与分化，使成熟细胞数目增多，且提高白细胞功能。体外研究还能促进单核巨噬细胞对肿瘤细胞的裂解作用。临床用于治疗与骨髓受抑制引起的白细胞减少，及骨髓衰竭患者的白细胞低下，尚可防治白细胞减少所致的感染。

【不良反应及药疗监护】

1．较常见发热、皮疹、少见低血压、恶心、胸痛、骨痛和腹泻，罕见变态反应性支气管痉挛、心力衰竭、心律不齐等。

2．本药不能与化疗药物同时应用，停止化疗1日后才能使用。

3．禁用对本品成分有过敏史及患者自身免疫性血小板减少性紫癜的患者。

4．孕期、哺乳期妇女及儿科患者慎用。

【给药方法和剂量】

粉针剂：150μg，300μg，700μg。

皮下注射：

1．肿瘤化疗后引起白细胞减少，每次5～10μg/kg，1日1次，可连续用7～10日。

2．再生障碍性贫血：每次3μg/kg，1日1次。

静脉滴注：骨髓移植每日5～10μg/kg，静滴4～6小时。

重组人粒细胞集落刺激因子

又称促白细胞生成素、惠尔血、吉粒芬。

【药物作用特点和应用】

本品是利用重组DNA技术制成，能刺激中性粒细胞的干细胞增殖与分化，促使成熟中性粒细胞自骨髓贮存池释放到末梢血，并增强成熟中性粒细胞功能。主要用于严重粒细胞减少和缺乏症，以及抗肿瘤药物治疗后引起骨髓抑制患者。

【不良反应及药疗监护】

（一）不良反应和禁忌证

1．可见轻度至中度骨痛，偶见皮疹、皮肤潮红、恶心和呕吐，胸部、关节疼痛、头痛、发热等；还可见肝功能异常（ALT、AST），一般在停药后可恢复。

2．对本药过敏者，髓性白血病血中仍有明显未成熟细胞者禁用。孕期、哺乳期妇女、儿童慎用。

（二）主要监护内容

1．用药中要监测血压，以防休克发生的可能。

2．对化疗药物引起的白细胞减少时，必须在停止化疗后1～3日才能使用。

3．用药期间，应隔日复查白细胞总数。

4．本药仅用5%葡萄糖稀释，不可与其他注射液混用，静滴速度宜缓慢。

【给药物方法和剂量】

注射剂：吉粒芬或惠尔血（1ml）75μg，150μg，300μg。

皮下注射：每次为75～300μg，1日1次。用于化疗后粒细胞减少者等。

静滴：①促进骨髓移植后粒细胞增生：每次300μg/m^2，1日1次；②再生障碍性贫血的白细胞减少：每次400μg/m^2，1日1次；③急性白血病白细胞减少：每次200μg/m^2，1日1次。

第三节　影响血凝过程的药物

正常人体具有完整的凝血系统和抗凝血系统，现分别简述如下。凝血系统包括凝血和止血过程：

止血过程：当血管损伤后，局部小血管反射性收缩，血小板黏附聚集在受损血管内膜胶原纤维上，并逐渐形成血小板血栓。受损组织释放组织因子及血液流经胶原纤维接触后，使

Ⅻ凝血因子被激活引起内外源凝血过程，最后形成血凝块达到止血目的。止血过程三要素包括血管收缩、血小板量和（或）质、血液凝固，这三个要素缺少任何一个都会发生出血。

凝血过程：人体内具有许多凝血因子，凝血过程是通过内源性（血管内膜粗糙面激活Ⅻ因子）和外源性（组织损伤释放组织因子）两个途径，和三个阶段即凝血活酶形成、凝血酶及纤维蛋白形成而完成，其中任一凝血因子缺乏或受到抑制，凝血功能即发生障碍引起出血。

抗凝血系统：包括①抗凝血酶Ⅲ（AT-Ⅲ）为最主要抗凝血物质，它可直接使凝血酶失去活性；②纤维蛋白溶解系统中，纤溶酶原经过活化素等激活后，转化为纤维蛋白溶解酶，后者可将纤维蛋白或纤维蛋白原溶解为不凝血的纤维蛋白降解产物（FDP）。

以上看出人体存在凝血与抗凝血保持动态平衡的一对系统，才能维持血液在血管内循环流动，供应全身组织、细胞氧和营养物质。当这对系统平衡遭到破坏，人体会产生血栓、栓塞、出血性疾病并表现各种出血症状和体征，故使用抗凝药、止血药及抗血小板聚集药可对这类疾病或病理状态进行防治。

一、止血药

是指可使出血停止或减少出血的药物，包括促进血液的凝固、抑制纤维蛋白溶解及作用于血管的药物，还有局部止血药。

维生素 K_1（vitamine K_1）

维生素 K_1 在自然界中来源于番茄、绿叶蔬菜如菠菜等。维生素 K_2 在人体肠道细菌如大肠埃希菌可以合成。维生素 K_3、K_4 为人工合成。以上四种维生素 K 主要成分为甲萘醌。

【药物作用和作用机制】

维生素 K 主要参与肝内合成凝血因子 Ⅱ、Ⅶ、Ⅸ和 Ⅹ，特别是凝血因子 Ⅱ 即凝血酶原的合成，维生素 K 缺乏时，肝内仅能合成无凝血活性的上述凝血因子的前体蛋白状态，从而造成凝血障碍、凝血酶原时间延长，皮肤黏膜可发生出血等。

【体内过程】

维生素 K_1、K_2 为脂溶性，需要胆汁协助吸收，服后 6～12h 才起效，故一般不用口服剂。注射后 1～2h 起效，而维生素 K_3、K_4 是水溶性，不需胆汁协助即可吸收。K_1 注射后 1～2h 起效，作用快，持续时间长，常采用肌内注射，严重出血可静脉注射。K_3、K_4 多采用口服。本品在肝内代谢，经肾和胆汁排出。

【临床应用】

1．各种原因引起的维生素 K 缺乏症者如早产儿、新生儿出血者或长期应用广谱抗菌药等。

2．主要用于如香豆素类和水杨酸类药物等造成低凝血酶原血症。

【不良反应和药疗监护】

（一）不良反应

1．K_1 若静注速度过快，可产生颜面潮红、出汗、血压突降或发生休克。故一般临床多采用 K_1 肌内注射，但肌注可引起局部红肿和疼痛。

2．口服 K_3、K_4 易引起恶心、呕吐。

3．较大剂量维生素 K（每次 30mg）可致新生儿溶血性贫血、高胆红素血症，对红细胞缺乏葡萄糖-6-磷酸脱氢酶（G-6-PD）的成人也可诱发急性溶血。

4．使用维生素 K 时应严防过量，过量时可诱发血栓栓塞并发症。

（二）主要监护内容

1．静注速度要缓慢，以免发生不良反应，同时监测血压及患者表现，及时发现及时处理。

2．肌注时注意观察局部反应，发生者向其说明反应会逐渐消失。

3．K_1 遇光易分解，操作时应注意遮光。

4．嘱患者饭后服用能减轻对胃肠刺激。注意使用维生素 K 每次剂量要适宜，不可超过 30mg。

5．小剂量维生素 K 一般可恢复凝血酶原时间，使用维生素 K 时应经常测定凝血酶原时间，严防过量。

6．维生素 K 过量出现毒性反应时，可用口服香豆素类（或采用肝素）解救。

【药物相互作用】

1．维生素 K_3 注射液禁忌与下列注射药配伍（可发生变色或沉淀）：硫喷妥钠、环磷酰胺、垂体后叶素、水解蛋白、盐酸万古霉素、青霉素 G 钠、异丙嗪、氯丙嗪等。

2．与口服抗凝药（如香豆素类）并用，抗凝效果减弱。

【给药方法和剂量】

1．维生素 K_1 注射剂：10mg/ml，2mg/ml，每次 10mg，1 日 1～2 次，肌注。新生儿出血症，每次 1mg，8 小时后可重复。静注：双香豆素应用过量出血明显时，每次 10mg，1 日 1～2 次。

2．维生素 K_3：注射剂：每支 4mg，每次 4mg，1～3 次/日，肌注。片剂：每片 2mg，每次 2～4mg，3 次/日。

3．维生素 K_4：仅口服：片剂每片 2mg 或 4mg，每次 2～4mg，2～3 次/日。

氨甲苯酸（p-aminomethylbenzoic acid，p-AMBA）

又称：对羧基苄胺，止血芳酸。

【药物作用特点和应用】

本药能抑制纤溶酶激活因子，使纤溶酶原不能转变为纤溶酶，从而避免纤维蛋白或纤维蛋白原的溶解，可达止血效果。本品比氨基己酸止血效果强 4～5 倍，排泄较慢，作用较持久。临床多用于产后出血、前列腺、肝、胰、肺等手术后的出血，因为以上脏器内存在大量纤溶酶原激活因子。

【不良反应和药疗监护】

1．本药应用过量可能形成血栓，甚至诱发心肌梗死，使用时剂量不可过大，有血栓形成倾向者禁用。

2．与口服避孕药合用有增加血栓形成的危险。

3．泌尿科手术后或肾功能不全者慎用，由于本药可抑制尿激酶，肾盂、输尿管有形成凝血块的可能。

4．静注或静滴，速度要慢，以防发生低血压或心动过缓或其他心律失常。

【给药方法和剂量】

注射剂：0.1g/10ml，静注或静滴，每次 0.1～0.3g，1 日不超过 0.6g。

片剂：每片 0.25g，口服，每次 0.25～0.5g，1 日 2～3 次，每日最大量为 2g。

氨基己酸（amino caproic acid，EACA）

本药药理作用及临床应用与对羧基苄胺相同，止血效力小于对羧基苄胺，但临床应用较多。肾功能不全者慎用，有血栓形成倾向者禁用。

【给药方法和剂量】

注射剂 2g/10ml 静脉注射或滴注，1次 4～8g，每日 8～12g。

氨基环酸（transamic acid）

又称：凝血酸、止血环酸、抗血纤溶环酸。

本药药理作用及临床应用与对羧基苄胺相同，止血效力最强，大于对羧基苄胺。

【不良反应和药疗监护】

使用过程会有头痛、头晕、胸闷、嗜睡或消化道反应如恶心、呕吐、食欲不振等，待停药后，对症治疗可消失。

【给药方法和剂量】

凝血酸注射剂 0.25g/5ml，静注或静滴每次 0.25g，1～2次/日。

酚磺乙胺（etamsylate）

又称：止血敏。

【药物作用特点和应用】

本品可增强血小板聚集及黏附功能，降低毛细血管通透性，使毛细血管壁抵抗力增强。临床多用于手术前后预防出血，及血管壁通透性增加所致的出血如过敏性紫癜。

【给药方法和剂量】

止血敏注射剂 0.25g/2ml、0.5g/2ml；片剂：每片 0.25g，1次 0.25～0.5g，2～3次/日。肌注或静注，静注时要稀释后滴注。

卡络柳钠（carbazochrome）

又称：安特诺新、安络血。

【作用特点】

本品是肾上腺素缩氨脲与水杨酸钠的复合物，但本药无类交感神经作用，不影响血压、心搏。止血作用可能是加强毛细血管壁抵抗力，降低其通透性，还能增进断裂的毛细血管端的回缩作用而止血。临床主要用于血小板减少性紫癜、过敏性紫癜、鼻出血、视网膜出血、咯血、血尿等。

【制剂及用法】

安络血注射剂 5mg/ml，肌注：成人 1次 5～10mg，2～3次/日。本药为白色水溶液，若变为棕红色不得使用。片剂每片 2.5mg、5mg，口服：成人每次 2.5～5mg，1日 3次。

垂体后叶素（pituitrin）

【药物作用特点和应用】

本药从牛、猪垂体后叶中提取的制品，内含催产素和加压素，该药能使血管收缩（特别对小动脉及毛细血管）及子宫收缩。临床多用于呼吸道咯血及肝硬化食管静脉曲张破裂出血及产后子宫出血过多。

【不良反应及药疗监护】
1. 高血压、冠心病及癫痫患者禁用。
2. 合并妊娠中毒症、肺源性心脏病忌用。
3. 偶见过敏反应为面色苍白、心悸、出汗、胸闷、腹痛等表现，若发生应即刻停药，给予抗过敏处理。

【给药方法和剂量】
垂体后叶素注射剂 5U/ml,10U/ml，一次 10U 静注加生理盐水或葡萄糖液 20ml 缓慢推注；静滴加在 5% 葡萄糖液 100～500ml 中。必要时 6～8 小时可重复一次。

凝血酶（thrombinum）

【药物作用特点和应用】
从猪血中提取获得的白色或微黄冻干粉末，易溶于生理盐水，凝血酶促进纤维蛋白原转化为纤维蛋白的作用，适用于微血管出血及实质性脏器出血。目前均作为临床局部止血剂使用的新药，必须直接与创面接触才能止血。多用在外伤、手术、烧伤、耳、鼻、喉、口腔、妇产科等部位出血的止血。

【不良反应及药疗监护】
1. 本药严禁静脉、肌肉或皮下注射，否则可导致血栓、局部组织坏死。
2. 本药为蛋白质，少数情况下可出现过敏反应、荨麻疹、低血压等，此时应立即停药，给予抗过敏处理。
3. 溶解状态的凝血酶很快失去活性，故使用时应现用现配制。
4. 凝血酶遇热、酸、碱或重金属盐类可使活性下降而失效，使用时应注意避免。

止血宁（haemostatic-satin）

又称：止血绫。

【药物作用特点和应用】
本药为白色或微黄色织物片，无臭无味，不溶解在乙醇、丙醇或其他有机溶剂中，在水中膨胀并溶解成透明胶体溶液，故接触血液可大量吸收血液中水分，膨化形成黏体堵塞毛细血管裂口，同时本药接触血小板可促使血小板黏附聚集，并有激活凝血因子作用，止血快、效果明显。临床应用广泛的局部止血新药，可直接用于体表和体腔内创面手术止血。对凝血障碍者仍有效，对人体无任何毒副作用。

使用注意事项：①凡接触本药的器具和手套需干燥，外伤创面必须先清创消毒后再使用本药。②本药不能代替外科手术结扎止血。③包装袋破损时禁止使用。

【给药方法和剂量】
规格 5cm×5cm，5cm×10cm，10cm×10cm，10cm×20cm。
创面用纱布吸干后，按创面大小选取本药，再视出血量决定敷 1～3 层于创面，稍加压，使药片完全黏附于出血部位。

硫酸鱼精蛋白（protamine sulfate）

【药物作用特点和应用】
本药是从鱼类成熟精子中提取的强碱性蛋白质的硫酸盐，带强阳电荷，在体内能与强酸性带阴电荷的肝素结合，使其失去抗血液凝固能力。一般静注后 1min 见效。

临床主要用于因肝素注射过量而引起出血,也用于自发性出血如咯血等。

【不良反应和药疗监护】

（一）不良反应

1．静注过快可致心动过缓、低血压、胸闷、呼吸困难、面潮红等。

2．本药是一种弱抗凝剂,静注过量可抑制凝血活酶的形成和其功能。

（二）主要监护内容

1．对鱼过敏者慎用。

2．本品仅供静脉使用,静注时速度应缓慢,注射后每15～30min测血压及脉搏1次,至少监护2～3h。

3．不可过量应用,在短时间内用量不超过100mg。

4．注射液应存放在2～8℃处,粉末可存放在15～30℃,不可冰冻。

【给药方法和剂量】

注射液：每支50mg（5ml）,100mg（10ml）。

治疗肝素过量出血,用量与最后一次所用肝素剂量相当,即1mg可中和肝素1mg,但每次不可超过50mg。由于肝素在体内代谢迅速,故注射后间隔时间越长,则所需本药量越小,如在肝素注射后30min时,本品仅需0.5mg就可中和肝素1mg。一般均为静注。

治疗自发性出血,每日5～8mg/kg,分2次间隔6h应用,每次用生理盐水300～500ml稀释,连续应用不应超过3日。

二、抗凝血药

本类药是指能降低血液凝固,以阻止血栓形成或使已形成血栓溶解的药物,包括能减少多种凝血因子,制止纤维蛋白形成的药物如肝素、香豆素类,及促进纤维蛋白溶解（溶栓）的药物如链激酶、尿激酶及组织纤溶酶原激活剂等。

肝素钠（heparin sodium）

又称：普通肝素。

本药最初从肝中获得故名肝素。目前使用肝素多从猪、牛肺、肠黏膜中提取。肝素主要由葡萄糖胺、葡糖醛酸等构成粘多糖体,主要存在机体内嗜碱性肥大细胞中。

【药理作用和作用机制】

肝素在体内体外均有抗凝作用,其机理是由于肝素能激活血浆中抗凝血酶Ⅲ（AT-Ⅲ）,AT-Ⅲ能与凝血因子Ⅱ、Ⅸa、Ⅹa、Ⅺa、Ⅻa发生缓慢的化学性结合,并形成稳定的复合物,使其失去活性。一般静注后10min,血液凝固时间、凝血酶原时间都会延长。肝素作用依赖于AT-Ⅲ,故体内缺乏抗凝血酶Ⅲ者,肝素抗凝作用较差。

【体内过程】

肝素是高极性大分子化合物,不易通过生物膜,消化道不吸收,一般临床多使用静滴、静注,静注后在血液内均匀分布在血细胞及血浆中,在常规治疗量下半衰期为1～1.5小时,因剂量增加其半衰期可延长。肝素在肝内代谢,尿中排泄。

【临床应用】

1．肝素主要防治血栓形成和栓塞性疾病,如已形成静脉血栓患者,给予肝素治疗可预防肺栓塞发生,也常用于心肌梗死、脑血管栓塞患者。

2. 应用于各种原因引起的弥散性血管内凝血（DIC），临床多早期采用肝素治疗，以防止纤维蛋白原和其他凝血因子的消耗，预防继发性出血。

3. 心导管检查、体外循环、血透等操作过程均需要采用肝素抗凝。

【不良反应及药疗监护】

（一）不良反应和禁忌证

1. 肝素过量可致自发性出血，表现黏膜出血、关节积血等，出血严重时，可缓慢静注肝素特殊解毒剂硫酸鱼精蛋白，后者与肝素结合成稳定复合物使肝素失活。鱼精蛋白1mg可中和100U肝素，对鱼精蛋白过敏者慎用。亦可补充凝血因子输全血及血浆。

2. 肝素偶有过敏反应如寒战、发热、荨麻疹、哮喘等。

3. 对肝素过敏、有出血倾向、血友病、血小板减少症、严重高血压、溃疡病、肝肾功能不全等禁用肝素。

（二）主要监护内容

1. 使用肝素期间要定期测凝血时间、凝血酶原时间、血小板，并观察皮肤及黏膜（口腔、鼻腔、消化道、泌尿道）有无出血及尿、粪便颜色，发现自发性出血应立即停药。凝血时间 > 30 分钟或凝血酶原时间 > 100 秒均表明用药过量。

2. 使用时发生过敏反应如寒战、发热、荨麻疹、哮喘等，发现后要及时停药，并应给予抗过敏处理。

【相互作用】

1. 使用肝素时不要与口服抗凝剂、双嘧达莫、阿司匹林、丙磺舒、右旋糖酐等药合用，上述药物有增强抗凝作用甚至诱发出血。

2. 肝素静滴或静注禁忌与下列注射液混合使用：卡那霉素、庆大霉素、硫酸链霉素、青霉素G钾（或钠）、新生霉素、万古霉素、哌替啶、异丙嗪、四环素类等，以上药物可使肝素作用减弱或抵消。

【给药方法和剂量】

肝素针剂 12500U/ml，每次 500～6000U，5% 葡萄糖液或生理盐水稀释后静注或静滴，1 次 /3～4 小时，总量为 25000U/d。

低分子量肝素（Dalteparin）

又称：达肝素钠、法安明 Fragmin，克赛 Clexane，速碧林 Fraxiparine。

【药物作用特点和应用】

本药是从猪肠黏膜制备的肝素钠，通过可控亚硝酸作用而生成的低分子量肝素钠。平均分子量为 5000。主要增强对凝血因子Ⅹa和凝血酶的抑制，另外对血管壁、纤维蛋白溶解系统也有影响，共同达到抗血栓形成作用。皮下注射生物利用度高达 90%。主要在肾被清除。临床用于治疗急性深静脉血栓，防止肾衰竭患者进行血液透析时，在体外循环系统中发生凝血，也治疗冠心病中不稳定型心绞痛、非ST段抬高的心肌梗死，预防与手术有关的血栓形成。

【不良反应和药疗监护】

（一）不良反应和禁忌证

1. 可能引起出血，尤为大剂量时。

2. 常见注射部位有皮下血肿，极少见血小板减少症、皮肤坏死、过敏反应及注射部位以外的出血。

3．对本品过敏、急性胃、十二指肠溃疡、脑出血、中枢神经系统及眼、耳受伤或手术等禁用。

4．本品慎用于血小板减少症及血小板功能缺陷、严重肝肾功能不全、未能控制的高血压、高血压性或糖尿病性视网膜病者等。妊娠、哺乳期妇女最好不用。

（二）主要监护内容

1．皮下注射后注意观察有无皮下血肿，发现者嘱患者注意保护局部，勿擦破，过几天可吸收。

2．低分子量肝素可能有不同剂量单位和不同规格，一定要查看产品的使用说明。

3．本品溶化后的溶液必须在12h内使用，不可肌内注射。

4．过量时用鱼精蛋白中和，1mg可中和本品100IU。

【给药方法和剂量】

注射剂：每支（1ml）2500IU，10000IU。

1．急性深静脉血栓治疗：皮下注射200IU/kg，1日1次；若有出血危险较高者，可皮下注射100IU/kg，1日2次。

2．不稳定型心绞痛和非ST段抬高心肌梗死：皮下注射120IU/kg，1日2次，最大剂量每12h 10000IU，至少治疗6天。

3．防治血透和血液滤过期间凝血：①急性肾衰竭有高度出血危险者，快速静注5~10IU/kg，继以静滴每小时4~5IU/kg。②慢性肾衰竭无出血危险者，若血透和滤过不超过4小时，应静注5000IU，若超过4小时，应快速静注30~40IU/kg，继以静滴每小时10~15IU/kg。

4．预防伴有血栓栓塞并发症危险的大手术，术前1~2h皮下注射2500IU，术后每日早上皮下注射2500IU直至患者可活动。

香豆素类

香豆素类为口服抗凝药，本类药物有双香豆素、新抗凝、华法林、新双香豆素。

【药理作用和作用机制】

香豆素类药理作用相似，仅作用快慢及强弱有所不同。由于香豆素类化学结构与维生素K相似，竞争性干扰维生素K在肝参与合成凝血因子Ⅱ、Ⅶ、Ⅸ、Ⅹ，使合成显著减少，从而抑制血液凝固，对已合成四种凝血因子无影响，需等待原有凝血因子耗竭后才出现抗凝作用，一般口服香豆素类12~24小时后才发挥作用，停药后凝血因子需恢复到正常水平，作用才消失。故作用维持时间长甚至达数月。香豆素类在体外无效。

【体内过程】

华法林口服后吸收快且完全，主要在肝中代谢，由肾排出，药物活性半衰期为40小时，作用维持2~5日；新抗凝大部分以原型经肾排出；双香豆素口服吸收慢且不规则，经肝代谢从尿排出，现已少用。

【临床应用】

该类药应用与肝素相似，主要用于防治血栓栓塞性疾病。优点口服有效，发挥作用慢而持久，故轻症血栓性疾病或长期需要预防血栓形成疾病可以采用，急性血栓已形成多先采用肝素治疗后再用香豆素类药物维持。

【不良反应及药疗监护】

（一）不良反应

1. 用量过大易引起出血，早期可见牙龈出血，严重者尿血、消化道出血等，甚可致脑出血。

2. 少数患者可有荨麻疹、脱发、恶心、呕吐、粒细胞缺乏等。本品易通过胎盘并致畸胎。

（二）主要监护内容

1. 华法林给药2日后开始每天测凝血酶原时间，一般控制在正常时间的2倍左右，若发生出血应即刻停药，给予大量维生素K对抗或输全血。长期服用者必须每周查2～3次凝血酶原时间。

2. 少数患者发生荨麻疹、脱发、恶心、呕吐、粒细胞缺乏等，应密切观察症症状变化，较重反应者应立即停药，并给予对症治疗。

3. 对充血性心力衰竭、肝肾功能不良、糖尿病、维生素K缺乏、过敏性疾病等，使用口服抗凝剂要慎重。

4. 应劝告育龄妇女服用华法林期间不要怀孕，怀孕者应考虑中止妊娠。

5. 如用于治疗栓塞性静脉炎，应告诉患者为避免复发，需采用措施：①避免长时间固定一个姿势，每半小时要活动；②当坐位时抬高双腿；③避免穿紧身裤、袜；④适当参加活动。这样可减少静脉淤血，以减少血栓形成危险。

【相互作用】

1. 巴比妥类、苯妥英钠、利福平等药能促进肝微粒体酶活性，加速香豆素类代谢而降低抗凝作用。

2. 口服大量广谱抗生素（抑制肠道细菌，使维生素K生成减少）、阿司匹林、消炎痛、保泰松、潘生丁等均可使香豆素类药物抗凝作用增强。

【给药方法和剂量】见表22-1。

表22-1 常用口服抗凝剂

药物	制剂	剂量和用法（口服）	作用时间 开始（h）	持续（d）
华法林（warfarin）	片剂 3mg 5mg	首次6～20mg，维持量每日2～5mg	2～8	4～5
醋硝香豆素（新抗凝）(acenocoumarol)	片剂 4mg	第1天16～28mg，维持量每日2～10mg	12～24	1.5～2
双香豆素（dicoumarol）	片剂 50mg	0.1g/2～3次/第1天，1～2次/第2天，维持量每日0.05～0.1g	12～24	4～6
双香豆乙酯（新双香豆素）(ethylbicoumacetate)	片剂 0.1g 0.2g	首日0.6～0.9g，分2～3次口服，以后每日0.3～0.6g，分2～3次口服	8～12	2～3

枸橼酸钠（sodium citrate）

由于枸橼酸钠中的酸根与钙离子形成难于解离的可溶性络合物，使血液中钙离子浓度降低，而产生抗凝作用。仅适用于体外抗凝，如输血时每 100ml 全血中加入 2.5% 枸橼酸钠溶液 10ml，以使血液不凝固。

溶栓剂——链激酶、尿激酶、组织纤溶酶原激活剂

链激酶是从溶血性链球菌培养液中提取的。尿激酶则是由人尿中分离获得。组织纤溶酶原激活剂即 t-PA，该物在不少器官中存在，目前已从子宫等组织中提取，1984 年用 DNA 重组技术合成 t-PA 已获成功，t-PA 主要在肝中代谢，溶栓活性半衰期约 3 分钟，副作用小，为较好的第二代溶栓药。

【药理作用和作用机制】

链激酶、尿激酶及组织纤溶酶原激活剂均能使纤维蛋白溶解酶原被激活，并转化为纤维蛋白溶解酶，继之水解纤维蛋白及纤维蛋白原，导致血栓溶解。组织纤溶酶原激活剂在纤维蛋白存在时，t-PA 激活纤溶酶原的作用比激活循环血中纤溶酶原快数百倍，故 t-PA 为选择性激活与纤维蛋白结合的纤溶酶原，一般引起出血并发症少见。

【临床应用】

本类药主要用于治疗血栓栓塞性疾病。临床主要应用治疗新鲜形成的动、静脉内血栓及栓塞，以促血栓溶解。如深部静脉血栓形成、急性肺栓塞、急性心肌梗死等。早期急性心肌梗死可采用静脉或直接冠脉注射溶栓药，后者效果更佳。

【不良反应及药疗监护】

（一）不良反应和禁忌证

1．主要副作用易引起出血，可表现为皮肤黏膜出血、血尿、小量呕血、咯血，给予对症治疗即可减轻；大量咯血或消化道大出血应即刻停药，并用特效解毒剂 6-氨基己酸、对羧基苄胺或输新鲜全血。

2．少数患者可出现过敏反应，表现荨麻疹、发热、皮疹等，其中以链激酶（因具有高度抗原性）比尿激酶更易引起严重过敏反应，但罕见过敏休克。

3．禁忌证　出血性疾病、严重高血压、溃疡病、新近手术和外伤等禁用；心房颤动（房颤）、肝肾功能不全等甚用。

（二）主要监护内容

1．使用本类药物期间必须定期做凝血时间和凝血酶原时间测定，以监护观察。

2．用药期间密切观察患者表现，若发生过敏反应，需立刻停药且给予抗过敏处理。临床常在用链激酶前半小时给予异丙嗪 25mg，肌内注射，并给少量地塞米松（2.5～5mg）同时滴注，可防止引起寒战、发热等反应。

3．不可肌注给药，否则可发生红肿，静注后穿刺部位要加压。本类药不得用酸性液体稀释，使用时现用现配，否则溶解后存放会失去活性，而使药效降低。

4．冠状动脉注射时，需密切观察患者出现再灌注性心律失常，发生率 80%，最常见的是室性心动过速及频繁室性早搏。

5．使用本类药物期间，禁用肝素和口服抗凝药，且避免进行有创性检查及治疗。

【给药方法和剂量】

链激酶（streptokinase）：每支 10 万 U、20 万 U。首剂：75 万 U 加入 5% 葡萄糖液 100ml（或生理盐水），30 分钟内滴完，以后每小时 10 万 U 连续静注共 24 小时。直接注入冠状动脉每分钟 2000～4000U 至少持续 1 小时。

尿激酶（urokinase）：每支5万U、10万U、20万U，50～150万U加入5%葡萄糖液100ml（或生理盐水）于30～60分钟内均匀输入。剂量可依体重作调整。直接冠状动脉注入每分钟6000U至少持续1小时。

组织型纤溶酶原激活因子（tissuse-type plasminogen activation，t-PA）：新型血栓溶解剂，用于静脉或冠状动脉内注射，对血栓溶解有高度选择性，很少引起全身性出血，剂量0.75mg/kg，静滴持续30～120分钟。通过心导管给药用量减半。

三、抗血小板聚集药

本类药是指抑制血小板聚集，以防止血栓形成的药物。抗血小板聚集药最常用药物为乙酰水杨酸（即阿司匹林），该药有强的解热镇痛、抗风湿作用，又具有抗血栓形成作用。双嘧达莫（dipyridamole，潘生丁）、噻氯匹啶（抵克立得）、氯吡格雷也是临床使用抗血小板药物。氯吡格雷、抵克立得均为新药。

【药理作用和作用机制】

乙酰水杨酸对胶原、ADP、抗原抗体复合物或某些病毒和细菌引起的血小板聚集有明显抑制作用，其原理是通过抑制环氧酶减少产生血栓烷A_2（TXA_2）。TXA_2是具有强烈血小板聚集作用的物质。阿司匹林小剂量上述作用明显。

双嘧达莫对ADP、胶原引起血小板黏附聚集有抑制作用，其机制为抑制磷酸二酯酶活性，可减少cAMP（环化腺苷酸）的分解，cAMP含量增多可抑制血小板聚集。

抵克立得（噻氯匹啶）具有抗血小板黏附和聚集作用，其机制是与血小板表面腺苷酸环化酶耦联的ADP受体结合，从而抑制ADP诱导的血小板的黏附、聚集功能。

氯吡格雷（波立维、泰嘉）本品为抗血小板聚集药物。其作用机制与抵克立得类同，可抑制ADP诱导的血小板的黏附、聚集功能。

【体内过程】

口服小剂量阿司匹林（1g以下）水解生成水杨酸量较少，此时血浆水杨酸半衰期约为2～3小时，大剂量（>1g）半衰期为15～30小时。

抵克立得服药后30～60min起效，1～2小时可达血高峰浓度，作用持续6～8小时。静脉注射5min起效，20min～1h达血药峰浓度，持续2小时。半衰期30～60min左右，在高龄、肾功能不全或尿毒症的患者能延长到10～20小时。因药物排泄较快，反复给药不易产生蓄积作用。透析不能清除本药。

氯吡格雷为口服血小板抑制药物。迅速吸收，在肝中水解为其羧酸衍生物。口服75mg约在1h后达到血高峰浓度，半衰期约8h。分别由尿和粪便排泄。

【临床应用】

本类药多用于防治心、脑血栓形成或血栓栓塞性疾病。阿司匹林、双嘧达莫临床常用于防治心肌梗死和心绞痛，预防性用药多采取长期每天小剂量服用。急性心肌梗死溶栓治疗常同时口服阿司匹林。

抵克立得临床多用于预防血栓形成和栓塞性疾病。氯吡格雷多用于不稳定型心绞痛、防治心肌梗死，缺血性脑血栓，闭塞性脉管炎及近期发生的脑卒中等。

【不良反应及药疗监护】

1. 阿司匹林小剂量服用对胃黏膜刺激不明显，饭后服用较适宜，胃溃疡病者要慎用。
2. 少数患者对阿司匹林有过敏反应，出现荨麻疹、哮喘，严重者出现过敏性休克，可用肾上腺素和抗组胺药物治疗。哮喘患者禁用。

3．抵克立得偶有消化道反应如恶心、腹泻，少见引起白细胞减少。使用时要定期查白细胞。

4．氯吡格雷常见的不良反应有皮疹、腹泻、消化不良、消化道出血，少见严重粒细胞减少。基本与阿司匹林相似。使用时应观察出血倾向，如皮肤黏膜有无淤点、淤斑，尿色，大便性状等；应定期监测白细胞、出血时间。

【给药方法和剂量】

1．阿司匹林：片剂每片 0.3g，0.5g。50～300mg/d 口服。

2．双嘧达莫：每次 25～50mg，3 次/日，口服。

3．噻氯匹啶：每次 250mg，1～2 次/日，口服。

4．氯吡格雷成年人和老年人：急性期给予负荷量 300～600mg，此后每日一次，每次 75mg，进食不影响药物吸收。

（姚景鹏）

第二十三章

治疗消化性溃疡和胃炎的药物

消化性溃疡主要指发生于胃和十二指肠的慢性溃疡，是消化系统的常见疾病。该病的发生主要与胃酸和胃蛋白酶的直接消化作用、幽门螺杆菌的感染以及非甾体抗炎药的应用有关，此外，创伤等应激因素以及长期的精神紧张等情绪因素也参与发病。上述因素使胃和十二指肠等消化道的黏膜防御功能和损害因素之间失衡，最终导致消化性溃疡的发生。

胃炎是消化系统最常见疾病之一，根据发病的缓急和病程可以分为急性胃炎和慢性胃炎。急性胃炎的发生与服用非甾体抗炎药、急性应激，如严重创伤、大面积烧伤，以及服用高浓度乙醇有关。慢性胃炎可以分为非萎缩性（也称浅表性）、萎缩性和特殊类型三大类，其中慢性非萎缩性胃炎的发生与幽门螺杆菌的感染关系密切。

消化性溃疡和胃炎在治疗方面用药类似，都包括胃酸分泌抑制剂（H_2受体阻断剂和质子泵抑制剂等）、抗酸药、黏膜保护药（硫糖铝、胶体铋）等。对于存在幽门螺旋杆菌感染的消化性溃疡和慢性胃炎还要联合使用使用某些抗生素治疗（表23-1）。

表23-1 治疗消化性溃疡和胃炎的常用药物

类别	作用机制	药物	
		分类	常用药物
胃酸分泌抑制剂	抑制胃酸分泌	H_2受体拮抗剂	西咪替丁、雷尼替丁、法莫替丁
		质子泵抑制剂	奥美拉唑、兰索拉唑
		抗胆碱能药物	阿托品
		前列腺素制剂	米索前列醇
抗酸药	中和胃酸	氢氧化铝	氢氧化铝凝胶
		胶体铝镁合剂	达喜
黏膜保护剂	保护胃黏膜	硫糖铝	迪先、胃溃宁
		胶体铋剂	德诺、丽珠得乐
		前列腺素制剂	米索前列醇
胃肠动力药	促进胃肠蠕动	多潘立酮	吗丁啉
抗生素	根除幽门螺杆菌	阿莫西林、克拉霉素、甲硝唑、呋喃唑酮	

第一节 胃酸分泌抑制剂

一、H_2 受体拮抗剂

血液中的组织胺通过与胃壁细胞上的 2 型组织胺受体，即 H_2 受体相结合，促进胃壁细胞分泌胃酸。H_2 受体拮抗剂对 H_2 受体有高选择性，可以与组织胺竞争性结合 H_2 受体，抑制组织胺促进胃酸分泌的效应，从而降低胃酸的分泌。本类药物还可以抑制基础和夜间的胃酸分泌，是治疗消化性溃疡的重要药物。目前，本类药物共有四代，第一代的代表药物是西咪替丁，第二代的代表药物是雷尼替丁，第三代的代表药物是法莫替丁，第四代的代表药物是尼扎替丁。

西咪替丁（cimetidine）

又称甲氰咪胍，泰胃美。

【药理作用和体内过程】

西咪替丁通过与组织胺竞争性地结合胃壁细胞上的 H_2 受体，对基础胃酸的分泌有较强的抑制作用，对进食、迷走神经兴奋等诱导的胃酸分泌也有一定抑制作用。因此，该药物对以基础胃酸分泌为主的夜间胃酸分泌有良好的抑制作用。

本药口服后 60%～70% 经小肠吸收，1～2 小时血药浓度达到峰值，有效血药浓度可保持 4 小时，口服生物利用度约为 70%。肌内注射约 15 分钟达血药浓度峰值，生物利用度可达 90%～100%。该药血浆蛋白质结合率为 15%～20%，半衰期约 2 小时，肾功能不全者半衰期明显延长，广泛分布于全身组织，可透过血脑屏障及胎盘。44%～70% 以原形从尿中排出，12 小时可排除口服量的 80%～90%，也可以经过乳汁分泌。

【临床应用】

1．胃及十二指肠溃疡的治疗。

2．预防溃疡的复发，防治应激性溃疡。

3．食管反流性疾病、胃泌素瘤造成的胃酸分泌过多。

4．消化道出血，尤其是胃黏膜糜烂造成的出血效果较好，一般采用静脉给药。

【不良反应】

1．消化道反应　腹胀、腹泻、口苦、口干、偶见严重肝炎、肝坏死、肝脂肪变性。

2．造血系统反应　对骨髓有一定抑制作用，少数患者有白细胞降低和中性粒细胞降低，血小板减少，自身免疫性溶血性贫血，再生障碍性贫血。

3．神经精神系统　常见头晕、头痛、乏力和嗜睡等。部分老年人、幼儿或肝肾功能不全者可能出现意识混乱、定向障碍、感觉迟钝等。

4．代谢和内分泌系统　该药具有轻度抗雄激素作用，部分患者可出现脂代谢异常，男性乳房发育等。

5．其他　可能造成一过性血肌酐水平升高、抑制皮脂分泌，长期使用可能造成肌肉痉挛或者肌痛。

【药疗监护须知】

1．用药期间应定期检测肝肾功能和血常规。

2．注意观察精神神经症状和生命体征。
3．对该药物过敏的患者、孕妇、哺乳期妇女应禁用。不宜用于急性胰腺炎的患者。
【常用制剂和用法】
片剂/胶囊剂：每片 0.2g；注射液：0.2g/2ml。
1．一般口服，每次 0.2～0.4g，3 次/日，饭后服用。
2．十二指肠溃疡　每次 0.3g，4 次/日，餐后或睡前服用或每日 0.8g，睡前服。疗程为 4～6 周。
3．预防溃疡复发　单次服用，0.4g/d，睡前服用。
4．胃食管反流性疾病　每次 0.4g，2 次/日。连续服用 4～6 周或者 6～8 周。
【药物相互作用】
1．不能与抗酸药同时服药，因可使本药血浓度降低，如必须与抗酸剂合用，两者应至少间隔 1 小时，若与甲氧氯普胺合用，本药剂量应适当增加。
2．与硫糖铝合用可使其疗效降低。

雷尼替丁（ranitidine 呋喃硝胺、胃安太）

又称为呋喃硝胺、胃安太。
【药理作用和体内过程】
本药为一选择性的组胺 H_2 受体拮抗剂，作用比西咪替丁强 5～8 倍，起效快，作用维持时间长，对消化性溃疡疗效高。口服吸收迅速，作用持续 12 小时，口服生物利用度为 50%，半衰期为 2～2.7 小时。药物大部以原型从肾排泄。
【临床应用】
1．主治十二指肠溃疡、胃溃疡、术后溃疡、反流性食管炎及卓艾综合征等。
2．静脉用药可治疗上消化道出血。
【不良反应】
与西咪替丁相比，本药对肝肾功能的损害、对性腺功能和对中枢神经系统的不良反应都较轻。
【药疗监护须知】
1．长期服药应定期检查肝肾功能。
2．老年人，肝肾功能不全者应予以特殊监护。
3．孕妇、婴儿及 8 岁以下儿童禁用。
【常用制剂和用法】
片剂/胶囊剂：每片 150mg；注射液：每支 50mg/2ml。
1．消化性溃疡的治疗　每次 150mg，2 次/日，清晨和睡前服用。十二指肠溃疡的疗程为 4 周，胃溃疡的疗程为 6～8 周。维持剂量为 150mg/d，与晚饭前顿服。
2．非甾体抗炎药导致的胃黏膜损伤　150mg/d，2 次/日，疗程 8～12 周。

法莫替丁（famotidine）

又名胃舒达，高舒达。
【药理作用和体内过程】
本药是继西咪替丁和雷尼替丁后出现的一个组织胺 H_2 受体拮抗剂，其作用强度比西咪替丁大30～100倍，比雷尼替丁大6～8倍，作用时间较西咪替丁和雷尼替丁长约30%，口服后约2～3小时血药浓度达高峰，半衰期为2.7～4.2小时，生物利用度30%～40%。本药在体内分布广泛，不通过胎盘屏障，80%以原型自尿排出。

【临床应用】

胃及十二指肠溃疡、吻合口溃疡、急性胃黏膜病变、反流性食管炎。也可以用于上消化道出血，卓-艾综合征等。

【不良反应】

不良反应少，常见头痛、头晕、便秘、腹泻，偶见皮疹、荨麻疹（停药会渐好转）、白细胞减少，氨基转移酶升高等，停药会恢复。罕见腹部胀满、食欲不振、心率增加、血压上升、颜面潮红、月经不调等。

本药应排除胃肠肿瘤后再用药。对肝、肾功能不良、有药物过敏史者慎用或禁用。孕妇慎用、哺乳妇女使用时应停止授乳。

【药疗监护须知】

1．用药期间发现过敏反应（如荨麻疹）应停药。

2．如出现谵妄、幻觉、震颤等精神神经表现，应停药，可选用氟哌啶醇治疗神经精神症状。

3．对本药和其他H_2受体拮抗剂过敏者、孕妇和哺乳期妇女应禁用。

【常用制剂和用法】

片剂：每片20mg；注射液：20mg/2ml。

1．口服　可用于治疗活动性胃和十二指肠溃疡，每次20mg，2次/日（早、晚餐后或临睡前）。维持量为每天每次20mg，睡前给药。

2．静脉注射或静脉滴注　20mg（溶于生理盐水或葡萄糖液20ml或更多量液体稀释后用），缓慢注射，静脉注射不少于3分钟，静脉滴注不少与30分钟，每12小时一次。

二、质子泵抑制剂（PPI）

胃壁细胞分泌酸是通过膜上的为H^+-K^+-ATP酶，以H^+对K^+交换的方式，将细胞内H^+泵出。该药吸收入血后，弥散进入胃壁细胞内，与H^+-K^+-ATP酶共价结合，不可逆地使泵分子失活。只有当新的泵分子合成并插入到细胞膜上后，胃酸分泌才重新开始。因此，该类药物抑制胃酸的作用大而持久，同时可以使胃蛋白酶的分泌减少。该类药物作用于胃酸分泌的最后一个环节，因此无论是否存在其他刺激胃酸分泌的因素，本类药物均可以有效抑制胃酸的分泌。质子泵抑制剂容易在酸性环境中被降解，为避免这种情况，研制出胶囊剂、肠溶片等多种制剂。

目前这类药物被认为是世界上应用最广的抑制胃酸分泌的药物，常用的药物有奥美拉唑、兰索拉唑、潘妥拉唑等。

奥美拉唑（omeprazole）

又称洛赛克。

【药理作用和体内过程】

本品是典型的质子泵抑制剂，对组胺、五肽促胃液素及刺激迷走神经引起的胃酸分泌有明显抑制作用，对H_2受体拮抗剂不能抑制的胃酸分泌，也有强而持久的抑制作用。口服每日 30mg，1 周后可使胃酸分泌抑制 70%～80%。起效迅速，每日服用 1 次即能抑制胃酸分泌，作用可持续约 24 小时以上。

口服经小肠吸收，3～6 小时完全被吸收，单次给药的生物利用度约为 35%，反复给药的生物利用度可达 70%。吸收入血后，血浆蛋白质结合率可达 95%。该药可分布于肝、胃和十二指肠，不容易透过血脑屏障，但是可以透过胎盘。药物主要在肝代谢，肾排泄，血浆消除半衰期为 0.5～1 小时。

【临床应用】

临床适用于顽固性溃疡（胃、十二指肠溃疡）、卓-艾综合征，反流性食管炎等；注射剂还可以用于消化道出血的患者。

【不良反应】

不良反应的发生率与雷尼替丁相似，可有头痛、恶心、呕吐、腹胀、腹痛、腹泻、便秘等，停药后可恢复。偶见血清氨基转移酶（ALT、AST）增高，皮疹、眩晕、嗜睡、失眠等反应，停药后可消失。长期应用可能导致维生素 B_{12} 缺乏。

【药疗监护须知】

1. 服药期间检测肝肾功能。
2. 长期服药，如超过 3 年者应该检测血清维生素 B_{12} 水平。
3. 孕妇、哺乳期妇女及肝肾功能不良者慎用。
4. 口服不可咀嚼，不可倾出内容物。

【常用制剂和用法】

胶囊剂：每粒 20mg；肠溶片：每片 10mg；注射剂：每支 40mg。

1. 治疗消化性溃疡，反流性食管炎　每次 20mg，1～2 次/日，每日晨起吞服或早晚各一次，吞服。十二指肠溃疡疗程为 2～4 周，胃溃疡和反流性食管炎疗程 4～8 周。
2. 治疗消化性溃疡出血　每次 40mg，每 12 小时一次，连用 3 天，首剂可加倍。

【药物相互作用】

本品具有肝药酶抑制作用，可延缓经肝氧化代谢药物在体内的消除，如安定、苯妥英钠、华法林、双香豆素、硝苯啶等，当本品与上述药物一起使用时，应酌减上述药物的用量。

兰索拉唑（lansoprazole）

又称为达克普隆（takepron）。为第二代质子泵抑制剂。

【药理作用和体内过程】

本制剂主要是通过抑制胃黏膜壁细胞的 H^+-K^+-ATP 酶的活性，产生强而持久地抑制胃酸分泌作用。抑制胃酸分泌保护胃黏膜的作用和抑制幽门螺杆菌的作用较奥美拉唑强。

本品口服易吸收，在小肠吸收，口服后 2 小时达血药浓度峰值，血浆消除半衰期为 1.3～1.7 小时，老年人半衰期约为 2 小时。生物利用度为 85%，抑酸作用可达 24 小时以上。餐后服用可延缓吸收，在肝内被代谢为有活动的代谢产物。主要经过胆汁和尿液排出。

【临床应用】

临床可治疗胃、十二指肠溃疡，反流性食管炎，卓-艾综合征，幽门螺杆菌感染等。

【不良反应】

本品安全性好，不良反应少，耐受性好。少数可出现口渴、腹胀、便秘、腹泻等消化系统症状；头痛、嗜睡、头晕、失眠等神经系统症状；偶有贫血、白细胞减少、嗜酸粒细胞增多等,停药可恢复。偶有皮疹、瘙痒等,停药即好转。

【药疗监护须知】

1. 给药前,询问过敏史。
2. 对肝肾功能不全者、孕妇、哺乳期妇女慎用或不用。
3. 服药期间,定期监测血常规、肝肾功能、血清胃泌素水平。
4. 口服本药,应整粒或整片吞服,不可嚼碎或倾倒出内容物服用。

【常用制剂和用法】

胶囊剂:每粒30mg;肠溶片:每片15mg,30mg。

1. 十二指肠溃疡:每次15~30mg,1次/日,清晨顿服,疗程4~6周。
2. 胃溃疡、反流性食管炎等:每次30mg,1次/日,疗程6~8周。
3. 合并幽门螺杆菌感染的胃或十二指肠溃疡:每次30mg,2次/日,并与2种抗生素合用,疗程1~2周。

【药物相互作用】

本药会延缓安定、苯妥英钠的代谢与排泄,且服本药会掩盖胃癌症状,故应先排除胃癌后方可用药。

埃索美拉唑(esomeprazole)

又称为耐信。

【药理作用和体内过程】

本药为奥美拉唑的左旋异构体,为弱碱性,作用机制同奥美拉唑。

本药口服吸收迅速,月1~2小时血药浓度达峰值。每日一次重复给药后,生物利用度可达89%,血浆清除半衰期1.3小时,口服后,代谢产物约80%从尿液中排出,其余从粪便中排出。

【临床应用】

1. 用于食管反流性疾病。
2. 联合其他药物,根除幽门螺杆菌,促进消化性溃疡的愈合。

【不良反应】

常见的不良反应有头痛、腹痛、腹泻,发生率约1%~10%,与药物的剂量无关。其他少见的不良反应有皮肤瘙痒、荨麻疹等。

【药疗监护须知】

1. 用药期间应定期检测肝功能,同时定期进行内镜检查,观察病灶恢复情况。
2. 对本药或者奥美拉唑过敏者禁用。哺乳期妇女应避免使用。

【常用制剂和用法】

1. 反流性食管炎 初始计量为每次20mg,1次/日,连续服用4~8周;常用剂量为每次20~40mg,1次/日,连续服用4~8周。
2. 根除幽门螺杆菌 每次20mg,2次/日,同时联合使用其他药物。

第二节 黏膜保护剂

枸橼酸铋钾（bismuth potassium citrate）

【药理作用】

铋剂是一种胃黏膜保护剂，其药理作用主要有：①在酸性环境下，在溃疡表面形成一薄层保护膜，隔绝胃酸、胃蛋白酶等对溃疡面的侵蚀，促进溃疡愈合；②与胃蛋白酶发生络合反应，使之失活；③促进碳酸氢盐和黏液分泌，增强胃黏膜防御力；④刺激内源性前列腺素的释放；⑤抑制幽门螺杆菌。

【体内过程】

本品在胃内形成不溶性的氧化铋胶体沉淀，仅有少量铋剂可被吸收。被吸收的痕迹量的铋主要分布于肝、肾等组织中，以肾居多，主要经过肾排泄。本品未被吸收的部分经粪便排出体外。

【临床应用】

主要用于胃、十二指肠溃疡和慢性胃炎的治疗，可以缓解胃酸过多引起的胃痛、反酸等不适。

【不良反应】

1. 消化系统　服药期间，口中带氨味，舌和粪便会被染成黑色。还可出现恶心、呕吐、便秘等表现。

2. 神经系统　少数患者可出现轻微头痛、头晕或失眠等表现。

3. 泌尿系统　因少量吸收的铋剂可在肾脏内蓄积，长期大量服用可能造成可逆性肾功能损害。

4. 骨骼肌肉系统　可出现以双侧或单侧肩痛为先兆的骨性关节炎。也有出现牙釉质粉状剥脱性损害的报道。

5. 过敏　个别患者可出现过敏，表现同荨麻疹。

【药疗监护须知】

1. 服药前告知患者常见的副作用，如舌和粪便黑染，口中带氨味等，消除患者疑虑。

2. 服药前后半小时不要进食牛奶或其他高蛋白食物，以免影响药物疗效。

3. 长期使用（＞2月）应监测肾功能。

4. 当血铋浓度高于 100mg/L 时，可能出现铋剂脑病，表现为记忆力减退、言语障碍、共济失调，重者可能出现呼吸障碍导致死亡，应注意观察。

5. 对本品过敏者、肾功能受损者和孕妇禁用。肝功能不全者、儿童及哺乳期妇女慎用。

6. 过量抢救　洗胃、重复使用活性炭悬浮液及轻泻剂。监测血、尿铋浓度和肾功能。血铋浓度过高时，可使用 2-巯基琥珀酸或 2-巯基丙磺酸络合疗法治疗，必要时行血液透析治疗。

【常用制剂和用法】

胶囊/片剂：0.3g（含铋 0.11g）。

1. 缓解胃酸过多引起的胃痛等　口服，每次 0.3g，4 次/日。餐前半小时或睡前服用。

2. 胃、十二指肠溃疡和慢性胃炎　4~8 周一个疗程，然后停药 4~8 周，如有必要可以再继续服用4~8周。连续使用不超过8周。

【药物相互作用】

1．抗酸药和牛奶会干扰本品的作用，不宜同时服用。

2．本品与四环素同服，会影响四环素的吸收。

硫糖铝（sucralfate）

又称胃溃宁、迪先。

【药理作用和体内过程】

本药是蔗糖硫酸酯和氢氧化铝的非吸收性复合物，不溶于水而溶于酸，在酸性环境（pH<4）有广泛聚合作用，浓缩的多聚体是很黏稠的物质，在胃内能牢固粘着到上皮细胞和溃疡面，减轻胃酸的刺激。本品与溃疡面结合的亲和力是正常黏膜的6倍。黏附到十二指肠溃疡面较胃溃疡容易。抗酸药和食物不影响此作用。

口服后可以释放出铝离子和八硫酸蔗糖复合离子，胃肠道吸收仅5%，作用时间持续约5小时。主要有粪便排出。肾功能不全者的血清铝和尿铝的排出浓度明显高于肾功能正常者。

本药能选择性与坏死的溃疡组织结合，其愈合率可与甲氰咪胍相比。本药仅在酸性条件下（pH<4）时才有效，因些对十二指肠溃疡疗效佳。

【临床应用】

用于治疗胃炎、胃、十二指肠溃疡以及反流性食管炎。

【不良反应】

可有口干、恶心、胃痛、便秘等，但较轻。长期大量服用可能出现低磷血症，出现骨软化症。

【药疗监护须知】

1．服药期间应监测血清铝的浓度。

2．如服用的为凝胶剂，给药前应告知患者可能出现浅色或白色大便，以消除患者疑虑。

3．对本品过敏者和哺乳期妇女不宜使用。

【常用制剂和用法】

片剂：每片0.25g，0.5g；胶囊剂/分散片：每片0.25g；混悬液：5ml/g，200ml/20g，200ml/40g；混悬凝胶：5ml/g。

1．片剂、胶囊　每次0.5~1g，3~4次/日。

2．混悬剂　每次0.4~1g，3次/日。

3．混悬凝胶　每次1g，2次/日，于晨起饭前或睡前空腹服用。

【药物相互作用】

本药不宜与多酶片合用，可使两者疗效均降低，因多酶片中含有胃蛋白酶、胰酶和淀粉酶，其药理作用与本药相拮抗，所含胃蛋白酶等影响溃疡愈合。与西咪替丁合用可能使本药疗效降低。

米索前列醇（misoprostol）

又称喜克溃。

【药理作用和体内过程】

前列腺素及其衍生物是近二十年来发现的一类抗消化性溃疡的药物，本品是前列腺素E_1

的衍生物。本品影响腺苷酸环化酶的活性，降低壁细胞内 cAMP 水平，抑制胃酸的分泌。本品的主要药理作用有：①抑制胃酸的分泌，作用较强；②抑制胃蛋白酶的分泌；③促进胃黏液和碳酸氢盐的分泌；④增加黏膜血流，促进胃黏膜的修复。因此本品既有抑制胃酸分泌的作用，又有保护胃黏膜的作用。

本品口服吸收良好，半衰期为 1.55～1.77 小时，血浆蛋白质结合率为 80%～90%，药物浓度在肝、肾、胃、肠等组织中比血液中高，从尿中排出约 75%，粪便排出约 15%，8 小时内尿中排出量为 56%。本品不影响肝药酶活性。

【临床应用】

主要用于治疗胃、十二指肠溃疡，预防非甾体抗炎药引起的出血性消化性溃疡。

【不良反应】

1. 消化系统反应　稀便或腹泻，轻度恶心、呕吐、腹部不适、消化不良等。该不良反应呈剂量相关性。

2. 个别女性患者可出现皮疹、面部潮红、手掌瘙痒、寒战，一过性发热甚至过敏性休克等。

【药疗监护须知】

1. 观察消化系统反应，告知患者可能出现腹泻，缓解患者的疑虑。

2. 孕妇禁用，因可引起妊娠子宫收缩。脑血管及冠状动脉病变患者慎用。

【常用制剂和用法】

片剂：每片 0.2mg。

1. 胃、十二指肠溃疡　每次 0.2mg，4 次/日，餐前和睡前口服，4～8 周为一个疗程。

2. 预防非甾体抗炎药所致的消化性溃疡　每次 0.2mg，2～4 次/日，剂量个体化。

第三节　抗　酸　药

抗酸药为弱碱性药物，能中和胃酸，减弱或解除胃酸对胃和十二指肠黏膜的侵蚀作用。同时由于胃内 pH 升高，胃蛋白酶失活，也减轻了对溃疡面的腐蚀和刺激作用，缓解疼痛。有些药还能覆盖在溃疡面上，具有收敛、止血和保护作用，有利于溃疡愈合。本类药分吸收性（碳酸氢钠）和非吸收性（氢氧化铝凝胶、铝碳酸镁）两类。

碳酸氢钠（sodium bicarbonate）

又称小苏打、重碳酸钠。

【作用特点】

口服后能迅速中和胃中过剩的胃酸，减轻疼痛，但作用时间较短，口服易吸收，能碱化尿液。与磺胺类药物合用可防止尿中析出磺胺结晶，且尿液碱化可使有机磷自肾小管重吸收减少，该作用对苯巴比妥、阿司匹林等的中毒解救有一定价值。

【临床应用】

用于治疗多种原因引起的胃酸分泌过多。静脉使用可用于代谢性酸血症，各种原因酸中毒，也可用于高钾血症。

【不良反应】

1. 口服后中和胃酸时产生大量二氧化碳，增加胃内压力、产生胃扩张，可有嗳气，并刺激溃疡面，对严重的溃疡病患者可引起胃穿孔的危险。胃内压和pH的升高还能刺激胃幽门部，反射性地引起促胃液素释放，导致继发性胃酸分泌增多，且长期大量使用可引起碱血症。

2．静脉点滴时由于迅速碱化作用，对低钙血症患者可能产生阵发性抽搐，对缺钾患者可能产生低钾血症的症状，则应补钾、钙或停用本药。

【药疗监护须知】

1．充血性心力衰竭、水肿、肾衰竭患者酸中毒时使用本药应慎重。

2．告知患者服用后可能出现嗳气等表现。

【常用制剂和用法】

1．口服　每次0.5～1.0g，3次/日，饭前服用。

2．静脉滴注　5%溶液100～200ml。

【药物相互作用】

1．不宜与胃蛋白酶合剂、维生素C等酸性药物合用，可使各药的疗效降低。

2．不宜与重酒石酸间羟胺、庆大霉素、四环素、肾上腺素、多巴酚丁胺、苯妥英钠、钙盐等同一瓶内静脉滴注，可产生沉淀或分解反应。

氢氧化铝（aluminum hydroxide）

【药理作用和体内过程】

本品为弱碱性药物，与胃内多余的胃酸中和，可以降低胃内容物的酸度，缓解胃酸过多的症状。本品与胃酸作用后，可以形成氯化铝，具有收敛作用，可以局部止血。与胃液混合形成的凝胶，覆盖溃疡面形成保护膜，发挥机械性保护作用。

餐后服用作用时间可达3小时。少部分转变为可溶性的氯化铝被胃肠道吸收，由尿液排出。铝离子在肠内与磷酸盐结合成不溶解的磷酸铝，自粪便排出。

【临床应用】

1．用于胃及十二指肠溃疡、胃食管反流性疾病和上消化道出血。

2．大剂量可用于尿毒症患者，减少磷酸盐吸收，减轻酸血症。

【不良反应】

1．便秘　严重时可引起肠梗阻。

2．本品能妨碍磷吸收，不宜长期大量使用。

【药疗监护须知】

1．注意大便情况。长期便秘者慎用，为防止便秘可与三硅酸镁或氧化镁交替服用。

2．胃出血患者宜用凝胶剂。

3．肾功能不全患者应注意铝在体内的蓄积。

4．骨折患者和低磷血症的患者不宜使用。

5．片剂宜嚼碎服用，混悬剂应将药液混匀再服用。

【常用制剂和用法】

片剂：每片0.3g，0.5g。凝胶剂一般为4%凝胶混悬剂。

1．片剂　每次0.6～0.9g，3次/日，餐前或胃痛发作时服用。

2．氢氧化铝凝胶　每次10～15ml，3～4次/日，饭前1小时和睡前服，严重者可加倍用量。

【药物相互作用】

1．本药与四环素类形成络合物而影响吸收，故不宜合用。

2．可通过多种机制干扰地高辛、华法林、双香豆素、奎宁、奎尼丁、氯丙嗪、普萘洛尔、吲哚美辛、异烟肼、维生素及巴比妥类的吸收或消除，影响疗效，尽量避免同时使用。

铝碳酸镁（hydrotalcite）

又称达喜。

【药理作用和体内过程】

本品口服后，可中和胃酸，使胃液的 pH 维持在 3～5 之间。抗酸作用温和，避免因胃内 pH 过高引起的胃酸分泌加剧。本品抗酸作用持久，在相同条件下，作用持续时间为碳酸氢钠的 6 倍。本品还可以吸附和结合胃蛋白酶，直接抑制其活性，促进溃疡面的愈合，具有一定的黏膜保护作用。

本品不溶于水，口服后不被胃肠道吸收，体内无各种成分的蓄积。在服用 28 天（每天 6g）后，血清中的铝、镁、钙和其他矿物质仍处于正常范围中。

【临床应用】

1．用于治疗胃溃疡及十二指肠溃疡。

2．用于治疗急、慢性胃炎及反流性食管炎。

3．用于与胃酸过多有关的胃部不适，如胃灼痛、反酸及腹胀、恶心、呕吐等症状的对症治疗。

【不良反应】

不良反应少而轻微。少数患者出现胃肠道不适、消化不良、呕吐等，偶有腹泻、口渴、食欲下降。

【药疗监护须知】

1．胃肠蠕动功能不良者慎用。

2．严重肾功能障碍者长期服用应监测血铝水平。

3．对本品过敏、胃酸缺乏者、接受结肠或回肠造口术者、慢性腹泻患者、肠梗阻患者等禁用。

4．片剂或咀嚼片宜嚼碎服用，混悬液宜混匀后服用。

5．环丙沙星、氧氟沙星、含铁的药物、抗凝药物、地高辛、H_2 受体阻滞剂等，在服用时应与本品间隔 1～2 小时。

【常用制剂和用法】

片剂：每片 0.5g；混悬液：20g/200ml；咀嚼片：每片 500mg；悬胶液：0.5g/5ml。

1．片剂　每片 0.5～1.0g，3 次/日，于两餐之间及睡前服。十二指肠壶腹部溃疡 6 周为一个疗程，胃溃疡 8 周为一个疗程。

2．悬胶液　每次 10ml，每天 3 次，于两餐之间及睡前服。

第四节　根除幽门螺杆菌方案

幽门螺杆菌（HP）的感染与胃酸和消化性溃疡的发生密切相关。

一般认为，理想的根除方案应具备根除率高（90% 以上）、副作用小，疗程短、价格合理的有点。表 23-2 是我国现使用的根除 HP 的治疗方案。

表 23-2　根除 HP 的联合用药方案

药物及剂量	用法	疗程
1．铋剂＋两种抗生素		
方案（1）：铋剂标准剂量＋阿莫西林 0.5g＋甲硝唑 0.4g	2 次／日	2 周
方案（2）：铋剂标准剂量＋四环素 0.5g＋甲硝唑 0.4g	2 次／日	2 周
方案（3）：铋剂标准剂量＋克拉霉素 0.25g＋甲硝唑 0.4g	2 次／日	1 周
2．质子泵抑制剂（PPI）＋两种抗生素		
方案（1）：PPI 标准剂量＋克拉霉素 0.5g＋阿莫西林 1.0g	2 次／日	1 周
方案（2）：PPI 标准剂量＋阿莫西林 1.0g＋甲硝唑 0.4g	2 次／日	1 周
方案（3）：PPI 标准剂量＋克拉霉素 0.25g＋甲硝唑 0.4g	2 次／日	1 周
3．其他方案		
（1）雷尼替丁枸橼酸铋 0.4g 替代"PPI+ 两种抗生素"中的 PPI		
（2）H_2 受体拮抗剂或 PPI+ 铋剂＋两种抗生素组成四联疗法		

铋剂标准剂量：雷尼替丁枸橼酸铋 0.35g 或 0.4g；枸橼酸铋钾 0.22g 或 0.24g；果胶铋 0.24g
PPI 标准剂量：埃索美拉唑 20mg；雷贝拉唑 10mg；兰索拉唑 30mg；奥美拉唑 20mg
注意事项：（1）方案中甲硝唑可以用替硝唑 0.5g 代替；
　　　　　（2）可用呋喃唑酮 0.1g 代替甲硝唑 0.4g；
　　　　　（3）PPI+ 铋剂＋两种抗生素组成的四联疗法多用于其他方案失败者。

第五节　胃动力药物

多潘立酮（domperidone）

又称为吗丁啉。

【药理作用和体内过程】

本品作用于胃肠道上的多巴胺受体，阻断多巴胺与其受体的结合，拮抗其作用。具有增加胃肠道的蠕动，促进胃排空，增加胃窦和十二指肠运动，协调幽门的收缩，同时也能增强食管的蠕动和食管下端括约肌的张力。本品可阻断催吐化学感受区多巴胺的作用，抑制呕吐的发生。本品不易透过血脑屏障，无明显的镇静、嗜睡及锥体外系的副作用。

本品吸收后主要在肝代谢，代谢产物无活性，半衰期 7～8 小时。口服后 24 小时约 30% 由尿排出，4 天内约 60% 由粪便排泄。口服、肌内注射或直肠给药均易吸收。存在"首过效应"，口服生物利用度较低。

【临床应用】

用于治疗消化不良、腹胀、嗳气、恶心、呕吐以及腹部胀痛，胃肠反流性疾病，慢性胃炎等。

【不良反应】

偶见轻度腹部痉挛、口干、皮疹、头痛、腹泻、神经过敏、倦怠、嗜睡、头晕等。本品可促进催乳素的释放，较大剂量可引起非哺乳期泌乳，部分更年期后的妇女及男性患者可出现乳房胀痛。

【药疗监护须知】

1. 餐前 15~30 分钟口服。
2. 孕妇慎用，哺乳期妇女使用本品期间应停止哺乳。对本品过敏者禁用。
3. 抗酸剂和抑制胃酸分泌药不宜与本品同服。

【常用制剂和用法】

片剂：每片 10mg；混悬液：1mg/ml。

口服：每次 10~20mg，3 次/日。混悬液每次 10ml，3~4 次/日。

（陆　悦）

第二十四章

镇咳、祛痰及平喘药

第一节 镇咳药

咳嗽是一种重要的防御机制，作为一种保护性的反射动作，咳嗽可以排出气道内的刺激物，一旦咳嗽减弱或消失将是十分有害，甚至是致命的。但是，频繁而剧烈的咳嗽不但是患病的信号，还会影响患者休息，甚至出现咳嗽并发症，如：咳嗽性晕厥与气胸等。因此，有必要适度镇咳。

目前常用的镇咳药，根据其作用机制分为两类：①中枢性镇咳药，直接抑制延脑咳嗽中枢而发挥镇咳作用；②外周性镇咳药，通过抑制咳嗽反射弧中的感受器、传入神经、传出神经或效应器中任一环节而发挥镇咳作用。

一、中枢性镇咳药

可分为依赖性和非依赖性两类。前者主要是是阿片类生物碱及其衍生物，镇咳效应大，但具有依赖性，临床上仅用可待因等几种依赖性较小的药物作为镇咳药。非依赖性药物是目前发展很快，品种较多，临床应用也十分广泛的药物。

（一）依赖性中枢性镇咳药

可待因（codeine）

又称甲基吗啡。

【药理作用和作用机制】为阿片类生物碱，选择性抑制咳嗽中枢，镇咳作用强而迅速，其镇咳强度亦具镇痛和呼吸抑制等作用。能抑制支气管腺体分泌和纤毛运动，使痰液黏稠度增高，对黏痰且量多的病例易造成气道阻塞及继发感染，不宜应用。

【临床应用】适用于各种原因引起的剧烈干咳，对胸膜炎干咳伴胸痛者尤其适用。在大剂量时明显抑制呼吸中枢。

【体内过程】口服吸收迅速完全，约20分钟起效，本药在体内经肝代谢后，经肾随尿液排出。

【不良反应及禁忌证】

1. 偶见恶心、呕吐、便秘和眩晕。1次口服剂量超过60mg时，可出现兴奋及烦躁不安。
2. 重复给药可产生耐药性，久用产生依赖性，应控制使用。
3. 对支气管平滑肌有轻度收缩作用，呼吸不畅者慎用。
4. 禁忌证：呼吸困难、昏迷及痰多者禁用。

【药疗监护须知】

1. 不可静脉给药，口服给药宜与食物或牛奶同服，以免发生胃肠道反应。

2. 缓释片必须整片吞服，不可截开或嚼碎。
3. 乙醇可增强该药的镇静作用，故用药期间不可饮酒。
4. 长期应用可导致便秘，慢性便秘患者不可长期服用。
5. 告知患者该药服用过量可出现头晕、嗜睡、精神错乱。
6. 本品按麻醉剂管理、控制使用，未经医生允许不可擅自发药。其处方须具备麻醉药品处方权资格证书的医生，应用红色处方开药。

【常用制剂和用法】

口服给药1次15～30mg，1日30～90mg。极量1次100mg，1日250mg。

（二）非依赖性中枢性镇咳药

右美沙芬（dextromethorphan）

又称右甲吗喃、美沙芬。

【作用特点】

镇咳作用与可待因相似或略强，起效快。治疗剂量不抑制呼吸。无镇痛作用亦无依赖性和耐受性。主要用于干咳。适用于上呼吸道感染、急慢性支气管炎、支气管哮喘及肺结核所致咳嗽，是目前临床上应用最广的镇咳药。尤其适用于干咳及手术后无法进食的咳嗽患者。偶有头晕、轻度嗜睡、口干、便秘、嗳气等。口服吸收好，15～30分钟起效，作用可维持3～6小时。

【常用制剂和用法】

片剂：每片15mg。糖浆剂：每20ml含15mg；每100ml含150mg。勿过量服用，24小时内不应超过8片。用法用量：口服，每次15～30mg，3～4次/日。

喷托维林（pentoxyverine）

又称咳必清、维静宁。

【作用特点】

为人工合成药，能直接抑制咳嗽中枢，镇咳作用约为可待因的1/3。兼具外周性镇咳作用。用于急性呼吸道炎症引起的干咳，必要时可与氯化铵等祛痰药并用，以增加呼吸道腺体分泌，既能减轻局部刺激，又可适当抑制过度兴奋引起的咳嗽反射，增强止咳效果。

【常用制剂和用法】

片剂：每片25mg，3次/日。复方咳必清糖浆，每次10ml，3次/日。偶有口干、头晕；心功能不全和青光眼患者慎用。

二、外周性镇咳药

苯佐那酯（benzonatate）

又称退嗽露。

为丁卡因衍生物，具有局麻、扩张支气管平滑肌和祛痰作用。不抑制呼吸。常用于急性支气管炎、哮喘和肺炎所引起的干咳。用药20分钟起效，维持3～4小时。片剂：每次50～100mg，3次/日。偶有轻度头晕和嗜睡。服用时勿将药丸咬碎以免口腔产生麻木感。

甘草（glycyrrhiza）

甘草流浸膏和糖浆等口服后可覆盖在发炎的咽部黏膜表面，起保护作用，使局部黏膜少受刺激，达到止咳作用。甘草流浸膏每次 5～15ml，3 次/日。

第二节　祛痰药

支气管黏液腺及杯状细胞在呼吸道感染时，黏液分泌过多形成痰。因痰的刺激引起咳嗽，同时阻塞支气管而引起呼吸困难。痰液也易引起细菌滋生，因此，祛痰药不仅可消除痰液，也有一定平喘作用，同时有利于控制感染。

按其作用不同，祛痰药又可分为两大类：一类是刺激性祛痰药，口服后刺激胃黏膜引起恶心，反射性促进呼吸道腺体分泌增加，稀释痰液使之易于排出。如氯化铵、愈创甘油醚等；另一类是黏液溶解剂，使痰液中的黏液分解或黏度下降，使痰变稀，而便于咳出。如溴己新和乙酰半胱氨酸等。

氯化铵（ammonium chloride）

【作用特点】氯化铵口服后刺激胃黏膜，反射性地促进呼吸道分泌增加而稀释黏痰，使痰易于咳出。治疗量祛痰作用不强，大剂量可引起恶心、呕吐，主要用于组成祛痰合剂，适用于炎症初期痰少而稠，不易咳出者。此外本药为强酸弱碱盐，可酸化体液和尿液，可用于泌尿系感染时酸化尿液，使在酸性尿液中显效的药物产生作用；也促进碱性药物的排泄，纠正低氯性碱中毒。

【不良反应】大量服用刺激胃，引起恶心、呕吐、胃疼、口渴，为减少对胃刺激，片剂宜用水溶解于饭后服用，溃疡病患者慎用；可使血氨增高，因而肝功能不全者，尤其是肝性脑病患者禁用；增加肾小管氯离子浓度从而有一定利尿作用，肾功能严重减退者禁用；本药增加钾的排出，易造成低钾血症，须密切观察是否有低血钾症状出现；个别患者可出现皮疹，需注意观察。

【常用制剂和用法】口服给药用于祛痰：每次 0.3～0.6g，3 次/日。

愈创甘油醚（guaiphenesin）

又称甲甘苯二醚。

【作用特点】

为刺激性祛痰药，可刺激支气管分泌，使黏痰稀释。本药兼有轻度镇咳和消毒防腐作用，可减轻痰液恶臭。用于慢性支气管炎的多痰咳嗽，多与其他镇咳平喘药合用或配成复方制剂。偶有恶心、胃肠不适等症状。本药与右美沙芬合用时，不能用于服用单胺氧化酶抑制剂的患者。

【常用制剂和用法】

片剂：每片 2g，1 片/次，3～4 次/日；糖浆每次 10～20ml，3 次/日。

溴己新（bromhexine）

又称必嗽平。

【作用特点】为黏液溶解剂，可裂解分化痰中酸性黏多糖纤维，抑制黏多糖的合成，可降低痰中唾液酸的含量，故痰黏度降低易于咳出。该药的祛痰作用尚与促进呼吸道黏膜的纤毛运动及具有恶心性祛痰作用有关。适用于各种气管炎、支气管扩张症，慢性肺部炎症和支气管哮喘等。本品对胃黏膜有刺激性，偶有恶心、胃部不适，个别患者血清转氨酶暂时升高，停药即可恢复正常；胃溃疡患者慎用。

【常用制剂和用法】片剂：每片8mg，每次8~16mg，3次/日，口服3~5日后才见效；雾化吸入0.2%溶液，每次2ml，3次/日。

氨溴索（ambroxol）

又称溴环己胺醇。商品名：沐舒坦、兰勃素、贝莱。

【作用特点】

为溴己新的活性代谢产物，该药有较广泛的药理作用，除了抑制痰中酸性黏多糖的合成，使痰黏度降低之外，还能刺激支气管黏液分泌，使痰液稀释，黏稠性降低；增加肺表面活性物质的生成和分泌；降低黏液与纤毛的黏附力，激活黏液纤毛功能等。其作用强于溴己新，且毒性小。口服或雾化吸入后1小时内起效，可维持3~6小时。目前临床应用广泛。其不良反应主要是消化道症状，胃溃疡患者慎用。服药时避免联用强力镇咳药，因咳嗽反射受抑制时易出现分泌物阻塞。

【常用制剂和用法】片剂：每片30mg，每次30~60mg，3次/日；雾化吸入0.2%溶液，每次15~30mg，3次/日。

乙酰半胱氨酸（acetylcysteine）

又称痰易净。商品名：易维适。

【作用特点】

为黏液溶解剂。药物分子中含有疏基（—SH）可与黏痰中黏蛋白双硫键（—S—S—）结合，促使蛋白链裂解，从而降低黏痰的黏度。本药还能使脓性痰中的DNA纤维断裂，因此不仅溶解白色黏痰，而且也溶解脓性黏痰。该药还有抗炎性损伤及抗自由基过氧化作用。吸入1~2分钟生效。用于大量黏痰阻塞气道不易吸出者。紧急时气管内滴入，可迅速降低痰的黏稠度，便于吸痰。现多用于COPD及特发性肺间质疾病的治疗。该药有特殊气味，对呼吸道有刺激性，减量后症状可消失，哮喘患者或老年严重肺功能不全者慎用。用药前需将患者咽喉部和气管内的痰液吸净，以免大量黏稠度下降的痰液随呼吸进入气道末端，引起小气道阻塞，故无吸痰器时不可直接向气管内滴入药物；用药后协助患者尽量咳嗽或进行体位引流，以利排痰。其水溶液易在空气中氧化变质，因此应现用现配。

【常用制剂和用法】

胶囊：每粒200mg，1粒/次，2~3次/日；雾化吸入：以0.9%氯化钠溶液配成10%溶液喷雾吸入，一次1~3ml，一日2~3次；气管滴入：急救时用5%溶液，经气管插管或直接滴入气管内，每次1~2ml，1日2~6次。

糜蛋白酶（chymotrypsin）

又称α-糜蛋白酶。

【作用特点】为蛋白分解酶，能迅速分解肽链，使黏稠的痰液液化、稀释，易于咳出，多用于黏稠痰、脓性痰的患者，适用于呼吸道化脓性炎症时的祛痰治疗。亦可用于清除化脓创面，助肉芽生长。还可用于眼科手术时松解睫状韧带。可产生过敏反应，严重肝脏疾患及凝血功能异常者忌用。本品水溶液极不稳定，必须临用前以注射用水现配。用前需做过敏试验，如引起过敏反应，可用抗组胺类药物治疗。

【常用制剂和用法】雾化吸入：0.05%溶液，本品5mg用10ml生理盐水或注射用水溶解，每次10ml，2～4次/日。

标准桃金娘油（myrtol standardized）

又称强力稀化粘素。商品名：吉诺通。

【作用特点】能调节气道分泌，增加浆液比例，恢复黏液清除功能；碱化黏液，降低其黏度；刺激纤毛运动，加快黏液运送；有一定抗炎和杀菌作用。本品能消除呼吸时的恶臭气味。经持久用药后，呼吸道的慢性炎症可被改善或治愈。服用本品后排痰次数会增加。本品不良反应甚少，其剂型为口服肠溶胶囊，药物到达小肠后才被释放，宜在餐前30分钟用较多的凉开水送服。勿将胶囊掰开或咀嚼服用。有胃病史的患者亦能良好耐受。本品不含糖，因而可用于糖尿病患者。

【常用制剂和用法】胶囊每粒0.12g，成人：急性病300mg，3～4次/日。慢性病300mg，2次/日。

第三节 平喘药

支气管哮喘是由多种细胞（如嗜酸性粒细胞、肥大细胞、T细胞、中性粒细胞、气道上皮细胞等）和细胞组分参与的气道慢性变态反应性炎症性疾病。其病理变化有：①嗜酸粒细胞浸润为主的慢性气道炎症；②可逆性气道痉挛；③气道高反应性；④气道重构。因而，哮喘的治疗目标由过去的控制哮喘急性发作，转变为防治慢性气道炎症。治疗策略包括两个方面：①抗炎治疗，应用糖皮质激素控制炎症，或用抗过敏药物预防哮喘发作，或用白三烯调节剂减轻炎症病变；②控制症状：应用支气管舒张剂（β_2肾上腺素受体激动药、茶碱类、抗胆碱能药等）缓解支气管平滑肌痉挛，缓解哮喘症状。

一、支气管舒张药

（一）β_2肾上腺素受体激动药

本类药物选择性作用于支气管平滑肌β_2受体，激活腺苷酸环化酶，使cAMP的合成增加并激活cAMP依赖的蛋白激酶，进而使平滑肌松弛。本类药物还有一定程度抑制肥大细胞释放炎症介质，以致毛细血管通透性增高，促进黏液-纤毛运载系统清除功能的作用，从而加强平喘作用。本品为选择性β_2受体激动剂，对呼吸道的选择性高，疗效较好，而不良反应少（常规剂量口服或吸入给药很少产生心血管反应），是控制哮喘症状的首选药。

沙丁胺醇（salbutamol）

又称舒喘灵。商品名：万托林。

【药理作用和体内过程】

选择性兴奋支气管平滑肌β_2受体，对支气管有强而持久的扩张作用。平喘作用与异丙肾上腺素相仿，但对心脏β_1受体作用弱，故心率加快作用仅为异丙肾上腺素1/10，治疗剂量基本不出现心悸。吸入后5～15分钟作用达高峰，维持3～6小时；口服30分钟生效，维持

4～6小时。

【临床应用】

适用于支气管哮喘、慢性阻塞性肺疾病伴有支气管痉挛者。

【不良反应及禁忌证】

口服不良反应发生率高于吸入法给药。

1. 骨骼肌震颤　常见，多见手指震颤。

2. 心脏反应　一般治疗量少见，大剂量可引起心悸、心动过速甚至心律失常，一般减量即恢复，必要时停药。

3. 耐受性　久用降低疗效，停药1～2周后可恢复敏感性。

4. 低钾血症　剂量过大或与糖皮质激素合用时，可降低血钾。

5. 老年人、青光眼、心力衰竭（心衰）、高血压、糖尿病、甲状腺功能亢进患者慎用，孕妇不宜使用本药。

【药疗监护须知】

1. 发作时首选吸入给药，应指导患者掌握正确的吸入方法。吸入药物时，嘱患者作深而慢的吸气，然后屏气片刻，以利药物在呼吸道内充分沉积。

2. 该药可产生耐受性，对经常使用本品者，应同时使用吸入或全身皮质类固醇治疗。若患者症状较重，需要每天多次吸入本品者，应同时监测最大呼气流速，并应到医院就诊，请专业医师指导治疗和用药。

3. 告知患者缓释或控释剂型应整片吞服，不得咀嚼。

4. 给药前后注意心率、心律和血压变化。

【常用制剂和用法】

片剂：每片2mg，每次2～4mg，3次/日；缓释剂：每片8mg，1片/次，2次/日。粉雾剂吸入：每次0.1～0.2mg，必要时每4小时喷雾1次，24小时内不宜超过6～8次。治疗哮喘多用气雾吸入，预防发作可口服。

特布他林（terbutaline）

又称博利康尼、喘康速。

【作用特点】

基本作用与沙丁胺醇相似，其支气管舒张作用比沙丁胺醇弱，可口服和吸入给药，皮下注射可替代肾上腺素控制哮喘急性发作，其作用较肾上腺素持久。临床用于治疗支气管哮喘和慢性阻塞性肺疾病。

【常用制剂和用法】

片剂：每片2.5mg，每次2.5～5.0mg，3次/日；气雾剂吸入：每次200～500μg，2～3次/日；静脉注射每次250μg，必要时可重复注射一次，但4小时内不能超过500μg。

福莫特罗（formoterol）

商品名：奥克斯都保。

【作用特点】

长效 $β_2$ 受体激动剂，作用强而持久，一次吸入给药，作用可维持12小时。除了舒张支气管平滑肌外，还有明显的抗炎作用。用于哮喘和慢性阻塞性肺疾病的维持治疗与预防发作。特别适用于夜间发作。不良反应与其他 $β_2$ 受体激动剂相似。

【常用制剂和用法】

片剂：160mg/d，分 2 次服，儿童，按体重一日 4mg/kg，分 2～3 次服；粉剂吸入每吸 4.5μg，1～2 次/日，早晨和晚间给药。

沙美特罗（salmeterol）

商品名：施立稳。

【作用特点】

亦为长效 $β_2$ 受体激动剂，起效比福莫特罗慢，但作用持续时间更长。能有效控制夜间哮喘及运动诱发哮喘，不适用于哮喘急性发作。

【常用制剂和用法】

吸入剂：每吸 25μg，2 次/日，严重者可吸入 4 次，儿童 1 吸/次，2 次/日。

（二）茶碱类

常用的茶碱类药物有氨茶碱、胆茶碱等，其中最常用的是氨茶碱。

氨茶碱（aminophylline）

【药理作用和作用机制】

作用广泛，有平喘、强心、利尿、扩血管和中枢兴奋等作用，其平喘作用机制较复杂：

1. 扩张支气管平滑肌，为其主要作用，包括：

（1）抑制磷酸二酯酶，使细胞内 cAMP、cGMP 水平升高，舒张支气管平滑肌。

（2）阻断腺苷受体，可预防腺苷引起的哮喘患者的气道收缩。

（3）增加内源性儿茶酚胺的释放，间接导致支气管扩张。

2. 抗炎作用 长期较低血浆浓度的茶碱具有免疫调节作用与抗炎作用。

3. 增加膈肌收缩力，减轻膈肌疲劳 这一作用对慢性患者尤为重要。

该药口服吸收完全，其生物利用度为 96%。血浆蛋白质结合率 60%，$t_{1/2}$ 为 8～9 小时，儿童 3～4 小时，有效血浆浓度为 5～20μg/ml。达到有效浓度所需剂量个体差异较大，必要时应监测血药浓度，使给药方案个体化。

【临床应用】

1. 支气管哮喘 茶碱支气管扩张作用不及 $β_2$ 受体激动药强，起效慢。当急性哮喘患者经吸入 $β_2$ 受体激动药疗效不著时，可加氨茶碱静脉注射，起相加作用的疗效。茶碱主要用于慢性哮喘的维持治疗，以防止急性发作。

2. 慢性阻塞性肺疾病。

3. 急性心功能不全和心源性哮喘。

【不良反应及禁忌证】

茶碱不良反应的发生率与其血药浓度密切相关，血药浓度较高时（＞20mg/L）易发生不良反应。

1. 消化道反应 可见上腹部痛、恶心、呕吐。

2. 中枢兴奋 失眠、震颤、激动等。

3. 急性毒性 静脉注射过快或浓度过大时，出现严重的不良反应如心动过速等心律失常、低血压、谵妄、惊厥、昏迷等，甚至呼吸、心搏停止致死。

禁忌证：对本药及其衍生物过敏者；活动性消化性溃疡者；未经控制的惊厥性疾病患者。

【药疗监护须知】

1．静脉注射氨茶碱必须稀释后缓慢注射，每 25～200mg 稀释于 5% 葡萄糖注射液 20～40ml 后，以 ≤10mg/ 分钟的注射速度缓慢推注；静脉滴注时，以 5% 葡萄糖注射液将本药稀释成 1mg/ml 溶液后，缓慢滴注，维持 4～5 小时。

2．饭后服药以减轻消化道反应，同时避免饮用含大量咖啡因的饮料或食物。

3．控释片或缓释片应整片吞服，勿嚼碎。

4．长期使用该药者，应监测血药浓度，尤其是儿童、老年人、肝肾功能不全、心力衰竭（心衰）和慢性阻塞性肺疾病者，根据血药浓度及时调整剂量。

【常用制剂和用法】

片剂：0.1g，1～2片/次，3次/日，极量1次 0.5g，1g/d；静脉注射，每支 0.25g，0.5～1g/d，每 25～100mg 用 5% 葡萄糖注射液稀释至 20～40ml，注射时间不得短于 10 分钟。静脉滴注，1次 0.25～0.5g，0.5～1g/d，以 5%～10% 葡萄糖液稀释后缓慢滴注。注射给药，极量1次 0.5g，1g/d。

（三）抗胆碱能药

异丙托溴铵（ipratropium）

又称异丙阿托品。商品名：爱全乐、爱喘乐。

【作用特点】为阿托品的异丙基衍生物，对 M_1、M_2、M_3 胆碱受体无选择性，但对支气管平滑肌有较高的选择性作用，有明显的支气管扩张作用，但对心血管的作用不明显。也不影响痰液分泌和痰液黏稠度。单独或与硫酸沙丁胺醇联合应用均可奏效，主要对 $β_2$ 受体激动剂耐受的替代治疗，对老年性哮喘尤为适用，还可用于治疗由 β 受体阻断药引起的支气管痉挛。该药口服不易吸收，采用气雾吸入给药，起效慢于短效 $β_2$ 受体激动。偶见口干、口苦感。

【常用制剂和用法】定量雾化吸入器：每次 40～80μg，3～4次/日；溶液雾化吸入：每次 50～125μg，经雾化器给药。

二、抗炎平喘药

（一）糖皮质激素类药

糖皮质激素是目前治疗哮喘最有效的抗炎药物，其给药方式可分为两大类：①全身用药：包括口服与静脉给药，全身应用该类药物（氢化可的松、泼尼松和地塞米松）作用广泛，但不良反应多，主要用于重症哮喘发作患者的抢救（见第二十六章）。②吸入给药：通过吸入，直接将药物送入气道，局部药物浓度较高，可充分发挥局部抗炎作用；同时避免或减少药物的全身性不良反应，从而达到哮喘的长期防治。吸入型糖皮质激素是目前最常用的抗炎性平喘药，本章主要介绍糖皮质激素类药物的吸入制剂。

该类药物的平喘作用与下列因素有关：①抑制多种参与哮喘发病的炎症细胞之活性或减少其数量；②抑制多种炎症介质合成与释放；③增强气道以及血管平滑肌对儿茶酚胺的敏感性，抑制血管通透性增高；④控制气道高反应性。

糖皮质激素在吸入后，80%～90% 沉积在咽部并吞咽到胃肠道，沉积的药物与咽部或全身不良反应有关。局部不良反应包括声音嘶哑、口咽部念珠菌感染等。

倍氯米松（beclomethasone）

商品名：必可酮、伯克纳。

【作用特点】

为地塞米松衍生物，局部抗炎作用为地塞米松数百倍。该药吸入后，迅速被灭活，几无全身性副作用，治疗量长期应用也不抑制肾上腺皮质功能。用于非急性发作期的哮喘患者，但不能控制急性发作。对依赖口服激素的患者，吸入本品后可减少口服激素用量或逐步替代口服激素。药物长期使用易发生咽部念珠菌感染，故每次吸入后应漱口，以减少发生率。

【常用制剂和用法】

气雾吸入。起始剂量（指治疗开始至治疗3个月左右的剂量）：轻度持续，一日总量<500μg，分2次给予；中度持续，一日总量200～1000μg，分2次给予；重度持续，一日总量>1000μg，分4次给予；用药10日后作用可达高峰。维持吸入剂量应根据能控制临床症状和气道炎症的最低吸入剂量。

布地奈德（budesonide）

【作用特点】

是不含卤素的糖皮质激素类药物，吸入后与倍氯米松有相似的局部抗炎作用，肝内代谢灭活比倍氯米松快，故其全身不良反应少。主要用于预防和治疗哮喘、季节性和慢性过敏性鼻炎。

【常用制剂和用法】

气雾吸入。起始剂量：轻度持续，一日总量200～400μg/d，1～2次/日；中度持续，一日总量400μg，分1～2次给予；重度持续，一日总量800μg，1～2次/日。维持吸入剂量应根据能控制临床症状和气道炎症的最低吸入剂量。

（二）白三烯调节药

哮喘发病中，许多炎症介质参与气道炎症变化，但仅有白三烯类调节药有较好的抗哮喘作用。白三烯类是花生四烯酸的代谢产物，与炎症细胞趋化和炎症效应（平滑肌痉挛、微血管渗透、促进黏液分泌等）有关。调节药是拮抗白三烯的各种生物学作用的药物。与糖皮质激素合用，可加强后者的抗炎作用，减少糖皮质激素的用量。对有些吸入糖皮质激素不能控制的哮喘患者，加用白三烯调节药物可收到控制的疗效。目前常用的白三烯调节药物有：扎鲁司特和孟鲁司特。

扎鲁司特（zafirlukast）

【作用特点】

为高度选择性白三烯受体阻断药，竞争性抑制白三烯活性，拮抗白三烯所致的支气管收缩和炎症，减轻哮喘症状。对多种抗原、阿司匹林、运动及冷空气所致的哮喘均有良好疗效。长期用药以预防哮喘发作，尤其对于阿司匹林哮喘患者，但不适用于治疗哮喘急性发作。与糖皮质激素合用可获得协同抗炎作用，并减少糖皮质激素的用量。对有些吸入糖皮质激素不能控制的哮喘患者有效。食物能降低扎鲁司特的生物利用度，应避免在进食时服用。不良反应可有轻度头痛、咽炎、鼻炎、胃肠道反应，偶见转氨酶升高，停药后可消失。

【常用制剂和用法】

片剂：每片10mg，起始剂量2片/次，2次/日，一般维持剂量为2片/次，2次/日，剂量逐步增加至一次最大量 40mg，每日 2 次，可能疗效更佳，用药剂量不应超过最大推荐量。

（三）抗过敏平喘药

色甘酸钠（disodium cromoglycate）

【作用特点】

是一种新型抗过敏药，通过稳定肥大细胞膜，抑制肥大细胞脱颗粒效应，减少致敏介质的释放，且能阻断引起支气管痉挛的神经反射。本身无直接松弛支气管平滑肌的作用，因此需提前应用以预防哮喘发作，以提前 1～2 周用药为宜。本药对有明确过敏原的儿童及运动性哮喘疗效较好，对感染所致的哮喘疗效较差。也用于过敏性鼻炎、溃疡性结肠炎及其他过敏性疾病。本药为非脂溶性药物，口服很少吸收，临床采用干粉剂定量雾化吸入，连用数日后方可见效。不良反应少，偶见吸药后咽喉与气管刺激，引起咽痒、呛咳或支气管痉挛。可在吸药前先用 β_2 受体兴奋剂少量吸入以预防之。

【常用制剂和用法】

干粉剂：每次 20mg，4 次/日，也可将粉末涂入鼻孔内。

酮替酚（ketotifen）

【作用特点】

作用机制同色甘酸钠，但作用较强，同时通过阻断 H_1 受体发挥抗组胺作用。对各型哮喘均有预防发作的功效，对儿童疗效更佳。口服吸收快，用药数周起作用。若哮喘发作，加量可减少皮质激素或其他止喘药用量。可有短暂镇静嗜睡、乏力、头晕、口干副作用。连续用药一周可自行消失。司机或高空作业人员慎用。长期服用须检查肝功能，个别报道有引起血小板减少症发生。

【常用制剂和用法】

片剂：每片 1mg，每次 1mg，2 次/日。

（李　利）

第二十五章

组胺与抗组胺药

变态反应是指机体对某些抗原初次应答后，再次接触相同抗原刺激时产生的一种反应，使机体生理功能紊乱，并伴有炎症反应和组织损伤。

过敏反应又称Ⅰ型变态反应，是指速发型变态反应，过敏原进入机体后，诱导B细胞产生IgE抗体，当相同的抗原再次进入致敏的机体，与IgE抗体结合，就会引起细胞膜的一系列生化反应，产生脱颗粒变化，释放出许多活性介质，如组胺、蛋白水解酶等，作用于皮肤、黏膜、呼吸道等多种效应器官。结果可引起：皮肤黏膜过敏反应（荨麻疹、湿疹、血管神经性水肿），呼吸道过敏反应（过敏性鼻炎、支气管哮喘、喉头水肿），消化道过敏症（食物过敏性胃肠炎）和全身过敏反应（过敏性休克）。由于IgE多由黏膜分泌，所以Ⅰ型多引起黏膜反应。

第一节 组　胺

组胺（histamine）是Ⅰ型（速发型）过敏反应的重要介质，可从肥大细胞释出，组胺几乎存在于体内各组织，以皮肤、结缔组织、肠黏膜及肺中的浓度较高，经刺激后从组织释放进入血液循环。组胺经皮下或肌内注射吸收快，在体内代谢迅速，作用时间短暂，口服无效，易被肠内细菌和胃肠黏膜内含的组胺酶及肝的酶破坏。

【药理作用和作用机制】

组胺的药理作用强大而广泛：

1．对血管作用　使小动脉、毛细血管、前毛细血管、小静脉扩张，血压降低，并反射性引起心率增快，且组胺可使毛细血管渗透性增加，液体渗入组织间隙而形成水肿，如过敏性鼻炎充血是由于组胺所引起鼻黏膜水肿，同时也可发生喉头水肿。

2．对心脏作用　由于对血管扩张、血压下降而反射性引起心率增快，但一般剂量的组胺对心脏影响不大，大剂量时可引起心肌收缩和频率改变。

3．对平滑肌作用　组胺对血管以外的平滑肌呈兴奋作用，表现为平滑肌收缩，甚至发生痉挛，如支气管平滑肌收缩和痉挛引起呼吸困难或窘迫，还可引起子宫收缩，大量组胺影响肠道可致腹泻。

4．对胃的作用　组胺是一种很强的胃液分泌刺激剂，直接兴奋胃而使胃液分泌增加，亦可促进支气管、肠道分泌功能等。

5．对神经系统作用　对脑血管扩张作用，小剂量即可引起剧烈头痛，刺激感觉末梢神经引起瘙痒、疼痛等。组胺对人体的主要作用见表25-1。

组胺小剂量注入皮内可产生"三重反应"，在注射处先因皮肤毛细血管扩张而出现红斑，后由于毛细血管通透性增加，在红斑位置上形成一小肿块，再通过轴突反射引起小动脉扩张，使小肿块四周出现红晕。

组胺通过与体内组胺受体结合产生效应。组胺受体有 H_1、H_2 和 H_3 三种类型。它们的分布与效应见表 25-1。

表 25-1　组胺对人体的主要作用（效应）

组织	效应	受体	拮抗剂
血管	扩张	H_1、H_2	
	通透性↑	H_1	
心脏（直接）	收缩力↑	H_2	氯苯吡啶
	心率↑	H_2	
	房室传导↓	H_1	氯苯丁嗪
肠道平滑肌	收缩	H_1	异丙嗪
支气管平滑肌	收缩	H_1	苯海拉明
胃壁细胞	胃液分泌↑	H_2	硫丙咪胺

H_1 受体激动剂有倍他司汀（betahistine）等，倍他司汀能扩张血管，特别对内耳、肝、脾等血管扩张明显，可以治疗内耳眩晕症。对溃疡病、支气管哮喘患者等慎用。H_2 受体激动剂有英普咪定（impromidine）等。

H_3 受体激动剂有 α-甲基组胺（α-methylhistamine）等。H_3 受体主要存在于神经组织的组胺能神经元的末梢中，位于突触前部位，对组胺的释放与合成呈现负反馈调节作用。硫丙咪胺（thioperaminde）是 H_3 受体特异性拮抗剂。

【临床应用】

用于诊断嗜铬细胞瘤和胃分泌功能检查，晨起空腹注入组胺后测胃液，无胃酸分泌为真性胃酸缺乏症（如胃癌、恶性贫血等）或胃酸减少症，还可通过组胺试验做麻风病的辅助诊断。

【不良反应和药疗监护须知】

有颜面潮红、头痛、腹痛、心悸、直立性低血压等，还可引起严重的呼吸功能障碍，禁用于支气管哮喘、溃疡病、胃肠出血患者及孕妇。故应做以下监护：

1．应用前一定要询问患者有无支气管哮喘、溃疡病、胃肠出血、妊娠及有关过敏史等。

2．应用时必须严格按医嘱的正确用量，切勿在抽吸时过量，因剂量过大或高度敏感性者可引起休克，此时用肾上腺素解救，故在应用时事先准备好肾上腺素和有关用品，反应轻者可用抗组胺药物。

3．应用前应做皮内过敏试验。

4．应用后应严密观察不良反应，医护人员应守候在患者处直到药物作用消失，且应定时测呼吸、脉搏和血压等。

【制剂及用法】

磷酸组胺针剂每支 0.5～1mg。

第二节 抗组胺药

抗组胺药在人体内与相应的组胺受体结合起抗组胺作用,根据药物选择性不同,抗组胺药可分为 H_1 受体阻断药、H_2 受体阻断药和 H_3 受体阻断药。本节重点讨论 H_1 受体阻断药。H_2 受体阻断药详见消化系统用药章节(第二十三章)。

一、H_1 受体阻断药

本类药有苯海拉明、曲吡那敏、氯苯那敏、去氯羟嗪、异丙嗪、苯茚胺、赛庚啶、布克力嗪、美克洛嗪、阿司咪唑、特非那定、开瑞坦等。

【药理作用和作用机制】

1. 拮抗组胺 H_1 型作用　本类药能选择性与 H_1 受体结合,使组胺不能与 H_1 受体结合,完全对抗组胺的平滑肌兴奋、血管扩张和通透性增加的作用,从而防止因毛细血管通透性增加所致水肿、瘙痒和支气管平滑肌收缩等;对组胺的降压作用和心脏作用只能部分对抗,需与 H_2 受体阻断药合用才能完全对抗,本类药对 H_2 受体几无作用,也不能阻断肥大细胞释放组胺及组胺刺激胃酸分泌作用。

2. 对中枢抑制作用　具有镇静、嗜睡等中枢抑制作用,可治疗失眠、帕金森病。其中特非那定和阿司咪唑因不能通过血脑屏障,故无中枢抑制作用。

3. 抗胆碱作用　大多数 H_1 受体阻断药具有抗乙酰胆碱作用,以苯海拉明、异丙嗪等表现明显,故可用于抗晕动病及止吐,但特非那定和阿司咪唑无此作用。

4. 其他　对子宫、膀胱平滑肌有直接兴奋作用。

【临床应用】

1. 治疗变态反应性疾病　对皮肤黏膜的变态反应性疾病疗效好,如荨麻疹、花粉癣、过敏性鼻炎,对昆虫咬伤致皮肤瘙痒、水肿有良效,对药疹、接触性皮炎有效,对哮喘无效。

2. 晕动病及呕吐　苯海拉明、异丙嗪、布克力嗪、美克洛嗪等对晕动病、妊娠呕吐及放射病呕吐等均有止吐效果,防治晕动病时,需在乘车或乘船前半小时服用才有效。

3. 其他　亦可用于血管神经性水肿、输血反应、梅尼埃综合征、血清病及其他药物过敏。对帕金森病、药物所致锥体外系反应有效,能减轻肌肉强直,改善颈强直和自主运动。

【不良反应和药疗监护须知】

1. 对中枢神经系统抑制作用　有镇静作用,从轻度思睡到沉睡、嗜睡、肌肉软弱、乏力、头晕、头痛、共济失调、偶有烦燥、谵妄、抽搐等。

2. 胃肠道反应　口干、厌食、恶心、呕吐、上腹部不适、腹泻、便秘等。

3. 心血管系统　胸闷、心悸、心动过速、高血压或低血压等。

4. 其他　视物模糊、耳鸣、皮疹、光敏感、排尿困难、阳萎等。

5. 本药不能作长期局部用药,皮肤局部涂敷易引起过敏、接触性皮炎等。

6. 药疗监护应注意下述几项:

(1) 用药前应告知患者可能出现的副作用,例如头晕、无力时应扶持患者、思睡嗜睡常在数天内会消失,在反应未消失前不应驾车、高空作业、操作机器等,反应严重应及时告知医师。

(2) 为减少胃肠道反应，告知患者可在进餐时服药或与牛奶同服。
(3) 肌注者应作深部肌注。
(4) 老年服用者，睡时应放置床栏杆，以免跌倒。
(5) 不宜给儿童、孕妇、哺乳期及抽搐患者服用，如美克洛嗪可致动物畸形，孕妇禁用。
(6) 禁用于青光眼、前列腺肥大、溃疡病。

【制剂及用法】见表25-2。

表 25-2　常用 H_1 受体阻断药

药名	特点				制剂与用法	备注
	镇静	止吐	维持时间（h）	其他		
苯海拉明（diphenhydramine）	+++	++	4～6		口服 25～50mg/次，3～4次/日，肌注或静注 10～50mg/次，最大量 100mg/次，400mg/日	青光眼、高空作业者禁用
异丙嗪（非那根）（promethazine）	+++	++	4～6		口服 12.5mg/次，2～3次/日肌注或静注：12.5～25mg/次	高空操业、驾驶员、运动员忌用
曲吡那敏（去敏灵）（tripelennamine）	++	-	4～6		口服：25～50mg/次，3次/日，静注：25mg/次	粒细胞减少
氯苯那敏（扑尔敏）（chlorpheniramine）	+	-	4～6		口服：2～4mg/次，2～3次/日，皮下肌注、静注 10～20mg/次，最大量 40mg/日	
布克力嗪（安其敏）（buclizine）	+	+++	16～18		口服：25～50mg/次，2次/日	思睡、眩晕副作用
美克洛嗪（敏克静）（meclizine）	+	+++	12～24		口服：25～50mg/次，1～2次/日，最大量 100mg/日	驾驶员、高空操作业慎用
苯茚胺（抗敏胺）（phenindamine）	略兴奋	-	6～8		口服：25～50mg/次，2～3次/日	
特非那定、敏迪（terfenadine）	-	-	12～24		口服：60mg/次，2次/日	
氯马斯丁（吡酷醇胺）（clemastine）	+	-	6～12		口服：2mg/次，1次/日 肌注：2～4mg/日	新的抗组胺药，具有选择性的对抗外周 H_1 受体作用
氯雷他丁（开瑞坦）（cloratadine, clarityne）	-		18～24		口服：10mg/次，1次/日	长效三环类抗组胺药，起效快，作用强

续表

药名	特点				制剂与用法	备注
	镇静	止吐	维持时间（h）	其他		
去氯羟嗪（克敏嗪、克喘嗪）（decloxizine）	+	-			口服：25~100mg/次，2~3次/日	
赛庚啶（cyproheptadine）	++	-		较扑而敏、异丙嗪强	口服：4mg/次，3次/日 4~20mg/日，片剂2mg/片，0.5mg/片	不宜与单胺氧化酶抑制剂配伍用，注意血象变化，思睡、皮疹
苯噻嗪（pizotifen）	++	++				
茶苯海明（dimenhydrinate）乘晕宁、晕海宁	+	++		苯海拉明和氨茶碱复合物	口服：0.5~1mg/次，1~3次/日，0.50mg/次，3次/日或乘舟、乘车前半小时服	
阿斯咪唑（息斯敏）（astemizole）	-	-			口服：10mg/次，1次/日	

二、H_2受体阻断药

本类药对H_2受体具有高度选择性，通过阻断胃黏膜壁细胞H_2受体，对抗组胺刺激胃酸分泌作用，此外还有部分对抗组胺扩张血管和降压作用。临床常应用的H_2受体阻断药有西咪替丁（cimetidine，甲氰咪胍）、雷尼替丁（ranitidine，甲硝呋胍）、法莫替丁（famotidine）、尼扎替丁（nizatidine）等。

（肖顺贞）

第二十六章

糖皮质激素类药

肾上腺分为皮质和髓质，皮质由内到外依次分为球状带、束状带和网状带三层。球状带占皮质的15%，主要合成和分泌醛固酮和去氧皮质酮等盐皮质激素，这类激素主要影响水、电解质代谢。束状带占78%，主要合成和分泌氢化可的松等糖皮质激素，主要影响糖代谢。网状带占7%，主要合成和分泌低活性雄激素和少量雌激素。上述由肾上腺皮质分泌的激素统称为肾上腺皮质激素（adrenocortical hormone），属甾体类化合物。

糖皮质激素（glucocorticoids）

天然糖皮质激素有氢化可的松和可的松。在天然品的化学结构基础上加以改造，得到了许多人工合成品，如强的松、地塞米松等，它们对糖代谢的影响及抗炎作用增强，但对水、电解质代谢影响减少，主要的药理性质基本相同。糖皮质激素类药物都是类固醇化合物，脂溶性大，水溶性小，注射剂一般用醇作溶剂，如氢化可的松注射剂为50%的醇溶液。也常采用它们的酸性酯制成注射剂使用，如醋酸酯、磷酸酯、琥珀酸酯等。其中醋酸酯水溶性较小，只能制成混悬剂，供肌肉或关节腔注射。磷酸酯、琥珀酸酯水溶性较大，可制成澄明水溶液注射剂，供静脉注射。

【生理效应】

1. 对物质代谢的影响

（1）糖代谢：糖皮质激素促进糖原异生，增加肝糖原和肌糖原的含量；减慢葡萄糖的氧化利用，增加血糖的来源；减少组织对葡萄糖的利用。总之，使血糖升高。

（2）脂肪代谢：短期使用对脂肪代谢无影响。长期大量使用可提高血浆胆固醇水平，激活四肢皮下的脂肪酶，促进四肢皮下脂肪的分解。脂肪重新分布于面部、上胸部、颈背部、腹部和臀部，出现"满月脸、水牛背"的向心性肥胖。

（3）蛋白质代谢：糖皮质激素加速肌肉、骨骼等组织蛋白的分解代谢，造成机体的负氮平衡。大剂量的糖皮质激素还会抑制蛋白质的合成。长期用药会出现肌肉减少、骨质疏松、皮肤变薄等。

（4）糖皮质激素也有一定的保水保钠排钾的作用。抑制小肠对钙的重吸收，抑制肾小管对钙的重吸收，促进尿钙的排泄，长期用药可能造成骨质脱钙。

2. 允许作用（permissive action）　糖皮质激素对某些组织细胞虽然没有直接的活性，但是可以给其他激素发挥作用创造有利条件，这种作用称为允许作用。例如糖皮质激素可以增强儿茶酚胺的缩血管作用和胰高血糖素的升高血糖的作用。

【药理作用和作用机制】

1. 抗炎作用　炎症是机体对各种刺激（物理、化学、生物、免疫等）产生的一种防御反应，可表现为以渗出为主的急性炎症过程，亦可表现为以增殖为主的修复过程和慢性病变。糖皮质激素对各种原因引起的炎症和各种类型的炎症都有强大的对抗作用。糖皮质激素能提高机体对包括炎症在内的各种有害刺激的耐受力，降低机体对致病因子的反应性，如减轻炎症早期的毛细血管扩张、渗出、水肿、白细胞浸润及吞噬反应，从而缓解红、肿、热、痛等症状，并能抑制炎症后期毛细血管和成纤维细胞增生，延缓肉芽组织生长，防止黏连及瘢痕形成，抗炎机制主要有下列途径：

（1）抑制炎性介质的产生与释放：机体中，膜磷脂在磷脂酶 A_2 的作用下，转变为花生四烯酸，之后又在脂氧化酶和环氧化酶的作用下，进一步转变为白三烯（LT）、前列腺素（PG）和血栓素。PG 和 LT 都是重要的炎性介质。PG 能引起红、肿、热、痛等炎症反应，LT 有较强的白细胞趋化作用和增加血管通透性作用。糖皮质激素可增加脂皮素（lipocortin，LC）的合成，LC 可以抑制磷脂酶 A_2，进而降低 PG 及 LT 的生成，从而发挥抗炎的作用。

在致炎因子刺激下溶酶体膜脆性增加，易破裂，释放蛋白水解酶，导致组织细胞损伤并释放组胺、5-HT 及缓激肽等致炎物质，可使炎症加重。大剂量糖皮质激素能稳定溶酶体膜，减少溶酶体酶的释放，从而减轻炎症反应。

（2）抑制细胞因子的产生：细胞因子在慢性炎症过程中起重要作用。与炎症反应有关的细胞因子有白细胞介素-1（interleukin-1，IL-1）、IL-2、IL-3、IL-4、IL-5、IL-6、IL-8、肿瘤坏死因子（TNF）及粒细胞-巨噬细胞集落因子（GM-CSF）等。它们能促进血管内皮细胞黏附白细胞，使其从血管渗出到炎症部位，并能活化内皮细胞、嗜中性白细胞及巨噬细胞，增加血管通透性，刺激成纤维细胞增生及刺激淋巴细胞增殖与分化。糖皮质激素通过与靶细胞胞浆内受体结合，抑制上述细胞因子的转录，使其产生减少，因而能降低炎症的细胞反应与血管反应。糖皮质激素还可通过增加 mRNA 的断裂，使 IL-1、IL-3 及 GM-CSF 减少。通过抑制 IL-2 等细胞因子受体的合成，将转录因子活化蛋白-1（AP-1）的活化调节逆转，或通过直接与 AP-1 相互作用而对抗细胞因子的效应。

（3）抑制一氧化氮合酶的活性：一氧化氮合酶（nitric oxide synthetase，NOS）可被多种细胞因子诱导，使一氧化氮（NO）生成增多。NO 能增加炎症部位的血浆渗出、水肿形成及组织损伤，加重炎症症状。糖皮质激素还可抑制巨噬细胞内 NOS 活性而发挥抗炎作用。

（4）抑制肉芽组织形成：糖皮质激素能直接抑制纤维母细胞的 DNA 合成，从而抑制细胞间质的增生，并减少胶原和黏多糖的合成，减少胶原沉积，抑制肉芽组织增生，防止黏连及瘢痕形成，减轻炎症后遗症。

2. **免疫抑制作用**　大剂量糖皮质激素对免疫过程的多个环节都有抑制作用。糖皮质激素能干扰淋巴组织在抗原作用下的分裂和增殖，阻断致敏 T 淋巴细胞所诱发的单核细胞和巨噬细胞的聚集等。治疗量的糖皮质激素仅能抑制细胞免疫，从而抑制组织器官的抑制排异反应和皮肤迟发性过敏反应，并能减轻一些自身免疫性疾病的症状，大剂量糖皮质激素才能抑制体液免疫。

3. **抗毒作用**　细菌内毒素可致人体高热、乏力、食欲减退等毒血症状，糖皮质激素能提高机体对内毒素的耐受力，减轻内毒素对机体的损害，在感染性毒血症中有解热和缓解中毒症状作用。这与其能稳定溶酶体膜、减少内源性致热源的释放和降低下丘脑体温调节中枢对致热源的敏感性等因素有关。但本类激素对细菌内毒素无中和与破坏作用，对细菌外毒素也无防御作用。

4. **抗休克作用**　大剂量的糖皮质激素类药物可用于各种休克，特别是中毒性休克的治疗。大剂量糖皮质激素抗休克的机制为：①抑制某些炎症因子的产生，减轻全身炎症反应和组织损伤,使微循环血流动力学恢复正常,改善休克状态;②稳定溶酶体膜,减少心肌抑制因子(MDF)的形成,从而防止 MDF 所致的心肌收缩无力与内脏血管收缩;③增加心肌收缩力,使心输出量增多。

5. 对血液成分的影响　①糖皮质激素能刺激骨髓造血,使红细胞和血红蛋白水平增高;②刺激骨髓释放中性粒细胞入血,使血液中中性粒细胞数目增多,但是却降低其游走、吞噬功能,因此造成中性粒细胞在炎症区域的浸润和吞噬活动下降;③增加血小板及纤维蛋白原浓度,缩短凝血时间。

6. 其他

(1) 中枢神经系统:糖皮质激素能影响情绪、行为,并能提高中枢神经系统的兴奋性,出现欣快、失眠、激动,少数人可表现焦虑、抑郁,甚至诱发精神失常,还可降低惊厥阈,大剂量给予儿童,偶致惊厥或诱发癫痫样发作。

(2) 消化系统:本类激素还能增进消化腺分泌,使胃酸和胃蛋白酶分泌增多,提高食欲,促进消化,但大剂量长期应用可加重或诱发溃疡病。

(3) 心血管系统:糖皮质激素增加血管对其他活性物质的反应,可能造成高血压。

【体内过程】糖皮质激素类药物口服和注射都可吸收。注射给药,吸收速度取决于水溶性、磷酸盐、琥珀酸盐吸收快,单体和醋酸酯吸收慢。糖皮质激素在血液中主要与类固醇结合蛋白相结合,其中结合型的皮质醇约占血中皮质醇总量的75%,但是容量有限;还可以与白蛋白结合,容量大但亲和力低,仅为皮质醇结合蛋白的万分之一。人工合成的糖皮质激素的血浆蛋白质结合率较天然型的,如氢化可的松低,因此血液中以游离状态存在的比例高,血浆清除半衰期长,作用相对持久。根据糖皮质激素类药物作用维持时间的长短,可将其分为短效、中效和长效三类(表 26-1)。

表 26-1　常用糖皮质激素类药物的比较

类别	药物	抗炎强度	受体亲和力	水钠潴留程度	血浆半衰期(h)	生物半衰期(h)	等效剂量(mg)	HPA 抑制时间(日)
短效	可的松	0.8	1	0.8	0.5	8～12	25	1.25～1.50
	氢化可的松	1	100	1	1.6		20	1.25～1.50
中效	泼尼松	4	5	0.8	2.6～3	18～36	5	1.25～1.50
	泼尼松龙	4	220	0.8	2～4		5	1.25～1.50
	甲泼尼龙	5	1190	0.5	2～3		4	1.25～1.50
长效	地塞米松	20～30	710	0	3～6	36～54	0.75	2.75
	倍他米松	25～30	540	0	3～6		0.6	3.25

注:HPA (hypothalamic-anterior pituitary-adrenal cortex axis) 下丘脑 - 垂体 - 肾上腺轴

【临床应用】

1. 替代或补充疗法　适用于治疗肾上腺皮质功能减退症(包括肾上腺危象和艾迪生病)、腺垂体功能减退症及肾上腺次全切除术后,轻症者单用糖皮质激素,重症者需配伍应用去氧皮质酮。

2. 严重感染或防治炎症的后遗症

(1) 严重急性感染：原则上限于严重感染并伴有明显毒血症者，如中毒性菌痢，中毒性肺炎、暴发型流行性脑膜炎、重症伤寒、急性粟粒性肺结核、猩红热、败血症以及 SARS 等，应用糖皮激素的目的在于消除炎症，缓解中毒症状及预防中毒性休克，使患者度过危险期。糖皮质激素可降低机体防御功能，且无抗菌作用，故在治疗严重感染时必须与足量有效抗生素合用，否则易导致感染扩散。对于严重的传染性肝炎、流行性腮腺炎、流行性乙型脑炎等病毒感染，糖皮质激素亦有缓解症状作用，但无抗病毒作用，对一般病毒感染，因糖皮质激素能降低防御机能，有促使病毒扩散危险，不宜采用糖皮质激素。

(2) 抗炎治疗预防炎症的后遗症：人体重要器官或要害部位的感染虽不一定严重，但易产生组织黏连或瘢痕形成，可引起严重功能障碍。如结核性脑膜炎、胸膜炎、角膜炎分别引起椎管阻塞、胸膜黏连、角膜混浊；风湿性心瓣膜炎可引起心瓣膜畸形，睾丸炎可引起不育等，应用糖皮质激素可防止或减少后遗症及功能障碍发生。

3．自身免疫性疾病、器官移植和过敏性疾病

(1) 自身免疫性疾病：类风湿关节炎、系统性红斑狼疮、皮肌炎、硬皮病及肾病综合征等可适当采用糖皮质激素治疗。但糖皮质激素虽然可以缓解症状，却不能根治疾病，停药后易复发，长期应用还容易产生不良反应，所以应该采用综合治疗。

(2) 器官移植的抗排斥反应：异体皮肤或脏器移植手术后，糖皮质激素可通过免疫抑制作用抑制排斥反应。也可以和其他免疫抑制制剂如环孢素 A 等合用，提高疗效，减少两种药物的剂量。

(3) 过敏性疾病：过敏性皮炎、过敏性鼻炎、剥脱性皮炎、顽固性荨麻疹、湿疹、严重输血反应、血管神经性水肿，过敏性血小板减少性紫癜等，应用糖皮质激素均可缓解症状达到治疗效果。

4．抗休克　糖皮质激素可用于治疗各种休克，有助于患者度过危险期。对感染中毒性休克须与抗生素合用，剂量要大，用药要早，短时间突击使用，产生效果即可停药。对过敏性休克，本类药为次选药，有时可与首选药肾上腺素合用。对于心源性休克，须结合病因治疗。对低血容量性休克，应首先补足液体、电解质或血液，如果疗效不明显，可合用糖皮质激素。

5．呼吸系统疾病　应用于哮喘或喘息性支气管炎。采用吸入的方式给药，可以降低气道的敏感性，控制气道的炎症反应，不但可以控制症状，还有助于改善患者的肺功能。吸入的激素类药物起效时间长，应配合使用其他的短效药物。

6．血液病　可用于治疗急性淋巴细胞性白血病、再生障碍性贫血、粒细胞减少症、血小板减少症等，停药后易复发。

7．皮肤局部用药　可用于治疗接触性皮炎、湿疹、肛门瘙痒、银屑病等，宜选用氢化可的松、泼尼松龙或氟轻松等。

【不良反应和停药反应】

生理剂量的糖皮质激素作为替代疗法或急症时短期使用，很少引起副作用。长期应用超生理剂量的糖皮质激素可致严重的不良反应和并发症。

1．不良反应

(1) 医源性肾上腺皮质功能亢进症：是过量使用糖皮质素引起物质代谢和水盐代谢紊乱的结果。其主要表现有满月脸、向心性肥胖、肌无力及肌萎缩、皮肤变薄、痤疮、多毛、水肿、低血钾、高血压、糖尿、易感染等。一般无需特殊治疗，停药后可自行消失，数月可恢复正常。严重者分别加用抗高血压药、抗糖尿病药治疗，并采用低钠、低糖高蛋白饮食及加

用氯化钾可减轻症状。

（2）诱发或加重感染：糖皮质激素可减弱机体防御疾病能力，长期应用可诱发感染或使潜在性感染灶扩大或造成播散性感染。特别是一些原来抵抗力弱的患者如白血病、再生障碍性贫血、肾病综合征和肝病患者更易发生。还可使原来静止的结核病灶扩散恶化，如肺结核、淋巴结核、结核性胸膜炎等。故在用药过程中应注意病情变化，必要时并用抗菌或抗结核药物。

（3）诱发或加重溃疡：糖皮质激素刺激壁细胞分泌胃酸，增加胃蛋白酶分泌，抑制胃黏液生成，阻碍溃疡修复及减弱前列腺素对胃黏膜的保护作用，故可诱发或加重胃、十二指肠溃疡，甚至造成消化道出血或穿孔。长期大剂量使用糖皮质激素时可考虑加用抗胆碱药或抗酸药。

（4）心血管系统并发症：长期大量应用，由于导致水钠潴留和血脂代谢紊乱，可引起高血压和动脉粥样硬化。

（5）骨质疏松：糖皮质激素有促进甲状旁腺激素（PTH）分泌及对抗维生素D作用，抑制成骨细胞，促进破骨细胞活动，使钙在小肠吸收减少，骨盐吸收障碍而溶解增加，钙磷排泄增加，造成骨质疏松。儿童和绝经期妇女更易发生，严重者造成椎骨压缩性骨折。

（6）糖尿病：糖皮质激素促进糖原异生，降低组织对葡萄糖的利用，抑制肾小管对葡萄糖的重吸收，因此，长期大量应用将导致糖代谢紊乱，半数患者可能出现糖耐量受损或类固醇性糖尿病。

（7）其他：糖皮质激素促进蛋白质分解，造成机体的负氮平衡，可延缓伤口愈合等。糖皮质激素对DNA合成和细胞分裂的广泛抑制，可能会抑制或延缓儿童生长发育，影响胎儿发育并可致多发性畸形。可致晶体后部包囊下白内障，影响房水回流造成青光眼。部分患者还可以出现欣快、易激动、失眠，甚至精神失常或诱发癫痫发作。

2. 停药反应

（1）医源性肾上腺皮质功能不全：长期应用糖皮质激素可通过负反馈作用，使内源性肾上腺皮质功能减退，甚至肾上腺皮质萎缩。在突然停药的情况下，内源性肾上腺皮质激素不能立即分泌，可出现肾上腺皮质功能不全。表现为恶心、呕吐、食欲不振、肌无力、低血糖、低血压等。

肾上腺皮质功能的恢复时间与应用糖皮质激素的剂量、时间和个体差异有关。停用本类药物后，垂体分泌ACTH的功能需要3～5个月才能恢复；肾上腺皮质对ACTH的作用其反应的恢复时间需要6～9个月，部分患者需要1～2年才能恢复。

（2）反跳现象：长期用药因减量太快或突然停药所致原病复发或加重的现象称为"反跳现象"。是患者对激素产生依赖性或病情未完全控制所致。常需加大剂量再行治疗，待症状缓解后再缓慢减量，直至停药。

【药疗监护须知】

1. 采用糖皮质激素治疗前　特别对需要长疗程患者，应先做结核菌素试验，排除潜在结核病。应测定血压、体重、液体出入量、血糖、血钾、心率的基础水平，以便及时发现异常变化，采取相应措施。

2. 用药期间　护士应注意检查记录心率、血压、体温、液体出入量、体重，并注意观察皮肤有无紫斑，情绪变化；有无低钙症状，如肌痉挛；有无其他副作用及并发症，注意糖皮质激素可降低机体对不良刺激的反应能力，以致并发症常被掩盖，以利于根据反应情况调整剂量。

护士还应告知患者注意下列问题：①必须按医生所嘱时间及剂量用药，不可任意增减或停服。②饮食以低钠、低糖、高蛋白、高维生素、含钾丰富的水果及蔬菜有助于预防不良反应发生。③用药期间应注意个人卫生，防止感染，身体有何不适及时报告。④定期复诊，以便根据病情调整剂量。⑤鼓励患者最好使用板床或硬床垫，不能因自觉良好而做超出医生允许的劳动，防止骨痛或自发性骨折。⑥女性患者长期用药可能引起月经失调。⑦长期用药者应建立用药卡片，记录用药及反应情况。

3．长期用药患者的监测　定期监测饭后2小时血糖，血清钾、眼内压等眼科检查，脊柱、胸部X线检查，以利预防低血钾、低血糖、眼睛后囊下白内障、青光眼及骨质疏松，定期检查尿中17-酮类固醇类，以排除库欣综合征。

4．给药时间和用药方法和停药问题　人的血清糖皮质激素水平以上午2至8时逐渐升至最高，下午4时至午夜逐渐降至最低，故应在上午9时前给药，以减少外源性糖皮质激素对肾上腺皮质的抑制作用。采用隔日法给药可减少不良反应，减轻戒断症状及对儿童生长的抑制。长期应用的患者，应注意起始用量要足，维持用药时间要久，逐步减量或停药。在停药前连用ACTH 7天，每天2U，以促使肾上腺皮质功能恢复，可减少停药反应。

5．预防不良反应的发生　用药期间应注意：①同服维生素D和钙片，尤其老年、儿童及更年期妇女以预防骨质疏松；②同服抗酸药及胃黏膜保护剂以预防消化道溃疡；③局部用药可达到治疗目的者则不作全身给药，如溃疡性结肠炎，可作保留灌肠给药，支气管哮喘可口腔喷雾给药，以减少或防止全身副作用；④曾长时间用过糖皮质激素的患者，在短期内甚至一年以后，又患感染性疾病、创伤或手术时，应及时加用糖皮质激素。

6．糖皮质激素的混悬液制剂若长期固定部位肌内注射，可致局部肌肉萎缩，故不能在三角肌进行肌内注射，以防肌萎缩影响上肢功能。臀部肌内注射应注意部位交替进行，不能在感染的关节腔内注射给药，不可作皮下注射给药，以防产生局部胀肿或皮下萎缩。

7．用糖皮质激素期间不能做免疫接种。

【常用制剂和用法】见表26-2。

表26-2　常用糖皮质激素类药物制剂和用法

药物名称	常用制剂	给药方法
氢化可的松（hydrocortisone）	片剂：20mg/片 注射剂：10mg/ml，25mg/ml，50mg/ml，100mg/ml	口服：开始20mg/次，2～3次/日，维持量20～40mg/日 静脉：100～200mg/次加生理盐水或5%葡萄糖静滴
醋酸可的松（cortisone acetate）	片剂：25mg/片 注射剂：250mg/10ml	口服：开始25～75mg/次，3～4次/日，口服，维持量25～50mg/日 肌内注射：25～125mg/次，1～2次/日，用前摇匀
泼尼松（prednisone 强的松）	片剂：5mg/片	口服：开始5～15mg/次，2～4次/日，维持量5～10mg/日
泼尼松龙（强的松龙 prednisolone）	片剂：5mg/片 注射剂：10mg/2ml	口服：开始5～15mg/日，2～4次/日，维持量5mg/日 静脉：10～25mg/次，加5%葡萄糖500ml静滴
甲基泼尼松龙（甲基强的松龙 methylprednisone）	片剂：2mg/片，4mg/片	口服：开始16～40mg/日，2～4次/日，维持量4～8mg/日

续表

药物名称	常用制剂	给药方法
地塞米松（氟美松 dexamethasone）	片剂：0.5mg/片，0.75mg/片；注射剂：5mg/ml	口服：开始 0.75～1.5mg/次，2～4次/日，维持量 0.5～0.75mg/日 肌内注射或静脉：5～10mg/次，2次/日，5%葡萄糖500ml 静滴
倍他米松（氟羟强的松龙 betamethasone）	片剂：0.5mg/片	口服：开始 1.5～2mg/日，3～4次/日，维持量 0.5～1mg/日，口服
氟氢可的松（fludrocortisone）	片剂：0.1mg/片；乳膏	口服：0.1～0.3mg/日，用于替代疗法 外用：2～3次/日
倍米氯松（氯倍他米松 beclomethasone）	气雾剂：14mg/瓶；乳膏	每次喷药：0.05～0.1mg，3～4次/日 外用：2～3次/日

【药物相互作用】

1．降糖药和胰岛素 糖皮质激素可使血糖升高，减弱口服降血糖药或胰岛素的作用，应适当调整降糖药的剂量。

2．水杨酸盐 可使水杨酸盐的消除加快而降低其疗效，以及糖皮质激素停药后出现水杨酸过量的危险，同时两药合用则更易引起消化性溃疡。

3．与卡马西平、扑米酮、苯巴比妥、苯妥英钠、利福平等肝药酶诱导剂以及甲状腺素、抗甲状腺药、麻黄碱等合用时可加快糖皮质激素代谢，故需适当增加糖皮质激素剂量，否则对阿狄森氏病患者及器官移植者后果比较严重。

4．两性霉素 B 以及噻嗪类利尿剂 两种药物均能促使排钾，与糖皮质激素合用时注意补钾以及监测心脏功能变化。

5．肝素（胃肠道外用药） 糖皮质激素大剂量或使用10天以上，出现与糖皮质激素疗法相关的出血危险。

6．干扰素 可出现抑制干扰素作用的情况。

7．异烟肼 可增加异烟肼在肝的代谢和排泄，降低异烟肼的血药浓度。

8．制酸药、胃黏膜保护剂 可减少强的松或地塞米松的吸收。

9．环孢素 可降低环孢素的排泄，升高环孢素的血浆浓度，同时也降低糖皮质激素的清除。

10．非甾体抗炎药 可增加糖皮质激素导致消化性溃疡的风险。

11．抗胆碱能药（阿托品等） 长期合用可致眼压升高。

12．与蛋白同化激素合用，可增加水肿的发生率，使痤疮加重。

13．三环类抗抑郁药 可使糖皮质激素引起的精神症状加重。

14．避孕药和雌激素 可加强糖皮质激素的治疗作用和不良反应。

15．强心苷类 可增加此类药物的毒性及心律失常的发生。

16．免疫抑制剂 可增加感染的危险，并可能诱发淋巴瘤或淋巴细胞增生性疾病。

（陆 悦）

第二十七章

甲状腺激素与抗甲状腺药

甲状腺激素是人体内分泌系统中一种重要的激素，它能维持机体组织代谢，促进人体正常生长发育以及控制全身基础代谢状态所必需的激素。人体内甲状腺激素分泌不足或缺乏可患甲状腺功能减退症及呆小病，分泌过多又会患甲状腺功能亢进症，后者需要用抗甲状腺药物进行治疗，常用药物有硫脲类和咪唑类。

第一节 甲状腺激素

甲状腺激素（thyroid hormone）是甲状腺合成和分泌的一种激素，包括甲状腺素（thyroxin，T_4）和三碘甲状腺原氨酸（triiodothyronine，T_3）。正常人每日释放 T_3 为 20～30μg、T_4 为 80～100μg，它是维持机体组织细胞代谢、促进正常生长发育以及控制基础代谢所必需的激素。

【药理作用和作用机制】

甲状腺激素作用及体内调节如下：

1. 维持人体正常生长发育　适当剂量的甲状腺激素能促进蛋白质合成、骨骼及中枢神经系统发育。如果脑发育期间甲状腺激素不足，可影响躯体及中枢神经系统发育不全，智力低下，造成"呆小病"。当成年人 T_3、T_4 缺乏时，引起黏液性水肿，表现为中枢神经兴奋性降低，记忆力减退等。

2. 促进代谢　甲状腺激素促进体内物质代谢，增加耗氧量，产热增多，提高基础代谢。

3. 提高交感-肾上腺系统敏感性　T_3、T_4 能使机体对儿茶酚胺反应敏感性提高，故甲状腺功能亢进（甲亢）时会出现交感神经兴奋的症状。

4. 体内调节　下丘脑分泌的促甲状腺激素释放激素（TRH）能促进垂体分泌促甲状腺激素（TSH），TSH 又促进 T_3、T_4 的合成与分泌。当血液中游离的 T_3、T_4 浓度增高时，又对 TSH 和 TRH 的合成与释放产生负反馈调节作用。

【临床应用】

1. 呆小病（又称克汀病）　是指发生在胎儿或新生儿的甲状腺功能减退症，主要以智力低下、发育迟缓为主要症状。本病以预防为主，孕妇应给予足量的碘化物；孕妇需抗甲状腺药物治疗时，应用剂量要合适。对婴幼儿甲状腺功能减退症患者应及早治疗，以免影响中枢神经系统发育，造成呆小病。

2. 原发性甲状腺功能减退症（甲减）及伴胫骨前黏液性水肿　最常见原因是自身免疫性甲状腺炎，需终身补充甲状腺激素。黏液性水肿轻症一般口服甲状腺片或甲状腺素钠（T_4），从小剂量开始，逐渐增大至足量，当基础代谢率（BMR）恢复正常，减至维持量。本品也可治疗该病严重表现黏液性水肿昏迷。

3. 替代疗法　用于单纯性甲状腺肿、甲状腺破坏（手术、放射性碘治疗）所致甲减。

4. 其他　可用于高胆固醇血症、肥胖症等。

【体内过程】

口服易吸收，T_3、T_4的生物利用度分别为90%～95%及50%～75%，与血浆蛋白质结合率均高达99%以上。游离的T_3浓度为T_4的10倍，故T_3的作用快而强，用药后24h作用达高峰，但维持时间短，$t_{1/2}$仅为1～2d；T_4可以经脱碘酶的作用转变为T_3后而继续起作用，故作用慢而弱，用药后7～10d作用达高峰，且维持时间长，$t_{1/2}$为5d。二者主要在肝、肾线粒体内脱碘并与葡糖醛酸或硫酸结合经肾排泄。T_3、T_4可通过胎盘，也可进入乳汁，故在妊娠期和哺乳期应慎用。

【不良反应及禁忌证】

1. 超剂量可引起甲状腺激素过量的中毒反应，可出现手颤、出汗、心律失常、眼球突出、心悸、体重减轻、震颤、神经过敏、失眠等，重者可致甲状腺功能亢进危象表现，呕吐、腹泻、高热、脉搏快而不规则。老年人及心脏病患者可诱发心绞痛、心力衰竭（心衰）或心律失常。

2. 婴幼儿及小儿甲状腺激素过量的早期表现是骨成熟加速。

3. 肾上腺皮质功能低下、急性心肌梗死、甲状腺功能亢进患者禁用本类药物。对心绞痛、高血压、肾功能不全时应慎用本类药物。

【药疗监护须知】

1. 向患者说明必须遵医嘱按时用药，不可随意增减药量，或症状好转而自行停药。治疗期间应定期作甲状腺功能检查，如总的T_3、T_4水平，有条件者可作游离T_3、T_4，以监测治疗效果及调节药量。

2. 用药期间应密切观察甲状腺素过量所致中毒反应，定时测量患者心率、心律，若心率超过100次/分或心律有明显变化时，应及时报告医生给予处理。

3. 向患者说明服本药期间不可局部涂擦碘酊、医用碘甘油，不吃含碘药物或含碘量高的食物，如海带、紫菜或海藻。如需用含碘剂作造影时，需暂停用本类药物4～6周。

4. 儿童服用本药时，应注意观察、测量身高，因本药可促进身高增长，又易导致骨骺过早闭合，造成畸形。

5. 由于甲状腺激素可降低胰岛素、降糖药的效果，故糖尿病患者使用甲状腺激素时需增加胰岛素或其他降糖药用量，当减少甲状腺激素时，也应减少胰岛素及降糖药用量，以免发生低血糖。同时应监测血糖、尿糖变化。

6. 本类药能够增强抗凝剂的作用，对同时使用抗凝剂的患者应注意观察出血现象。

7. β受体阻断药可减少外周组织T_4向T_3的转化；考来烯胺或考来替泊可以减少甲状腺素的吸收，同用时应间隔4～5h。

8. 苯妥英钠、阿司匹林等降低左旋甲状腺素与血清蛋白的结合，使其游离型增加而增强甲状腺激素的作用。雌激素能增加血清中甲状腺素结合球蛋白（TBG）水平，而降低甲状腺激素的作用。

【常用制剂和用法】

1. 甲状腺片：片剂每片40mg，60mg。其中以T_4为主，也含少量T_3。治疗甲减及黏液性水肿。开始时口服10～20mg/d，然后逐渐增加剂量至60～120mg/d，维持量40～80mg/d。清晨顿服或分次口服。治疗呆小病时，1岁以内每日8～15mg，1～2岁每日 20 ～ 45mg，2 岁以上与成人剂量相近，每日 30 ～ 120mg，分 3 次口服。

2. 左甲状腺素钠（L-T_4），又称优甲乐。为合成的三碘甲腺原氨酸左旋体的钠盐。片剂：50μg/片，口服 50%～80% 吸收，作用迅速，$t_{1/2}$ 为 8 天。本药进入体内后，大部分在外周组织转变为 T_3，发挥生理作用。临床应用同甲状腺片，目前认为该药是最理想的甲状腺激素长期替代物。一般甲状腺激素治疗应该从低剂量开始，每 2～4 周逐渐加量，直到达到足剂量。对老年患者、冠心病患者和重度或长期甲状腺功能减退患者，开始使用甲状腺激素治疗的阶段应特别注意，应该先用较低的初始剂量（如 12.5μg/d）并在较长的时间间隔内缓慢增加服用剂量。

3. 三碘甲状腺氨酸钠，又称甲碘安。作用相似甲状腺素；但 T_3 效力为其 3～5 倍，口服约 90% 吸收，6h 起效，$t_{1/2}$ 为 33h。黏液水肿性昏迷鼻饲，首剂 20～30μg，4～6 小时重复，至清醒后减量。注射剂 20μg 支。作用迅速，持续时间短。用药量可根据不同情况酌情掌握。多用于黏液水肿性昏迷及诊断性试验，如 T_3 抑制试验，三碘甲腺原氨酸抑制试验：用于对摄碘率高的患者作鉴别诊断。方法是：1 日口服 60～100μg，分 3 次服用，共 6 日，重复作放射性同位素碘摄碘试验，正常人及单纯性甲状腺肿者摄碘率受抑制数值超过服本品前基数的 50% 以上，而甲状腺功能亢进者受抑制的数值低于 50%。

第二节　抗甲状腺药

用于治疗甲状腺功能亢进的药物统称为抗甲状腺药。目前常用的药物有硫脲类、咪唑类、碘和碘化物、放射性碘及 β 受体阻断药。

硫脲类及咪唑类

硫脲类及咪唑类是临床上最常用的抗甲状腺药，包括甲硫氧嘧啶（methylthiouracil，MTU）、丙硫氧嘧啶（propylthiouracil，PTU）、甲巯咪唑（他巴唑）、卡比马唑（甲亢平）。

【药理作用和作用机制】

1. 抑制甲状腺激素的合成，两类皆是抑制甲状腺内酪氨酸的碘化及碘化酪氨酸的缩合，从而抑制 T_3、T_4 的合成。两类药物不影响碘的吸收，对已合成的甲状腺激素也无影响，故在服用本类药物后须待体内储存的甲状腺激素消耗到一定程度才显效，一般用药 2～3 周甲状腺功能亢进（甲亢）症状才开始减轻，1～3 个月恢复正常，用药疗程一般为 1～2 年。

2. 硫脲类可能具有免疫调节作用，抑制 T_4 在外周组织脱碘转为 T_3。甲巯咪唑抗甲状腺作用较硫脲类强，但作用慢，维持时间长，不具抑制外周组织 T_4 转为 T_3 的作用。卡比马唑在体内代谢为甲巯咪唑后发挥作用。

【临床应用】

1. 甲状腺功能亢进症内科治疗　适用于轻中度患者或不适宜手术及放射性碘治疗的患者。也可作为放射性碘治疗的辅助用药。

2. 甲状腺功能亢进症手术前准备　对需做甲状腺部分切除的患者，要先用硫脲类或咪唑类将甲状腺功能控制在正常或接近正常，以减少手术并发症，预防甲状腺功能亢进危象发生。由于用药后甲状腺增生充血，难以手术，所以需在术前两周加服大剂量碘剂，以减少出血，利于手术的进行。

3．甲状腺功能亢进危象　丙硫氧嘧啶为首选治疗药物。甲状腺功能亢进危象时，因大量甲状腺激素释放入血，使患者发生高热、多汗、心率140次/分以上，严重时可导致死亡。临床主要应用丙硫氧嘧啶及碘剂抑制 T_3、T_4 合成与释放和对症综合治疗措施。

【体内过程】

硫脲类药物口服吸收迅速，生物利用度约80%，血浆蛋白质结合率约75%，在体内分布广泛，以甲状腺浓集较多，易通过胎盘，并且可以从乳汁中分泌。甲巯咪唑的血浆 $t_{1/2}$ 为 5～13h，在甲状腺组织中可维持16～24h，其作用强度为硫氧嘧啶类的10倍。两类药物主要在肝内代谢，其代谢物或部分原型与葡萄糖醛酸结合后随尿排出。

【不良反应及禁忌证】

1．粒细胞缺乏症　为两类药物最严重的不良反应，发生率0.3%～0.6%，尤其多在用药头2～3个月内出现，应定期检查血象。此症发展迅速，发现患者白细胞总数明显降低并伴有发热、咽痛等症状，应立即停药就诊，一般多可恢复正常。

2．过敏反应　最常见的过敏反应是皮疹、荨麻疹等轻度过敏反应，停药后可以自行恢复。少数严重患者可发生剥脱性皮炎。

3．肝损害　部分患者出现转氨酶（ALT）升高，甚至出现黄疸，应及时停药。

4．孕妇，哺乳期妇女慎用此类药物，以免影响胎儿、婴儿甲状腺发育。

5．甲状腺肿大　本类药物可明显降低血中甲状腺激素水平，反馈性增加TSH分泌，从而刺激甲状腺组织增生，用药过程中甲状腺组织可逐渐恢复正常。用药过量可致甲状腺肿大。

6．胃肠反应　少数患者可表现厌食、呕吐、腹痛、腹泻等，饭后服用较好。

【药疗监护须知】

1．嘱咐患者一定要遵医嘱按剂量、按时间服药，不可随意减量、加倍或漏服。特别在用药头2～3月，每周复查白细胞总数及分类，低于 $4×10^9/L$，应就诊。

2．可在进餐时服用，或餐后服用以减少胃肠道反应。

3．不宜与易致白细胞减少的药物（如保泰松、吲哚美辛、氯贝丁酯、甲苯磺丁脲等）合用，以免引起或加重白细胞的减少。在用药期间，密切观察有无发热、咽痛、皮疹、乏力等症状，发现异常应及时报告医生。

4．注意观察肝受损的症状及黄疸表现，定期复查肝功能。

5．因硫脲类药物可引起凝血酶原减少，故用药期间应注意观察患者有无出血现象。

6．辅助应用β受体阻断剂或抗肾上腺素能神经药（利血平等），可加速甲状腺功能亢进症状的缓解。

7．高碘食物或药物可使甲状腺功能亢进病情加重，应增加抗甲状腺药的剂量和用药时间。

【常用制剂和用法】

1．丙硫氧嘧啶　片剂：每片50mg，100mg，开始剂量每次100～200mg，3次/日，维持量25～100mg/d，分1～2次口服。

2．甲硫氧嘧啶　片剂：每片50mg，100mg。剂量及用法同丙硫氧嘧啶。

3．甲巯咪唑（thiamazole，他巴唑）片剂：每片5mg，10mg。开始剂量30～45mg/d，分3次口服。经1～3个月症状明显减轻时，即可递减药量直至维持量5～10mg/d。疗程1～2年。

4．卡比马唑（carbimazole，甲亢平）片剂：每片5mg，剂量及用法同他巴唑。

碘和碘化物

常用的药物有碘化钾（potassium iodide）、碘酸钾、复方碘溶液（liquor iodine Co，卢戈液）。碘是合成甲状腺激素的原料。但剂量不同的碘化物对甲状腺功能有不同影响。

【药理作用特点及应用】

1．小剂量碘参与甲状腺激素的合成　用于治疗缺碘引起的单纯性甲状腺肿，可在食盐按1/100000～1/10000的比例加入碘化钾或碘化钠可有效地防止单纯性甲状腺肿发病。

2．大剂量碘产生抗甲状腺作用　大剂量碘（每日用量超过6mg）抗甲状腺作用快而强，大剂量碘能抑制甲状腺球蛋白水解酶，阻止甲状腺激素的释放。临床应用大剂量碘主要适用于：

（1）甲状腺功能亢进手术前准备：因大剂量碘主要是抑制甲状腺激素释放，并且使甲状腺血管网减少，腺体缩小变硬，利于手术。因其作用在2周时达高峰，故应在手术前2周加服复方碘溶液。

（2）甲状腺危象：大剂量碘剂可阻止甲状腺激素释放，且迅速改善症状，静脉滴注（碘化物加到10%葡萄糖溶液）或复方碘口服溶液（30～45滴/6小时），并在2周内逐渐停服，但同时还必须给予大剂量硫脲类药物，危象消除后及时停药。

【不良反应及禁忌证】

1．慢性碘中毒　表现为咽喉部不适感、呼吸道刺激症状、唾液腺肿大等。这是由于碘离子从呼吸道排出时，带出水分，使黏膜水肿。

2．过敏反应　急性反应可在用药后立即或几小时后发生，表现为发热、皮疹、皮炎，也可有血管神经性水肿、紫癜。严重患者可发生喉头水肿，甚至窒息。一般停药后可消退，加服食盐或增加饮水可以促进碘排泄。严重时应采取抗过敏措施。

3．对碘过敏者禁用。由于碘能进入乳汁和通过胎盘，可以引起新生儿甲状腺肿，严重者可压迫气管而致死，所以孕妇及哺乳期妇女应禁用或慎用。

4．行甲状腺摄碘实验前2周禁用。

【药疗监护须知】

1．注意观察碘制剂所引起的过敏反应，发现后报告医生，及时停药。

2．与抗甲状腺药、锂盐合用时有可能致甲状腺功能低下和甲状腺肿大。

3．与 ^{131}I 合用时，将减少甲状腺组织对 ^{131}I 的摄取。

4．与血管紧张素转换酶抑制剂及保钾利尿药合用时易致高血钾，应注意监测血钾。

【常用制剂和用法】

复方碘溶液（lugol's solution）：为含5%碘、10%碘化钾的水溶液。用于甲状腺功能亢进手术前准备，3～5滴/次，3次/日，逐增至10滴/次，3次/日连服二周。用于甲状腺功能亢进危象，首剂60滴口服，以后30～45滴/6小时，减至每日30滴，两周内停药。

10%碘化钠注射液（sodium iodide）5ml加入10%葡萄糖液500ml中，静滴。

放射性碘

临床应用的放射性碘是 ^{131}I，其 $t_{1/2}$ 为 8d，用药后 2 个月可消除其放射性约 99%。

【药理作用和作用机制】

口服 ^{131}I 后能被甲状腺主动摄取，并浓集在甲状腺腺泡内，参与甲状腺激素的合成。^{131}I 衰变时，能产生 β 和 γ 两种射线。β 射线占 99%，其射程仅 0.5～2mm，辐射损伤甲状腺，使滤泡上皮破坏、萎缩、分泌减少，而很少损伤其他组织，因此 ^{131}I 能起到药物切除作用。γ 射线占 1%，其射程较远，可通过体表测得，用来测定甲状腺的摄碘功能。

【临床应用】

1．甲状腺功能亢进放射碘治疗　^{131}I 用于不宜手术或手术后复发及硫脲类无效或过敏的甲状腺功能亢进患者。用药 1 个月见效，3～4 个月后甲状腺功能恢复正常。用药剂量可按估计的甲状腺重量或最高摄碘量计算。

2．甲状腺功能诊断　口服 ^{131}I 后，分别于 1、3、24h 测定甲状腺放射性并计算摄碘率。甲状腺功能亢进时摄碘高峰时间前移（3h 摄碘率超过 30%～50%，24h 超过 45%～50%）；而甲状腺功能减退时，摄碘率低，摄碘高峰时间延迟。

【不良反应和药疗监护】

1．^{131}I 过量易致甲状腺功能低下，应严格掌握用药剂量，一般一次空腹口服。应密切观察甲状腺功能低下的症状，一旦发生可用甲状腺激素替代治疗。

2．治疗前后一个月应避免用碘剂及其他含碘食物或药物。

3．用 ^{131}I 的患者，如治疗前准备不充分，可发生甲状腺功能亢进危象。故用 ^{131}I 治疗后应密切观察甲状腺功能亢进危象的症状，并注意预防感染及避免精神刺激。

4．^{131}I 对儿童有致癌作用；卵巢可浓集碘，从而引起放射性碘对遗传产生影响。所以我国药典规定了 20 岁以下患者、妊娠、哺乳妇女及肾功能不良者不宜使用。

【常用制剂和用法】

放射性碘化钠（^{131}I）溶液：作甲状腺功能试验一次用 2 微居里。治疗甲状腺功能亢进时用 5～15 微居里。

β 受体阻断药

用于治疗甲状腺功能亢进的 β 受体阻断药有普萘洛尔（propranolol）、阿替洛尔（atenolol）、美托洛尔（metoprolol）等。

因为甲状腺功能亢进时组织内儿茶酚胺浓度增加、肾上腺素受体增多，进而使甲状腺激素的分泌增加，可加重甲状腺功能亢进症状。故本类药物可通过阻断 β 受体竞争性对抗儿茶酚胺的作用，可降低基础代谢率，对抗震颤、心悸、心动过速、紧张焦虑、多汗等甲状腺功能亢进症状。

临床辅助用于：①甲状腺功能亢进和甲状腺危象：通常与硫脲类药物合用。静脉注射还能帮助甲状腺危象患者度过危险期；②甲状腺功能亢进手术前准备：可使腺体不增大、不变脆、不易撕裂，有利于手术进行，与硫脲类药物合用 2 周后即可进行手术。

使用本类药物应注意对心血管系统和支气管平滑肌可能引起的不良反应。不良反应和药疗监护详见有关章节。

（姚景鹏）

第二十八章

降血糖药

降血糖药是一类用来治疗糖尿病的药物，主要包括胰岛素和口服降血糖药。糖尿病是由于遗传、自身免疫及环境等诸多因素引起的胰岛素分泌绝对或相对不足所致的糖、蛋白质、脂肪代谢紊乱性疾病。临床将糖尿病主要分为两大类型：1型（胰岛素依赖型），B细胞破坏，导致胰岛素绝对不足，需要胰岛素治疗。2型（非胰岛素依赖型），包括胰岛素分泌不足及伴胰岛素抵抗的患者。20%～30%患者需用胰岛素治疗，大多数用饮食、运动及口服降糖药治疗即可。

第一节 胰 岛 素

胰岛素（insulin, INS）是由胰岛 B 细胞分泌的激素。药用胰岛素多由猪、牛胰腺中提取制得。目前利用大肠埃希菌通过 DNA 重组技术制成人胰岛素，其纯度最高，可减低或消除其抗原性。目前临床应用的胰岛素根据作用时间长短分为短效（普通）、中效、长效制剂，各类胰岛素有相同作用机制。

【药理作用和作用机制】

1. 糖代谢　胰岛素可增加葡萄糖的转运，加速葡萄糖的有氧氧化和无氧酵解，促进肝糖原的合成和贮存，抑制肝糖原分解和糖异生，减少肝输出葡萄糖，增加葡萄糖利用而使血糖降低。

2. 脂肪代谢　胰岛素增加脂肪酸的转运，促进脂肪合成并抑制脂肪分解，减少酮体的生成，使血中酮体降低。

3. 蛋白质代谢　胰岛素能促进蛋白质的合成，抑制其分解。

4. 钾离子转运　胰岛素通过激活 Na^+-K^+-ATP 酶，促进细胞外的钾离子进入细胞内，提高细胞内 K^+ 浓度。

【体内过程】

胰岛素易被消化酶破坏，故口服无效，需经皮下注射或静脉给药。根据其显效快慢、维持时间长短的不同分为三大类。普通胰岛素皮下注射吸收快，$t_{1/2}$ 为 2h；静脉注射代谢快，$t_{1/2}$ 为 9～10min。为延长其作用时间可通过加入碱性蛋白质（如精蛋白）与之结合，使等电点提高到 7.3，接近体液 pH，再加入微量锌使之稳定而制成了中效及长效制剂，经皮下、肌内注射后，在注射部位发生沉淀，再缓慢释放和吸收，使其作用维持时间大大延长。但中、长效制剂均为混悬剂，不可静注。胰岛素主要经肝灭活，也可被肾胰岛素酶直接水解，故严重肝、肾功能不良者能影响其灭活速度。

【临床应用】

1. 糖尿病　对胰岛素缺乏的各型糖尿病均有治疗作用。① 1 型糖尿病：胰岛素是唯一的治疗药物，需终身用药；②2型糖尿病：只适用于经饮食控制及口服降糖药治疗效果不佳者；③糖尿病伴急性并发症：静脉注射胰岛素可用于糖尿病酮症酸中毒及非酮症高渗性昏迷；④糖尿病伴随疾病：当糖尿病伴随感染、妊娠、分娩、手术等应激情况以及伴有消耗性疾病；⑤继发性糖尿病：因胰腺疾病、胰腺切除、垂体疾病、药物及化学物质等原因引起的糖尿病。

2. 细胞内缺钾　用胰岛素、葡萄糖和氯化钾三者按一定比例配制成极化液静滴，可防治心肌梗死或其他心脏病时的心律失常。

3. 治疗高血钾症。

【不良反应及禁忌证】

1. 低血糖症　由于胰岛素过量，或注射胰岛素后未及时进餐或剧烈运动引起。表现为饥饿感、软弱、疲乏、烦躁不安、面色苍白、出汗、恶心、心悸等，重者可出现精神错乱、震颤、抽搐及昏迷，如不及时抢救可导致死亡。

因普通胰岛素能迅速降低血糖浓度，故容易发生。长效胰岛素降血糖作用较慢，不出现上述症状，而以头痛、精神障碍为主要表现。

2. 过敏反应　因胰岛素制剂具有抗原性（牛胰岛素多见）或由于其制剂不纯，常可引起过敏反应。表现为全身荨麻疹、血管神经性水肿，偶见过敏性休克。过敏反应一般发生在间歇应用胰岛素治疗或静脉大量滴注胰岛素的患者。可改用抗原性较小的猪胰岛素（与人胰岛素较为接近）或无抗原性的人胰岛素更好。

3. 胰岛素抵抗　胰岛素应用一个月后可产生胰岛素抵抗现象，多因抗体形成，与胰岛素结合使之失去活性，或可能由于感染、皮下吸收不好等引起。可更换制剂类型或人胰岛素等较纯制品。

4. 局部反应　反复注射胰岛素的部位皮下组织可出现红肿、硬结、脂肪萎缩。改用高纯度胰岛素或人胰岛素制剂可减少此反应，并可促进恢复，应提示患者避免在同一部位重复注射。

5. 对动物蛋白胰岛素过敏者禁用。

【药疗监护须知】

1. 教会患者定期检查血糖、尿糖，并根据血糖、尿糖水平，向医生咨询并适当调整剂量，以达最佳效果。

2. 观察低血糖反应的症状：表现饥饿感、软弱、乏力、出汗、心悸，有时发生抽搐甚至昏迷。此反应易在普通胰岛素药物作用高峰时即注射后2～4h出现，长效胰岛素易在夜间发生且症状不典型，护理人员了解长效胰岛素低血糖反应的症状，较易发现。

3. 低血糖预防措施：

（1）注射剂量必须准确，本品有多种制剂，每毫升含量不同（1ml 40U，1ml 80U，1ml 100U），使用前要看清瓶签，不可给错剂量。

（2）注射时间与进餐时间必须配合，普通胰岛素开始发挥作用时间为半小时，即在注射后15～30min必进餐。

（3）户外活动时，在此之前胰岛素应注射在腹壁，以免因肌肉强活动而加速药物吸收。外出时随身携带食品，出现低血糖表现时立即食用。

（4）注射时应抽回血，不可误注入血管内，以防发生低血糖。

低血糖急救措施：护理人员初步判断为低血糖反应时，应立即通知医生，并协助医生取血查血糖，同时补糖，其方法为轻者吃糖果、饼干，严重者需静脉推注50%葡萄糖注射液。

4．观察注射局部延迟反应——红肿、硬结、脂肪萎缩多为制剂不纯所致。有时在用药后 1~3 周开始有局部过敏反应，一般可在继续用药中消失，严重者可用抗组胺药或换用剂型；引起皮下脂肪萎缩还可见于未更换注射部位或将冷胰岛素注入脂肪层内，护士告诉患者以上情况应避免。要求注射前半小时从冰箱取出胰岛素待用，此外，冷胰岛素还可降低药物吸收率。

5．注射部位要轮换以减少组织损伤　注射部位为上臂、大腿（前侧及外侧）、腹壁（避开脐及膀胱 2cm）、臀部等，注意有计划地轮流更换注射部位，每次注射时，要离开前次注射处至少 3cm，若重复注射原部位，至少要 8 周后方可。注射后，应压迫针眼 2~3 秒，但不可按摩。

6．糖尿病酮症酸中毒者使用胰岛素应观察血钾水平、心率、心律有无异，发现异常及时报告医生。（由于酸中毒时大量使用胰岛素及葡萄糖可引起低钾血症、心搏异常，甚至致死。）

7．如需用短效和长效胰岛素混合注射时，则应先抽短效，后抽长效（药液应摇匀），以免造成短效胰岛素不纯，影响疗效。

8．胰岛素应在 2~15℃ 环境为宜。避光保存，不可日晒、受热及冰冻。存入冰箱者应在注射前半小时从冰箱取出备用。普通胰岛素注射液为澄清无色水溶液，如药液变色、凝固或出现絮状物者均不能使用。

【常用制剂和用法】

人胰岛素（human insulin，HM）又称诺和灵、优泌林。是目前最好的胰岛素制品，由于纯度高，疗效好，用量少于其他胰岛素制剂。短效者皮下注射后半小时起作用，最大作用时间 1~3h，持续作用 8h，中效胰岛素 1.5h 起效，最长作用时间 4~12 小时，持续作用 24h。每支 1.5ml 含 150U。当从动物的胰岛素改为用人胰岛素制剂时，发生低血糖危险性增加，应严密观察。常用胰岛素制剂见表 28-1。

胰岛素注射部位：腹壁注射吸收最快，其次是上臂、大腿和臀部。胰岛素剂量决定血糖水平，一般从小剂量开始，根据血糖水平逐渐调整。

表 28-1　常用胰岛素制剂的特性

类型	制剂名称	外观 U/ml	给药途径	给药时间（min）	作用时间（h）			可以混合的制剂
					开始	高峰	维持	
短效	普通胰岛素（regular insulin，ri）	透明 40、80、100	皮下静脉	饭前 15~30 分钟，3~4 次/日	1/2~1	2~4	6~8	所有制剂
				酮症昏迷急救	立即	1/2	2	
中效	低精蛋白锌胰岛素（isophane insulin；insulin NPH）	混浊 40、80、100	皮下	早饭或晚饭前 30~60 分钟，1~2 次/日	1~3	6~12	18~24	普通胰岛素
	胰岛素锌混悬液（lente insulin zinc spension）	混浊 40、80、100	皮下	早饭或晚饭前 30~60 分钟，1~2 次/日	2	8~12	18~24	普通胰岛素、半慢效胰岛素
	珠蛋白锌胰岛素（globin zinc insulin）	透明 40、80	皮下	早饭或晚饭前 30~60 分钟，1~2 次/日	2~4	6~10	12~18	-

续表

类型	制剂名称	外观 U/ml	给药途径	给药时间（min）	作用时间（h） 开始	作用时间（h） 高峰	作用时间（h） 维持	可以混合的制剂
长效	精蛋白锌胰岛素（protaminc zinc insulin；PZI）	混浊 40、80、100	皮下	早饭前 30~60 分钟，1次/日	3~8	14~24	28~36	普通胰岛素
长效	结晶胰岛素锌混悬液（insulin, zinc suspeusion crystalline）	混浊 40、80、100	皮下	早饭前 30~60 分钟 1~2次/日	4~6	16~18	30~36	普通胰岛素、半慢效胰岛素

第二节　口服降血糖药

目前应用于临床的口服降血糖药有磺酰脲类、双胍类、胰岛素增敏药和 α-葡萄糖苷酶抑制药。

一、磺酰脲类

磺酰脲类常用的药物有甲苯磺丁脲（D-860）、格列齐特（达美康）、格列本脲（优降糖）、格列喹酮（糖适平）等。常用药物详见表 28-2。

表 28-2　磺酰脲类药物作用、肾排泄时间及服药次数比较

	药物	半衰期（h）	作用持续时间（h）	24h 肾排泄（%）	服药次数（次/日）	服药时间	剂量范围（mg/d）
第一代	甲苯磺丁脲（tolbutamid, D_{860}）	4~6	6~12	100	2~3	饭前	500~3000
第一代	氯磺丙脲（chlropropamide）	25~40	40~72	80	1	早饭前	100~500
第二代	格列本脲（glyburide，优降糖）	10~16	16~24	65	1~2	饭前	2.5~20
第二代	格列吡嗪（glipizide，美吡达）	2~4	16~24	75	1	早饭前	5~15
第三代	格列美脲（glimepride）	9	12~24	60	1~2	饭前	2~4
第三代	格列齐特（gliclazide，达美康）	10~12	20~24	65	1~2	饭前	80~240

【药理作用和作用机制】

1. **降血糖**　磺酰脲类对正常人和胰岛功能未完全丧失的糖尿病患者有降血糖作用。其降糖机制：①刺激胰岛 B 细胞分泌胰岛素。②增加靶细胞膜上胰岛素受体的数目和亲和力、提高靶细胞对胰岛素的敏感性。③抑制胰高血糖素的分泌。④降低胰岛素的代谢而增强胰岛素的作用。

2. 对凝血功能的影响　格列吡嗪、格列齐特能减弱血小板的黏附力、刺激纤溶酶原的合成并恢复纤溶活性，改善微循环，对防治糖尿病患者微血管并发症有一定作用。

3. 对尿量的影响　氯磺丙脲通过促进抗利尿激素的分泌，减少水的排泄而产生抗利尿的作用，可以治疗尿崩症。

【临床应用】

1. 糖尿病　适用胰岛功能尚存的轻、中度2型糖尿病患者；B细胞分泌一定量胰岛素，无严重并发症，单纯饮食控制不满意者。大多是胰岛素需每日用量在40U以下的患者。

2. 尿崩症　只能选用氯磺丙脲。用量0.125～0.5g/d，可使尿量明显减少，与氢氯噻嗪合用可提高疗效。

【体内过程】

本类药物口服吸收快、与血浆蛋白质结合率均高于90%。大多数药物在肝内氧化成羟基化合物，而后迅速从尿中排出。其中甲苯磺丁脲作用最弱，维持时间最短，氯磺丙脲半衰期最长且排泄缓慢，故每日只需给药一次。新型磺脲类作用较强，多数作用维持时间较长，每日需给药1～2次。

【不良反应及禁忌证】

本类药物的不良反应发生率较低，比较安全，一代药物发生率约4%，二代药物不良反应较少。

1. 胃肠反应　主要有胃肠道不适、恶心、腹痛、腹泻等症状。与用药剂量有关，可通过减少剂量、饭后服用或加服抗酸药来缓解。

2. 低血糖症　为较严重的不良反应，尤以甲苯磺丁脲和格列本脲为重，常为药物过量所致，尤其是老年人及肝、肾功能不良者较易发生。严重时可导致不可逆性脑损伤或死亡。新型磺脲类较少引起低血糖反应。

3. 过敏反应　可引起荨麻疹、血小板及粒细胞减少、胆汁淤积性黄疸及肝损害，需定期检查肝功能和血象。

4. 对于肝及肾功能不全、粒细胞减少、磺胺过敏者及孕妇禁用。

【药疗监护须知】

1. 嘱患者按时服药，一般应在餐前服用，也可进餐时服用，但会影响药物吸收及延缓起效时间。叮嘱患者进餐量少或不思食时药量减少或不服药。

2. 劝告患者在服药期间戒酒，因饮酒可加强降血糖作用并可引起腹部绞痛、恶心、呕吐、头痛和低血糖。

3. 用药期间应定期检查血糖、尿糖、尿酮体、尿蛋白、肝肾功能。对老年人及肝、肾功能不良者应密切观察低血糖反应，这类患者应随身携带糖果。

4. 停用胰岛素更换磺酰脲类时，应逐步减量，且在更换药物的过渡期间经常检验血糖。

5. 本药与β受体阻断药（普萘洛尔）合用时，由于β受体阻断药可增强本类药物的降血糖作用，掩盖低血糖症状，而增加低血糖的危险。故应用小剂量或选择性$β_1$受体阻滞剂（阿替洛尔、美托洛尔），此反应较少发生。

6. 与增加血糖水平的药物（肾上腺素、肾上腺皮质激素、苯妥英钠、噻嗪类利尿药、甲状腺素）合用时，应增加本类药物的剂量。

【常用制剂和用法】

1. 甲苯磺丁脲（tolbutamide，D860）　片剂每片0.5g，每次0.5～1.0g，2～3次/日。

2．氯磺丙脲（chlorpropamide）：片剂每片 0.1g，每次 0.1～0.3g，1 次 / 日，目前已少用。

3．格列本脲（glibenclamide，优降糖） 片剂，每片 2.5mg，每次 2.5～5mg，1～2 次 / 日。餐前 30min 服，逐渐调整剂量，每日可达 15 mg，分 3 次于三餐前服。

4．格列齐特（达美康） 片剂，每片 80mg，每次 40～80mg，1～3 次 / 日。餐前 30min 服，逐渐调整剂量，每日可达 160～320 mg，每次用量一般不超过 160mg。

5．格列喹酮（糖适平） 片剂，每片 30mg，开始每次 15～30mg，1～3 次 / 日。餐前 30min 服用。

二、双胍类

国内应用的双胍类药物有甲福明（metformin，二甲双胍）、苯乙福明（降糖灵、苯乙双胍）。

【药理作用】

双胍类药物的降血糖作用不依赖于胰岛功能的完整性，对于胰岛功能完全丧失的糖尿病患者，双胍类仍有降血糖作用。但对正常人无降血糖作用，而且对胰岛细胞无刺激作用。其降血糖主要是由于①促进葡萄糖在肝中无氧酵解和利用；②抑制肠道对葡萄糖的吸收；③抑制肝糖原异生和葡萄糖的生成；④增强机体对胰岛素的敏感性；⑤抑制胰高血糖素的分泌；⑥降低食欲。

【临床应用】

适用于轻症 2 型糖尿病或单用饮食控制无效者，对肥胖或超重的 2 型糖尿病患者为首选药。对产生胰岛素耐受或磺酰脲类无效者也可应用。

【体内过程】

甲福明口服吸收快，不与血浆蛋白质结合，很少在肝代谢，$t_{1/2}$ 为 2～3h，几乎以原型从尿中排出。苯乙福明口服易吸收，$t_{1/2}$ 为 3～5h，降糖作用可持续 6～8h，2/3 以原型从尿中排出。

【不良反应及禁忌证】

1．胃肠道反应 胃肠道反应率较磺酰脲类高。可见食欲下降、恶心、腹部不适、腹泻、口中有金属味等。

2．乳酸血症 长期大量使用能引起乳酸血症、酮血症。肝肾功能不良者更易发生。主要是由于本类药物增加了糖的无氧酵解，产生乳酸所致。尤以苯乙福明多见，目前较少应用，而甲福明较少发生。发现酮尿时应查血糖，以鉴别是糖尿病病情加重所致，还是药物的毒性。

3．肝肾功能不良、慢性心肺功能不全、重症贫血和尿酮体阳性者禁用。

【药疗监护须知】

1．用药期间应定期检查空腹血糖、尿糖及尿酮体。

2．对 2 型糖尿病患者伴有酮症酸中毒、肝肾功能不全、严重感染及孕妇、哺乳期妇女禁用。

3．应戒酒以免发生低血糖。

【常用制剂和用法】

甲福明（二甲双胍，降糖片）：片剂，每片 0.25g，每次 0.25～0.5g，2～3 次 / 日。苯乙福明（降糖灵）：片剂，每片 25 mg，每次 12.5～25mg，3 次 / 日。

三、胰岛素增敏药

胰岛素增敏药为噻唑烷二酮类。包括罗格列酮（rosiglitazone）、吡格列酮（pioglitazone）、环格列酮（ciglitazone）、恩格列酮（englitazone）、曲格列酮（troglitazone）等，是一类新型的胰岛素增敏药，其中罗格列酮在临床应用较多。

【药理作用和作用机制】

1. 改善胰岛素抵抗及降低血糖　本类药物通过增加骨骼肌、脂肪组织和肝对胰岛素的敏感性，降低胰岛素抵抗，改善胰岛 B 细胞功能。

2. 改善脂质代谢及提高纤溶系统活性，改善血管内皮细胞功能，使 C 反应蛋白下降，对心血管系统和肾显示潜在的器官保护作用，可防治 2 型糖尿病的血管并发症。

【临床应用】

本类药物具有良好的安全性和耐受性，且低血糖反应的发生率低。临床主要用于 2 型糖尿病，尤其是有胰岛素抵抗的患者。

【不良反应及禁忌证】

一般有嗜睡、水肿、肌肉痛和骨痛症状等。但曲格列酮具有明显的肝毒性，已停用。1 型糖尿病、孕妇、儿童慎用，65 岁以上老人禁用。

【药疗监护须知】

有心力衰竭倾向或肝病者不用或慎用，若使用时应监测心功能及定期复查肝功能。

【常用制剂和用法】

罗格列酮 4～8mg/d，每日 1 次或分 2 次口服；吡格列酮 15～30mg/d，口服，每日 1 次。

四、α-葡萄糖苷酶抑制药

α-葡萄糖苷酶抑制药是一类新型的口服降血糖药。有阿卡波糖（又称拜糖苹）、伏格列波糖（voglibose）等。

【药理作用】

为 α-葡萄糖苷酶抑制剂，在肠道中竞争性抑制葡萄糖苷酶，可减少多糖、蔗糖分解而生成葡萄糖，故能减少肠道糖的吸收，使餐后血糖降低。本药口服很少吸收。

【临床应用】

临床可用于 1 型及 2 型糖尿病，或与胰岛素、磺酰脲类、双胍类口服降糖药联合应用，使降血糖效果更佳。

【不良反应】

此药使糖类在肠道分解吸收障碍，故糖类在肠道内停留时间延长，经细菌分解，产气增多，可引起腹胀、排气增多，偶有腹痛、腹泻。另外，联合应用降糖药者由于此药使肠道糖吸收减少，可使其他降糖药药效提高，偶有低血糖发生。

【常用制剂和用法】

阿卡波糖　片剂：每片 50mg，100mg。口服：饭前服，每次 50～100mg，最大剂量 200mg，1 日 3 次。

（姚景鹏）

第二十九章

抗菌药概述

一、化疗概念

1909年德国Ehrlich首先提出化学治疗（简称化疗）的概念，化疗是指对病原微生物感染、寄生虫所引起的疾病及肿瘤，采用化学药物治疗的方法而言。理想的化疗药物应对病原微生物、寄生虫和肿瘤有高度选择性，而对机体毒性很小。

在实验室中以动物的半数致死量（LD_{50}）和治疗感染动物的半数有效量（ED_{50}）的比值（化疗指数）来评价化疗药物的安全范围。化疗指数愈大愈安全，说明药物毒性低而疗效高，一般至少大于3以上才有临床意义。

化疗指数 = 半数致死量 LD_{50} / 半数有效量 ED_{50}

二、机体、药物和病原体的相互关系

在应用化疗药物时，应注意到机体、药物和病原体三者的关系，由图29-1可见：①抗菌药的疗效应取决于药物的抗菌活性和机体的抗病能力两方面，缺一不可。②抗菌药与免疫抑制剂如糖皮质激素、抗癌药同时使用时，应注意适当加大抗菌药用量，因免疫抑制剂能降低机体抗病能力而使药效减弱。③选择抗菌药物时应考虑到机体、病原体和药物三者的辩证关系，选用既有强大抗菌作用，又对机体极少产生不良反应的药物最为理想。

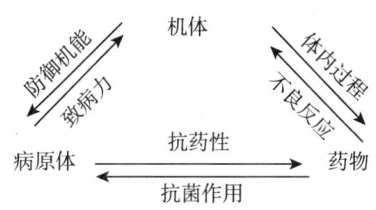

图29-1 机体、药物和病原体的三者关系

三、抗菌谱

抗菌谱指抗菌药物作用的范围，也是临床选药的基础。凡抗菌范围小的药称为窄谱抗菌药，它只对某些革兰阳性菌或阴性菌有抑制或杀灭作用，如红霉素；而有些药物抗菌范围广泛，多种细菌对之敏感，则称之为广谱抗菌药，如四环素、氯霉素等。

四、抗药性

在长期或反复用药过程特别是滥用药后，会使一些化疗药物对治疗病原体感染的效果愈来愈差，甚至无效。这种现象称为抗药性或耐药性（resistance）产生。这也是细菌的一种抗生现象。当病原体对某个化疗药物产生抗药性后，会对该同类药或不同类化疗药物也能产生同样抗药性时，则称之为产生交叉抗药性。当病原体产生抗药性后，一般只能通过改换抗菌药物来维持疗效，而不通过加大剂量的方法，因增加剂量往往只能增加不良反应。

随着抗生素的广泛应用，细菌耐药问题日趋严重，细菌的耐药性可分为固有耐药性和获得耐药性。固有耐药性是由细菌染色体基因决定并可代代相传的耐药性。获得耐药性是细菌与药物反复接触后对药物的敏感性降低或消失所致。

细菌产生抗药性的机制多种多样,如①细菌产生灭活酶水解药物或催化某些基团结合到抗菌药的结构上,使药物失活;②细菌改变细胞外膜的通透性;③细菌靶位蛋白改变可阻止药物的结合作用,导致细菌对药物产生耐药;④细菌能将进入细胞内的多种抗菌药物主动泵出细胞外,使细菌获得抗药性。防止和控制细菌产生抗药性的主要措施是严格掌握药物的适应证和避免滥用。

五、抗菌药物临床应用的管理

抗菌药物不恰当应用可导致细菌抗药性产生和不良反应增加,医疗费用也会增加。2011年我国原卫生部曾下发《全国抗菌药物临床应用专项整治活动方案》(卫办医政发 56 号),还制定了《抗菌药物临床应用指导原则》来规范抗菌药物的临床应用,又相继发出《卫生部办公厅关于抗菌药物临床应用管理办法》通知等文件,为了减少和阻止抗菌药物滥用现象,减少细菌抗药性产生。我国抗菌药物临床应用管理内容主要有:

(一)抗菌药物临床应用的分级管理

文件明确提出将抗菌药物分为非限制使用、限制使用与特殊使用三类进行分级管理。非限制使用指经临床长期应用证明安全、有效、对细菌抗药性影响较小、价格相对较低的抗菌药物;限制使用这类药物在疗效、安全性、对细菌抗药性的影响和药品价格等方面,与非限制使用抗菌药物相比较存在局限性;特殊使用类药物的不良反应明显不宜随便使用,或临床需要加以保护避免细菌过快产生抗药性的药物或新上市的抗菌药物等,选用应从严控制。

(二)对围手术期抗菌药物预防应用的管理

围术期预防性应用抗菌药物不规范是抗菌药物不合理应用中存在的主要问题之一,因此文件中如对各级切口的手术,是否选用抗菌药物、如何选择、何时用药、何时停用等都做了明确的阐述。

(三)氟喹诺酮类药物临床应用的管理

随着氟喹诺酮类药物的广泛应用,细菌对其抗药性不断增加,需加强对氟喹诺酮类药物临床应用的管理,严格掌握临床应用指征。除用于肠道感染、获得性呼吸道感染和泌尿系统感染外,其他感染性疾病治疗需参照致病菌药敏试验结果或有关细菌耐药监测结果选用本类药物,使用中应密切观察其不良反应和安全问题。

(肖顺贞)

第三十章

抗 生 素

抗生素是指某些微生物（如细菌、真菌、放线菌等）在新陈代谢过程中、产生的一种具有抑制或杀灭其他微生物作用的代谢产物或人工半合成的药物。天然抗生素是从微生物培养液中提取而得，故生产天然抗生素需耗用粮食，应注意节约使用。大多数抗生素尚不能完全人工合成，因此，凡直接从微生物培养液中取得的天然抗生素，保留其主要结构（母核），人工改造其侧链后所得到的新抗生素，称为半合成抗生素。

抗生素种类很多，大多按抗菌谱分类，亦可按化学结构分类，如：①主要作用于革兰阳性细菌的抗生素有：β-内酰胺类（包括青霉素类和头孢菌素类），大环内酯类（如红霉素）及林可霉素类等。②主要作用于革兰阴性细菌的抗生素有：氨基糖苷类（如链霉素、庆大霉素类等），多黏菌素类（多黏菌素E）。③广谱抗生素：四环素类和氯霉素等。

第一节 β-内酰胺类

包括青霉素类和头孢菌素类。他们的化学结构中都含有β-内酰胺环和一个带"S"的杂环（图30-1）。

一、青霉素类

1. 青霉素（Penicillin G、苄青霉素） 从青霉菌培养液中提取而得，是1940年应用于临床的第一个抗生素。

【抗菌作用和作用机制】 青霉素抗菌范围较窄，主要对大多数革兰阳性和阴性球菌敏感，如对溶血性链球菌引起的咽炎、扁桃体炎、肺炎双球菌引起的大叶肺炎、白喉棒状杆菌和破伤风梭菌引起的白喉、破伤风，对脑膜炎双球菌引起的流脑和螺旋体引起的梅毒等感染，青霉素类可作为首选药。

青霉素类通过抑制细菌黏肽形成中交叉联结过程的转肽酶活性，从而破坏细菌细胞壁合成，达到杀菌作用，对青霉素类敏感的细菌细胞壁黏肽含量高（约60%），故青霉素对其有强大杀菌作用。近年来还发现许多细菌细胞膜上具有一种能与青霉素和其他β-内酰胺类抗生素结合的蛋白，称为"青霉素结合蛋白"（penicillin binding protein，PBPs），PBPs是青霉素等β-内酰胺类抗生素的作用靶位，具有细胞壁生物合成所需的青霉素敏感酶的功能，药物与PBPs结合后，可使细菌形态发生改变并最终使之死亡。由于繁殖期细菌需要合成大量的细胞壁黏肽，故青霉素类对繁殖期细菌作用明显，而对静止期影响小。人和动物的细胞没有细胞壁，所以青霉素类除引起过敏外，对人和动物的毒性很小。

青霉素类药若与红霉素、四环素等抑菌抗生素合用，可产生拮抗，因抑菌药可抑制细菌分裂繁殖活动，使青霉素杀菌作用不能发挥，从而降低青霉素类的作用。若两药必须合用，应先使用青霉素类，在用药间隔数小时后再给抑菌药则可起到协同作用。

细菌对青霉素类产生抗药性是由于细菌产生了青霉素酶（属β-内酰胺酶），它可使青霉素结构内的β-内酰胺环裂解而失去抗菌活性（图30-1），凡能抵抗青霉素酶的药物，就可用于对青霉素产生抗药的细菌感染。近年来发展了一类β-内酰胺酶抑制剂如克拉维酸（棒酸）、舒巴坦等，它们可与β-内酰胺酶结合，抑制此酶的活性，以保护青霉素类和头孢菌素类抗生素不被该酶破坏，使这些抗生素的抗菌作用能更好地发挥。如克拉维酸和阿莫西林组成片剂奥格门汀（augmentin），舒巴坦与头孢哌酮组成注射剂等。

【临床应用】

广泛应用于各种敏感的革兰阳性球菌和杆菌、革兰阴性球菌及螺旋体感染，并为首选药。金葡萄球菌现因大多数（80%~90%）菌株耐药，故青霉素对之无应用价值。对革兰阳性杆菌感染如白喉和破伤风，需同时应用相应的抗毒素以中和外毒素，因青霉素对外毒素无作用。本类药也是治疗草绿色链球菌心内膜炎的首选药，由于病灶部位形成赘生物，药物难透入，常需用特大剂量（每日数千万单位）静滴方能有效，与链霉素合用可提高疗效。

【体内过程】

青霉素是一种有机酸，难溶于水，其钠盐和钾盐粉末性质稳定。在室温中可保存数年，且易溶于水，临用时配制成水溶液注射给药，水溶液极不稳定。青霉素口服不耐酸，易被胃酸和消化酶破坏，肌内注射吸收快而完全，15~30分钟内血浓度达高峰，$t_{1/2}$为0.5~1.0h，在体内分布广，可达胆汁和胎儿循环中。通常青霉素类不易通过血脑屏障，在脑脊液内浓度低，然大剂量应用（血药浓度高）或脑膜炎时（微血管扩张和通透性增加），则青霉素易通过血脑屏障，可用于治疗脑膜炎双球菌引起的脑膜炎。本类药大部分以原型由肾小管分泌排出。

【不良反应】

（1）青霉素类毒性低，化疗指数大，但当剂量过大（>1000万U）或静脉点滴速度过快时，则单位时间内进入体内药物浓度过高，可引起中枢脑膜刺激症状如头痛、惊厥、肌震颤、癫痫样发作、呕吐等，需对症处理。大剂量青霉素钾盐、钠盐静脉给药，易引起高血钾（高血钠）症需给予注意（每100万U青霉素G钾盐含钾约67mg；而100万U青霉素钠盐含钠约40mg）。青霉素肌注时，局部刺激性强可引起疼痛并可发生局部硬结，或红肿，尤以钾盐更甚，改用钠盐疼痛可减轻，但肾衰竭患者禁用钠盐，以免钠潴留。本类药不作鞘内注射，若注射到神经周围会产生神经损伤，过去临床常用2%苯甲醇作溶媒，虽可减轻疼痛，但对药效有一定影响，现用灭菌生理盐水稀释。

（2）过敏反应：目前所用的青霉素类制剂都能引起过敏反应，轻者如荨麻疹、药疹、血清样反应等，严重者发生过敏性休克。多在注射5~20分钟内甚至可在数秒内发生，若抢救不及时则可死于呼吸困难和循环衰竭。过敏性休克的防治措施：①用药前详细询问患者过敏史，有过敏史者禁用；②皮肤过敏试验，凡初次注射或停药3天后的患者都需要做，皮试阴性者方可用药；③皮试方法：在前臂屈侧皮内注射青霉素生理盐水溶液0.05~0.1ml（皮试液浓度为100~200U/ml），20分钟后观察局部，若出现红肿或有伪足，直径大于1cm为阳性者，应禁用青霉素类，患者在饥饿、剧烈运动或麻醉状态下，不宜做皮试；④一旦出现过敏性休克立即抢救，肌注或皮下注射0.1%肾上腺素0.5~1.0ml或1mg药加入葡萄糖溶液中缓慢静脉注射。同时配合吸氧、人工呼吸、输液、针灸、升压药和肾上腺皮质激素等抢救措施；⑤青霉素注射液应临用时配制，水溶液不宜久置，局部给药易引起过敏，故应避免选用；⑥患者对一种青霉素制剂过敏，则对其他种青霉素制剂也会有交叉过敏。

【药疗监护须知】

（1）青霉素G的水溶液不稳定，遇酸、碱、醇、光、热及金属离子等易被破坏，其结果①能使药物效价下降：一般室温下放置4小时，效价就开始下降，放置24小时后，抗菌效力可损失大半。②易诱发过敏反应：青霉素水溶液放置过久或受光、热、酸等因素影响后，即分解产生青霉烯酸，它是一种很活泼的化合物，进而易转变为青霉噻唑酸，作为半抗原与体内γ-球蛋白和白蛋白结合后，形成抗原如青霉噻唑蛋白，它能刺激体内产生相应抗体而诱发青霉素过敏。因此为预防过敏反应和药物效价降低，应强调临用时配制。

（2）青霉素溶液对局部刺激性大，肌注宜作臀部深肌肉缓慢注射，并注意经常更换注射部位，可局部热敷以加速吸收，静注速度亦宜缓慢。

（3）青霉素类过敏反应多发生在注射后20～30分钟内，在连续用药过程中，随时都有可能发生，因此护士应密切观察患者用药期间的反应，肌注后亦宜留患者观察20～30分钟，并随时备有必要的抢救药品如0.1%肾上腺素等。两种以上药物的过敏试验，不能同时进行，不同药物皮试所用注射器和针头应各自绝对专用。

（4）静滴时最好选用灭菌生理盐水（pH为4.5～7.0）稀释，对青霉素G也是最合适的pH。

（5）青霉素类与氨基糖苷类不能混合加入同一针管或同一输液瓶中使用，产生拮抗作用，因两类药在理化性质上不合，后者可被迅速灭活。

2. 半合成青霉素　青霉素虽具有杀菌力强、毒性小等优点，但存在抗菌谱窄、不能口服、不耐胃酸和易被青霉素酶破坏产生抗药性等缺点。在酰胺酶作用下可分解青霉素G，得到主核6-APA（图30-1），在保留天然青霉素主核的基础上加入不同的侧链或基团，可获得一系列具有耐酸、耐酶或广谱等特点的半合成青霉素。

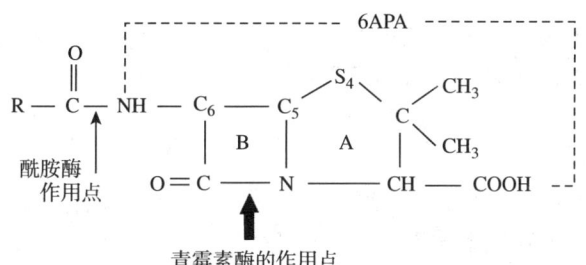

图30-1　青霉素类的基本结构主核6APA即6-氨基青霉烷酸

半合成青霉素虽克服了青霉素G的某些缺点，但对敏感细菌的抗菌强度总的来看并不比天然青霉素强，且与青霉素之间仍存在交叉过敏反应，因此用药前均需先做皮肤过敏试验，阴性者才能使用。临床常用的半合成青霉素见表30-1。

二、头孢菌素类

头孢菌素类又称先锋霉素，天然头孢菌素C早在1945年由头孢子菌培养液中获得，因其毒性大，抗菌作用弱，目前临床应用多为它的半合成品。通过催化水解头孢菌素C而得到主核7-ACA（7-氨基头孢烷酸）（图30-2），与青霉素主核6-APA相似，结构中都含有β-内酰胺环，用化学合成方法给7-ACA加上不同的侧链，可得到一系列半合成头孢菌素类抗生

表 30-1 常用半合成青霉素分类及比较

分类	药名	制剂与用法	特点
耐酸耐酶	乙氧萘青霉素（新青Ⅱ）（nafcillin） 苯唑西林（苯唑青霉素、新青Ⅲ）（oxacillin）	口服：0.5～1.0g/次，4～6次/日 粉针剂：0.5g/次，肌注 0.5～1.0g/次，静滴 4～6g/日 口服：0.25～1g/次，4次/日 注射：0.5g/支，肌注 0.25～1.5g/次	①窄谱，同青霉素G ②耐酸可口服，先做皮试，阴性者再用 ③耐酶，可用于对青霉素G产生抗药性的细菌感染
广谱	氨苄西林（氨苄青霉素）（ampicillin） 阿莫西林（羟氨苄青霉素）（amoxicillin） 羧苄西林（羧苄青霉素）（carbenicllin） 磺苄西林（磺苄青霉素）（sulbenicillin） 呋布西林（呋苄青霉素）（furbucllin） 哌拉西林（氧哌嗪青霉素）（piperacillin）	口服：0.25～1.0g/次，4次/日 粉针剂：0.25～1.0g/次，4次/日 肌注：2～6g/日 口服：500～750mg/次，2次/日 粉针剂：4g/日，4次/日，肌注用于绿脓杆菌感染 10～20g/日 注射剂：2～4g/日，2～4次/日 静滴用 8～13g/日 静注或静滴：4～8g/日，分4次 成人 4～8g/日，儿童 0.1～0.15g/kg/d，静脉注射成人 8～16g/d，儿童 0.1～0.3g/kg/d，分4次注射	①对革兰阳性菌和革兰阴性菌感染均有效 ②耐酸可口服 ③不耐酶 ①对绿脓杆菌作用强大 ②口服不吸收 ③不耐酶 ④呋布西林和派拉西林比羧苄西林作用强

素，依据研制应用的顺序和抗菌特点，以"代"分类，现已有三代头孢菌素用于临床（表 30-2）。国内在 20 世纪 70 年代已开始生产第一代头孢菌素，目前国外第三代头孢菌素新产品不断增加，甚至还有了第四代产品的问世。

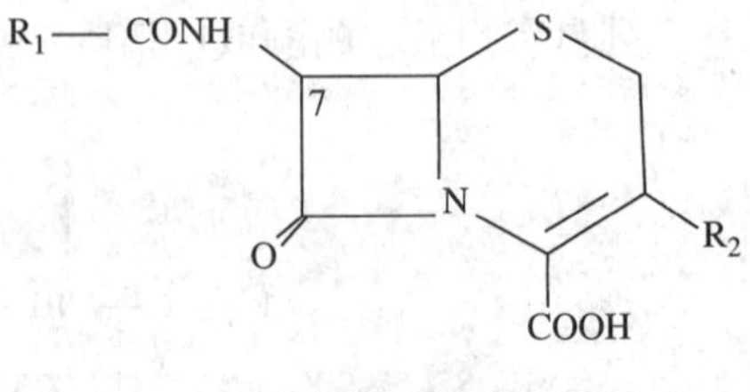

【抗菌作用和作用机制】

头孢菌素类（Cephalosporins）具有抗菌作用强，毒性较少及严重过敏反应发生率比青霉素类低等特点，其抗菌作用机制与青霉素相似，通过抑制黏肽链的交叉联结阻碍细菌细胞壁的合成，也与细胞膜上的青霉素结合蛋白（PBPs）结合，而产生杀菌作用。

图 30-2 头孢菌素类的基本结构
（7-ACA 即主核 7-氨基头孢烷酸）

第一代头孢菌素类对革兰阳性菌作用强，对某些革兰阴性菌也有作用，对铜绿假单胞菌无效，对金葡萄球菌产生酶较稳定。本代常用药有头孢氨苄、头孢唑林和头孢拉定等，口服头孢菌素主要用于轻、中度呼吸道和尿路感染。其中头孢唑啉抗菌作用较强，血药浓度高，$t_{1/2}$ 长且体内分布广，是本代中较好的药物。第一代头孢菌素有一定肾毒性，可使血尿素氮和肌酐升高，而头孢拉定肾毒性较轻。

第二代头孢菌素的抗菌作用比第一代强，对部分厌氧菌也有效，对革兰阴性菌的作用也较强。常用药有头孢呋辛和头孢孟多等，对肾毒性较轻，但对铜绿假单胞菌仍无效。

第三代头孢菌素抗菌谱比第二代更扩大，抗菌谱广、对革兰阴性菌作用强，对铜绿假单胞菌有效，对 β-内酰胺酶稳定，对肾基本无毒性。头孢他啶是目前临床第三代头孢菌素类抗铜绿假单胞菌药物中最强的一种。

第四代头孢菌素药除保持第三代头孢菌素的抗菌作用外，更由于易透过革兰阴性杆菌外膜，因此抗菌作用比第三代头孢菌素更强。本类药对β-内酰胺酶很稳定，体内分布广，很少在体内被代谢，大部分以原型从尿中排出，半衰期约2h，不良反应发生率低，主要有皮疹、瘙痒、发热和厌食、恶心等轻度胃肠道反应。

【不良反应和药疗监护须知】

1. 本类药毒性较小，主要因经肾排泄，对肾的损害受到重视，偶可引起血尿素氮和血肌酐升高，故对肾功能不良者，或与氨基糖苷类药、强效利尿剂合用时应慎重。

2. 头孢菌素类过敏反应发生率较青霉素类低，常见为皮疹、药热，严重者也可发生休克。与青霉素类有交叉过敏反应问题，一般认为，凡对青霉素皮试呈阳性者，不宜选用头孢菌素类药物。

3. 口服头孢氨苄可引起恶心、呕吐、腹痛等胃肠道反应。

4. 由于本药能抑制肠道内细菌合成维生素K，故用药期间可发生出血并发症，可应用维生素K防治。禁与抗凝剂合用。

5. 用药前应询问患者过敏史。护士需加强对本药不良反应的观察，尤其对老人、婴幼儿、糖尿病患者和肾功能不良者，应特别注意。

表30-2 头孢菌素类药物分类及比较

分类	药名	抗菌作用	抗菌谱	抗药性	肾毒性	剂量与用法
第一代	头孢氨苄（先锋4号）(cefalexin)	+	抗菌范围越来越广	+++	+++	口服1～4g/d，分3～4次服
	头孢羟氨苄 (cefadroxil)	+		+++	+++	口服2g/d，分2次服
	头孢噻吩（先锋1号）(cephalothin)	+		++	+++	肌注每次0.5g，4次/日
	头孢噻啶（先锋2号）(cephaloridine)	++		++	++++	肌注1～4g/d，分2～4次
	头孢唑啉（先锋5号）(cefazolin)	+++		++	++	肌注、静注500mg/次，2～4次/日
	头孢拉啶（先锋6号）(cefradine)	+++		+	+	口服1～4g/d，分4次服
第二代	头孢孟多（CMA）(cefamandole)	++++	①广谱 ②对革兰阴性菌作用较强 ③对铜绿假单胞菌（-） ④胆汁浓度高	+	±	肌注2～4g/d，分3～4次；静注8～12g/d，分2～4次
	头孢呋辛（头孢呋肟、西力欣）(cefuroxime，新菌灵)					肌注2～2.5g/d，分3～4次；静注4.5～6g/d，分2～4次

续表

分类	药名	抗菌作用	抗菌谱	抗药性	肾毒性	剂量与用法
第三代	头孢他啶(头孢噻甲羧肟)(ceftazidime,复达欣)	++++	①广谱,对革兰阴性菌作用强 ②对铜绿假单胞菌作用强,对厌氧菌有效 ③对β-内酰胺酶有较高稳定性 ④胆汁浓度高 ⑤头孢曲松较长,$t_{1/2}$长达8小时	±	-	静注、肌注1.5～6g/d,分3次,静滴时,以500ml稀释液稀释后30分钟内完毕
	头孢哌酮(先锋必)(cefoperazone)					静注、静滴、肌注2～4g/d,分2～3次
	头孢曲松(头孢三嗪)(ceftriaxone,菌必治)					肌注每次1g,溶于利多卡因3.5ml,深部肌注
	头孢噻肟(头孢氨噻肟)(cefotaxime,倍司特克)					静滴0.5～2g/d,溶于5%葡萄糖液,30分钟滴完肌注2～6g/d,分3～4次,静注2～8g/d,分2～3次

三、其他β-内酰胺类

1. 头霉素类(cephamycin)　本品属主核与6-APA和7-ACA都不相同的β-内酰胺类。抗菌谱广,对革兰阴性菌作用较强,天然头霉素C作用强,半合成品头孢西丁(cefoxitin)目前在临床应用,拉氧头孢以对β-内酰胺酶稳定为其特点。

2. 拉氧头孢(latamoxef)　抗菌谱广,对革兰阳性和阴性菌作用强,能耐受β-内酰胺酶,血浓度较为持久。

3. 单环β-内酰胺类抗生素　氨曲南(单酰胺菌素,aztreonam)为人工合成,对需氧革兰阴性菌有强大杀菌作用,并耐酶且毒性低,与青霉素无交叉过敏反应,可用于对青霉素严重过敏的患者。但对需氧革兰阳性菌和厌氧菌无效。剂量:成人1.5～6g/d,分3次肌内注射,静注或静滴药物需加入100ml生理盐水中,于30min内滴完。

4. β-内酰胺酶抑制剂及其复方制剂　β-内酰胺酶抑制剂的抗菌作用弱,但对β-内酰胺酶却具强大的抑制作用。本类药与β-内酰胺酶生成不可逆的结合物而使酶失活,起到防止β-内酰胺类药被酶水解,使抗生素得到保护,抗生素抗菌作用增强,抗菌谱扩大。复方制剂常选用与本类酶抑制剂药动学相近的抗生素配伍,联合应用可增强抗菌效应,而不增加不良反应。

常用药物有:

(1) 舒巴坦(sulbactam)

①舒巴坦+氨苄西林:注射剂每支0.75g、1.5g,肌注每次0.75g,3次/日,静注或静滴每次1.5～3g,2～4次/日。

②舒巴坦+头孢哌酮:粉针剂每支1g,2～4g/d,静滴8g/d,分2次。

(2) 克拉维酸(clavulanic acid)

①克拉维酸+阿莫西林:口服 每片0.375 g、0.625 g。

②克拉维酸+替卡西林：1片/次，2～3次/日。

（3）三唑巴坦（tazobactam）

5. 碳青霉烯类（carbapenems） 本类药的化学结构与青霉素类不同，但具有抗菌谱广、抗菌作用强和β-内酰胺酶高度稳定等特点。本品体内分布广，主要以原型经尿排出，半衰期约1h。临床用于对其他药物有抗药性的致病菌引起的感染。不良反应常见胃肠道反应和肾功能损害，肾功能不全者慎用或适当减量。凡对青霉素过敏者，对本类药也可能产生过敏，要慎用，上市品种有美罗培南（meropenem）、帕尼培南（panipenem）等。

第二节　大环内酯类、林可霉素类及其他类

属大环内酯类抗生素有红霉素、螺旋霉素（spiramycin）、麦迪霉素（midecamycin）、竹桃霉素（oleandomycin）、交沙霉素（josamycin）、依托红霉素（erythromycin estolate，无味红霉素）、罗红霉素（roxithromycin）、白霉素（leu-comycin）、阿奇霉素（azithromycin）及克拉霉素（clarithromycin，甲红霉素）等，其中红霉素临床最常选用。

红霉素（erythromycin）

【抗菌作用和作用机制】

红霉素为窄谱抑菌剂，主要对革兰阳性菌敏感，通过与敏感菌的核糖体50S亚基的P位结合，从而抑制细菌蛋白质合成，达到抑菌作用。本药在酸性环境中易被破坏失效，而在碱性环境中抗菌作用增强。细菌对红霉素类易产生抗药性，一般用药3～5天就可产生，但不持久，停药数月即可再恢复敏感性。红霉素与其他抗菌药之间无交叉抗药性，可用于对青霉素产生抗药性的细菌感染。

【临床应用】

红霉素抗菌范围与青霉素类相似，但抗菌力不如青霉素类，对抗药的金黄色葡萄球菌感染和对青霉素过敏患者及胆道感染用红霉素较好，对严重感染最好与氨基糖苷类药合用。

【体内过程】

红霉素口服易被胃酸破坏，常制成抗酸肠衣片使用，多在小肠上段吸收。依托红霉素（红霉素丙酸酯的十二烷基硫酸盐）耐酸，口服吸收好，血药浓度高，维持时间长为6～12h，吸收后分布各组织中，在胆汁内浓度高，约为血内浓度的50倍，可用于胆道感染，本药大部分在体内经肝代谢失活，仅5%原型由肾排泄，故肾功能不良者可使用。

【不良反应和药疗监护须知】

1. 口服大剂量红霉素可引起胃肠道反应，如恶心、呕吐及腹泻、厌食等。静滴时因刺激性强而产生局部疼痛或血栓性静脉炎，饭后服药可减轻胃肠反应，红霉素可因食物影响而减少吸收，一般选在进食前后间隔1小时服药为宜。

2. 红霉素口服或注射均可能引起肝损害、胆汁淤积性黄疸，GPT升高，停药数日可恢复，肝功能不良患者慎用，服药期间定期查肝功。偶可见皮疹、药热等过敏反应。用药期间宜少食高脂饮食，以防促药物吸收，增加毒性，有肝炎史者不宜使用。

3. 红霉素不能用生理盐水稀释，易产生沉淀也不宜与其他药在注射器内混合应用。水溶液在冰箱保存不应超过1周，室温下不超过24小时。

4. 服药前和服药时不宜饮用酸性饮料如橘汁，因酸性物质可降低红霉素疗效。

5. 本药静滴速度不宜过快或用药浓度过高，可出现局部疼痛或静脉炎，用热敷可减轻。

【制剂和用法】

红霉素肠溶片：每片 0.1g、0.2g，每次 0.2～0.4g，4 次/日，粉针剂每支 0.3g，每次 0.3～0.6g，3～4 次/日，静滴 1.2～1.8g/d，用 5% 葡萄糖溶液稀释。

乙酰螺旋霉素胶囊剂：每粒 0.2g，1～2g/d，2～4 次/日。麦迪霉素片剂：每片 0.1g，每次 0.2～0.4g，3～4 次/日。

罗红霉素（严迪）：每片 150 mg，每次 150 mg，2 次/日。

阿奇霉素胶囊：每粒 250 mg，每次 250～500 mg，1 次/日。

林可霉素（lincomycin）

国内产品称为洁霉素，属林可胺类抗生素，抗菌谱和作用机制与红霉素相似，由于作用靶位点相同，两药合用产生拮抗作用。本药主要对革兰阳性菌敏感，对革兰阴性菌效差。最大特点是本药易渗透到骨组织中，对急、慢性骨髓炎疗效好，对青霉素过敏患者可选用林可霉素治疗，不良反应常见有恶心、呕吐、厌食、腹泻等胃肠道反应，肝肾功能不良者慎用。本药与红霉素（大环内酯类）有交叉抗药性，因此两药不宜换用，林可霉素用量：每粒胶囊 0.25g、0.5g，1.5～2.0g/d，3～4 次/日；注射剂 0.6g/2ml，0.6～1.8g/d，1～3 次/日；静滴时每 2g 药以 250ml 液体稀释，每小时输液速度不宜超过 100ml。

克林霉素（clindamycin，氯洁霉素）

抗菌作用比林可霉素强而胃肠道反应和肝胃损害较轻，与红霉素、林可霉素有交叉抗药性，用量：口服胶囊每粒 75mg、150mg，0.6～1.8g/d，3～4 次/日；注射剂 150mg/2ml，0.6～1.2g/d，静滴速度要慢。

万古霉素（vacomycin）

属糖肽类抗生素，主要对革兰阳性细菌包括对青霉素产生抗药性的金黄色葡萄球菌有较强的杀菌作用，对革兰阴性菌无效。抗菌机制为阻碍细菌细胞壁合成。本药不易产生抗药性，也不易与其他抗生素产生交叉抗药性。口服不吸收，肌内注射局部疼痛剧烈，只宜静脉注射，$t_{1/2}$ 为 5～11h，主要经肾排泄。本品不良反应较多，可损害听力及致肾损害，过敏反应多见，静脉注射引起静脉炎发生率高，因此临床应用受限。仅用于对青霉素产生抗药性的金黄色葡萄球菌感染，或对青霉素过敏的严重革兰阳性菌感染。

第三节　氨基糖苷类和多黏菌素类

一、氨基糖苷类（又称氨基苷类）

为主要用于革兰阴性细菌感染的抗生素，氨基糖苷类抗生素的化学结构中都含有氨基糖分子和苷元结合而成的苷，故称氨基糖苷类。包括有庆大霉素（gentamicin）、链霉素（strep-tomycin）、卡那霉素（kanamycin）、阿米卡星（amikacin，丁胺卡那霉素）和新霉素（neomycin）等，均为碱性化合物，常用其硫酸盐，易溶于水，水溶液比青霉素稳定，在 4℃ 冰箱中可保存数月。

【抗菌作用和作用机制】

抗菌谱较广，除对革兰阴性细菌有强大作用外，对一些革兰阳性细菌也有作用，但对厌氧菌无效，与β-内酰胺类药有协同作用。氨基糖苷类各种抗生素抗菌机制基本相同，主要通过抑制细菌蛋白质合成。低浓度呈抑菌作用，高浓度杀菌，对静止期的细菌杀菌力较强。用药时间过长易产生抗药性。

【体内过程】

氨基糖苷类药物口服吸收很少（约1%），肌内注射吸收迅速而完全，$t_{1/2}$ 2~4小时，主要分布在细胞外液，不易透过血脑屏障，但可通过胎盘，影响胎儿。本药在体内基本不被破坏，大部分以原型由肾排出。

【不良反应和药疗监护须知】

1. **耳毒性** 损害第8对脑神经，表现为前庭支和耳蜗支功能障碍。如链霉素和庆大霉素先影响前庭功能，出现眩晕、恶心、共济失调等，若不及时停药，继而出现耳鸣、耳聋则不易恢复。卡那霉素耳毒性较大，易造成难以恢复的神经性耳聋。用药期间应注意常询问患者有无眩晕、耳鸣等症状，及时发现即停药，并向医生报告。

2. **肾毒性** 本类抗生素对肾有损害，可引起蛋白尿、管型尿、血尿等，停药后一般可恢复，以新霉素毒性最强，目前已少用，卡那霉素次之，再次为庆大霉素，而链霉素肾毒性较轻。用药超过5天应注意查尿，并记录出入量，以观察肾功能变化。

3. **神经肌肉阻滞作用** 表现急性肌肉麻痹、四肢无力，甚至呼吸停止，可能与本类药抑制运动神经末梢释放乙酰胆碱有关，常见于术后腹腔内放置大量药物，或静脉滴注剂量过大、滴速过快，可给静脉注射葡萄糖酸钙缓解症状，也可用新斯的明治疗。

4. 对出现前庭功能障碍的患者如眩晕患者，应注意搀扶，避免摔倒。

5. 注射氨基糖苷类药物时，针对过敏反应应备有葡萄糖酸钙和新斯的明等解救药。

6. 儿童（特别是早产儿、新生儿）和老年患者、孕妇及肾功能不全患者对氨基糖苷类抗生素毒性反应特别敏感，更应密切观察，注射速度宜慢。

7. 本类药物不宜与其他药物在注射器内混合注射，以免药效降低。

8. 本类药物局部刺激性强，深部肌内注射可减少注射部位疼痛。

9. 链霉素给药前必须先做皮试。

【氨基糖苷类常用药物】

庆大霉素（gentamicin）

是目前常用的一种氨基糖苷类抗生素，其硫酸盐水溶液稳定，临床使用水针剂。庆大霉素抗菌谱广，对多数革兰阴性菌抗菌作用强，其中尤以对铜绿假单胞菌有特效，但对结核分枝杆菌无效。常与羧苄西林合用治疗铜绿假单胞菌感染，产生协同作用，可明显提高疗效，需注意两药不能在同一注射器内混合注射，或放在同一输液瓶内同时静滴，以免降低疗效。

庆大霉素不良反应与链霉素相似，先出现前庭功能损害，也可损害听力。肾毒性比链霉素多见，老年患者和肾功能不良者慎用，近年发现有过敏性休克的报道，应予注意。禁用于有过敏史者或对其他氨基苷类药物过敏的患者。

硫酸庆大霉素注射剂：2万U/ml，4万U/ml，8万U/2ml，8万U/次，2~3次/日，间隔8小时1次肌内注射。本品不宜静脉推注避免产生呼吸抑制，静滴速度若太快，使血药浓度过高，也会引起呼吸抑制。

链霉素（streptomycin）

本品从放线菌属链丝菌中提得，水溶液比青霉素稳定，在室温中（25℃以下）可保存1周，粉针剂临用时配制。链霉素抗菌谱广，对结核分枝杆菌具有强大的抗菌作用，对鼠疫是首选药，口服难吸收但可用于治疗肠道感染。本药50%~60%原型由肾排泄，治疗尿路感染疗效好，若同时服碳酸氢钠使尿碱化，可提高抗菌作用，由于脓液呈酸性故本药对化脓性感染疗效差。

链霉素的急性毒性反应常在注射30~60分钟内发生，表现口唇周围、面部和四肢麻木感，不用停药会自行消退，严重者静注钙剂可对抗之。一般认为此现象是链霉素和其所含杂质与体内Ca^{2+}络合引起低钙所致。

链霉素耳毒性多见，以前庭功能障碍最先发生，表现为眩晕、平衡失调、眼球震颤、恶心、呕吐等，多数可逆。若进一步耳蜗受损则出现耳鸣、听力减退、耳聋，严重者可致永久性耳聋。药物可通过胎盘对胎儿产生耳毒性，孕妇慎用。链霉素对肾损害较少见，程度也较轻，停药后容易恢复。本药引起过敏反应常见皮疹、药热及嗜酸性粒细胞增多，也可发生过敏性休克，虽发生率低于青霉素，但反应迅速且严重，死亡率较高，因此应用链霉素前一定要做皮试，以250U/0.1ml皮试液皮内注射，一旦过敏性休克发生，抢救首选静脉注射10%葡萄糖酸钙，同时也用0.1%肾上腺素治疗。

硫酸链霉素粉针剂：每瓶0.75g，1.0g，2.0g，每次0.5g，2次/日，肌注。

卡那霉素（kanamycin）

对革兰阴性菌和结核分枝杆菌有效，对铜绿假单胞菌无效。毒副反应主要对肾和耳毒性大，用药早期即可出现肾损害，需定期查尿。也可引起永久性耳聋，故本药现在临床已不多用。硫酸卡那霉素注射液：0.5g/2ml，粉针剂：每瓶0.5g，1.0g，每次0.5g，1~1.2g/d，肌注或稀释后静滴。

阿米卡星（amikacin，丁胺卡那霉素）

阿米卡星是天然卡那霉素A的半合成品，比卡那霉素抗菌谱扩大，对铜绿假单胞菌有效，并具有较好的耐酶性能，故对其他氨基糖苷类抗菌药的细菌感染仍有效，不良反应比卡那霉素轻，主要注意耳毒性。

硫酸丁胺卡那霉素粉针剂：每瓶0.2g，每次0.1~0.2g，0.2~0.4g/d，肌注。

妥布霉素（tobramycin）

妥布霉素抗菌作用与庆大霉素相似，对铜绿假单胞菌作用比庆大霉素强2~4倍，并且对庆大霉素耐药者仍有效，对其他革兰阴性菌作用弱于庆大霉素。临床主要用于铜绿假单胞菌感染。妥布霉素的耳毒性大于庆大霉素，也产生肾毒性。停药后多数可逆，给药剂量不要过大和疗程不要太长（一般不宜超过10日），可减轻不良反应发生。剂量每次1.5mg/kg，每8小时给药1次，肌注或静注。总量每日不超过5mg/kg，疗程不超过10~14日。注射液：每支80mg/2ml。

奈替米星（netilmicin，乙基西梭霉素、诺达）

奈替米星为西索米星的半合成品，作用与庆大霉素相似。具有广谱抗菌作用，对一些革兰阴性杆菌和铜绿假单胞菌都具有较强抗菌活性，某些对氨基糖苷类产生抗药性的革兰阴性杆菌和抗青霉素类的金葡菌的感染应用本药有效。奈替米星的耳毒性及肾毒性均较庆大霉素低，较为安全，但仍需注意。本品肌注或静滴时，不宜与其他药物混合应用，避免出现配伍禁忌。奈替米星临床用于尿路、肠道、呼吸道、创口等部位感染。剂量每日 4～6mg/kg，分 2～3 次肌内注射。

新霉素（neomycin）

新霉素对革兰阳性菌、阴性菌及结核分枝杆菌均有抗菌作用，是氨基糖苷类毒性最强的药物，仅限于口服给药治疗肠道感染或肠道消毒时选用，因本药易引起神经性耳聋和肾损害，临床现已少用。目前多局部应用于治疗皮肤的浅表感染，用量也需加以控制。

二、多黏菌素类

多黏菌素类包括多黏菌素 A、B、C、D、E 五种，临床多选用多黏菌素 E（polymyxin，E，黏菌素 colistin，抗敌素）。

【作用特点】

本类药抗菌谱窄，仅对大多数革兰阴性杆菌有强大的杀菌作用，特别对铜绿假单胞菌疗效好，细菌对多黏菌素不易产生抗药性。作用机制为本药能选择性与细菌细胞膜磷脂部分结合，使膜的通透性被破坏，导致菌体内的一些重要成分如氨基酸、核苷酸等漏出而死亡，呈杀菌作用。革兰阴性菌细胞膜中磷脂含量比阳性菌高，故本类药对阴性菌作用强。口服不易吸收，肌注 2～3h 达高峰，$t_{1/2}$ 约 10h，主要通过肾排泄。本类药毒性大，对肾有明显损害，可引起急性肾衰竭而导致死亡，对神经系统毒性反应也常见，可引起面部感觉异常、头晕、乏力等。临床多用于难治的铜绿假单胞菌感染。近年新药增多，本类药已少用。

【常用制剂和用法】

多黏菌素 E：口服每日 10 万～20 万 U/kg，分 3～4 次服。肌注 100 万～150 万 U/d，分 2～3 次。静注或静滴 50 万～100 万 U/d，疗程一般不超过 7～14 日。硫酸盐粉针剂：每瓶 100 万 U。

第四节 四环素类和氯霉素类

广谱抗生素包括四环素类和氯霉素类，它们对革兰阳性及阴性细菌、立克次体、衣原体、支原体、阿米巴和螺旋体等都具有强抑制作用。

一、四环素类

四环素类抗生素都具有共同的基本结构（母核），天然四环素有土霉素（terramycin）、四环素（tetracycline）等；半合成四环素有美他环素（metacycline，甲烯土霉素）、多西环素（doxycycline，强力霉素）、米诺霉素（二甲胺四环素）等。本类药物在碱性环境中抗菌作用差，在酸性环境中性质稳定，药用其盐酸盐，水溶液不够稳定，临用配制（表 30-3）。

表 30-3　四环素类的化学结构

	药名	R_1	R_2	R_3	R_4
天然品	四环素	H	OH	CH_3	H
	土霉素	OH	OH	CH_3	H
半合成品	美他环素（甲烯土霉素）	OH	$=CH_2$		H
	多西环素（强力霉素）	OH	H	CH_3	H
	米诺环素（二甲胺四环素）	H	H	H	$N(CH_3)_2$

四环素与土霉素

【抗菌作用和作用机制】

本类药物对革兰阳性细菌的抑制作用比对革兰阴性菌强，属广谱，但对铜绿假单胞菌、结核分枝杆菌、伤寒沙门菌无效。它通过影响敏感菌蛋白质合成而产生强抑菌作用，虽细菌对四环素类产生抗药性较慢，但本类天然药物之间存在交叉抗药性，而半合成四环素类与天然四环素之间则无交叉抗药性。

【临床应用】

四环素类对立克次体引起的斑疹伤寒和恙虫病有特效，对衣原体所致鹦鹉热、支原体引起的肺炎及布鲁菌病也常为首选药，对青霉素过敏的淋病和梅毒患者，选用四环素较好。全身性感染可选用四环素，而泌尿系统、肠道感染包括阿米巴痢疾则服土霉素更佳。

【体内过程】

口服四环素和土霉素类药物易从胃肠道吸收，吸收量有一定限度，即每次超过 0.5g 时，血药浓度就不再明显增加。本类药物吸收过程易受多价金属离子如 Ca^{2+}、Mg^{2+}、Fe^{2+} 或 Al^{3+} 等影响，因它们可与药物形成络合物而减少吸收。吸收后的药物可分布全身达各组织，但不易通过血脑屏障，却能通过胎盘，影响胎儿，也能分布到乳汁。多积存于骨骼板、牙釉质和肝内，在胆汁中的浓度高于血清浓度 5~20 倍，可用于治疗胆道感染。四环素类部分经胆汁排出而形成肠肝循环，大部分以原型由肾排出。土霉素排出最快，且较完全，排泄量可达 60%~70%，四环素 20%~30%，故土霉素用于泌尿系统感染效果更好。

【不良反应和药疗监护须知】

1. **胃肠道反应**　多因药物直接刺激作用所致，表现为恶心、呕吐、厌食、腹部不适和腹泻等，饭后服药可减轻。由于局部刺激性大，不宜作肌注，可稀释后静脉给药。由于本类药与含多价金属离子食物同服易形成络合物妨碍吸收，因此事先应向患者讲解清楚，四环素类不宜与如牛奶、豆制品等同服，也不与某些药物如铁剂、抗酸药等同服，至少应间隔 1~2 小时服用为宜。

2．二重感染　长期大量应用广谱抗菌药使敏感细菌被抑制，而耐药菌株和不敏感菌得以在体内繁殖，造成二重感染，又称菌群交替症。常用的二重感染有：①真菌病，致病菌以白念珠菌最多见。②葡萄球菌引起的伪膜性肠炎，一般多见于老年人、幼儿和机体抵抗力低下的患者，一旦发生应立即停药，并给以其他有效抗生素或抗真菌药物治疗。要注意识别，如服药期间患者口腔黏膜、舌体出现溃疡和白色斑点，女性白带增多，发热、腹泻等症状要及时报告医生。

3．影响骨及牙齿的生长　四环素类易在形成期的骨和牙釉质沉积并与钙相结合，可使牙齿出现黄染，釉质发育不全或骨骼生长受抑制，故妊娠5个月以上的孕妇、哺乳期妇女和8岁以下儿童禁用。

4．对肝肾影响　长期口服或大剂量静脉滴注（2g/d以上），可引起肝损害、黄疸和脂肪肝，孕妇尤易发生应禁用。

5．服用变质或过期失效的四环素（如药片变色、出现黑点或药片颜色深浅不匀），易引起肾损害，表现恶心、呕吐、酸中毒、蛋白尿、烦渴多尿、尿糖、低钾血症等反应。

6．其他　过敏反应不多见，偶有皮疹、药热表现、长期用药可使肠道内制造B族维生素和维生素K的细菌遭到抑制，而引起维生素缺乏症，故长时间服药应注意补充维生素B，必要时也应补充维生素K。

【制剂和用法】

盐酸四环素片剂或胶囊：每片0.25g，每次0.5g，3～4次/日，粉针剂：每瓶0.25g，0.5g，每次0.5g，2次/日，临用前以无菌注射用水溶解，静滴可稀释为2.5～5.0mg/ml，以每分钟0.5～1.0ml速度滴入。盐酸土霉素片剂：每片0.25g、0.125g，每次0.5g，3～4次/日。

多西环素（doxycycline）

多西环素为半合成四环素，抗菌谱与四环素基本相似，抗菌活性比天然四环素强4～10倍。抗药菌株少，与天然四环素类无明显交叉抗药性，口服吸收完全，并不受多价金属离子影响，具有明显肠肝循环，血浆半衰期为16～18小时，故每日服2次即可，肾功能不良者可选用。用量：每片0.05g、0.1g，首剂每次0.2g，以后每次0.1g，2次/日；每支0.1g、0.2g，每次0.1～0.2g加在葡萄糖注射液250ml中静滴，1次/日。

二、氯霉素（chloramphenicol）

1947年从委内瑞拉链丝菌培养液中提得氯霉素（chloramphenicol），1948年已可用化学分法合成，成为第一个可以人工合成的抗生素。

【抗菌作用和体内过程】

氯霉素对革兰阴性细菌比阳性菌效好，尤其对伤寒杆菌、痢疾杆菌和铜绿假单胞菌有特效，对阿米巴原虫无效。抗药性产生慢，与其他抗菌药之间无交叉抗药性。氯霉素主要通过抑制细菌蛋白质合成而发挥强抑菌作用。口服在胃肠道溶解度小，吸收量取决于制剂的颗粒粗细，微粒制剂吸收快而完全，吸收后广泛分布全身各组织和体液中，在脑脊液中浓度高，约为血浓度的60%，对敏感菌引起的脑膜炎有良效，大部分在肝与葡萄醛酸结合而失活，代谢产物经肾排泄，有部分原型药由肾排出，故也可用于治疗泌尿系感染。

【临床应用】

氯霉素对伤寒、副伤寒是首选药，严重细菌感染和患痢疾时选用疗效好，对各种立克次体病如恙虫病、斑疹伤寒等也均有效，滴眼可用于治疗沙眼。

【不良反应与药疗监护须知】

1. 抑制骨髓造血功能　多在用药 5～7 日后，出现红细胞数下降、白细胞减少、血小板减少，及时停药可以恢复，用药期间应每隔 3 日定期检查血象，密切观察以便及时发现，一旦引起再生障碍性贫血等则难以治疗。

2. 损害神经系统　可引起视神经炎、严重失眠及中毒性精神病，及时停药可消失，有精神病史者禁用。

3. 灰婴综合征　由于新生儿、早产儿肝药酶系统尚不完善，氯霉素代谢缓慢，在体内蓄积而引起中毒症，出现循环衰竭、血压下降、呼吸困难、腹胀、呕吐、患儿面色苍白、发绀等，称为灰婴综合征，婴儿出生 48h 内用本药最易出现灰婴综合征，一般在用药 2～9 日内发生，严重者数小时内死亡，死亡率约 40%。严重肝病和肝功能极差的患者，用后也会出现类似的蓄积中毒症状。

4. 胃肠道反应和二重感染　氯霉素可产生与四环素相似的症状。

5. 药酶抑制　氯霉素能抑制肝微粒体药物代谢酶的活性，使与它同时合用的药物如双香豆素、苯妥英钠等代谢速度减慢，血浆半衰期延长，因此应适当减少同时合用药的剂量，并密切观察反应。氯霉素毒性大，使得应用受到限制。血清铁升高常是氯霉素早期毒性反应的征象，故用药期间应注意定期检查血清铁。

【制剂和用法】

片剂或胶囊剂：每片（粒）0.25g，每次 0.25～0.5g，1～2g/d，3～4 次/日；注射剂：以丙二醇为溶媒的注射液 0.25g/2ml。琥珀氯霉素粉针剂：每瓶 0.25g、0.5g，每次 0.5～1.0g，1～2 次/日，临用时加灭菌注射用水适量使之溶解后肌注或稀释后静滴。棕榈氯霉素是棕榈酸或硬脂酸结合的酯，口服无苦味，适用于儿童，每片 50mg。

（肖顺贞）

第三十一章

人工合成抗菌药

第一节 氟喹诺酮类

喹诺酮类（quinolones）抗菌药在20世纪60年代初开始出现，已从第一代萘啶酸、第二代吡哌酸发展到第三代氟喹诺酮类，并现已研制出第四代产品（如曲伐沙星 trovafloxacin、莫西沙星 moxifloxacin 等）。喹诺酮类通过抑制细菌 DNA 回旋酶而影响 DNA 合成，从而阻断 DNA 复制，产生抗菌作用。第三代氟喹诺酮类品种多，比第一代和第二代药物抗菌谱广、抗菌作用强，氟喹诺酮类药物是当前临床上治疗细菌感染性疾病常用的一类人工合成抗菌药物，本类药主要经肝代谢后由肾和胆汁排泄，在尿中有极高的浓度。

【药物作用特点】

1. 口服吸收良好，可广泛分布于各组织、体液中，亦可渗入到供血较差的骨骼及前列腺组织，多数药物经肾排泄。

2. 抗菌谱广，对革兰阴性和部分阳性菌有作用，其中有些品种对铜绿假单胞菌、淋球菌也有强大抗菌作用，对厌氧菌作用弱，较少与其他抗生素产生交叉抗药性。

3. 本类药物用于治疗敏感菌所致的呼吸道感染、泌尿系统感染、肠道感染、前列腺炎、性病、胆道感染，以及难治性结核和革兰阴性杆菌所致的骨、关节、皮肤和软组织等感染。

4. 不良反应多见消化道反应和中枢反应，还可引起关节病变，发生关节病、关节肿胀和肌腱炎等症状，化验室检查还会有转氨酶升高、白细胞减少等异常现象。小儿和孕妇禁用。现因广泛使用，细菌对本类药物耐药性逐渐增多。因此，需加强对氟喹诺酮类药物临床应用的管理，严格掌握临床应用指征，除肠道感染、获得性呼吸道感染和泌尿系统感染外，其他感染性疾病要在参照致病菌药敏试验结果或细菌耐药监测结果选用本类药物，切勿滥用。

【药疗监护须知】

1. 氟喹诺酮类药物宜在规定时间空腹服用，服药后多饮水，如需同服抗酸药应间隔 2～4h，因同时服含有铝、镁等含有多价阳离子的抗酸药，可形成难溶性物质，影响喹诺酮类药物的吸收。

2. 服药期间不宜饮用咖啡及浓茶，以防导致失眠、神经过敏、心动过速等。

3. 静滴时速度不宜过快，防止诱发惊厥和癫痫。

4. 长期应用应监测肝肾功能。

5. 氟喹诺酮类药物应用 4 周以上者，应注意是否出现关节症状如关节肿胀、中指或双手急性疼痛等，一旦出现应及时报告医生。

6. 本类药物可致光敏反应，服药期间应避免日光直射。

7. 由于氟喹诺酮类对软骨发育有影响，故孕妇和 12 岁以下儿童不宜使用。本类药还可从乳汁分泌，因此哺乳期妇女禁用。有癫痫病史者也应慎用。

【常用制剂和用法】

诺氟沙星（norfloxacin）

诺氟沙星又称氟哌酸，抗菌谱广，在氟喹诺酮类中抗菌作用最差，它对革兰阴性和阳性菌如大肠埃希菌、痢疾志贺菌、葡萄球菌、肺炎链球菌和厌氧菌都有抗菌作用。口服后迅速吸收，半衰期 3.5～5 h，体内分布良好，由于食物影响其吸收，宜空腹服药。尿中浓度高，主要用于泌尿道、肠道、呼吸道感染和淋病等的治疗；肝肾功能不良者慎用。

用法：胶囊或片剂每片 0.1g，每次 0.1～0.2g，3 次/日。

环丙沙星（ciprofloxacin）

环丙沙星又称环丙氟哌酸，抗菌谱广，在喹诺酮类药物中抗菌作用最强。适用于泌尿道、肠道、胆道、盆腔、皮肤软组织和眼、耳鼻咽喉等部位的感染。不良反应较多，除胃肠道反应外，还可引起中枢神经系统反应、肝损害、血液系统反应、过敏反应等毒副作用。

用法：片剂每片 0.25g，0.5g，每次 0.25g，2 次/日。注射液：0.1g/50ml，0.2g/100ml，每次 0.1～0.2g，2 次/日。

氧氟沙星（ofloxacin）

氧氟沙星又称氟嗪酸，抗菌谱较诺氟沙星广，抗菌作用增强。口服吸收良好。半衰期 5～7 h，尿中浓度高，胆汁中浓度也高，临床主要用于呼吸道感染、泌尿道感染和妇科感染，对伤寒、副伤寒包括多重耐药菌株的感染疗效肯定。也可应用于多重耐药菌株所致的难治性结核病的治疗。不良反应发生率较其他喹诺酮类药物低，但应注意光敏性皮炎，极少数患者首次应用时可引起过敏反应。肾功能不全患者应减量。

用法：片剂每片 0.1g，每次 0.1～0.2g，2～3 次/日。

依诺沙星（enoxacin）

依诺沙星又称氟啶酸，抗菌谱和抗菌活性与诺氟沙星相似，口服不受食物影响，半衰期 3～6 h。适用于呼吸道、泌尿道、耳鼻咽喉等部位的感染，也可用于脓皮病及软组织感染。

用法：片剂每片 0.1g，0.2g，每次 0.1～0.2g，3 次/日。

左氟沙星（levofloxacin，利氧沙星）和氟罗沙星（fleroxacin）

左氟沙星和氟罗沙星均为氟喹诺酮类药物中的新品种。抗菌谱广，抗菌活性很强，口服吸收良好，血药浓度高，体内分布广，血浆蛋白质结合率低，半衰期长，每日仅需服药 1～2 次。对各种急性、慢性感染及难治性感染有效。近年有报道左氧氟沙星可试用于少数多重耐药慢性结核患者的复治，也有用于艾滋病患者的细菌感染。两药不良反应少而轻，多为皮疹、胃肠道反应等，偶致休克。用法：氟罗沙星片剂每片 0.1g，每次 0.2～0.3g，1 次/日。

司帕沙星（sparfloxacin）

司帕沙星系新开发的长效品种，半衰期 17.6 h，抗菌谱广，抗菌活性强。对革兰阳性菌活性明显优于环丙沙星。对 β-内酰胺类耐药的肺炎球菌感染依然有效。对结核杆菌作用与利福平相同，可用于对异烟肼、利福平耐药结核菌株感染的结核病治疗。用法：片剂每片 0.1g，0.2g，每次 0.1～0.2g，1 次 / 日。

第二节　磺胺类药物

磺胺类药物是最早用于治疗全身性感染的人工合成抗菌药，抗生素的问世使磺胺的应用逐渐减少，但由于其具有使用方便、价格低廉等优点，尤其与抗菌增效剂甲氧苄啶（TMP）合用，对某种感染性疾病具有特殊疗效，故在抗感染治疗中仍占有一定地位。

临床常用的磺胺类药物根据其口服吸收程度可分为以下三类：

1. 口服吸收的磺胺药　磺胺西汀（sulfacitine）、磺胺异噁唑（sulfadimidine，SIZ）、磺胺嘧啶（sulfapyridine，SD）、磺胺甲噁唑（sulfamethoxazole，SMZ）、磺胺吡啶（sulfapyridine）、磺胺间甲氧嘧啶（sulfamonomethoxine，SMM）、磺胺对甲氧嘧啶（sulfamethoxydiazine，SMD）、磺胺多辛（周效磺胺，sulfadoxine，sulfamethoxine，SDM）等。

2. 口服不吸收的磺胺药　柳氮磺吡啶（sulfasalazine，SASP）、磺胺噻唑（sulfathiazole）。

3. 局部应用磺胺药　磺胺米隆（mafenide）、磺胺醋酰钠（sulfacetamide sodium，SA-Na）、磺胺嘧啶银（sulfadiazine silver，SD-Ag）。

【药理作用和作用机制】

磺胺药抗菌谱较广，对大多数革兰阳性菌和某些革兰阴性菌有抑制作用，对溶血性链球菌、肺炎球菌、脑膜炎球菌、淋球菌、流感嗜血杆菌、鼠疫耶尔森菌较敏感，其次是大肠埃希菌、变形志贺菌、痢疾杆菌、肺炎杆菌和葡萄球菌等；对沙眼衣原体、疟原虫也有抑制作用。对立克次体和支原体无效。磺胺药是通过抑制细菌叶酸代谢而呈现抑菌作用的。因对磺胺药敏感的细菌不能利用环境中的叶酸，需要菌体内通过对氨基苯甲酸（PABA）等物质在二氢叶酸合成酶的催化下，合成二氢叶酸。磺胺药的基本化学结构与 PABA 相似，可与细菌体内 PABA 竞争二氢叶酸合成酶，阻碍二氢叶酸的合成，最终影响细菌核酸和蛋白质的合成，抑制了细菌的生长繁殖。细菌对磺胺药易产生耐药性，尤其在用量不足时更易发生。磺胺类药之间有交叉耐药性（图 31-1）。

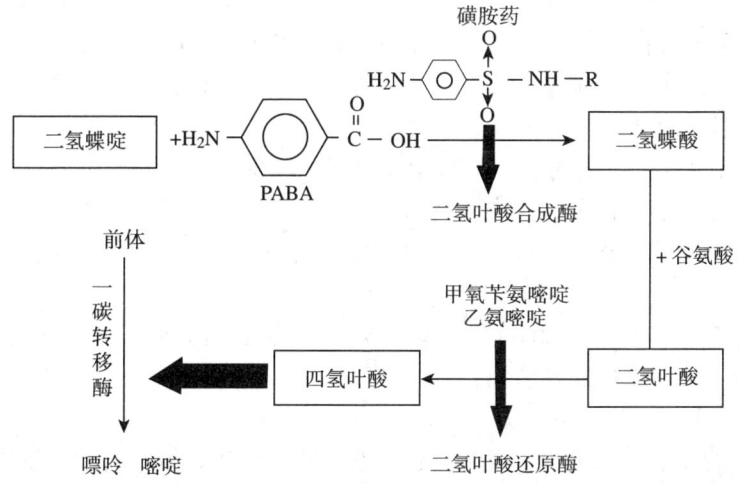

图 31-1　磺胺药抗菌原理示意图

磺胺药的抗菌机制与指导临床用药相关意义：

1．磺胺药与PABA对二氢叶酸合成酶呈竞争性对抗，而PABA与二氢叶酸合成酶的亲和力较磺胺药类强，故磺胺药应用需足量且首剂加倍。

2．脓液及坏死组织内含大量PABA，故化脓性感染或坏死组织选用磺胺药疗效不好。

3．磺胺药对人影响小，因人可以直接利用食物中的叶酸，不需自身合成。

【临床应用】

1．全身感染　磺胺嘧啶（SD）口服易吸收，排泄较慢，易维持有效血浓度，因血浆蛋白质结合率低，易透过血脑屏障，在脑脊液中浓度高，为治疗流行性脑脊髓膜炎的首选药，也是治疗全身感染的常用药。

2．肠道感染　柳氮磺吡啶（SASP）肠道难吸收，在肠道中释放出磺胺吡啶和5-氨基水杨酸，发挥抗菌、抗炎和免疫抑制作用。为治疗溃疡性结肠炎的首选药。

3．局部感染　磺胺嘧啶银又称烧伤宁，对铜绿假单胞菌作用强，银盐有收敛作用，易使创面干燥结痂促进愈合，无刺激性，适用于烧伤、烫伤的创面的感染。

磺胺米隆抗菌谱广，对铜绿假单胞菌也有效，其抗菌作用不受脓液和坏死组织的影响，且能渗入烧伤的焦痂中，适用于烧伤和大面积创伤后感染。

磺胺醋酰钠局部应用穿透力强，适用于眼部感染如细菌性结膜炎、角膜炎、沙眼等。

【体内过程】

肠道易吸收类，口服吸收迅速而完全，一般经2～4小时血药浓度达峰值，主要用于全身感染。肠道难吸收类，因口服不吸收而在肠内保持高浓度，故仅用于肠道感染或肠道手术前用药。

吸收后的磺胺药主要在肝内乙酰化失效，乙酰化物在尿中溶解度较低，尤其尿液呈酸性时易在肾小管析出结晶，对肾有损害。

【不良反应和药疗监护须知】

1．泌尿系统损害　磺胺药及其代谢产物，在偏酸性尿中溶解度较低，易析出结晶，可出现血尿、尿痛、无尿和蛋白尿等症状，应避免长期用药，用药期间最好每天检查患者尿液pH，并可服用碳酸氢钠使尿液碱化，预防结晶尿发生；用药5～7天后定期查尿，发现结晶尿、血尿立即停药。记录出入水量，鼓励患者多饮水，使每天尿量不少于1500ml。

2．过敏反应　常在用药数天或1周左右可出现皮疹、药热、严重者可致剥脱性皮炎，同时常伴有肝炎或哮喘，个别患者可发生渗出性多形性红斑。由于各种磺胺药之间有交叉过敏反应，用药前应询问过敏史，发现过敏现象，立即停药，并给予抗过敏药治疗。

3．造血系统反应　可出现白细胞减少、粒细胞减少、再生障碍性贫血和血小板减少等症。长期用药应定期检查血象。本类药物可通过胎盘屏障进入胎儿循环，与胆红素竞争血浆蛋白质，使血中游离胆红素浓度增高，加重新生儿黄疸，常在连续用药1～2周内发生，新生儿、早产儿和孕妇慎用。

4．其他反应　可有恶心、呕吐、厌食、头痛、乏力、精神不振等，一般不需停药，对驾驶员、高空作业及操纵机器者慎用。

【制剂及用法】

磺胺嘧啶　片剂：每片0.5g，每次1g，2次／日，首剂加倍，同服等量碳酸氢钠；治疗流脑时，每次2g，每6小时1次；注射液：1g/5ml，0.4g/2ml，深部肌内注射，也可稀释成5%溶液缓慢静脉注射。

磺胺甲噁唑　片剂：每片 0.5g，每次 1g，2 次 / 日，首剂加倍，大量长期服用时，应同服等量碳酸氢钠。

柳氮磺吡啶　片剂：每片 0.25g，2～3g/d，分 3～4 次口服，逐渐增量至 4～6g/d，好转后减量为 1.5g/d，直至症状消失；灌肠：每日 2g 制成 20～50ml 生理盐水混悬液。

磺胺嘧啶银　1% 软膏（乳膏），涂敷创面或用软膏油纱布包扎创面；粉剂可直接撒布于创面。磺胺米隆 5%～10% 软膏，外用；5%～10% 溶液湿敷。

磺胺醋酰钠　15% 眼药水：5ml、10ml，1～2 滴 / 次，3～5 次 / 日滴眼；6% 软膏：4g。

第三节　甲氧苄啶

甲氧苄啶（trimethoprim，TMP）

甲氧苄啶又称磺胺增效剂，属广谱抗菌药。抗菌谱与磺胺药相似，但抗菌作用较强，单独使用易产生耐药性，半衰期与 SD 和 SMZ 相似，常与 SD 或 SMZ 联合应用。

【作用特点】

本品通过抑制二氢叶酸还原酶，阻止四氢叶酸合成，从而阻止细菌核酸的合成。因而与磺胺类药合用，可使抗菌作用增强甚至可呈现杀菌作用。由 TMP 和 SMZ 组成的复方制剂——复方磺胺甲噁唑（SMZ_{CO}，复方新诺明）主要用于呼吸道、泌尿道及肠道感染。

【不良反应及药疗监护须知】

1. 偶有恶心、呕吐、皮疹等，长期服药或每日用量超过 0.5g 时，可有白细胞和血小板减少，及时停药可恢复，应注意查血象，必要时可用四氢叶酸治疗。

2. 可致畸胎，故孕妇禁用；肝肾功能不良和伴心力衰竭（心衰）的老年患者慎用或禁用。

【制剂及用法】

甲氧苄啶片剂：每片 0.1g，每次 0.1～0.2g，3 次 / 日；注射液 0.1g/2ml，静注或肌注。增效磺胺甲噁唑（复方新诺明 TMP+SMZ）片剂：1～2 片 / 次，2 次 / 日。

第四节　硝基呋喃类

硝基呋喃类是一类人工合成的抗菌药，抗菌谱广，对革兰阳性菌和阴性菌都有作用，其中对大肠埃希菌、痢疾志贺菌、肺炎杆菌、葡萄球菌、链球菌、沙门菌属、霍乱弧菌和弯曲菌属较敏感，但对铜绿假单胞菌和变形杆菌无效。临床常用药物有呋喃妥因和呋喃唑酮。

呋喃妥因（nitrofurantoin）

呋喃妥因又称呋喃坦啶。口服吸收快，在体内迅速被破坏，半衰期约 20 min，血药浓度低，大部分以原型经肾排泄，尿中浓度高，主要用于敏感菌引起的泌尿系统感染；消化道反应较常见，饭后服用可减轻，空腹时服用肠溶片；用量过大可引起周围神经炎，肾功能不良者慎用。近年来细菌耐药有发展趋势，必要时可与其他药物如 TMP 联合应用以提高疗效。用法：片剂：每片 0.05g，0.1g，每次 0.05～0.1g，3 次 / 日。

呋喃唑酮（furazolidone）

呋喃唑酮又称痢特灵。口服吸收少，肠内浓度高，用于菌痢、肠炎和消化道溃疡。本品不良反应与呋喃妥因相似，但较轻并少见，服药后小便可呈深黄色。

用法：片剂每片 0.1g，每次 0.1g，每日 3 次。

第五节 硝基咪唑类

甲硝唑（metronidazole）、替硝唑（tinidazole）及奥硝唑（ornidazole）属于合成的硝基咪唑类抗感染药物。口服吸收好并广泛分布于组织中，脑脊液中浓度与血浓度相似，药物主要在肝代谢。临床用于厌氧菌或混合性腹腔感染、细菌性或滴虫性阴道炎、脑脓肿等。也用于肠道手术前准备，还可与克林霉素、奥美拉唑合用治疗幽门螺杆菌感染。不良反应包括胃炎、恶心、腹泻，长期大剂量使用可发生可逆性周围神经病。严重肝功能不全、胆道疾病患者应减少用量，服本类期间应戒酒，与华法林合用时应仔细检测凝血酶原时间，因本药可降低华法林的代谢，使凝血酶原时间延长。孕妇、哺乳期妇女不宜使用。

用法：甲硝唑片剂每片 0.2g，每次 0.2g，3 次 / 日。

（肖顺贞）

第三十二章 抗病毒药

临床感染性疾病中约85%是由病毒引起的。病毒感染对人类的威胁性大，尤其是当前艾滋病呈蔓延趋势，寻找抗病毒药更成为热点。

病毒不具备细胞结构，仅由核酸（DNA或RNA）组成核心，外包以蛋白质外壳。病毒寄生于宿主细胞内，这给寻找专一性作用于病毒而不影响宿主细胞的药物带来困难。目前使用的一些抗病毒药，临床疗效尚不确切。

阿昔洛韦（acyclovir）

又称：无环鸟苷。

【作用机制】

阿昔洛韦属于广谱、高效抗病毒药，抗疱疹病毒活性强。该药进入经疱疹病毒感染的细胞后，与脱氧核苷竞争病毒胸苷激酶或细胞激酶，药物随之磷酸化为具有抗病毒作用的阿昔洛韦三磷酸酯，之后通过以下方式抑制病毒复制：① 干扰病毒DNA多聚酶，抑制病毒复制；② 在DNA多聚酶作用下，与增长的DNA链结合，引起DNA链的延伸中断。本药对单纯性疱疹病毒、水痘带状疱疹病毒最敏感，对乙型肝炎病毒、EB病毒和巨细胞病毒也有抑制作用。

【临床应用】

1．防治单纯疱疹病毒Ⅰ、Ⅱ型引起的多种感染：皮肤、黏膜疱疹、生殖器疱疹、单纯性疱疹大脑炎等。

2．防治带状疱疹病毒感染。

3．防治乙型肝炎。

4．试用于艾滋病的治疗。

【不良反应及禁忌证】

本药对哺乳动物宿主细胞毒性低。可引起一过性血清肌酐升高，肾功能不良者、孕妇及哺乳期妇女慎用。有报道称，体外细胞转化测定有致癌性，但动物实验未见致癌作用。动物实验显示，高浓度药物可致突变。现已发现，大剂量注射可致动物睾丸萎缩和精子数减少。

【药疗监护须知】① 注射给药采用缓慢滴注方式（持续1~2h），不可快速推注，不可肌注和皮下注射，换注射部位要经常更换；② 输液时须加入适量生理盐水，以免药物结晶在肾小管内蓄积而影响肾功能；③ 稀释后药液应立即使用，不能存放后再用。

【常用制剂和用法】

胶囊剂：200mg。口服，每次200mg，每4小时1次。注射剂：每支500mg。静脉滴注，1次5mg/kg，8小时1次。滴眼液：8ml:8mg。阿昔洛韦眼膏：3%。

利巴韦林（ribavirin）

又称：病毒唑、三氮唑核苷。

【药理作用及作用机制】

本品为合成广谱抗病毒药。该药抑制磷酸肌酐脱氢酶，抑制鸟嘌呤核苷酸合成从而阻止病毒核酸合成。对流感病毒（A型、B型）、DNA和RNA病毒均有效，但对乙肝病毒作用不明显。

【临床应用】

用于防治病毒性呼吸道感染、腺病毒肺炎、甲型肝炎、疱疹、麻疹、腮腺炎、水痘和带状疱疹等。

【不良反应及禁忌证】

极少数患者口服或肌注后有口干、软便或稀便、白细胞减少等症状，停药后可恢复正常。妊娠初3月者及对本品过敏者禁用。

【药疗监护须知】

本药有溶血红蛋白的毒性反应，用药剂量过大会出现可逆性贫血、红细胞、白细胞及血红蛋白下降，网状细胞增多等，在用药期间注意检查血红蛋白水平。

【常用制剂和用法】

片剂：100mg。口服：每次100～200mg，3次/日。针剂：100mg/ml。肌注、静注：1日10～15mg/kg，分2次使用。

聚肌胞苷酸（polyinosinic polycytidylic acid，Poly IC）

又称：聚肌胞。

【药理作用】

本品为一种合成的双链RNA，高效干扰素诱导剂，有广谱抗病毒、增强免疫和抗肿瘤作用。

【临床应用】

用于慢性乙型肝炎、流行性出血热、流行性乙型脑炎、病毒性角膜炎、带状疱疹、各种疣类和呼吸道感染等。

【不良反应及禁忌证】

出现口干、恶心、头晕、头痛、肌痛。少数患者可出现较严重的过敏反应，还可引起自身免疫病和注射部位疼痛。对本品过敏者慎用。本药有致畸作用，孕妇禁用。

【药疗监护须知】

本品为大分子物质，应注意过敏反应的发生。静注有发热反应，个别有轻微不适或注射局部疼痛等。

【常用制剂和用法】

针剂：1mg（2ml），2mg（2ml）。肌注：每次1～2mg，每2～3日1次。

金刚烷胺（amantadini）

【药理作用】

本品为一抗病毒药，可显著抑制病毒脱壳作用，抑制病毒侵入宿主细胞。

【临床应用】

用于与甲型流感密切接触人群的预防感染，也用于抗帕金森病。

【不良反应及禁忌证】

可见抑郁、充血性心力衰竭、体位性低血压、尿潴留、幻觉及共济失调、恶心、便秘等不良反应；剂量较大时可有头痛、嗜睡等不良反应。可致畸胎。有癫痫、精神病史、充血性心力衰竭、肝、肾功能不全及脑动脉硬化的患者慎用，哺乳期妇女禁用。

【常用制剂和用法】

片（胶囊）剂：100mg。口服，成人每次100mg。

阿糖腺苷（vidarabine，Ara-A）

【药理作用】

静滴后在体内迅速去氨基成为阿拉伯糖次黄嘌呤，有抗单纯疱疹病毒的作用，也有抑制乙肝病毒复制的作用。

【临床应用】

用于单纯疱疹病毒性脑炎、疱疹性角膜炎、带状疱疹等。

【不良反应及禁忌证】

有消化道反应，如恶心、呕吐、腹泻和氨基转移酶升高等；有中枢神经系统反应，如震颤、眩晕、幻觉等；有血液系统反应，如白细胞减少、血红蛋白减少和血细胞比容下降。静注部位产生不适感、疼痛感等。肝功能不全者及哺乳期妇女慎用，孕妇（特别是头3个月内）及对本品过敏者禁用。

【药疗监护须知】

用药期间应检查血象。不可静脉推注或快速滴注，不可皮下注射和肌内注射。配制好的输液不可冷藏以免析出结晶。

【常用制剂和用法】

注射液（混悬液）：200mg（1ml），1000mg（5ml）。静滴：10mg/kg，用葡萄糖液溶解后缓慢滴入。

（李卫东）

第三十三章

抗结核病药物和抗真菌药物

第一节 抗结核病药

结核病是由结核分枝杆菌感染所引起的全身性慢性传染病，其中以肺结核最多见。结核病合理的化学药物治疗是控制疾病发展和复发及抑制结核分枝杆菌耐药产生的关键。

目前常用的抗结核病药可分为两大类：第一线抗结核病药：包括异烟肼、利福平、乙胺丁醇、吡嗪酰胺和链霉素，它们的疗效好且毒性较小，大多数结核病患者用这些药物可以达到治愈目的；第二线抗结核病药：包括对氨基水杨酸、乙硫异烟胺、卷曲霉素、环丝氨酸和氟喹诺酮类药物等，它们或因抗菌作用弱，或因毒性较大，仅用于对一线抗结核药产生耐药或不能耐受的患者。

一、一线抗结核药

异烟肼（isoniazid，INH）

又称雷米封（rimifon）。

【药理作用】

异烟肼对结核分枝杆菌具有高度的选择性，具有疗效好、毒性低、价格低廉，且可口服等特点，因而是抗结核病的首选药。

异烟肼有很强的抗结核分枝杆菌的作用，低浓度抑菌，高浓度杀菌，其抗菌特点是：①对繁殖期结核分枝杆菌有杀菌作用，而对静止期的结核分枝杆菌只有抑菌作用；②能渗入细胞内，对人体细胞内、外的结核分枝杆菌均有效；③不仅能进入血液循环旺盛的组织产生杀菌作用，而且能渗入干酪样病灶中发挥杀菌作用。本品可治疗各型结核病，单用易产生耐药性，须与其他抗结核病药联用，以延缓耐药性产生并增强疗效。

【体内过程】

口服或注射均易吸收。药物分布于全身组织和体液，可透过血脑屏障，脑脊液中可达有效浓度。因其分子量小，故穿透力强，可透入关节腔、胸腔积液、腹水以及纤维化、淋巴结的结核病灶中。主要在肝内经乙酰化代谢成无效的乙酰异烟肼和异烟酸，服药后24小时内以代谢物形式从尿液排出。乙酰化的速度因遗传因素而异，分快代谢型及慢代谢型。快代谢型 $t_{1/2}$ 短，我国人口中以快代谢型为主，给药间隔时间应短，而慢代谢型则与此相反。异烟肼的疗效与血中峰浓度有关，与持续浓度关系较小，所以目前多采用一日剂量或两日剂量一次服用；或每周2次大剂量间歇疗法，可取得较好的疗效。

【临床应用】

异烟肼是各种类型结核病预防和治疗的首选药物，对渗出性病灶疗效最佳，如急性粟粒性肺结核、浸润型肺结核、结核性脑膜炎、胸膜炎、腹膜炎和心包炎及泌尿系统结核病等。

【不良反应及禁忌证】

不良反应发生率约为5.4%，与剂量有关，治疗量时不良反应少而轻。

1. 神经毒性反应　多见于慢乙酰化者。

(1) 周围神经炎：一般在治疗剂量很少发生，较大剂量长期服用时可发生周围神经炎。孕妇及糖尿病患者更易发生此不良反应。儿童对异烟肼耐受量较大，一般剂量时几乎不发生周围神经炎。

(2) 中枢神经系统损害：一般剂量可引起头痛、眩晕、失眠、记忆力减退等一般的中枢神经反应。量大尚可见视神经炎和视神经萎缩，还可诱发惊厥、癫痫发作，甚至引起中毒性脑病和精神病。癫痫及精神病患者慎用。

产生神经毒性的原因，可能与异烟肼的结构类似于维生素 B_6，且增加后者的排泄，导致维生素 B_6 缺乏有关。所以服用较大剂量异烟肼时应加服维生素 B_6 60～100mg/d。

2. 肝毒性反应　一般表现为一过性氨基转移酶升高，多发生在服用异烟肼4～8周后，极少数人可发生黄疸。可能与乙酰化代谢产物的毒性有关。仅有单项氨基转移酶升高可不必停药，常在用药过程中恢复正常，如不断升高或持续不恢复则应停药。随年龄增加，肝损害出现的机会增多。35岁以上、快代谢型患者及嗜酒者，更易发生肝损害。原有肝功能不良者应慎用。

【药疗监护须知】

1. 告知患者（尤其35岁以上及快代谢型患者）应用异烟肼可发生肝损害，如出现厌食、乏力、恶心、呕吐甚至黄疸等症状应及时就诊；定期复查肝功能（每月一次），以便早期发现肝损害。

2. 嘱患者用药期间禁酒，以减少肝损害的危险。

3. 注意观察神经系统反应，如手足麻木、刺痛、烧灼感及中枢神经系统损害的症状，发现异常应及时报告医生。并向患者解释长期服用异烟肼时，应坚持服用维生素 B_6，以预防异烟肼的神经毒性反应。

4. 一般空腹服药以利吸收，但若胃肠道反应较重，可改为饭后服用。

5. 含铝抗酸药能抑制该药吸收，应避免两者同服。

【制剂及用法】

片剂：每片50mg，100mg，300mg。300～400mg/d，1～3次/日。

注射液：50mg/2ml，100mg/2ml。剂量视病情而定，一般与口服量相同，可用肌内注射、腔内注射或用5%葡萄糖或0.9%生理盐水稀释至0.1%静脉滴注。

【相互作用】

1. 维生素 B_6 与异烟肼合用，可预防异烟肼引起的神经毒性反应。

2. 异烟肼可抑制苯妥英钠羟化，明显提高苯妥英钠的血药浓度。

3. 抗酸药尤其是氢氧化铝，可抑制本品的吸收，不宜同服。

利福平（rifampin，RFP）

又称甲哌利福霉素（rifampin）。

【药理作用和作用机制】

利福平抗菌谱广而强大，对静止期和繁殖期细菌均有作用，并能增加链霉素和异烟肼的抗菌活性。对结核分枝杆菌、麻风分枝杆菌和革兰阳性和阴性球菌尤其是耐药性金葡菌都有强大的抗菌作用,对革兰阴性杆菌、某些病毒和沙眼衣原体也有抑制作用。抗结核作用与异烟肼相近,强于链霉素,低浓度时抑菌,高浓度时杀菌。单独使用时结核分枝杆菌对利福平易产生耐药性,如与其他抗结核药合用可产生协同作用,并能延缓耐药性的产生。利福平的作用机制是通过抑制分枝杆菌的 DNA 依赖性 RNA 多聚酶,阻碍 mRNA 合成而产生杀菌作用,对动物细胞的 RNA 多聚酶则无影响。

【临床应用】

1. 与其他抗结核病药合用,治疗各型结核病及重症患者。
2. 治疗麻风病。
3. 治疗其他敏感菌所致的感染,特别是耐药金葡菌的感染。
4. 外用治疗沙眼衣原体及敏感菌所致的眼部感染。

【体内过程】

口服吸收迅速而完全。食物可减少吸收,故应空腹服药。吸收后分布于体内各组织及体液内,穿透力强,能进入细胞、结核空洞、痰液及胎儿体内。脑膜炎时,脑脊液中浓度可达血浓度的 20%。主要在肝中代谢,从胆汁排泄,存在肠肝循环。口服量的 30% 经肾排出。利福平对肝药酶有诱导作用,加快自身及其他药物的代谢。药物及服药过程中体液和粪便均呈橘红色。

【不良反应及禁忌证】

不良反应发生率低于 4%。

1. 胃肠道反应　恶心、呕吐、腹痛和腹泻等症状,一般不严重。
2. 肝损害　可引起氨基转移酶升高,甚至发生黄疸,停药后可恢复。慢性肝病、嗜酒及老年人,肝损伤发生率增加。同时利福平诱导肝药酶,使异烟肼的毒性代谢产物增加,故该药与异烟肼联用时,更易发生肝损害。
3. 过敏反应　少数人有药热和皮疹等反应。出现过敏反应时应停药。

【药疗监护须知】

1. 食物可影响药物的吸收,故宜空腹服用,一般晨起早餐前 1 小时顿服。
2. 与对氨基水杨酸(PAS)合用时,两药应间隔 8～12 小时,因 PAS 能延缓本药的吸收,使血药浓度下降,影响疗效。
3. 巴比妥类及氯氮䓬可减少本品在肠道的吸收,必须合用时应间隔 6 小时给药。
4. 应注意观察肝损害表现,特别是与异烟肼合用、有慢性肝病、老年人及嗜酒者。同时嘱患者禁酒,定期监测肝功能。
5. 预先告知患者服用利福平期间粪便、尿、汗液、泪液、唾液和痰液呈橘黄色。

【常用制剂及用法】

片剂、胶囊剂:每片(粒)150mg,300mg。450～600mg/d,清晨空腹一次顿服。

【药物相互作用】

1. 利福平为肝酶诱导剂,加速其他作为肝药酶底物的药物的代谢、灭活,而使这些药物的药效降低。这些药物包括奎尼丁、酮康唑、普奈洛尔、雌激素、肾上腺皮质激素、口服抗凝药、口服降糖药、茶碱类、抗肿瘤药物等,与上述药物合用时,应注意调整剂量。与异烟肼合用有协同作用,但同时也加速异烟肼代谢而增加肝毒性。
2. PAS、巴比妥类及氯氮䓬可减少利福平在肠道的吸收,合用时应间隔一定的时间。

3. 与乙胺丁醇合用有加强视力损害的可能。

乙胺丁醇（ethambutol，EMB）

【药理作用和体内过程】

乙胺丁醇是人工合成的抗结核病药，水溶性好，对热稳定。口服吸收迅速，广泛分布于组织与体液，但不易进入脑脊液。该药主要经肝代谢，肾排泄。该药对细胞内外的结核分枝杆菌均有较强的杀菌作用，主要对繁殖期细菌有较强的杀菌活性，对静止期细菌几无作用。单用时可产生抗药性，但较慢。与其他抗结核药联合应用可延缓耐药性的产生。与其他抗结核药无交叉耐药性。

【临床应用】

主要用于治疗各型结核病，特别是经链霉素和异烟肼治疗无效的患者。

【不良反应及禁忌证】

1. 球后视神经炎　是最严重的毒性反应，多发生在连续大量服药后 2～6 个月内，表现为视力减退、视野缩小或红绿色盲，具有剂量依赖性和可逆性的特点，发现后及时停药可恢复。

2. 偶见胃肠道症状、过敏、肝功能轻度损害等。

3. 年幼及色觉分辨不清者慎用。

【药疗监护须知】

1. 告诉患者如果出现视力减退，对红绿色分辨能力减低时，应及时向医护人员报告。

2. 安排患者在服药期间每 2～4 周作一次视力和辨色力检查。

3. 向患者解释眼部症状停药后易于恢复，以减少恐慌。

4. 可与食物同服，以减少胃肠道反应。

【制剂及用法】

片剂：每片 100mg，200mg，400mg。初始病例 25mg/kg/d，晨起顿服或分 2～3 次口服。服药 8 周后改为维持量，一日 15mg/kg。

链霉素（streptomycin）

【作用特点】

链霉素有关药理作用已在抗生素中讨论，这里主要介绍其在抗结核病中的作用。链霉素是第一个有效的抗结核病药，在体内有较强的抑制结核分枝杆菌的作用，其抗结核作用仅次于异烟肼和利福平。不易透过血脑屏障和细胞膜，故对结核性脑膜炎效果差，对细胞内结核分枝杆菌无效。结核分枝杆菌对链霉素易产生耐药性。长期用药耳毒性发生率高。故为了延缓耐药性的产生及降低耳毒性，常与其他抗结核药联合应用。目前链霉素已逐渐为新的抗结核病药所代替。

【常用制剂和用法】抗结核剂量，重症：750～1000mg/d，肌内注射，2 次/日；轻症：每次 1000mg，2～3 次/周。

吡嗪酰胺（pyrazinamide，PZA）

【作用特点】

为烟酰胺的衍生物，其抗菌活性受 pH 影响，中性环境中无活性，在微酸（pH 5.5）条件下具较强的杀菌作用，但弱于异烟肼、利福平和链霉素。单用易产生耐药性，与其他抗结核药无交叉耐药。常与其他抗结核药联合应用，延缓耐药产生并增强疗效。常用于结核病短程化疗的强化期。因易透过血脑屏障，是结核性脑膜炎的必选药，也用于治疗其他抗结核药治疗无效的病例。长期大量应用该药可发生严重的肝损害，出现氨基转移酶升高、黄疸甚至肝坏死，用药期间应定期检查肝功能，肝功能不良者慎用。此外尚能抑制尿酸盐排泄，诱发痛风。

【常用制剂和用法】
片剂：每片 0.25g，0.75～1.5g/d，分 3 次服用。

二、二线抗结核病药

对氨基水杨酸钠（sodium para aminosalicylicacid，PAS）

【作用特点】
仅对细胞外结核分枝杆菌有抑菌作用，且作用弱，抗菌谱窄。但不易产生耐药性，并可延缓细菌产生耐药性。作为治疗结核病的辅助药，主要与异烟肼和链霉素联合使用，延缓耐药性产生，增加疗效，现多用于复治患者。对氨基水杨酸钠不宜与利福平合用，因其可影响利福平的吸收。常见不良反应为胃肠道反应及过敏反应，长期大量使用可出现肝损害。其水溶液不稳定，见光可分解变色，故应新鲜配制，并在避光条件下使用。

【常用制剂和用法】
每次 2～3g，3～4 次/日，口服。注射液应新鲜配制，避光条件下 2h 内滴完。

乙硫异烟胺（ethionamide）

【作用特点】
抑制结核分枝杆菌的作用不及异烟肼，毒性比异烟肼大。不良反应较多且发生率高，以胃肠道反应常见，且患者难以耐受。单用耐药性产生快。仅用于一线抗结核药无效的患者，并应与其他抗结核药联用。

【常用制剂和用法】
每次 200mg，2～3 次/日，口服。

利福定（rifamdin）

【作用特点】
抗菌谱与利福平相似。对结核分枝杆菌和麻风分枝杆菌的作用比利福平强，两药有交叉耐药性。不良反应较轻，偶有胃肠道刺激症状。但该药稳定性差，易改变晶形而失效，其复发率较高，现已少用。

【常用制剂和用法】
每日 150～200mg，早晨一次空腹口服。间歇疗法 200～300mg/d，每周用两天。

第二节　抗真菌药

真菌感染一般分为两类：表浅部真菌感染和深部真菌感染两类。前者主要是由各种癣菌引起，主要侵犯皮肤、毛发、指（趾）甲、口腔或阴道黏膜等，发病率高。后者多为白念珠菌和新型隐球菌引起的深部组织及内脏器官感染，病情严重，病死率高，近年来其发病率呈持续上升趋势。

抗真菌药根据化学结构的不同一般分为四类：抗生素类抗真菌药，如两性霉素 B；唑类抗真菌药，如酮康唑；嘧啶类抗真菌药，如氟胞嘧啶和丙烯胺类抗真菌药，如特比萘芬等。

一、抗生素类抗真菌药

抗生素类抗真菌药包括多烯类抗生素（如两性霉素 B、制霉菌素等）和非多烯类抗生素（如灰黄霉素），其中两性霉素 B 抗真菌活性最强，是唯一可用于治疗深部和皮下真菌感染的多烯类药物。其他多烯类只限于表浅真菌感染的局部治疗。

两性霉素 B（amphotericin B）

又称庐山霉素。

【药理作用和作用机制】

两性霉素 B 的抗真菌谱广，对多种深部细菌如新型隐球菌、白色念珠菌、孢子丝菌、芽生菌及荚膜组织胞浆菌等，有强大抑制作用，高浓度有杀菌作用。两性霉素 B 能选择性地与真菌细胞膜中麦角固醇结合，增加膜的通透性，导致细胞内重要物质如钾离子、核苷酸、氨基酸等外漏而发挥抗菌作用。

【临床应用】

是目前治疗深部真菌感染的首选药。主要用于治疗各种真菌性肺炎、脑膜炎、尿路感染及败血症等。

【体内过程】

口服或肌注给药吸收差，且刺激性较大，对深部真菌感染需缓慢静脉滴注给药。经肾排泄慢，血浆 $t_{1/2}$ 为 24 小时。90% 以上与蛋白结合，在体内分布以肝、脾为最高，其次为肺与肾。脑脊液中药物浓度低，治疗真菌性脑膜炎时，为加强疗效需加用小剂量鞘内注射。

【不良反应】

1. 急性毒性反应　最常见，在静滴过程或以后数小时可发生寒战、高热、恶心、呕吐、厌食、头痛、肌肉痛和关节痛，有时伴有血压降低、眩晕等。

2. 肾损害　常见而严重，约 80% 发生氮质血症。具可逆性，一般于停药后可恢复。

3. 低血钾、低血镁　亦常发生，与肾小管酸化使大量 K^+、Mg^{2+} 排出有关。因而需补给氯化钾。

4. 肝损害、过敏反应和贫血　较少见。

5. 刺激性　注射部位易发生血栓性静脉炎。

6. 心律失常　滴注过快可导致心律失常或心脏停搏。

为减轻两性霉素 B 的毒副作用，已研制出两性霉素 B 脂质体用于临床，由于脂质体制剂多分布于肺、肝、脾等网状内皮组织，减少药物在肾的分布，减轻肾毒性。同时其临床疗效不低于原药，甚至更好。

【药疗监护须知】

1. 该药毒性大，又需长期使用，不良反应多，只用于有绝对用药指征者，不可用于一般真菌感染，而静脉注射此药时必须在医护人员严格的监护下进行。

2. 为减少两性霉素 B 引起的高热、头痛和过敏反应发生，静滴前半小时常需给患者服用解热镇痛药和抗组胺药，滴注液中加生理量的氢化可的松或地塞米松。

3. 为减少血栓性静脉炎的发生，静脉滴注液应适当稀释，并经常更换注射部位。

4. 两性霉素B对光、热不稳定，应在2～8℃下避光密闭保存。稀释时不能用生理盐水，否则会发生沉淀。

5. 定期作血、尿常规、肝肾功能、血钾和心电图检查。

6. 长期应用本药应注意补钾。

【常用制剂和用法】

注射剂：每支10mg，25mg，50mg。用5%葡萄糖液稀释，浓度不超过0.1mg/ml。避光缓慢滴入。从0.1mg/kg/d开始，逐渐增至1mg/kg/d，每日或隔日给药一次。

【相互作用】

1. 本品与氨基糖苷类抗生素、万古霉素、多黏菌素类、环孢素、抗肿瘤药等合用可增大肾毒性，若合用时应严密监测肾功能。

2. 肾上腺皮质激素及排钾利尿药可加重低血钾。

3. 本品与氟胞嘧啶有协同抗菌作用；而与咪康唑合用可使抗真菌作用减弱。

制霉菌素（nystatin）

【作用特点】

也属多烯类抗真菌药，抗真菌作用和体内过程与两性霉素B相似，但毒性更大，不作注射用。主要局部应用治疗白念珠菌及隐球菌等各种真菌所致皮肤、口腔感染及阴道念珠菌感染和阴道滴虫病。口服不宜吸收，用于治疗胃肠道真菌感染，口服剂量较大时可发生恶心、呕吐、腹泻。

【常用制剂和用法】

片剂：每片50万U，每次50万～100万U，4次/日；另有栓剂和软膏剂供局部应用。

口服：每次50万～100万U，4次/日。

灰黄霉素（griseofulvin）

【药理作用及作用机制】

为非多烯类抗真菌药。其抗真菌谱较窄，对各种浅部真菌有较强的抑制作用，但对深部真菌和细菌无效。作用机制为干扰真菌有丝分裂，抑制其生长。临床主要用于治疗各种癣病。对头癣疗效很好，对指（趾）甲癣疗效较差。本药只能抑制真菌，故不能控制已感染的病灶，必须连续用药，直至被感染的毛发或指甲等自然或人工脱落，才不致复发，故疗程常需数周至数月。

【体内过程】

灰黄霉素不易透过表皮角质层，外用无效。口服吸收少，吸收后分布于皮肤、脂肪、毛发及指甲等组织。可诱导细胞色素P450同工酶。

【不良反应】

1. 胃肠道反应　恶心、呕吐、腹泻等。

2. 神经系统反应　嗜睡、眩晕或失眠等。

3. 其他　偶见白细胞减少、蛋白尿、黄疸。

【药疗监护须知】

1. 餐中或餐后服用可增加吸收量，尤其油脂饮食较好。

2. 本品可增加乙醇作用，嘱患者服用期间不宜饮酒。
3. 由于用药疗程较长，故长期服用过程中，应安排患者进行血常规和肝肾功能检查。

【制剂及用法】

片剂：每片100mg。成人500～600mg/d；儿童一日10～15mg/kg，分2～4次，饭后，口服。疗程10～14日。

【相互作用】

肝药酶诱导剂巴比妥类，可加速灰黄霉素的代谢灭活，减弱药效；同时可减少灰黄霉素的吸收，故两药不宜合用。

二、唑类抗真菌药

唑类抗真菌药是合成的广谱抗真菌药，包括咪唑类和三唑类。咪唑类中克霉唑、咪康唑、益康唑和联苯苄唑等目前均主要作为局部用药，酮康唑是第一个可口服的咪唑类抗真菌药，亦为治疗表浅部真菌感染的首选药。在咪唑环引入一个N原子即为三唑类，如伊曲康唑、氟康唑和伏立康唑等，均可口服治疗深部真菌感染。

酮康唑（ketoconazole）

又称里素劳。

【作用特点】

第一个广谱口服抗真菌药，口服可有效地治疗深部、皮下及浅表真菌感染，亦可局部用药治疗表浅部真菌感染，其对皮癣、酵母菌以及其他致病真菌均有抗菌活性。其作用机制主要是干扰真菌细胞膜中麦角固醇的合成，导致膜的通透性增强。该药的溶解和吸收均需要足够的胃酸，故与食品、抗酸药或抑制胃酸分泌的药物同福可降低酮康唑的生物利用度。口服不良反应较多，常见胃肠道反应，偶见肝损害，极少数人因该药影响雄激素、皮质激素等代谢而发生内分泌异常。

【常用制剂和用法】口服：每次200mg，1～2次/日。

咪康唑（miconazole）

对真菌和革兰阳性球菌均有抑制作用。口服吸收少，静脉给药不良反应多，故主要作为外用抗真菌药治疗皮肤黏膜真菌感染，疗效优于克霉唑和制霉菌素。偶尔静脉给药作全身治疗，仅限于两性霉素B和酮康唑均无效或不能耐受时，且须住院治疗。局部用药疗效优于克霉唑或制霉菌素。

克霉唑（clotrimazole）

广谱抗真菌药，口服生物利用度低，主要局部应用治疗皮肤癣菌或念珠菌所致的皮肤黏膜感染。局部应用无明显吸收，但有轻度刺激性和烧灼感。

氟康唑（fluconazole）

商品名：大扶康。

广谱抗真菌药，抗菌作用强酮康唑5～20倍。口服或静脉给药均有效。口服吸收良好，可分布到各组织和体液，对正常和炎症脑膜均有强大穿透力，脑脊液药物浓度高达血药浓度的50%～60%。因此适用于各种真菌引起的脑膜炎和皮质下真菌感染，为治疗艾滋病患者隐球菌性脑膜炎的首选药。尿中原型排泄可达 80% 以上，肾功能不良时 $t_{1/2}$ 明显延长，故应减小剂量。不良反应较少，常见胃肠道反应。可能导致胎儿缺陷，孕妇禁用。

伊曲康唑（itraconazole）

商品名：斯皮仁诺。

抗真菌谱较酮康唑广，体外抗真菌作用比酮康唑强 5～100 倍，可有效治疗深部、皮下及浅表真菌，已成为治疗罕见真菌如组织胞浆菌感染和芽生菌感染的首选药物。不良反应较轻，一般能较好地耐受，主要为胃肠道反应。该药不抑制雄激素合成，故也可避免内分泌异常。

三、嘧啶类抗真菌药

氟胞嘧啶（flurocytosin）

【作用特点】

本品为抑菌剂，高浓度时具有杀菌作用，作用机制为药物通过真菌细胞的渗透系统进入细胞内，转换为氟尿嘧啶，替代尿嘧啶进入真菌的 DNA 中，从而阻断核酸合成。哺乳动物无法将氟胞嘧啶转变为氟尿嘧啶，因此不受该药影响。本品对新型隐球菌、念珠菌和球拟酵母菌等有较高的抗菌活性，对着色真菌、少数曲霉菌有一定抗菌活性，对其他真菌和细菌作用均差。该药与两性霉素 B 合用，是治疗隐球菌脑膜炎的有效方案。不良反应有胃肠道反应，一过性氨基转移酶升高，骨髓抑制。

【常用制剂和用法】

片剂：每片 260mg，500mg，100～150mg/kg/d，分 3～4 次服，疗程数周至数月。

四、丙烯胺类抗真菌药

特比萘芬（terbinafine）

选择性抑制不依赖细胞色素 P450 的角鲨烯环化酶，影响麦角固醇合成，继而发挥抗真菌作用。本品有广谱抗真菌作用，对皮肤真菌有杀菌作用，对念珠菌则起抑菌作用。适用于浅表真菌引起的皮肤、指甲感染，如毛癣菌、狗小孢子菌、絮状表皮癣菌等引起的体癣、股癣、足癣、甲癣以及皮肤念珠菌感染。不良反应轻，常见胃肠道反应，较少发生肝炎和皮疹。

（李 利）

第三十四章

抗恶性肿瘤药

恶性肿瘤是严重危害人类健康的常见疾病，由于其病因和发病机制未明，故目前尚无十分满意的防治措施。目前对恶性肿瘤的治疗常采用手术、放疗、药物及必要的支持疗法等。药物治疗占有重要地位。

根据对生物大分子的作用方式，抗恶性肿瘤药可分为：①影响核酸生物合成药物：如甲氨蝶呤等；②直接影响 DNA 结构和功能药物：如丝裂霉素等；③干扰转录和阻止 RNA 合成药物：如放线菌素 D 等；④影响蛋白质合成与功能药物：如长春碱类等；⑤影响激素平衡药物：如他莫昔芬等。

亦可根据药物对细胞增殖动力学的影响将抗肿瘤药分为：①细胞周期非特异性药物：如烷化剂及抗肿瘤抗生素等；②细胞周期特异性药物：如主要作用于 S 期的甲氨蝶呤、主要作用于 M 期的长春新碱等。

第一节 烷 化 剂

本类药物均具有活泼的烷化基团，可与 DNA 或蛋白质的某些基团发生烷化作用，形成交叉联结或脱嘌呤作用，使 DNA 断裂；还可使碱基配对错码，造成 DNA 结构与功能的破坏。

氮芥（nitrogen mustard）

又称：恩比新等。

【药理作用和作用机制】

本品可与鸟嘌呤第 7 位的氮呈双键缩合，使 DNA 双链内发生交叉联结或 DNA 同链内的不同碱基发生交叉联结。G_1 期和 M_2 期细胞对本药最为敏感，可延迟细胞从 G_1 期进入 S 期。大剂量对各周期细胞及非增殖细胞均有杀伤作用。

【临床应用】

用于恶性淋巴瘤、肺癌、头颈部癌，亦用于慢性白血病、乳腺癌、卵巢癌及绒癌等；与长春新碱、丙卡巴肼、泼尼松合用（MOPP 方案）用于霍奇金病。

【不良反应及禁忌证】

本品代谢产物可刺激延脑 CTZ，导致恶心、剧烈呕吐；注射局部可产生疼痛，血管变硬或栓塞；骨髓抑制，可引起白细胞和血小板总数下降；大剂量时可致中枢神经系统毒性和心脏损伤；本品有致突变和致畸作用，孕妇及哺乳期妇女禁用。

【药疗监护须知】

本药对皮肤黏膜有刺激，可引起破溃，发泡，如漏于血管外可引起疼痛及局部坏死。溶液须在用前新鲜配制，并于 10 分钟内静脉注入。如不慎将药液漏于血管外，应立即局部注射生理盐水或硫代硫酸钠。用药期间每周检查血象1~2次，白细胞和血小板过低时须停药。

【制剂及用法】

注射剂：每支5mg（1ml），10mg（2ml）。静脉：快速推入每千克体重0.1mg，每周2~3次，总量30~60mg为1个疗程。胸腹腔注射：每次5~10mg，每周1次，一般不超过4~5次（以上均需稀释后使用）。

环磷酰胺（cyclophosphamide，CTX）

又称：安道生、癌得星等。

【药理作用和作用机制】

在肿瘤细胞内转变为磷酰胺氮芥，与DNA形成交叉联结，抑制肿瘤细胞生长，对S期作用最明显。

【临床应用】

主要用于淋巴瘤、多发性骨髓瘤、淋巴细胞白血病、神经性细胞瘤及卵巢癌、乳腺癌、肺癌、头颈部肿瘤等。

【不良反应及禁忌证】

食欲减低、恶心、呕吐等；偶可引起口腔炎、胃黏膜溃疡；白细胞（尤其是粒细胞）减少，停药后较易恢复；5%~15%患者出现出血性膀胱炎，表现为尿急、尿频、尿痛等，尿中有蛋白、红细胞；偶见肝损害。明显恶病质者、孕妇、哺乳期妇女禁用。

【药疗监护须知】

本品对尿路有刺激，治疗中应大量饮水，保持每日尿量2000~3000ml。本品对组织有刺激作用，静滴过程中需注意观察局部皮肤变化，一旦发现药液外溢应立即更换静脉通路，局部给予冷、热敷。脱发一般发生于用药后3~4周，应预先向患者说明头发可再生。

【制剂及用法】

粉针剂：0.2g。片剂：每片50mg。成人常用量：口服每日2~4mg/kg，连用10~14天，休息1~2周重复。

白消安（busulfan）

又称：马利兰、白血福恩等。

【药理作用和作用机制】

进入体内通过与细胞核中DNA内鸟嘌呤发生烷化作用而破坏DNA结构与功能。其细胞毒作用几乎完全表现为对造血功能的抑制，对粒细胞作用最强，其次是血小板及红细胞系列，对淋巴细胞作用最弱。

【临床应用】

主要用于慢性粒细胞白血病的慢性期、真性红细胞增多症、原发性血小板增多症及骨髓纤维化等。

【不良反应及禁忌证】

消化道反应、骨髓抑制、肺纤维化、男性乳腺发育、睾丸萎缩、女性月经不调、皮肤色素沉着等。孕妇可致畸形。孕妇、哺乳期妇女、有急性白血病、再生障碍性贫血或其他出血性疾病者禁用。慢性粒细胞白血病急性病变时应停药。

【制剂及用法】

片剂：每片 0.5mg，2mg。口服：成人 2～8mg/d，分 3 次服，维持量：每次 0.5～2mg。儿童每千克体重 0.05mg。

第二节 抗代谢药

此类药物的化学结构与体内某些重要代谢物如叶酸、嘌呤、嘧啶的化学结构相似，可与代谢物发生特异性拮抗作用，从而影响核酸生物合成，阻止癌细胞的分裂繁殖。属于细胞周期特异性药物，主要作用于 S 期。

甲氨蝶呤（methotrexate，MTX）

又称：氨甲蝶呤、美素生等。

【药理作用和作用机制】

抑制二氢叶酸还原酶，阻止脱氧胸苷酸合成，影响 DNA 合成；可阻止嘌呤核苷酸合成而干扰 RNA 和蛋白质的合成。该药选择性地抑制 DNA 合成期，但抑制 RNA 与蛋白质合成作用较弱。

【临床应用】

用于急性白血病、绒毛膜上皮癌、骨肉瘤、乳腺癌、睾丸肿瘤等。

【不良反应及禁忌证】

消化道反应、骨髓抑制、肝损害、血中尿酸水平增高、妇女月经延迟及生殖功能减退。妊娠早期用药可致畸。脱发亦常见。长期应用，部分患者可致肺纤维化。肝肾功能异常者、孕妇和哺乳期妇女禁用。

【药疗监护须知】

用药期间应大量饮水，预防肾衰竭，碱化尿液以降低毒性。

【制剂及用法】

片剂：5mg。口服成人一次 5～10mg，一日 1 次，每周 1～2 次，一个疗程安全量 50～100mg。注射剂：0.1g。用于急性白血病：肌肉或静脉注射，每次 10～30mg，每周 1～2 次；儿童每日 20～30mg/m^2，每周一次，或视骨髓情况而定。

氟尿嘧啶（fluorouracil，5-Fu）

又称：5-氟尿嘧啶、氟优等。

【药理作用和作用机制】

通过抑制脱氧胸苷酸合成酶，影响 DNA 合成；也可掺入 RNA 中干扰蛋白质合成。

【临床应用】

用于肝癌、肺癌、乳腺癌、卵巢癌、绒毛膜上皮癌、恶性葡萄胎、膀胱癌等。外用用于皮肤癌、尖锐湿疣等。

【不良反应及禁忌证】

恶心、呕吐、食欲减退、外周血白细胞减少、脱发、色素沉着，偶见神经系统反应。患带状疱疹者、孕妇和哺乳期妇女禁用。肝、肾功能不全者慎用。

【制剂及用法】

片剂：2.5mg。成人口服：每次 5～10mg，1 次/日。

阿糖胞苷（cytarabine）

又称：爱力生、赛德萨等。

【药理作用和作用机制】

本品为抗嘧啶类药，主要作用于细胞 S 期，通过抑制 DNA 多聚酶从而阻止细胞 DNA 合成，干扰细胞增殖；也可掺入 DNA 中干扰其复制，使细胞死亡。本品有抗病毒作用。

【临床应用】

用于急性白血病、头部鳞癌、消化道肿瘤等。还可外用于病毒性角膜炎及流行性结膜炎。

【不良反应及禁忌证】

骨髓抑制，消化道反应，少数患者可有肝功能异常及发热、皮疹等。孕妇和哺乳期妇女禁用。肝、肾功能不全者慎用。

【药疗监护须知】

用药期间适当增加患者的液体摄入量，使尿液保持碱性。药物避光，密闭，阴凉干燥处保存。配好的注射液可在 2～8℃ 冷藏保存 7 天，室温下保存 24h。

【制剂及用法】注射剂：100mg（5ml），500mg（10ml）。

诱导缓解：静脉注射或滴注一次按体重 2mg/kg（或 1～3mg/kg），一日 1 次，连用 10～14 日，如无明显不良反应，剂量可增大至一次按体重 4～6 mg/kg。维持：完全缓解后改用维持治疗量，一次按体重 1mg/kg，一日 1～2 次，皮下注射，连用 7～10 日。

巯嘌呤（6-mercaptopurine，6-MP）

又称：乐疾宁等。

【药理作用和作用机制】

本品干扰嘌呤代谢，阻碍核酸合成，为嘌呤类拮抗剂。主要作用于细胞周期的 S 期，对 G_1 期细胞也有作用。

【临床应用】

用于急性白血病（对儿童白血病效果优于成人）、绒毛膜上皮癌、恶性葡萄胎等。

【不良反应及禁忌证】

骨髓抑制、胃肠道反应、高尿酸血症、口腔溃疡等。本品尚有致畸、致突变作用。孕妇和哺乳期妇女禁用。肝、肾功能不全者慎用。

【药疗监护须知】

用药期间定期检查血象和肝肾功能。不宜与肝毒性药物合用。

【制剂】

片剂：25mg，50mg，100mg。绒毛膜上皮癌：成人常用量，每日 6～6.5mg/kg，分两次口服，以 10 日为一疗程，疗程间歇为 3～4 周。白血病：开始：每日 2.5mg/kg 或 80～100mg/m^2，一日 1 次或分次服用，一般于用药后 2～4 周可见显效，如用药 4 周后，仍未见临床改进及白细胞计数下降，可考虑在仔细观察下，加量至每日 5mg/kg。维持：每日 1.5～2.5mg/kg 或 50～100mg/m^2，一日 1 次或分次口服。

羟基脲（hydroxyurea，HU）

又称：羟胺、羟脲等。

【药理作用和作用机制】

抑制核苷酸还原酶，阻止 DNA 合成。主要作用于细胞周期的 S 期。本品还可提高放射治疗的疗效。

【临床应用】

用于慢性粒细胞白血病、黑色素瘤、消化道肿瘤等，亦可用于头颈部和泌尿生殖系统实体瘤。

【不良反应及禁忌证】

骨髓抑制、胃肠道反应。还可致脱发、眩晕、皮疹、睾丸萎缩等。孕妇和哺乳期妇女禁用；肝、肾功能不全者慎用。

【制剂及用法】

片剂：0.5g。口服，CML 每日 20～60mg/kg，每周 2 次，6 周为 1 疗程；头颈癌、宫颈鳞癌等每次 80mg/kg，每 3 天 1 次，需与放疗合用。

第三节 抗肿瘤抗生素

放线菌素 D（dactinomycin D）

又称：更生霉素等。

【药理作用和作用机制】

本品抑制 RNA 合成，作用于 mRNA，干扰细胞的转录过程。

【临床应用】

用于肾母细胞瘤、绒毛膜上皮癌、恶性葡萄胎、睾丸肿瘤等。也可提高放射治疗的敏感性。

【不良反应及禁忌证】

骨髓抑制，消化道反应。有水痘病史者、哺乳期妇女、孕妇禁用。骨髓功能低下、有痛风史、近期接受过放射治疗者慎用。

【制剂及用法】

粉针剂：0.2mg。静注：一般成人每日 300～400μg（6～8μg/kg），溶于 0.9% 氯化钠注射液 20～40ml 中，每日一次，10 日为 1 疗程，间歇期 2 周，1 个疗程总量 4～6mg。

丝裂霉素（mitomycin）

又称：自力霉素等。

【药理作用和作用机制】

本品能与 DNA 的双螺旋形成交联，破坏 DNA，阻碍 DNA 的复制，抑制肿瘤细胞分裂。

【临床应用】

用于消化道癌、肺癌、乳腺癌、头颈部肿瘤、宫颈癌、卵巢癌、膀胱肿瘤、慢性白血病等。

【不良反应】

骨髓抑制，消化道反应，肾及肺毒性。

【制剂及用法】

冻干粉针剂：2mg,10mg。静脉注射：每次 6～8mg，以氯化钠注射液溶解后静脉注射，每周一次，也可 10～20mg 一次，每 6～8 周重复治疗。

多柔比星（doxorubicin）

又称：阿霉素等。

【药理作用和作用机制】

本品抗肿瘤作用强，因结构中既有脂溶性的蒽环配基，又有水溶性的柔红糖胺基，可直接作用于 DNA，插入 DNA 双螺旋链中使之解开；本品还抑制 DNA 聚合酶，既抑制 DNA 合成，也抑制 RNA 合成。本品还有形成氧自由基的功能，具有破坏细胞膜结构和功能的作用。该药对各期细胞均有杀伤作用，尤其对 S 期在早期最为敏感。抗瘤谱广。

【临床应用】

用于急性白血病、恶性淋巴瘤、乳腺癌、肺癌、各种消化道癌。本品有加强对放疗敏感性的作用。

【不良反应及禁忌证】

具有心脏毒性。骨髓抑制，用药后 7～10 天白细胞计数可降到最低点，但恢复较快。消化系统反应等。少数引起肝功能损害，肾功能不全者要警惕高尿酸血症。妊娠、哺乳期妇女及心脏病患者禁用。肝肾功能不良者慎用。

【制剂及用法】

粉针剂：10mg，50mg。成人常用量为 50～60mg/m^2，每 3～4 周 1 次或每日 20mg/m^2，连用 3 日，停用 2～3 周后重复。

博来霉素（bleomycin，BLM）

又称：争光霉素等。

【药理作用和作用机制】

本品为碱性多肽类广谱抗肿瘤抗生素。通过阻止 DNA 合成发挥作用。对正常组织如骨髓抑制作用小，但易被体内酰胺酶水解而失活。由于皮肤和鳞状上皮细胞中的酰胺酶活力很低，不易水解本品，可选择性地用于抑制鳞癌。本品对肉瘤的作用较弱。

【临床应用】

用于头颈部、食管、皮肤、宫颈、阴道、外阴、阴茎的鳞癌，恶性淋巴瘤、睾丸癌等。也用于银屑病。

【不良反应及禁忌证】

轻微的骨髓抑制；皮肤色素沉着，指甲变色脱落，脱发；口腔破溃；非特异性肺炎和肺纤维化；过敏性休克等。对本品过敏者和水痘患者禁用。70 岁以上老年患者及肺、肝或肾功能损害者慎用。孕妇、哺乳期妇女慎用。发热患者、白细胞减少者慎用。

【制剂】粉针剂：15mg。

第四节 抗肿瘤植物药

长春碱（vinblastine，VLB）

又称：长春花碱、威保定等。

【药理作用和作用机制】

属于细胞周期特异性抗癌药。主要作用于增生细胞有丝分裂的中期，对增生旺盛的细胞作用最强。通过与有丝分裂中的微管蛋白结合，阻碍纺锤丝的形成，使细胞核的分裂停止在中期。

【临床应用】

用于肺癌、乳腺癌、绒毛膜上皮癌、睾丸癌、淋巴瘤等。

【不良反应及禁忌证】

骨髓抑制，消化道反应等。用药期间要定时检查血象及肝肾功能。妊娠、哺乳期妇女禁用。已发生骨髓抑制、肿瘤已侵犯骨髓和正在接受放疗的患者慎用。

【制剂及用法】

粉针剂：10mg。静脉给药：成人 $1.4mg/m^2$（一般 1～2mg），儿童 75μg/kg，溶于生理盐水或 5% 葡萄糖注射液 20～30ml，静注或静脉冲入，每周 1 次。也可由小剂量开始逐渐加量。

长春新碱（vincristine，VCR）

又称：醛基长春碱、安可平等。

【药理作用和作用机制】

属于细胞周期特异性抗癌药。对 M 期细胞增生有延缓或阻滞作用。通过与有丝分裂中的微管蛋白结合，阻碍纺锤丝的形成，使核分裂停止在中期，引起核固缩或呈空泡状变化。

【临床应用】

用于肺癌、乳腺癌、卵巢癌、急性白血病、霍奇金病、恶性淋巴瘤等。

【不良反应及禁忌证】

神经麻痹作用突出，出现指趾感觉障碍、腱反射减弱或消失、肌力减弱等。亦可引起下颌痛及周围神经炎。骨髓抑制及胃肠道反应较轻微。妊娠、哺乳期妇女及正在接受放疗的患者禁用。

【制剂及用法】

针剂硫酸长春新碱：每支 0.5mg，1mg。成人剂量 1～2mg（或 $1.4mg/m^2$）最大不大于 2mg，年龄大于 65 岁者，最大每次 1mg。儿童 75μg/kg 或 $2.0mg/m^2$，每周 1 次静脉注射或冲入。联合化疗是连用 2 周为 1 周期。

羟喜树碱（hydroxycamptothecine）

【药理作用和作用机制】

属于细胞周期特异性药物。作用于 S 期，对 G_0 细胞无作用，对 G_1、G_2 与 M 期细胞有轻微杀伤力。可抑制拓扑异构酶 I，因而干扰 DNA 复制。本品与常用抗肿瘤药无交叉耐药性。

【临床应用】

用于肝癌、胃癌、直肠癌、头颈部癌、膀胱癌、白血病等。

【不良反应及禁忌证】

骨髓抑制，胃肠道反应，脱发，尿路刺激，心电图异常等。肾功能不全者、孕妇慎用。

【药疗监护须知】

每次用药后要多饮水。本品不能用葡萄糖注射液及酸性药物稀释，否则会产生沉淀。应用生理盐水稀释，稀释后立即注射，不宜久置。

【制剂及用法】

粉针剂：2mg。静脉注射：每次 10～30mg，以氯化钠注射液稀释后静脉注射，每日 1 次，每周 3 次，6～8 周为 1 个疗程，联合用药时本品剂量可适当减少。

紫杉醇（paclitaxel）

又称：泰素等。

【药理作用和作用机制】

本品是细胞毒类抗癌药，属于新型的抗微管剂，可抑制微管的解聚，导致微管束排列异常，纺锤体失去正常功能导致细胞死亡。

【临床应用】

用于肺癌、乳腺癌、卵巢癌、胃癌、大肠癌、头颈部癌等。

【不良反应及禁忌证】

骨髓抑制，周围神经毒性，胃肠道反应，关节肌肉疼痛，心电图异常等。对本品过敏者、妊娠及哺乳期妇女禁用。

【药疗监护须知】

治疗期间严密监测血象、心电图、血压和呼吸。与维生素 B_1、B_6 合用可预防神经毒性；给药前给予皮质激素、组胺受体阻滞剂可减少本品的不良反应。禁用 PVC 增塑的设备稀释或盛装药液。

【制剂】注射剂：30mg（5ml）。

第五节　抗肿瘤激素类药

他莫昔芬（tamoxifen）

【药理作用和作用机制】

本品为抗雌激素类药。与雌二醇竞争结合肿瘤雌激素受体，从而抑制肿瘤的生长。

【临床应用】

主要用于乳腺癌，对雌激素受体阳性者疗效更好。也用于不排卵性不孕症。

【不良反应及禁忌证】

潮红，消化道反应，水肿，月经周期紊乱，阴道分泌物增多。大剂量或久用可致视网膜疾病，可致失明，应定期做眼科检查。

【制剂及用法】

片剂：每片含枸橼酸他莫昔芬 15.2mg 相当于他莫昔芬 10mg。乳腺癌等肿瘤：开始 10mg，2 次 / 日，口服。如 1 个月内无效，可增至 20mg，2 次 / 日。不孕症：于月经周期第 2～5 天服 10mg，2 次 / 日；如果需要，以后周期可用至 40mg，2 次 / 日。

福美司坦（formestane）

【药理作用和作用机制】

本品为雄烯二酮的衍生物，是芳香酶抑制剂，机制为该药通过甾体母核与酶活性部分结合，产生不可逆的抑制作用，使芳香酶失活，从而抑制雌激素的生成，阻止雌激素依赖型乳腺癌的生长。

【临床应用】用于自然或人工绝经后的乳腺癌。

【不良反应及禁忌证】

消化道反应，阴道出血。长期应用可出现视力障碍，偶有白细胞和血小板减少。绝经前、哺乳期妇女禁用。血象或肝功能异常者、驾车和操作机器者慎用。

【制剂及用法】注射剂：250mg。每2周1次，作臀部深肌内注射。

雌莫司汀（estramustine）

又称：雌氮芥等。

【药理作用和作用机制】

本品是以雌二醇17-磷酸酯为载体的氮芥类药物。具有烷化剂与雌激素的双重作用，与前列腺组织有特殊的亲和力，既提高疗效又减轻烷化剂的全身不良反应，可有效抑制前列腺癌。

【临床应用】主要用于晚期前列腺癌，特别是对雌二醇治疗不敏感的前列腺癌。

【制剂及用法】胶囊：每粒140mg。每日4～8粒胶囊，分2～3次服用。

第六节 其他抗肿瘤药及辅助治疗药

顺铂（cisplatin）

【药理作用和作用机制】

本品为细胞周期非特异性药物。能与DNA结合形成交联，从而破坏DNA功能，阻止DNA再复制；高浓度时也抑制RNA及蛋白质合成。

【临床应用】

用于睾丸癌、卵巢癌、膀胱癌、前列腺癌、头颈部癌、肺癌等多种实体瘤。对肿瘤放射治疗有增效作用。

【不良反应及禁忌证】

严重的消化道反应，还有骨髓抑制，肾毒性，听神经毒性。故用药期间应定期检查血象和肾功能。孕妇和哺乳期妇女禁用。肾功能不全、中耳炎者慎用。

【制剂及用法】

注射剂：20mg（20ml）。静脉注射或静脉滴注：每次20～30mg或20mg/m^2，溶于生理盐水20～30ml中静注，或溶于5%葡萄糖注射液250～500ml中静滴，连用5日为1周期，一般3～4周重复，可间断用药3～4个周期。大剂量：80～120mg/m^2，每3周1次，同时注意水化，使患者尿量保持在2000～3000ml，也可加用甘露醇利尿。

卡铂（carboplatin）

【药理作用和作用机制】

本品为第二代铂类药物，作用机制与顺铂相似，但肾、耳、神经毒性及胃肠道反应均明显低于顺铂；此外，具有放射增敏剂作用，在缺氧情况下增敏作用强于顺铂。

【临床应用】

用于卵巢癌、小细胞肺癌、睾丸癌、头颈部鳞癌、膀胱癌、宫颈癌等。

【不良反应及禁忌证】

骨髓抑制，消化道反应，神经毒性，耳毒性等。故用药期间应定期检查血象和肾功能。孕妇、哺乳期妇女、对铂化合物有过敏史者禁用。有带状疱疹病毒等感染者、肾功能减退者、严重骨髓抑制者慎用。

【制剂及用法】

注射剂：50mg（10ml），100mg（10ml）。临用时将本品加入到5%葡萄糖注射液250～500ml中静脉滴注。推荐剂量为0.3～0.4g/m^2，一次给药，每4周重复给药一次，每2～4周期为一疗程。

去甲斑蝥素（norcantharidin）

【药理作用和作用机制】

本品对肝癌、食管鳞癌等细胞株的形态、增殖有破坏或抑制作用，可提高癌细胞呼吸控制率及溶酶体酶活性，干扰癌细胞分裂，抑制其DNA合成。对骨髓细胞无抑制作用，并能升高白细胞。

【临床应用】

主要用于肝癌、消化道肿瘤等。亦可用于白细胞减少症、乙型肝炎等。与其他化疗药联合能提高疗效，减少副作用。

【不良反应及禁忌证】

本品不良反应较少，但日剂量超过45mg时，部分患者出现恶心、呕吐等症状，停药、减药或对症治疗可消失。

【制剂】片剂：5mg。

第七节　化疗药物不良反应的防治

化疗药物不良反应多而复杂，有些患者因不能耐受而中止化疗，因此要以预防为主，降低不良反应的发生率。

1. 局部反应的防治　宜选择较粗且直的静脉作为穿刺静脉，多选用前臂的静脉；详细告知患者及家属药液外渗的危害及观察方法以取得合作；刺激性强的药物静脉用药后以生理盐水加地塞米松冲管减少药物对血管壁的刺激作用。药液外渗引起局部红肿热痛和组织坏死时，应采取措施：① 24小时内冷敷以防增加吸收。②用生理盐水及0.5%普鲁卡因局部皮下封闭。③外用醋酸可的松软膏以防局部溃烂。

2. 胃肠道反应的防治　观察呕吐物的性质；鼓励患者进食，可给随意饮食并记录出入量；必要时输液，调节电解质平衡；口腔溃疡不仅影响进食且易感染引起败血症。防治措施：① 注意保护口腔清洁。②采用漱口药液（常用盐水、硼砂水、呋喃西林等）。饮食宜清淡，忌刺激性的食物；对顺铂等恶心呕吐发生率高的药物须联合应用止吐剂；对长春新碱类易致便秘的药物可通过进食粗纤维食物、增加活动量、口服缓泻剂软化大便等加以预防。

3. 肾毒性的防治　对肾毒性较强的药物应用前要进行水化治疗，即静脉补液2500ml，增加饮水量，加快体内药物及代谢产物的排出，减轻肾损害。

4. 骨髓抑制的防治　化疗过程中勤查血象，了解骨髓抑制先兆，当白细胞计数下降至2000/mm^{3}和血小板计数下降至10000/mm^{3}时，应停用药物，采取必要措施，如进行保护性隔离，严格探视，预防交叉感染，注意无菌操作，预防人为感染。有感染征兆可用抗生素预防和治疗。

5. 脱发的防治　化疗前告诉患者脱发的可能，并说明脱发是暂时的，可以恢复。避免过分洗发和用力梳头，不烫发染发。

（李卫东）

第三十五章

影响免疫功能的药物

本章介绍的药物通过影响免疫应答反应和免疫病理反应而调节机体免疫功能，防治由免疫功能异常所致疾病。按其作用方式不同，可分为免疫增强剂和免疫抑制剂。

第一节 免疫增强剂

免疫增强剂是指可激活免疫活性细胞、增强机体的特异性或非特异性免疫功能或能够使低下的免疫功能恢复正常一大类药物。常用的药物有微生物来源的制剂：如卡介苗（BCG）等；人或动物产物：如胸腺激素等；化学合成药物：如左旋咪唑等；真菌多糖类：如香菇多糖等以及中药和其他类。

卡介苗（bacillus calmette guerin，BCG）

又称：结核菌苗。为由减毒的牛型结核分枝杆菌悬液制成的活菌或死菌苗。

【药理作用和作用机制】

能刺激多种免疫活性细胞（如巨噬细胞、T细胞、B细胞、杀伤细胞和自然杀伤细胞）从而增强机体非特异性免疫。它有免疫佐剂作用，增强与其合用的其他抗原的免疫原性，加速免疫应答的诱导，提高细胞免疫和体液免疫水平。

【临床应用】

用于防治慢性支气管炎、感冒、哮喘，对风湿性关节炎、神经性皮炎有一定疗效。本品试用于黑色素瘤治疗。

【不良反应及禁忌证】

接种部位可出现红肿，少数可形成溃疡。重复应用可发生皮肤过敏反应，出现多形性斑疹性或结节性红斑。全身反应：出现无力、发热、盗汗、体重减轻等。

【药疗监护须知】

有活动性结核病患者禁用；结核菌素试验强阳性者慎用；活菌苗用时禁忌日光暴晒，注射器要专用；皮内注射切不可注射至皮下，否则会引起严重深部脓肿，长期不愈。

【常用制剂和用法】

注射剂：500μg。肌注：成人1ml，每周2～3次，3个月为一个疗程。

短小棒状杆菌菌苗（corynebacterium parvum）

又称：短棒菌苗、可化舒等。

【药理作用和作用机制】

主要增加巨噬细胞数量及吞噬功能，增强非特异性免疫；促进高效价 IgM、IgG 抗体的合成。能促进溶酶体释放水解酶，产生肿瘤抑制作用。可减轻因化疗而引起的骨髓抑制。

【临床应用】

一般与化疗药合用，对肺癌、乳腺癌、黑色素瘤、淋巴瘤等有一定疗效。

【不良反应及禁忌证】

寒战、发热、转氨酶升高、局部疼痛、恶心、呕吐、血压波动及肝、肾损害等。妊娠及哺乳期妇女禁用。

【药疗监护须知】

患者寒战时可给热饮料；体温高于39℃以上者给予解热剂或物理降温，必要时输液或其他支持治疗。在静滴本品前可给予氢化可的松100mg，以减轻副作用。要防止本药液注入皮下组织内，引起局部触痛。配成的溶液24小时内用完，过时弃去。

【常用制剂和用法】

注射液：每支5ml（含死菌35mg），1ml（含死菌7mg）。皮内注射：在淋巴结引流区，每点0.5mg，共8点，后可增加到12点，两点距离1～2cm，每周1～2次。皮下或肌注：上臂三角肌处，每次3.5～4mg。静滴：常用4～10mg，加于250～500ml生理盐水注射液或5%葡萄糖注射液中，1～4h滴完。以2～4周为1个疗程。

干扰素（interferon，IFN）

【药理作用和作用机制】

调节机体免疫监视、防御和稳定功能，增强NK细胞、Tc细胞的细胞毒杀伤作用，增强吞噬细胞活力。防止病毒整合到细胞DNA中，阻止肿瘤细胞生长、转移等。

【临床应用】

用于肿瘤、病毒感染及慢性活动性乙型肝炎。

【不良反应及禁忌证】

有发热、疲乏、食欲下降、头晕、流感症状等。偶有抑郁、呼吸困难、肝功能降低、白细胞减少及过敏反应等。严重心、肝、肾功能不良，骨髓抑制者禁用。孕妇、哺乳期妇女慎用。

【药疗监护须知】

极少数患者初次用药后出现轻微腰腹酸痛，偶见一过性低热，外阴、阴道不适，可自行消失，不影响治疗。

【常用制剂和用法】

注射剂：3MU；5MU。皮下或肌注：慢性骨髓白血病、肾细胞癌，每日3MU；慢性乙型肝炎，每次10～15MU。每周至多3次；慢性丙型肝炎，每次5MU，每周3次；每日3MU。

胸腺肽（thymosin）

又称：胸腺素、日达仙等。

【药理作用和作用机制】

本品为动物胸腺激素之一。可使骨髓产生的干细胞转变成T细胞，增加细胞免疫功能，对体液免疫的影响甚微。主要作用是：能连续诱导T细胞发育的各个阶段；具有调节机体的免疫平衡的作用；能增强成熟T细胞对抗原或其他刺激的反应。

【临床应用】

用于免疫缺陷性疾病、恶性肿瘤、慢性乙型肝炎等的辅助治疗。对慢性乙型肝炎，多用于18岁以上患者。因18岁以后胸腺开始萎缩，细胞免疫功能减退。

【不良反应及禁忌证】

恶心、发热、头晕、胸闷、无力等，少数患者偶有嗜睡感。对本品过敏者、器官移植者禁用。18岁以下患者、孕妇、哺乳期妇女慎用。

【药疗监护须知】

注射前或停药后再次注射时须做皮试。不能与其他药物混合注射。

【常用制剂和用法】

注射剂：1.6mg/ml。皮下：每次1.6mg，每周2次，相隔3～4天，疗程应持续4周（共8针）。

左旋咪唑（levamisole）

【药理作用和作用机制】

为口服有效的非特异性免疫调节剂。可促进巨噬细胞的吞噬功能，对体液免疫也有刺激作用，可调节抗体的产生。促进有免疫缺陷或免疫抑制的宿主恢复其免疫防御功能，对正常免疫机能影响不显著。对抗体产生的影响很小。

【临床应用】

用于肺癌、乳腺癌手术后和急性白血病、恶性淋巴瘤化疗后的辅助治疗。也用于自身免疫性疾病治疗。

【不良反应及禁忌证】

偶有恶心、呕吐、腹痛等不适，少数病例可出现头晕、头痛、乏力、关节酸痛、发热、失眠、神志混乱、血压降低、血管炎、皮疹、光敏性皮炎等，但停药后可自行缓解。个别病例可发生粒细胞、血小板减少及肝功能异常。肝肾功能不全、肝炎活动期患者，妊娠早期或原有血吸虫病患者禁用。

【药疗监护须知】

对厌食、恶心、呕吐等副作用出现的患者可采用软膏剂，不需口服，通过透皮吸收即可。

【常用制剂和用法】

片剂：15mg，25mg，50mg。肠溶片：25mg，50mg。颗粒剂10g：50mg。癌瘤的辅助治疗：1日量150～250mg，连服3日，休息11日，再进行下一疗程。治疗类风湿关节炎等：每次50mg，每日服2～3次，可连续服用。治支气管哮喘：每次50mg，1日3次，连服3日，停药7日，6个月为1疗程。

转移因子（transfer factor，TF）

【药理作用和作用机制】

本品为免疫增强剂。能将供体的细胞免疫力特异地转移给受体，使受体具有供体的细胞免疫功能。可增加迟发型细胞反应，能提高免疫缺陷病患者的免疫功能。还能促进干扰素的释放。具有免疫佐剂的作用。

【临床应用】

用于原发性或继发性细胞免疫缺陷的补充治疗。用于病毒性或真菌性细胞内感染（如带状疱疹、流行性乙型脑炎、白念珠菌感染等）、恶性肿瘤、自身免疫性疾病等的辅助治疗。

【不良反应及禁忌证】

注射局部疼痛、硬结，全身发热反应、风疹、皮疹、支气管哮喘等。

【药疗监护须知】

不属于免疫球蛋白,故本品无抗原性,长期应用较安全。

【常用制剂和用法】

注射剂:2U、3U。皮下注射:于上臂内侧或大腿内侧腹股沟下端,每次注射1支,每周1~2次,1个月后改为每2周1次;带状疱疹,只需注射1次。

香菇多糖(lentinan)

【药理作用和作用机制】

为免疫增强剂,具有抗肿瘤作用。主要影响辅助T细胞和杀伤T细胞,使其恢复活性。能刺激IL-1的产生和激活巨噬细胞,进一步增强免疫系统。本品具有护肝作用。

【临床应用】

用于不能手术或复发的胃肠道癌,与替加氟合用,可使症状缓解和生存期明显延长。也用于慢性乙肝的治疗。

【不良反应及禁忌证】

偶有轻度消化道反应。出现口内异常感、畏寒、心律异常、血压下降、呼吸困难、皮疹等。偶见头晕、头痛、红白细胞及血红蛋白减少。禁忌证:有胃肠道反应及头痛、头晕、皮疹等反应。极少过敏反应或休克。小儿、妊娠妇女慎用。

【给药方法和剂量】

注射剂:1mg,4mg。片剂:2.5mg。口服:成人,每次12.5mg,每日两次;儿童,每次5~7.5mg,每日2次;静注或静滴:每次2mg,每周一次,一般3个月为一个疗程。

第二节　免疫抑制剂

免疫抑制剂是一类通过不同途径非特异性地抑制机体免疫功能的药物。免疫抑制剂可作用于免疫反应的不同环节:① 抑制免疫细胞的发育和分化;② 影响抗原的识别和加工;③ 能抑制活化的T细胞或B细胞的增殖;④ 抑制效应T细胞或效应B细胞的功能。免疫抑制剂现已广泛用于防治移植排斥反应和治疗自身免疫性疾病。对自身免疫性疾病(包括自体免疫性溶血性贫血、特发性血小板减少性紫癜、类风湿关节炎、系统性红斑狼疮、肾病综合征、慢性肾小球肾炎等)的疗效,尤其是长期疗效,尚难肯定,一般可暂时缓解症状,延缓病变的进展,但不能根治。

免疫抑制剂的主要特点:

1. 大多数药物的作用缺乏特异性和选择性,在抑制免疫病理反应的同时,也会干扰正常免疫反应,长期应用可降低机体抗感染的能力而诱发感染,抑制免疫监视功能而易患肿瘤。

2. 对初次免疫应答一般比再次免疫应答更敏感,对正在建立中的免疫应答比已建立的免疫状态容易控制。

3. 药物作用与给药时间、抗原刺激的时间间隔和先后顺序密切相关。

4. 多数免疫抑制剂尚有非特异性抗炎作用。

糖皮质激素类

常用的药物有泼尼松、泼尼松龙和地塞米松等。

【药理作用和作用机制】

本类药物具有较强的免疫抑制作用，对免疫反应的多个环节有明显的抑制作用，其非特异性抗炎作用也参与免疫抑制。本类药物抑制巨噬细胞对抗原的吞噬和处理，抑制淋巴细胞DNA合成，使外周淋巴细胞数减少，抑制细胞免疫和体液免疫。作用机制为糖皮质激素进入细胞与胞质特异受体结合并激活受体，受体发生变构，暴露出一个DNA结合域。此类固醇-受体复合物形成二聚体进入胞核，结合到DNA的类固醇反应元件上，阻遏或诱导特定基因转录。

【临床应用】

自身免疫性疾病：对风湿热、类风湿关节炎、系统性红斑狼疮等多种自身免疫病均可缓解症状。对器官移植术后应用，可抑制排斥反应。过敏性疾病：对荨麻疹、花粉症、过敏性鼻炎等过敏性疾病均可缓解症状，是抑制免疫反应的首选药物，但不能根治。

【不良反应及禁忌证】

泼尼松长期应用可诱发和加重感染、溃疡、诱发高血压、糖尿病、白内障、骨质疏松等并发症。泼尼松停药后血肌酐明显增加、肌酐清除率下降。

【药疗监护须知】

用糖皮质激素治疗前，特别对需要长疗程患者，应先作结核菌素试验，排除潜在结核病。用药期间应注意检查记录：心率、血压、体温、液体出入量、体重；并注意观察皮肤有无紫斑，情绪变化；有无低钙症状：如肌痉挛；有无其他副作用及并发症，注意糖皮质激素可降低机体对不良刺激的反应能力，以致并发症常常被掩盖。低钠、低糖、高蛋白、高维生素、含钾丰富的水果及蔬菜有助于预防不良反应发生。用药期间应注意个人卫生，防止感染。

环磷酰胺（cyclophosphamide，CTX）

【药理作用和作用机制】

本品为烷化剂，能破坏DNA的结构和功能，进而抑制RNA和蛋白质的合成，抑制细胞增殖分裂，产生抗免疫作用。是各类药物中免疫抑制作用最强且持久的药物。对淋巴细胞选择性作用较强，可杀伤B淋巴细胞和T淋巴细胞，限制其转化为免疫母细胞，其中对B淋巴细胞作用尤为显著，对迅速增殖的T细胞亚群亦敏感，也能杀伤骨髓中巨噬细胞的母细胞。对体液和细胞免疫均有抑制作用，对抗原刺激前均有效。

【临床应用】

单用疗效优于甲泼尼龙和硫唑嘌呤，若三药合用疗效最佳。临床上常用于糖皮质激素不能缓解的各种自身免疫性疾病（如类风湿关节炎、系统性红斑狼疮、多发性肉芽肿、溃疡性结肠炎、特发性血小板减少性紫癜等）及器官移植时的排斥反应。

【不良反应及禁忌证】

主要为骨髓抑制引起的白细胞和血小板减少、出血性膀胱炎、脱发等。孕妇用药须慎重，有痛风病史、肝功能损害、感染、肾功能损害的患者慎用。

【常用制剂和用法】

片剂：50mg。粉针剂：0.2g。口服：抗癌用，0.1～0.2g/d，疗程量10～15g。抑制免疫用，50～150mg/d，分2次服，连用4～6周。静注：4mg/kg，1次/日，可用到总剂量

8~10g。亦可1次大剂量给予20~40mg/kg，间隔3~4周再用。

环孢素（cyclospoirin，CsA）

【药理作用和作用机制】

CsA为一新型的T淋巴细胞调节剂，能特异性抑制辅助T淋巴细胞的活性，但并不抑制T淋巴细胞，反而促其增殖。本品亦可抑制B淋巴细胞活性，在明显抑制宿主细胞免疫的同时，对体液免疫亦有抑制作用。能抑制体内抗移植物抗体的产生，因而具有抗排斥的作用。

【临床应用】

用于预防同种异体肾、肝、心、骨髓等器官或组织移植所发生的排斥反应，也用于预防及治疗骨髓移植时发生的移植物抗宿主反应。本品常与肾上腺皮质激素等免疫抑制剂联合应用，以提高疗效。试用于眼色素层炎、重型再生障碍性贫血及难治性自身免疫性血小板减少性紫癜、银屑病、难治性狼疮肾炎的治疗。

【不良反应及禁忌证】

本药是终生服用的药物，需通过监测血药浓度来调整药量，切忌自行停药或减量。可引起多个器官系统的不良反应，如高血压、肾功能损害、震颤、多毛等。

【常用制剂】

口服液：每毫升100mg（50ml）；注射剂：50mg（5ml）。

硫唑嘌呤（azathioprine）

【药理作用和作用机制】

在体内分解成6-巯基嘌呤发挥免疫抑制作用。具有嘌呤拮抗作用，抑制免疫活性细胞DNA合成，从而抑制淋巴细胞的增殖，阻止抗原敏感小淋巴细胞转化为免疫母细胞，产生免疫抑制作用。对T淋巴细胞抑制作用较强，小剂量抑制细胞免疫，较大剂量抑制抗体合成，从而抑制体液免疫。硫唑嘌呤作用慢而持久且不良反应较轻，为目前临床上常用的免疫抑制剂，基本上已替代巯嘌呤。

【临床应用】

用于抑制脏器移植时的免疫反应及各种自身免疫性疾病，但多与强的松合用。

【不良反应及禁忌证】

骨髓抑制，出现血小板减少、白细胞减少和罕见的贫血。可使肝功能破坏，转氨酶升高，可致胆汁淤积和肝细胞损害；发热，有时体温可升至39℃；大剂量时，出现胃肠道与口腔溃疡、脱发和精子缺乏症。

【常用制剂和用法】

片剂：50mg。口服，每日1.5~3mg/kg或每日50~200mg，一般于脏器移植当天给药，每日2~3mg/kg，连服3个月，以后视骨髓抑制程度决定用量，其维持量最小每周25mg仍有效。

他克莫司（tacrolimus）

又称：普乐可复、FK506。

【药理作用和作用机制】

该药进入细胞后与受体蛋白FKBP12结合为FK506-FKBP12复合物，此复合物与钙调磷酸酶（calcinurin）高亲和性结合并抑制其磷酸酶活性，阻止活化 T 细胞核转录因子（NF-AT）去磷酸化和易位，NF-AT 这种核成分会启动基因转录形成淋巴因子（例如 IL-2，γ 干扰素）；该药还可抑制编码 IL-3、IL-4、IL-5、GM-CSF 和 TNF-a 等。

【临床应用】

他克莫司较 CsA 在肝移植方面有明显优势，可显著降低急性、耐激素/难治性排斥和慢性排斥反应的发生，对肝毒性小。在肾移植方面，他克莫司也较 CsA 更明显降低急性排斥和耐激素急性排斥，移植肾失功情况较少，而不良反应及感染发生率并未增加。预防肝或肾移植术后的移植排斥反应；治疗肝或肾移植术后应用其他免疫抑制药物无法控制的移植物排斥反应。

【不良反应和禁忌证】

神经毒性、糖耐量降低和肾功能减退，一般减少剂量后症状可以缓解。出现发红、瘙痒等过敏反应及非抗体产生过敏性休克等。用药患者对病毒、细菌、真菌感染的可能性增加。

【药疗监护须知】

与环孢素一样，是终生服用的药物，需监测血药浓度来调整药量。本药可能有视觉及神经系统的干扰作用。使用本药治疗而可能受到此药干扰作用影响的病患，不应该驾驶或操作危险的器械。当本药和乙醇一同使用时，此种干扰作用会被加强。

【常用制剂和用法】

胶囊剂：0.1mg。口服给药：每日剂量分两次给予。最好是在空腹或至少进食前 1 小时或进食后 2～3 小时服用胶囊，以达到最大吸收量。口服胶囊时，通常须连续服用以抑制移植排斥作用，并没有治疗期间的限制。0.03% 和 0.1% 他克莫司软膏：在患处皮肤涂一薄层，一日两次，持续至特应性皮炎症状和体征消失后一周。

（李卫东）

第三十六章

抗寄生虫病药

寄生虫包括肠寄生虫、血液寄生虫和其他内脏寄生虫等。虽然随着人们生活水平的提高及卫生习俗的改善，寄生虫的感染率正在逐步降低，但是，药物预防和治疗寄生虫病仍然不可忽视。抗寄生虫病药是一类能消灭或减少人体肠道、血液或组织中的原虫或寄生虫的药物。应用抗寄生虫病药，首先应明确诊断，根据寄生虫的特点选择适当的药物和恰当的剂量，并密切观察驱虫效果和药物的不良反应，以保证药物的安全、有效。

第一节 抗肠虫药

抗肠虫药是用于驱除或杀死寄生于肠道中的蠕虫的药物。常见的肠道蠕虫感染是由线虫类的蛔虫、钩虫、蛲虫、鞭虫、类圆线虫及绦虫等引起。为了充分发挥药物的作用，抗肠虫药一般宜空腹服用。服药期间应避免进食高脂肪类食物，以防药物的吸收增加而出现不良反应。

阿苯达唑（albendazole）

又称肠虫清。

【药理作用和作用机制】

本药为高效广谱驱虫药，系苯丙咪唑类药物中驱虫谱较广、杀虫作用最强的一种。在体内迅速代谢为砜和亚砜，抑制虫体对葡萄糖的摄入，导致虫体糖原耗竭，并抑制延胡索酸还原酶系统，阻碍三磷酸腺苷的产生，使虫体无法生存和繁殖，导致死亡。有杀死虫卵的作用。

【临床应用】

1．主要用于驱蛔虫、蛲虫、钩虫、鞭虫。

2．可用于旋毛虫、绦虫和囊虫病、包虫、华支睾吸虫、粪类圆线虫病等。

3．也用于家畜的驱虫。

【不良反应和禁忌证】

1．不良反应少，可有口干、恶心、呕吐、乏力、头晕、轻度头痛、胃肠道不适及食欲减退等，均较轻微，不良反应大多在数小时内自行缓解，不必停药。

2．在治囊或包虫病过程中，部分患者会出现发热、荨麻疹、癫痫、视物障碍等。

3．2岁以下儿童、孕妇、哺乳期妇女，有癫痫病史、急性疾病、脓性或弥漫性皮炎者禁用，有严重肝、肾、心功能不全、活动性溃疡患者、药物过敏史患者慎用。

【药疗监护须知】

1．服药前不需空腹或清肠，可嚼服、吞服或研碎后与食物同服。

2．富含脂肪的食物可增加本品生物利用度。

3. 本品有致畸作用和胚胎毒性。

【常用制剂和用法】片剂或胶囊剂：每片 0.2g。

2～12 岁儿童剂量：口服，驱蛔虫、蛲虫、钩虫、粪类圆线虫、鞭虫，每次 0.2g，顿服，10d 后重复 1 次；

驱旋毛线虫、绦虫，每次 0.15～0.2g，每日 2 次，连服 7d；

驱囊虫，10mg/（kg·d），分 3 次，连服 10d；

驱包虫，10mg/（kg·d），分 2 次，连服 1 个月，间隔 7～10d 重复治疗，一般需 5 个疗程；

驱吸虫，0.2g/d，顿服或分 2 次，连服 7 天。

成人及 12 岁以上儿童剂量：口服，上述剂量加倍给予。

甲苯咪唑（mebendazole）

又称甲苯达唑、安乐士。

【作用特点】

系苯丙咪唑类药物，其作用及应用与阿苯达唑相似。对本品过敏者、孕妇、2 岁以下幼儿禁用。结肠炎、肝肾功能不全者慎用。不良反应有轻微头昏、腹泻、腹部不适、吐虫、皮炎、谷丙转氨酶或谷草转氨酶升高、尿素氮增高，不影响疗效。

用药时需注意：有习惯性便秘者需服泻药；腹泻患者应腹泻停止后服药；进食脂肪类食物可增加吸收，宜避免；用药无效需重复治疗，须隔 3 周后进行；与小剂量噻嘧啶合用可避免吐蛔现象。

西咪替丁可减慢本品代谢，增加其血药浓度；不宜与肾上腺皮质激合用；甲苯咪唑可增加胰岛素分泌，故与胰岛素及口服降糖药有协同作用。

【常用制剂和用法】片剂：每片 50mg、100mg。

驱钩虫、鞭虫，每次 0.1g，2 次 / 日，早晚空腹服，连服 3～4 天；

驱蛔虫、蛲虫，顿服 0.2g；驱绦虫，每次 0.3g，2 次 / 日，连服 3 天；

驱粪类圆线虫，每次 0.1g，2 次 / 日，连服 3 天；

4 岁以上儿童用成人剂量，4 岁以下儿童按以上剂量减半或遵医嘱。

哌嗪（piperrazine）

哌嗪又称驱蛔灵、枸橼酸哌吡嗪。

【药理作用和作用机制】

本品能阻断虫体神经肌肉接头处的乙酰胆碱受体，麻痹蛔虫的肌肉，使虫体不能吸附于宿主肠壁而随粪便排出。

【临床应用】

主要用于蛔虫病、蛲虫病。

【不良反应和禁忌证】

1. 哌嗪毒性低，比较安全，偶见荨麻疹。不良反应多与药物剂量有关。

2. 可引起头痛、恶心、呕吐、眩晕等。

3. 药量超过 6g，可出现神经系统中毒症状，如眩晕、震颤、共济失调、乏力、健忘等。

4. 肝肾功能不全、有神经系统疾病或有癫痫史、对本药过敏者、孕妇及哺乳期妇女禁用。

【药疗监护须知】
1．因其对人类（尤其是儿童）有潜在的神经肌肉毒性，应告知患者及患儿家长避免长期或反复过量使用。
2．肾功能不良者药物排泄减慢，应减少剂量。
3．使用此药前应先纠正营养不良或贫血。
4．此药无需禁食；便秘者需导泻。
5．与氯丙嗪合用可引起抽搐，与噻嘧啶合用有拮抗作用，与硫氯酚或左旋咪唑合用有协同作用，吩噻嗪类药物合用毒性增加，应避免与以上药物联用。

【常用制剂和用法】片剂：每片 0.25g、0.5g；糖浆剂：16%。
儿童剂量：口服，
驱蛔虫，0.1～0.16g/（kg·d），每日不得超过 3g，睡前顿服，连用 2 日；
驱蛲虫，60mg/（kg·d），分 2 次服，每日剂量不得超过 2g，连服 7～10 日；
成人剂量：口服，
驱蛔虫，3～3.5g/d，睡前顿服，连用 2 日。
驱蛲虫，2～2.5g/d，分 2 次服，连服 7～10 日。

噻嘧啶（pyrantel）

噻嘧啶又称双羟萘酸噻嘧啶、抗虫灵。

【药理作用和作用机制】
去极化型神经-肌肉阻滞剂，通过抑制胆碱酯酶，对蠕虫的神经肌肉接头处产生阻滞作用，使虫体痉挛性麻痹。

【临床应用】
用于蛔虫、钩虫、蛲虫及其混合感染，以驱钩虫疗效最佳。

【不良反应和禁忌证】
1．孕妇、1 岁以下儿童禁用。
2．肝功能不全患者、冠心病、肾病及严重溃疡病患者慎用。
3．可引起恶心、呕吐、眩晕、头痛、腰痛、腹痛、腹泻、畏寒和皮疹等。

【药疗监护须知】
1．应告知患者或患儿家长不得擅自超量或增加服药次数，也不可漏服。
2．驱蛲虫，由于未成熟蛲虫对双羟萘酸噻嘧啶的敏感性差，故应在第 1 个疗程 2 周后，待幼虫成熟，再进行第 2 个疗程。
3．营养不良、贫血患者应先给予支持疗法，然后再用本药。
4．服用本品不需空腹或服用泻药。
5．与哌嗪类药物相互拮抗，不能合用。

【常用制剂和用法】片剂：每片 0.3g，颗粒剂：每包 150mg，肛用软膏：3%。
驱钩虫、蛔虫，10mg/（kg·d），睡前 1 次顿服，不必服用泻药，驱蛔虫连服 2 d，驱钩虫应连服 3d；驱蛲虫，10mg/（kg·d），每晚顿服，连服 7d。肛用软膏：每晚睡前涂于肛门周围，再插入肛内挤出 1g 即可，连用 7d。

左旋咪唑（levamisole）

又称驱钩蛔。

【药理作用和作用机制】

左旋咪唑系四咪唑的左旋体，是广谱驱肠虫药。可选择性抑制虫体肌肉中的琥珀酸脱氢酶，使延胡索酸不能还原为琥珀酸，影响虫体肌肉的无氧代谢，减少能量的产生。并能使虫体肌肉发生持续收缩而致麻痹，失去活动能力。本品还具有免疫调节作用，主要能使免疫缺陷或免疫抑制的宿主恢复其免疫功能，对正常机体的影响不显著。

【临床应用】

驱蛔虫效果最佳。亦用于钩虫、蛲虫及钩、蛔、丝虫的混合感染。

【不良反应和禁忌证】

1．妊娠早期、肝炎活动期禁用；肝功能异常及肾功能减退的患者慎用。

2．不良反应有头晕、恶心、呕吐及腹痛等。偶见流感样症状、血压降低、血管炎、蛋白尿、白细胞减少、血小板减少、共济失调、感觉异常、视物模糊和肝功能异常。

3．在治疗丝虫病中，主要反应为发热。

【药疗监护须知】

1．不宜与四氯乙烯合用，以免增加其毒性。

2．不需服泻剂，不忌油脂。

3．与噻嘧啶合用对治疗严重钩虫感染有协同作用。

4．与甲苯咪唑合用可增强驱虫效果，并避免蛔虫游走。

【常用制剂和用法】片剂：每片 15mg，25mg，50mg。

驱蛔虫：口服，儿童 2～3mg/（kg·d），成人 100～200mg/d 均于晚饭后 1h 顿服，必要时 1 周后再服 1 次；

驱钩虫：儿童成人均为 1.5～2.5mg/（kg·d），饭后 1h 顿服，连服 3d；

抗丝虫病：儿童成人均为 4～8mg/（kg·d），分 2～3 次，饭后服，连服 2～3 天。

第二节　驱绦虫药

绦虫病是绦虫寄生于人体小肠内所引起的疾病，以牛肉和猪肉绦虫多见，可引发囊虫病和包虫病。驱绦虫药主要有氯硝柳胺、吡喹酮、鹤草酚，对多种绦虫均有效，但由于不能杀灭虫卵，故目前大多首选广谱抗肠虫药甲苯咪唑、阿苯达唑、哌嗪、左旋咪唑及吡喹酮等。

氯硝柳胺（Niclosamide）

又称灭绦灵。

【药理作用和作用机制】

氯硝柳胺能抑制绦虫线粒体氧化磷酸化反应，阻碍绦虫对氧和葡萄糖的摄入，致使绦虫头节和近段死亡，随粪便排出，但对节片中的虫卵无作用。对日本血吸虫尾蚴和钉螺亦有杀灭作用。

【临床应用】

主要用于绦虫病。

【不良反应和禁忌证】

不良反应较少而轻微,有乏力、头晕、胸闷、恶心、呕吐、腹痛和胃腹部不适以及发热、瘙痒等。

【药疗监护须知】

1. 服药前晚宜进软食,有慢性便秘者在治疗前最好先用一剂泻药。

2. 一般宜清晨空腹时服药,使药易与虫接触;服时充分将药片嚼碎后服下,尽量少喝水,使药物能在十二指肠上部达到较高浓度。

3. 小儿服药时应将药片压碎,调成糊状(可用少许糖水或果汁调),让小儿吞入。此药味道不良,小儿常拒服。

4. 驱绦虫时第2次服药后2小时需服硫酸镁导泻(儿童每岁1g),使药物能在十二指肠上部达到较高浓度;使绦虫节片在未被消化前排出。

5. 用于猪带绦虫时服药前宜先服止吐药,防服药后呕吐,以防节片破裂后虫卵释放至肠腔引起猪囊虫病。

6. 服药7天后如粪便中出现虫卵或节片,提示治疗失败,应重服1疗程,重复治疗须间隔3～4个月。

7. 驱绦虫时注意:

(1) 留集24h粪便寻找头节。

(2) 在排便时应坐在与体温相同的生理盐水中排便,以免虫体遇冷收缩而不能全部排出。

(3) 治疗3个月无虫卵和节片排出为治愈。

【常用制剂和用法】片剂:每片0.5g。

驱牛、猪绦虫,2岁以下者服0.25g,2～6岁服0.25～0.5g,>6岁服0.5～0.75g,成人及10岁每次1g,隔1h后再服1次;宜在清晨空腹服用,服药时应将药片充分咬碎后吞下,并应尽量少喝水;第2次服药后2小时需服硫酸镁导泻,使绦虫节片在未被消化前排出。

驱短膜壳绦虫,第1日服2次,每次1g,2次间隔1h,第2日起每日服1次,连服7～8d,按上法。

鹤草酚(agrimophol)

【药理作用和作用机制】

本品是从中草药仙鹤草根中提取的。能抑制虫体细胞代谢,切断能量供应,使绦虫吸盘功能丧失,并使虫体痉挛性麻痹而致死。驱绦虫效果比氯硝柳胺作用较快、较强,对成虫和幼虫有直接杀灭作用。

【临床应用】

主要用于驱绦虫;也可治疗滴虫感染。

【不良反应和禁忌证】

不良反应少,偶有恶心、呕吐、头晕、冷汗,或于服药半月后有一过性腹泻症状;偶可导致虚脱反应。

【药疗监护须知】

1. 与硝唑脒合用可使疗效显著提高,显示两药有协同作用。

2. 服药期间忌食油腻及饮酒,因油类、酒、蓖麻油可增加本品毒性,避免用蓖麻油导泻。

3．对年老体弱、小儿营养不良、心脏病患者宜用酚酞导泻。
【常用制剂和用法】胶囊剂：每粒0.15g。

口服：成人，0.7～0.8g/d；小儿25mg/kg；牛肉绦虫，成人，1.2g/d，清晨空腹顿服，当日禁食早餐，1.5小时后服酚酞或硫酸镁导泻。

第三节 抗丝虫病药

丝虫病系由丝虫寄生于人体淋巴系统引起的疾病。主要表现为淋巴管炎、乳糜尿、象皮肿等。其通过蚊吸血传播。

乙胺嗪（Diethylcarbamazine）

乙胺嗪又称海群生。
【药理作用和作用机制】
为抗丝虫药，对微丝蚴和成虫均有作用，能使血中微丝蚴迅速集中到肝的微血管内，经过一定时间后，大部分可被肝吞噬细胞杀灭；并可改变微丝蚴体表的膜，使其更易遭受宿主防御功能的攻击和破坏。对蛔虫也有作用。
【临床应用】
1．主要用于治疗马来丝虫病、班氏丝虫病、罗阿丝虫病。
2．用于盘尾丝虫病治疗，不能根治。
3．可用于治疗嗜酸粒细胞增多症和哮喘。
【不良反应和禁忌证】
1．有活动性肺结核、严重肝肾病、心脏病、急性传染病、孕妇、哺乳期妇女禁用。
2．有头痛、乏力、食欲不振、恶心、呕吐、关节痛等。偶可引起脑病、失明等。
3．尚可发生局部淋巴结炎、淋巴管炎、精索炎、附睾炎等，并出现结节。
4．可有轻度蛋白尿和血尿。亦可出现肝肿大和压痛。
5．大量微丝蚴及成虫被杀死后释放出的异体蛋白可引起畏寒、发热、皮疹、喉头水肿、哮喘、淋巴结肿大等过敏反应。
【药疗监护须知】
1．应于餐后服药，以减轻胃肠道症状。
2．用本药前应先驱蛔虫，以免引起胆道蛔虫症。
3．与卡巴肿合用可增强对成虫的杀灭作用。
4．严重马来丝虫病患者，在治疗前可先服抗组胺药物，以减轻过敏反应。
5．大剂量短程疗法易出现不良反应。
【常用制剂和用法】片剂：每片50mg，100mg。

儿童4～6mg/（kg·d），分3次，成人每次0.1～0.2g，每日3次，7～14d为1个疗程，一般2个疗程，疗程间隔1～2个月。

短程疗法，治疗马来丝虫，儿童每日20～50mg/（kg·d），成人1～1.5g，顿服或分两次服，为1日疗程；治疗班氏丝虫，儿童20mg/（kg·d），分2～3次，连服3d为1个疗程，成人总量3～4.2g，分3～5d，每日3次。

呋喃嘧酮（furapyrimidone）

【药理作用和作用机制】

呋喃嘧酮系硝基呋喃类抗丝虫药。具有较强的杀灭鼠丝虫微丝蚴和成虫的作用。对成虫的作用优于微丝蚴，对班氏丝虫的微丝蚴和成虫亦有一定作用。对宿主毒性较低，作用与乙胺嗪相似。

【临床应用】

主要用于治疗班氏丝虫病和马来丝虫病。疗效优于乙胺嗪。

【不良反应和禁忌证】

1．孕妇、心、肝、肾等疾病患者禁用。

2．不良反应有消化道症状、发热、心悸、胸闷、四肢麻木等。亦有ALT轻微上升及个别心电图有T波改变。

【药疗监护须知】

1．用药期间戒酒。

2．服药后尿可染成浅绿黄色似出现浓茶样。

3．其余参阅乙胺嗪。

【常用制剂和用法】片剂：每片0.1g。

儿童20～25mg/（kg·d），分2～3次，饭后0.5～1h服，连服1周。

成人总剂量140mg/kg，分6～7d，每日2～3次。

伊维菌素（Ivermectin）

【药理作用和作用机制】

伊维菌素系广谱抗线虫药。作用机制尚未阐明，可能涉及伊维菌素刺激神经突出的γ-氨基丁酸（GABA）释放，破坏GABA介导的中枢神经系统神经突触传递过程，使虫体神经系统麻痹致死。对成虫无效，对微丝蚴有杀灭作用。

【临床应用】

主要用于盘尾丝虫病，也用于淋巴丝虫病及驱除肠道其他寄生虫。

【不良反应和禁忌证】

1．对本品过敏患者、孕妇、哺乳妇女禁用。不足15kg或小于5岁的儿童慎用。

2．不良反应发生率低，患者耐受良好。常见有皮疹或瘙痒及颈部、腋窝、腹股沟等部位的淋巴结肿痛。

3．大剂量可致嗜睡、运动失调、瞳孔放大及震颤等，甚至死亡。

【药疗监护须知】

1．宜进餐前1小时服药。

2．服药后大便可染成红色。

3．与阿苯达唑联用可增强对马来丝虫、班氏丝虫病的疗效。

4．因对成虫无效，故不能根治。

【常用制剂和用法】片剂：每片6mg。

治疗盘尾丝虫病，4岁以上或15kg以上，每次0.15mg/kg，早餐前1h顿服，每6～12个月1次，成人每次0.15mg/kg，早餐前1h顿服，每6～12个月1次。

治疗蛔虫病，儿童每次 0.2mg/kg，成人每次 0.05~0.2mg/kg，每 3 个月重复用 1 次，共用 5 次。

第四节　抗吸虫病药

血吸虫病系由血吸虫寄生于人体门静脉系统而引起的疾病。由皮肤接触尾蚴的疫水而感染，病理变化主要由虫卵引起，主要位于肝和结肠。临床表现为长期发热、肝大伴腹泻或痢疾、嗜酸性粒细胞增多等，晚期可发展为肝硬化、门静脉高压、腹水、巨脾。

吡喹酮（praziquantel）

吡喹酮又称环吡异喹酮。

【药理作用和作用机制】

为非锑剂广谱抗寄生虫药。能使吸虫活动兴奋，肌肉痉挛，破坏虫体表膜和肠道，促使成虫立即死亡。但对幼虫作用差，对虫卵无杀灭作用。

【临床应用】

主要用于防治血吸虫、肺吸虫、绦虫、丝虫、华支睾吸虫、囊虫及姜虫感染。

【不良反应和禁忌证】

1．本品对过敏者、孕妇、眼囊虫病禁用。

2．有严重心、肝、肾功能不全及精神病史和癫痫患者慎用。

3．有头晕、头痛、恶心、腹痛、腹胀、腹泻、关节酸痛、失眠、乏力、多汗、胸闷等。

4．偶见心电图改变及 ALT 升高等。个别可有精神失常、消化道出血、脑疝。亦可发生哮喘及皮疹等过敏反应。

【药疗监护须知】

1．宜在饭后 0.5h 或餐间服用；宜吞服，不宜嚼碎。

2．治疗期间与停药后 24h 内应避免驾驶、机械操作和高空作业。

3．哺乳期妇女于服药期间，直至停药后 72h 内不宜哺乳。

4．治疗脑囊尾蚴病时，应加用地塞米松和脱水剂防治颅内压增高。

【常用制剂和用法】片剂：每片 0.2g。

儿童剂量：治疗血吸虫病，总量 60mg/kg，均分 2d，每日 3 次；急性血吸虫病，总量 140mg/kg，均分 4~6d 口服，每日 3 次；丝虫病、姜片虫，15mg/kg 顿服。囊虫病，30mg/(kg·d)，分 3 次，连服 4~6d。

成人剂量：治疗血吸虫病，总量 60mg/kg，均分 2d，每日 3 次；急性血吸虫病，总量 120mg/kg，均分 4~6d 口服，每日 3 次；丝虫病、姜片虫，10~15mg/(kg·次)，顿服。囊虫病，30mg/(kg·d)，分 3 次，连服 4~6d。

第五节　抗阿米巴病药和抗滴虫病药

抗阿米巴药主要作用于滋养体，常用有依米丁、双碘喹啉、巴龙霉素等。

阴道滴虫病系有阴道滴虫感染引起的疾病。是妇科常见病，有直接和间接两种传染方式。抗滴虫病药有局部外用和口服两种，前者有阴道片和阴道栓，儿童不宜应用；后者有甲硝唑、替硝唑等。

依米丁（emetine）

依米丁又称盐酸吐根碱。

【药理作用和作用机制】

它能干扰阿米巴滋养体的分裂与繁殖，从而杀灭滋养体。主要作用于肠道和肝组织的阿米巴原虫。

【临床应用】

用于肠和肠外阿米巴病。

【不良反应和禁忌证】

1. 重症心脏病、重度贫血、肝肾功能明显减退患者、婴幼儿禁用。
2. 常见恶心、呕吐、腹痛、腹泻、肌无力等。偶见周围神经炎。
3. 对心肌有损害，可表现为血压下降、心前区痛、脉细弱、心律失常、心力衰竭等。

【药疗监护须知】

1. 排泄缓慢，易蓄积中毒，故不宜长期连续使用。
2. 注射前后2h，必须卧床休息，检查心脏与血压有无改变。
3. 不可口服、静脉和肌内注射给药，肌注可引起肌肉疼痛和坏死。
4. 用前静注10%葡萄糖酸钙注射液10ml可减轻不良反应。
5. 用药期间应禁服刺激性食物。
6. 用药期间避免剧烈活动。
7. 如有心电图变化，应立即停药。
8. 如需重复治疗至少间隔6周。

【常用制剂和用法】注射剂：每支30mg，60mg。

皮下或深部肌注，阿米巴痢疾1mg/（kg·d），每日2次，每日量不宜超过60mg，连用5d为1个疗程，不得连续用药10d，总剂量不可超过600mg。阿米巴肝炎或肝脓肿，连用5~10d为1个疗程；如未愈，间隔2个月后再予第2疗程。

儿童剂量：1mg/（kg·d），分2次注射，4~6d为一疗程，每日最大量按年龄计，8岁以内10mg，8岁以上20mg，其他同成人。

甲硝唑（metronidazole）

甲硝唑又称甲硝哒唑、灭滴灵。

【药理作用和作用机制】

本药对滴虫、阿米巴原虫有强大杀灭作用，是治疗阴道滴虫和阿米巴原虫的首选药物，对梨形鞭毛虫、丝虫、毛囊虫、绦虫亦有杀灭作用。还有抗厌氧菌的作用。

【临床应用】

1. 主要用于滴虫、阿米巴痢疾、急性肠外阿米巴病、梨形鞭毛虫、丝虫、毛囊虫、绦虫及厌氧菌感染等。
2. 口腔内感染、呼吸系统感染、消化系统感染及溃疡。

【不良反应和禁忌证】

1. 孕妇、哺乳期妇女、中枢神经系统疾病、血液病和过敏体质者禁用。

2. 不良反应轻微，常有食欲减退、恶心、腹泻、上腹部绞痛等胃肠反应，偶有舌炎、胃炎、口腔炎、口中有金属味等。阴道和尿道有烧灼感、尿色深等。少数可发生头晕、荨麻疹、瘙痒、膀胱炎、排尿困难、肢体麻木及白细胞轻度减少等，停药后可迅速恢复。

【药疗监护须知】
1. 服药期间禁酒，甲硝唑为一种弱效乙醇脱氢酶抑制剂，服药期间饮酒可抑制乙醇的代谢，引起双硫仑样反应，可出现恶心、呕吐、腹痛、胸闷、呼吸困难，甚至血压下降及休克。
2. 服药期间应每日更换内裤，防止重复感染。

【药物相互作用】
1. 甲硝唑能抑制抗凝血药华法林和双香豆素的代谢，使其血药浓度增加，抗凝作用增强；可增强苯妥英钠、锂剂等药的作用。
2. 苯巴比妥、苯妥英钠可加速其代谢而减效。
3. 西咪替丁抑制本药代谢使血药浓度升高，毒性增加。
4. 与双硫仑合用可致精神异常。

【常用制剂和用法】片剂：每片200mg。注射剂：0.5% 100ml，霜剂20%，2.5%，2%，10g。

成人剂量：口服，治疗滴虫，200mg/次，每日3次，另外每晚阴道用栓剂1粒，连用7~10d为1个疗程，治疗期间应防止重复感染。阿米巴痢疾及无症状带虫者，每次400~600mg，每日3次，连用5~10d为1个疗程；梨形鞭毛虫病，每次400~800mg，每日3次，连用5d为1个疗程；治疗厌氧菌感染每次200~750mg，Q8h，也可静脉滴注。

儿童剂量：治疗滴虫，15~20mg/（kg·次），每日3次，阿米巴痢疾50mg/（kg·d），分3次口服，治疗厌氧菌感染7.5mg/（kg·次），每日3次。

第六节 抗疟原虫药

疟疾系由疟原虫引起，由雌性按蚊传播的一种传染病。按感染疟原虫的不同可分为恶性疟、间日疟、三日疟和卵形疟。抗疟药系影响疟原虫不同发育阶段的药物。作用于原发性红细胞外期的有乙胺嘧啶，作用于红细胞内期的有氯喹、奎宁、青蒿素，作用于继发性红细胞外期和有性生殖阶段的有伯氨喹。

青蒿素（artemisinin）

又称黄蒿素、黄花蒿素。

【药理作用和作用机制】

本品为我国首次从黄花蒿提出的一种抗疟成分。为一种高效、速效的抗疟药，主要作用于疟原虫的红细胞内期。能干扰疟原虫的细胞表膜-线粒体功能，从而阻断了营养摄取，抑制原虫蛋白质合成，使其死亡。

【临床应用】

用于恶性疟、间日疟，特别对抢救脑型疟有良效。本品对血吸虫亦有杀灭作用。

【不良反应和禁忌证】

1. 可出现一过性氨基转移酶升高及轻度皮疹。
2. 有轻度恶心、呕吐、腹泻等副作用，可自行恢复。

3. 妊娠期妇女慎用。

【药疗监护须知】

1. 注射部位较浅时，易引起局部疼痛和硬块，故肌注宜深，并注意更换注射部位。
2. 采用栓剂如肛塞后 2 小时内排便，应再补用 1 次。
3. 与甲氧苄啶并用有增效作用，可减少近期发作。

【常用制剂和用法】

片剂：每片 50mg，100mg；注射剂：每支 50mg（1ml），100mg（2ml），200mg（2ml），300mg（2ml）；栓剂：0.4g、0.6g。

口服：成人先服 1g，6～8 小时再服 0.5g，第 2、3 日各服 0.5g，疗程 3 日，总量为 2.5g；儿童总剂量 15mg/kg，首剂 6mg/kg 间隔 6～8h 再服 3mg/kg，第 2、3 日各服 3mg/kg，3d 为一疗程。

深部肌注：成人：第 1 次 200mg，6～8 小时后再给 100mg，第 2、3 日各肌注 100mg，总剂量 500mg（个别重症第 4 天再给 100mg）。或连用 3 日，每日肌注 300mg，总量 900mg。儿童总剂量 15mg/kg，首剂 10mg/kg，第 2、3 日各肌注 2.5mg。

直肠给药：1 次 0.4～0.6g，1 日 0.8～1.2g。

青蒿琥酯（artesunate）

又称青蒿酯。

【作用特点】

系青蒿素的水溶性衍生物，作用机制同青蒿素，用于脑型疟及危重疟疾的抢救。推荐剂量未见不良反应。如使用过量，可能出现外周网织细胞一过性降低。本品有明显胚胎毒性作用，孕妇应慎用。

【常用制剂和用法】片剂：每片 50mg；注射剂：每支 60mg。

儿童剂量：口服，＞2 岁 4mg/（kg·d），2 次／日，连服 3 日。静脉注射，每次 1.5mg/kg，临用前加入所附的 5% 碳酸氢钠注射液 0.6ml，振摇，待完全溶解后，加 5% 葡萄糖注射液稀释，使每 1ml 溶液含青蒿琥酯 10mg，缓慢静注。首次剂量后 4 小时、24 小时、48 小时各重复注射 1 次。首剂加倍，3 日为一疗程。

成人剂量：口服，首剂 100mg，第 2 日起 2 次／日，每次 50mg，连服 5 日。静脉注射，首次 60mg（或按体重 1.2 mg/kg），首次剂量后 4 小时、24 小时、48 小时各重复注射 1 次。危重者，首次剂量可加至 120mg，3 日为一疗程，总剂量为 240～300mg。

氯喹（chloroquine）

又称磷酸氯化喹啉。

【药理作用和作用机制】

氯喹主要作用于红内期裂殖体，能干扰疟原虫裂殖体 DNA 的复制与转录过程或阻碍其内吞作用，使虫体因缺乏氨基酸而死亡。

【临床应用】

1. 用于治疗对氯喹敏感的恶性疟、间日疟及三日疟。
2. 可用于疟疾症状的抑制性预防。
3. 也可用于治疗肠外阿米巴病、结缔组织病、光敏感性疾病（如日晒红斑）等。

【不良反应和禁忌证】

1．口服一般可能出现的反应有：头晕、头痛、眼花、食欲减退、恶心、呕吐、腹痛、腹泻、皮肤瘙痒、皮疹，甚至剥脱性皮炎、耳鸣、烦躁等。反应大多较轻，停药后可自行消失。

2．用药量大，疗程长，可能会有较重的反应，常见者为对眼的毒性，在角膜上出现弥漫性白色颗粒，停药后可消失。

3．久服可致视网膜轻度水肿和色素聚积，出现暗点，影响视力，常不可逆。

4．氯喹还可损害听力，妊娠妇女大量服用可造成小儿先天性耳聋、智力迟钝、脑积水、四肢缺陷等。

5．氯喹偶可引起窦房结的抑制，导致心律失常、休克，严重时可发生阿-斯综合征，而导致死亡。

6．尚可导致药物性精神病、白细胞减少、紫斑、皮疹、皮炎、光敏性皮炎乃至剥脱性皮炎、银屑病、毛发变白、脱毛、神经肌肉痛、轻度短暂头痛等。

7．孕妇及对本品过敏者禁用，哺乳期妇女慎用。

8．肝肾功能不全、心脏病、重型多型红斑、血卟啉病、银屑病及精神病患者慎用。

【药疗监护须知】

1．应于餐时或餐后给药，以减轻胃肠道反应。

2．注意输液浓度和速度，本品0.5g加5％葡萄糖注射液或等渗盐水500ml稀释后缓慢滴注；禁止静脉推注。

3．告知患者服药期间尿液可变为棕色或锈黄色。

4．本品对角膜和视网膜有损害，故在长期服用本品治疗以前，应先作眼部详细检查，排除原有病变，60岁以上患者宜勤检查，以防视力功能损害。

5．对长期用药者应定期进行血象、听力、眼科及肌强度和深反射的检查。

【药物相互作用】

1．本品与保泰松同用，易引起过敏性皮炎。

2．与氯丙嗪等合用，易加重肝负担。

3．与氯化铵合用可加速排泄而降低血药浓度。

4．与伯氨喹合用时，部分患者可产生严重心血管系统不良反应。

5．与氯喹同类物（阿莫地喹、羟氯喹等）同用时，可使氯喹血药浓度提高。

【常用制剂和用法】片剂：每片0.25g；注射剂：每支129mg（2ml），250mg/2ml。

1．治疗疟疾，成人口服首剂1g，8小时后再服0.5 g，第2、3日各服0.5 g，全疗程3日。如与伯氨喹合用，只需第1日服本品1 g。小儿首次16mg/kg，6～8h后及第2～3日各服8mg/kg，3日为一疗程。

2．抑制性预防疟疾，口服每周1次，每次0.5g。小儿每周一次8mg/kg。

3．肠外阿米巴病，成人每次0.5g，小儿10mg/kg，均每日2次，连服2日后改为每日1次，总疗程为2～3周。

4．静脉滴注：治疗脑型恶性疟，成人第1日1.5g，第2、3日0.5g/d，总量2.5g，第1日药量在12h内全部输完。儿童首日18mg/kg，第2、3日10～15mg/kg。

（梁　爽）

第三十七章

外科用药和消毒防腐药

第一节 外科用药

一、清洁消毒药

过氧化氢溶液（hydrogen peroxide）

又称双氧水。
【药理作用】
强氧化剂，与组织中的过氧化氢酶接触后立即分解放出氧而发生作用。
【临床应用】
清洗创面、溃疡、脓窦、耳内脓液、去痂皮，做辅料，口腔内炎症的含漱。
【给药方法和剂量】
1. 清创　用3%溶液冲洗或湿敷。
2. 含漱　用1%溶液。
【不良反应和用药监护】
1. 药物不良反应　连续漱口可产生舌乳头肥厚，高浓度对皮肤和黏膜产生刺激性灼伤，形成疼痛"白痂"。
2. 避免用手直接接触浓溶液。一般稀释成3%的溶液应用。
【配伍禁忌与药物相互作用】
与有机物、碱、生物碱、碘化物、高锰酸钾和其他较强氧化剂有配伍禁忌。
【药物的保管】避光，密闭，阴凉处保存。

高锰酸钾（potassium permanganate）

又称过锰酸钾、PP。
【药理作用】
为强氧化剂，主要作用是将微生物酶的巯基（—SH）氧化成二硫键（—S—S—），使酶失去活性，导致微生物死亡。还原后的二氧化锰与蛋白质合成复合物，在低浓度时有收敛作用，高浓度时有刺激腐蚀作用。
【临床应用】
主要用于除臭消毒、冲洗感染创面、中毒时洗胃以及水果、餐具等的消毒。
【给药方法和剂量】
洗胃：1∶1000～1∶5000的溶液；眼科黏膜：0.01%～0.02%溶液；冲洗感染创面：

0.1%～0.5%溶液；坐浴：0.02%溶液；水果与餐具的消毒：0.1%溶液；毒蛇咬伤的消毒：1%溶液冲洗伤口；乙肝病毒污染物消毒：0.1%～2%溶液，作用时间1～2min。

【不良反应和药疗监护】

1. 不良反应　反复多次外用可引起灼伤，口服有恶心、呕吐、黏膜水肿、口腔黏膜着色、肝肾损害、循环衰竭和血尿。

2. 所用药液需现用现配，严格掌握用药浓度。

【配伍禁忌与药物相互作用】

1. 与碘化物、还原剂和有机物有配伍禁忌。

2. 忌与甘油、碘混合研磨，以防爆炸。

【药物的保管】避光，密闭，阴凉干燥处保存。

聚维酮碘（polyvidone iodine）

又称碘伏、碘附。

【药理作用】

是碘与表面活性剂以化学键相结合的产物，由于表面活性剂起到碘的载体和助溶作用，使碘伏溶液逐渐释放碘，延长了碘的杀菌作用和时间。

【临床应用】

主要用于手术前皮肤消毒，注射前皮肤消毒，黏膜消毒，餐具、玻璃器皿消毒。

【给药方法和剂量】

皮肤外用：0.5%溶液涂抹；黏膜冲洗：0.02%溶液局部冲洗1～2次；餐具、器皿消毒：0.05%溶液浸泡5min；瓜果蔬菜消毒：0.05%溶液冲洗1～2次；手术前刷手：0.5%溶液洗5min；手术部位消毒：0.5%～1%溶液涂抹2遍；医疗器械消毒：0.1%～0.2%溶液浸泡1～2h。

【不良反应和药疗监护】

1. 不良反应　有轻微刺激，罕见过敏。

2. 对碘过敏者禁用。烧伤面积大于20%者不宜用。

【配伍禁忌与药物相互作用】

不宜与碱性溶液及还原性物合用。

【药物的保管】应避光、密闭保存。

过氧乙酸（peracetic acid）

又称过醋酸、PAA。

【药理作用】

本品为强氧化剂，是广谱、高效、速效、低毒杀菌剂。遇有机物放出新生态氧而起氧化作用，消毒后在消毒物体表面无残留物，其溶液和气体均有较强的杀菌作用，杀菌作用强弱的顺序为细菌繁殖体、真菌、病毒、结核杆菌和芽孢。

【临床应用】

空气消毒，皮肤、黏膜消毒，餐具、用具、便具消毒，体温表消毒，水果、蔬菜消毒。

【给药方法和剂量】

空气消毒：0.5%气溶胶喷雾，30ml/m³；诊后洗手：0.2%～0.5%溶液浸泡2分钟；塑料、玻璃器皿：0.2%溶液浸泡2小时；体温表：0.5%溶液擦拭、浸泡30min；衣服0.04%浸泡2h；餐具0.5%～1.0%洗净、浸泡10～30min；蔬菜水果0.2%洗净、浸泡10～30min。

【不良反应和药疗监护】
1．对金属有腐蚀性，勿用于金属器械的消毒。
2．其稀释液易分解，宜随用随配。
3．本品的作用与温度有关系，气温低于10℃时，应延长消毒时间。
4．高浓度有腐蚀性，对纺织品、纸张等有漂白作用，加热可发生爆炸，遇火能燃烧。

【药物的保管】避光、密闭，阴凉干燥处保存。

乙醇（alcohol）

又称酒精。

【药理作用】
本品能使菌体蛋白质变性而起到杀菌作用，但对芽孢无效。70%的乙醇穿透力强，故杀细菌的效果最好，80%的乙醇具有杀灭病毒的作用，过高浓度可使菌体表面蛋白质凝固，从而阻止乙醇向内渗透而影响杀菌作用。

【临床应用】
主要用于皮肤、器械消毒。可用稀释的乙醇涂擦高热患者的皮肤，降低体温。

【给药方法和剂量】
20%～50%用于高热患者的物理退热；50%稀醇用于防治压疮；75%用于皮肤消毒。

【不良反应和药疗监护】
1．不良反应　对伤口黏膜有刺激。
2．可以溶解透镜上的结合剂，不宜用于内镜消毒。
3．本品有挥发性，故用于消毒时需维持足够时间的潮湿状况，消毒物品前应擦去有机物。

【药品的保管】避光、避火、密闭，阴凉处保存。

安尔碘

【药理作用】具有碘、醋酸氯己定及乙醇的药理作用

【临床应用】
适用于手术部位皮肤，肌肉、静脉等皮肤穿刺前，外科手术前洗手，外科换药消毒。

【给药方法和剂量】
手术部位皮肤消毒：取原液均匀涂擦消毒区域两遍；肌肉、静脉及一般皮肤穿刺前消毒：取原液由内向外均匀擦洗消毒区域一遍；腰穿、采血等特殊穿刺部位消毒：原液均匀涂擦2遍；外科换药消毒：取原液由内向外均匀涂擦1～2遍。

【不良反应和药疗监护】
对乙醇碘过敏者禁用，本品含有乙醇，对黏膜和伤口有一定的刺激。

【药物保管】使用后注意盖紧瓶盖，置于阴凉处保存。

二、其他外科用药

多碘酸黏多糖乳膏（hirudoid，onitment/gel）

又称喜疗妥软膏，Heparinoid。

【药理作用】

喜疗妥软膏含有多磺酸基黏多糖及脏器性类肝素。有抑制凝血和抗血栓作用，可阻止浅表血管微血栓的产生；在分解代谢的过程中阻止蛋白酶的分解，并制止透明质酸酶的活动，增加局部血流，起消炎和减轻水肿的作用；此外还可保存细胞间质的水分，促进结缔组织的新陈代谢。

【临床应用】

主要用于治疗静脉曲张、静脉淤滞、腿部疼痛、静脉炎、血栓性静脉炎、血肿挫伤、钝器伤、腮腺炎、灼伤并组织瘢痕形成及预防静脉炎。

【给药方法和剂量】

本品供外用每日1～2次，将药膏涂于患处及周围后按摩；医治腿部溃疡时应将药膏只涂于患处附近的皮肤上；去除瘢痕和硬组织时宜用力将药膏按摩于患处。用量以每次3～5cm长药膏为宜。通常，药膏用于治疗瘢痕和静脉曲张性溃疡；透明软膏用于治疗软组织损伤和大面积的静脉曲张。

【不良反应和药疗监护】

对喜疗妥所含成分过敏者不宜使用。凝胶剂中含有乙醇成分，不可接触伤口的黏膜部位。

硅（silicone）凝胶敷料

【药理作用】

对成纤维细胞有抑制作用，对各种外伤、烫伤及手术后形成的增生性瘢痕，可促使其软化以致平坦。

【临床应用】

用于整形外科、烧伤、烫伤及手术后增生性瘢痕的辅助治疗。

【给药方法和剂量】

本品在创面愈合（或拆线后3～5天）后使用；开始以每天4～8小时敷贴愈合面，如无不适反应，可每天24小时敷贴本产品。建议一个疗程为三个月。

【不良反应和药疗监护须知】

极少数患者可能出现瘙痒或水疱等皮肤过敏反应，应暂停使用；本产品在使用时必须轻揭；本产品可以重复使用，请注意仅供一人重复使用；发现黏性明显降低后，即更换新的硅凝胶敷料。

【禁忌证】

如果皮肤或瘢痕表面有创面或溃疡，不得使用本产品。

【药物保存】常温保存。

湿润烧伤膏

又称美宝。

【临床应用】

用于各种深度、各种面积、各种原因引起的烧、烫伤、化学灼伤、皮肤创伤及创面感染；皮肤溃疡；痔疮；压疮；糖尿病皮肤溃疡；放射性溃疡等；增生性瘢痕、萎缩性瘢痕。

【给药方法和剂量】

直接涂药于烧伤及溃疡等创面，薄于1mm，每4～6h 1次，每次换药前将原来的残留药及渗出物沾净，一般6~7天愈合。具体如下：

1. Ⅰ度烧烫伤可直接涂药，每日2~3次。
2. 浅Ⅱ度烧烫伤创面的处理　可直接涂于创面，薄于1mm，每4~6h 1次。每次换药前将原来的残留药及渗出物沾净，一般6~7天愈合。
3. 深Ⅱ度烧烫伤创面的处理　早期按浅Ⅱ度方法处理，5~6天后去掉腐皮，直接涂药，厚度仍小于1mm，每4h更换1次，直至创面愈合。
4. Ⅲ度烧烫伤创面的处理　小面积烧烫创面，可先将皮肤松解，而后按深Ⅱ度方法治疗，较大面积的创面，如情况稳定，采取以上方法治疗。
5. 痔疮的治疗　可直接将药涂于痔疮部位，早晚各1次。
6. 其他　瘢痕治疗按化妆品方法使用。其他破溃性创面按深度和浅度创面的处理方法或按外科换药的方法使用。禁用消毒剂清创。

【不良反应】

尚未见不良反应报道，芝麻过敏者慎用，较大范围损伤需在医生指导下处理。

（王玉英　丁炎明）

第二节　消毒防腐药

消毒药（disinfection）是用于杀灭传播媒介上的病原微生物使其达消毒或灭菌要求的药物。防腐药（antiseptics）是指能抑制微生物生长、繁殖的药物。两者无严格的界限，低浓度的消毒药有时只呈现抑菌作用，而高浓度的防腐药在某些条件下，也能显示杀菌作用。因此两者总称为消毒防腐药。这类药对病原微生物与机体组织细胞无明显选择性，在达到有效浓度的同时，往往也对机体脏器产生损伤作用，一般不作为全身用药，主要作体表（皮肤、黏膜、创面等）、器械、器具、排泄物以及周围环境等消毒的外用药。

消毒防腐药杀菌或抑菌的主要作用方式包括：一般原浆毒，可使细菌蛋白质凝固；干扰酶系统，药物在较低浓度下能与微生物体内的巯基酶等相结合影响其代谢功能，呈现杀灭作用；氧化作用、水解作用或脱水作用；破坏细胞膜或改变膜通透性，使细胞内物质外渗或药液渗入胞内，呈现抑菌或杀菌作用。

消毒防腐药的作用效果不仅取决于其本身的理化性质，而且也受其浓度、作用时间及作用环境的影响。随消毒防腐药浓度的增高，作用时间的延长，一般其消毒的效果越好，但其对组织的刺激性及副作用也随之增大。脓性分泌物可稀释和降低消毒防腐药的效果，故在用药消毒前应注意去除创面或待消毒物品上的脓血。由此可见，掌握消毒防腐药的适用范围、有效浓度、配制和使用方法以及毒副作用等，对于经常实施消毒防腐工作的护士来说是极其重要的。

一、酚类

苯酚（phenol）

又称酚、石炭酸（carbolic acid）。

【药理作用和作用机制】

本品为原浆毒，可使菌体蛋白变性而起到杀菌作用；对结核分枝杆菌的作用较差，对芽孢、病毒无效。其水溶液的不同浓度有不同的作用，0.2%的溶液有抑菌作用，1%的有杀菌作用，1.3%的有杀真菌作用，5%的溶液经24小时可杀灭结核分枝杆菌。稀释溶液能使感觉神经末梢麻痹。

【临床应用】

用于消毒排泄物的处理和外科器械的消毒。也用于皮肤杀菌、止痒及中耳炎。

【不良反应和药疗监护】

1. 对组织穿透力强，有较强的腐蚀性和刺激性，严重者导致组织坏死，易引起吸收中毒。误服会造成黏膜的大面积腐蚀，引起疼痛、恶心、呕吐、出汗和腹泻；可出现短暂的兴奋，随之知觉丧失、中枢神经系统抑制、循环和呼吸衰竭、肺水肿、肝、肾坏死和功能衰竭。

2. 主要监护内容　鉴于上述不良反应，苯酚现临床上已很少作消毒剂用。但常以其为标准（石炭酸系数）评价各种酚类衍生物和其他消毒剂的杀菌能力。本品禁忌与生物碱盐、铁盐、铝凝胶、火棉胶等配伍。避光、密封保存。

甲酚（cresol）

又称煤酚（kresol）。

【药理作用和作用机制】

通过噬菌体蛋白质变性而显效，抗菌作用比苯酚强3～10倍，而腐蚀性及毒性则较低。故能杀死大多数细菌，高浓度长时间可杀灭芽孢。

【临床应用】

主要用于消毒手、器具、环境及处理排泄物。甲酚溶液（来苏儿）经水稀释后为常用的消毒剂；甲醛甲酚溶液也是牙科治疗常用的根管消毒剂。

【不良反应和药疗监护】

1. 不良反应和禁忌证　不良反应同苯酚。甲酚对皮肤和黏膜有腐蚀性，必须稀释后应用。误服吸收后药物可直接氧化红细胞，可出现溶血反应或引起高铁血红蛋白血症。

2. 主要监护内容　因橡皮、塑料或织布可吸收甲酚，故不宜用本品消毒。接触皮肤可发生灼伤，用大量温水冲洗后硫酸钠饱和溶液湿敷。甲酚应稀释摇匀后再用，洗手和皮肤消毒的浓度不宜超过2%，禁用于皮肤伤口。避光、密封保存。

二、醇类

乙醇（ethanol）

又称酒精。

本品是最常用的一种脂肪醇，具有脱水与凝固蛋白等作用，使菌体蛋白质变性而起杀菌作用，但对芽孢无效。乙醇的含水量是抗菌作用的必要条件。70%浓度时穿透力强，故杀细菌的效果最好，过高浓度可使菌体表层蛋白质凝固，从而阻碍乙醇向内渗透而影响杀菌作用。详见本章前节。

三、醛类

甲醛（formaldehyde）

又称福尔马林（formalin）。

【药理作用和作用机制】

本品能与菌体蛋白中的氨基酸结合，使其变性而发挥作用；具有强大的杀菌作用，对细菌、芽孢、真菌、病毒均有效。增加温度可加速其杀芽孢的作用。另外，还有硬化组织和止汗的作用。

【临床应用】

10% 福尔马林用于病理标本的固定及防腐保存。甲醛溶液加热或加入高锰酸钾产生甲醛气体，可用作甲醛消毒箱消毒物品。5%～10% 溶液用于止汗，治疗汗脚。

【不良反应和药疗监护】

（一）不良反应和禁忌证

甲醛蒸气对眼、鼻、呼吸道黏膜产生强烈的刺激症状，引起流泪、咳嗽，甚至结膜炎、鼻炎和气管炎。误服本品可刺激口腔、咽喉和消化道黏膜，引起剧痛、呕吐和腹泻等；大量吸收可出现中枢神经系统症状，意识丧失或惊厥，中枢抑制，导致死亡。甲醛接触皮肤可发生接触性皮炎。

（二）主要监护内容

1．药物污染皮肤可以立即用肥皂和水清洗。

2．用甲醛消毒物品时，禁用自然挥发法；环境温度和湿度对消毒效果影响较大，应保证其控制在规定范围。甲醛气体穿透力差，被消毒物品应摊开放置，充分暴露物品，中间应留有一定空隙，不宜将物品叠放或包装。

3．消毒后特别要注意去除残留气体，可用抽气通风或用中和法。甲醛有致癌作用，不宜用于室内空气消毒。

4．本品与氨、明胶、苯酚及氧化剂等有配伍禁忌。密封、避光，常温保存。

戊二醛（glutaral）

【药理作用和作用机制】

戊二醛作为消毒剂优于甲醛，其作用比甲醛强 2～10 倍。它是通过药物与菌体蛋白质交叉联结和沉淀蛋白而达杀灭效果。具有高效、速效、广谱的杀菌特点。对革兰阳性菌和阴性菌、耐酸菌、芽孢、真菌及病毒均有杀灭作用。

【临床应用】

用于各种医疗器械、实验器材和设备，内窥镜、温度计、橡胶、塑料制品、玻璃器皿的消毒。2% 的原液加清水稀释至 1% 的浓度，浸泡 5～10 分钟后取出用蒸馏水冲洗干净。

【不良反应和药疗监护】

1．不良反应及禁忌证　本品对皮肤与黏膜的刺激性较甲醛小，但重复使用也可引起接触性皮炎，其蒸气对鼻、眼、呼吸道黏膜有刺激，会引起咳嗽、吞吐困难、喉头痉挛、气管炎、肺炎等，反复吸入可发生哮喘。误服后可使黏膜发炎、坏死和溃疡，引起剧痛、呕吐、咯血、便血、血尿、无尿、酸中毒、眩晕、抽搐和循环衰竭等。

2. 主要监护内容 戊二醛的杀菌效果受pH影响大，使用戊二醛消毒前，先用碳酸氢钠将溶液pH调节至7.5～8.3后再浸泡。戊二醛对光学仪器无害，而对铝制品、手术刀片等碳钢制品有腐蚀性，须先加入0.5%亚硝酸钠作防锈剂。接触其溶液时应戴橡胶手套，并防止溶液溅入眼内或吸入体内。应放置于避光、密封，不超过40℃的阴凉干燥处保存。

四、酸类

硼酸（boric acid）

【药理作用和作用机制】

本品与细菌蛋白质中的氨基酸结合而发挥抑菌作用。属于弱防腐药，对细菌和真菌有弱的抑制作用。不宜穿透完整皮肤，对局部组织无刺激，但可从损伤皮肤和黏膜处吸收，而且排泄较慢，易致蓄积中毒。

【临床应用】

1%～2%溶液常用于皮肤、黏膜、鼻腔、口腔、外耳道、膀胱、阴道和子宫冲洗；软膏治疗脓疱疮。2%～4%的硼酸甘油滴耳治疗中耳炎和外耳道真菌感染。

【不良反应和药疗监护】

1. 不良反应和禁忌证 本品一般外用毒性不大，但大量吸收后，可出现恶心、呕吐、腹泻、皮疹。

中枢神经系统先兴奋后抑制；也有脑膜刺激症状和肾损害；严重者可因循环衰竭而死亡。致死剂量婴儿1～3g，小儿3～5g，成人为15～20g。反复应用可因药物蓄积导致慢性中毒，表现为厌食、乏力、精神错乱、皮炎、秃发和月经周期紊乱等。

2. 主要监护内容 本品禁止内服，婴儿及哺乳期乳头擦洗禁用，以免造成中毒。不宜用于大面积创伤或连续灌洗肉芽组织。硼酸与聚乙烯醇和鞣酸禁忌配伍。避光、密封保存。

乳酸（lactic acid）

【药理作用和作用机制】

本品为酸性防腐药。以其酸性改变微生物的生长环境，影响微生物的代谢而抑制其生长繁殖，故抑菌作用不强。

【临床应用】

主要用于空气消毒，每立方米用1ml，稀释10倍后加热熏蒸。1%溶液用于滴虫性阴道炎。以乳酸∶水杨酸∶火棉胶=1∶1∶4的比例用于寻常疣。

【不良反应和药疗监护】

高浓度乳酸对皮肤和黏膜有强刺激性和腐蚀性。使用时应严格掌握浓度，避免接触眼睛；遇有高浓度本品接触眼睛和皮肤时，迅速用清水冲洗。本品与氧化剂禁忌配伍。避光、密封，阴凉干燥处保存。

五、卤素及其化合物

次氯酸钠（sodium hypochlorite）

【药理作用和作用机制】

本品与水反应生成非解离的次氯酸，并分解释放出新生态氧，氧化破坏菌体细胞膜及酶系统，同时氯本身与菌体蛋白结合使其脱水、变形呈现强杀力，对细菌、病毒、芽孢等均有强杀灭作用。对肝炎病毒表面抗原灭活更佳，其作用可受有机物、pH、温度等影响，水溶液不稳定。此外，本品与水反应生成氢氧化钠对组织呈溶解性，也有腐蚀、除臭、漂白等作用。

【临床应用】

临床常用消毒剂如 84 消毒液、清洗消毒液、金星消毒液等均由次氯酸钠加入不同类型的表面活性剂、稳定剂组成，其含氯量不低于 5%，具有广谱、高效、快速、去污性强等特点。主要用于各种用具、内衣裤、排泄物及不锈钢器械消毒。

【不良反应和药疗监护】

1. 不良反应和禁忌证　误服后本品与胃酸接触立即释放出次氯酸对胃黏膜有刺激、腐蚀，引起恶心、呕吐、疼痛，重者可发生血压降低、谵妄和昏迷。吸入次氯酸气状烟雾可引起咳嗽和窒息，刺激呼吸道黏膜，重者引起肺水肿等。浓溶液对皮肤有强腐蚀性，能溶解指甲等。

2. 主要监护内容　含有本品的各种药液，均有刺激性和腐蚀性，不可浸泡金属器械，避免接触眼睛。误服立即用水、牛奶等缓和刺激，再以 1% 硫代硫酸钠溶液解毒。本品遇酸易分解出氯气和氧气。药液应低于 20℃、避光、密闭保存，注意有效期。

碘（iodine）

【药理作用和作用机制】

本品通过对微生物细胞蛋白质直接碘化、氧化，氧化细胞质的活性基团，并与蛋白质的氨基结合使其变性，呈现强杀菌力。对细菌、真菌、芽胞、病毒、阿米巴原虫、藻类等均有杀灭作用。杀菌力、腐蚀性、刺激性均与药物浓度成正比。其作用受有机物、pH、温度等影响较小。

【临床应用】

2% 的碘酊用于皮肤消毒，待干后再用 70% 的乙醇脱碘。10% 浓碘酊治疗甲癣。碘甘油（含碘量 1%～3%），具有作用缓和持久、刺激性小、无腐蚀性等特点，用于口腔黏膜及齿龈感染。口服复方碘溶液，用于甲状腺危象、甲状腺功能亢进的手术前用药。

【不良反应和药疗监护】

1. 不良反应和禁忌证　长期应用碘和碘化合物可发生精神抑郁、失眠、阳萎和黏液性水肿。服用过量碘或误服高浓度碘剂，可产生急性中毒症状及对消化道的腐蚀作用。出现呕吐、腹痛、腹泻、无尿、循环衰竭、喉头水肿、吸入性肺炎或肺水肿致死亡。成人中毒量为 1g，致死量 2～3g。碘过敏时，可发生碘疹，呈轻度红斑、痤疮样疹、荨麻疹、化脓性或出血性疹。个别出现上呼吸道黏膜充血，甚至喉头水肿而窒息。外用可引起接触性皮炎，吸入碘蒸气对黏膜有刺激。碘剂可使小儿和青年痤疮加剧及发生甲状腺肿。

2. 主要监护内容　碘过敏者禁用本品。妊娠及哺乳期妇女应慎用。误服大量碘可用淀粉及1%硫代硫酸钠溶液洗胃解救。禁与汞溴红同涂一处皮肤，以免产生碘化汞腐蚀皮肤。用碘酊消毒皮肤后须用乙醇进行脱碘。不宜用于金属器械消毒。碘与碱、生物碱、水合氯醛、酚、硫代硫酸钠、可溶性汞盐、淀粉、鞣酸和植物性收敛剂等禁忌配伍。与浓氨和多种挥发油如松节油等会形成易爆炸性混合物。应避光、密封保存。

碘伏（iodophors）

碘伏是与表面活性剂络合形成的不稳定物，所含表面活性剂起着载体和助溶剂的作用，随水稀释而逐渐放出碘。其中有80%～90%的结合碘可解聚生成游离碘而起杀菌作用。在0.5%的浓度下，1分钟内能杀死各种细菌的繁殖体。它具有溶解度高、杀菌力强、刺激性小、毒性低、不易发生碘过敏反应、易清除皮肤黄染、稳定而不易升华、药效持久且有去污作用等特点（详见本章前节）。

聚维酮碘（polyvidone-lodine）

又称聚乙烯吡咯烷酮碘、碘附等。

【药理作用和作用机制】

本品是聚维酮与碘结合而成的松散络合物，聚维酮（聚乙烯吡咯烷酮）起载体和助溶作用，在水中析出碘而起杀菌作用。其作用机制与碘伏相同。

【临床应用】

用于手术部位及手术者手的皮肤消毒。5%～10%溶液涂抹消毒手术、穿刺和注射部位皮肤，不用脱碘；5%～10%溶液手术前消毒术者的手，涂、刷5分钟。0.1%溶液冲洗消毒腹腔、缝合创口和阴道等。

【不良反应和药疗监护】

碘过敏慎用，烧伤面积大于20%者，不宜局部应用。

碘仿（iodoform）

【药理作用和作用机制】

碘仿未释放碘前，一般不显示药理作用；与血液、分泌物、脓液等接触后，缓慢溶解并释放出碘，呈现防腐、杀菌、除臭的功效。本品对组织无刺激性，能吸收渗出液，保持创面干燥，促进肉芽组织新生和伤口愈合等特点。

【临床应用】

常制成4%～6%的碘仿纱条用于填充口腔、会阴等深而易污染的伤口。因长期应用易吸收中毒，现临床已较少应用。

【不良反应和药疗监护】

长期或大面积创面上应用，会出现碘全身性中毒症状。少数人用药后出现碘过敏反应。与碱、氧化剂、铅、银、盐禁忌配伍。应在避光、阴凉处保存。

其他卤素及其化合物类消毒防腐剂见表37-1。

表 37-1 其他卤素及其化合物类消毒防腐剂

药名	药物作用及特点	用法及不良反应	药疗监护注意点
含氯石灰 Chlorinated Lime（漂白粉，bleaching powder）	漂白粉溶解于水后，有杀菌作用的次氯酸，微生物的某些巯基酶，阻碍微生物的生长繁殖，放出新生态氧，氧化微生物原浆蛋白的活性基团。次氯酸消毒作用快而强，但在碱性环境中解离成 H^+ 和 OCl^- 而作用减弱	生成主要用于饮水及抑制排泄物的消毒，对皮肤有刺激性（其余不良反应同次氯酸钠）	受潮易分解，溶液应新鲜配制（2小时内用）。对金属有腐蚀，对皮肤有刺激，禁消毒金属用具；只能用稀释溶液消毒手部皮肤。固体应储存至密封、阴凉、干燥处，大量存放时不可密闭，以免释放的气体累积后引起容器炸裂。与酸、铵盐、硫磺和许多有机化合物禁忌配伍
氯胺-T chloramines-T（氯亚明）	消毒作用缓慢持久，且无异味	0.05%～0.1%溶液用于食具、蔬果消毒；0.0004%饮水消毒	不宜与乙醇配伍；溶液勿久贮，注意有效期，避光、密塞保存
二氯异氰尿酸钠 Sodium dichlori-socyanrate（优氯净）	在水中缓慢释出次氯酸而呈现杀菌作用，杀菌力优于氯亚明和漂白粉。对细菌繁殖体、芽孢、病毒、真菌等均有较强的杀灭作用。受有机物影响较漂白粉小	广泛用于饮水消毒和污水处理，传染病患者排泄物和污染环境等消毒。也可作局部抗感染	对金属和天然纤维纺织品有腐蚀，对颜色有漂白作用。临用时新鲜配制

六、氧化剂

过氧乙酸（peracetic acid）

过氧乙酸为强氧化剂，具有醋酸的强烈刺激味，可与水任意混合，遇有机物放出新生态氧而起氧化作用，是广谱、高效、速效、低毒杀菌剂，其溶液和气体均有较强的杀菌作用，可杀灭细菌繁殖体、芽孢、病毒、霉菌等。低温条件下（-40℃），低浓度仍有杀菌作用。消毒后在被消毒物体表面无残留（详见本章前节）。

过氧化氢（hydrogen dioxide）

又称双氧水。

【药理作用和作用机制】

本品为水溶性强氧化剂，遇有机物（组织液、血液、脓液、细菌等）或在过氧化氢酶的作用下迅速分解，释出新生态氧，使细菌体内活性基团氧化，干扰其酶系统功能而发挥抗菌作用。其中对革兰阳性菌和某些螺旋体作用较好，对厌氧菌更佳。此外，还具有氧化发泡形成的缓和机械力，有利于清除脓块、血块及坏死组织，除臭；气体进入组织压迫毛细血管呈现轻微止血作用。但是由于分解反应快，新生态氧易转变成杀菌力弱的分子态氧，而作用时间短暂，穿透力弱，易受有机物的影响而使杀菌作用降低。

【临床应用】

3%溶液用于清洗创面、溃疡、脓窦和耳内脓液,尤其适用于厌氧菌感染;可清洗创口中脓块、血块及坏死组织;去除创面上的痂皮。1%溶液用于扁桃体炎、口腔炎及白喉等的含漱。

【不良反应和药疗监护】

高浓度对皮肤、黏膜产生刺激性灼伤,形成疼痛性"白痂"。连续反复含漱可出现可逆性舌乳头肥厚,其酸性可致牙釉质脱钙。使用时,应避免用手直接接触浓溶液。本品与有机物、碱、生物碱、碘化物、高锰酸钾和其他较强氧化剂禁忌配伍;遇光、热等易分解变质,应放于阴凉处,密闭、避光保存。

高锰酸钾(potassium permanganate)

【药理作用和作用机制】

本品属强氧化剂,遇有机物接触、加热、酸或碱条件下均能发生氧化反应,杀菌作用比过氧化氢强,且不产生气泡,但作用短暂浅表,也极易受有机物影响而作用减弱。此外,锰离子也能与蛋白质结合形成蛋白盐类复合物,低浓度有收敛作用,高浓度有刺激和腐蚀作用。

【临床应用】

常用于皮肤、黏膜及创面的清洗及中毒时的洗胃。坐浴、阴道冲洗:0.01%～0.02%溶液;洗胃:1:5000高锰酸钾溶液;冲洗感染创面:0.1%～0.5%。

【不良反应和药疗监护】

1. 不良反应和禁忌证 结晶或高浓度溶液有腐蚀性。即使是稀溶液反复多次使用也可引起腐蚀性灼伤。误服引起的毒性症状有恶心、呕吐、腐蚀、水肿、口腔黏膜着棕色,甚至肝、肾损伤,正铁血红蛋白尿,心血管功能抑制及循环衰竭,其致死量约为10g。

2. 主要监护内容 误服中毒后立即用生理盐水、温开水洗胃或催吐,洗胃后服硫酸镁导泻等。本品药液需新鲜配制,久置或加温可迅速失效。浓溶液有刺激性,会损伤皮肤,使用中应按需要严格掌握用药浓度,溶液色泽改变示已变质,不能再用。本品与碘化物、还原剂及大多数有机物应禁忌配伍,与甘油、白糖等还原性物质研和会引起爆炸。药物污染的褐斑,可用双氧水、草酸液脱色。注意避光保存。

七、表面活性剂

醋酸氯己定(chlorhexidine acetate)

又称洗必泰(Chlorhexidine),为双胍类强效表面活性剂型杀菌剂。

【药理作用和作用机制】

本品具有较强的广谱抗菌作用,能破坏细胞质膜的渗透屏障;对革兰阳性、阴性菌均有效,作用于前者比后者更强,对院内感染的铜绿假单胞菌也有效;对假单孢菌属和变形杆菌属中某些菌种较不敏感;对芽孢、抗酸杆菌、真菌和病毒无效;刺激性小、毒性低,遇脓血及其他有机物质活性减低。

【临床应用】

主要用于口腔感染，皮肤、器械的消毒等。用0.02%溶液含漱；0.1%水溶液，加入0.1%亚硝酸钠浸泡消毒器械；0.02%消毒泡手3min。

【不良反应和药疗监护】

（一）不良反应和禁忌证

本品可引起接触性皮炎，高浓度溶液对眼结膜刺激性强；浓溶液长期含漱，可出现牙齿、舌变黑、味觉失调，少数人出现不同程度黏膜剥脱，停药后自愈。误用高浓度药液做膀胱灌洗可引起血尿；吸收后有出现耳毒性，偶尔也有过敏性皮炎或休克发生。

（二）主要监护内容

1. 避免高浓度药液接触眼睛或其他敏感组织。不宜用于深部腔道和黏膜（如膀胱灌洗和穿孔的鼓膜等），否则留存药液有着潜在性危险。易软化口腔上皮而发生溃疡，故含漱时宜稀释后使用；不能用软木塞盖容器放置，以防影响药效。

2. 洗必泰不能杀死乙型肝炎病毒、结核分枝杆菌和芽孢，故不适用于外科手术器械的灭菌。消毒前应洗去物品表面黏附的有机物质，不宜用于粪便、痰液等排泄物与分泌物的消毒。

3. 经长时间加热可分解，1%以上溶液不能高压灭菌，0.1%以下溶液高压灭菌时，不得超过115~116℃ 30分钟。

4. 本品与碘酊、甲醛等禁忌配伍。0.05%的洗必泰溶液不宜与硼砂、肥皂、碱性溶液、氧化物和硫酸盐等混合，以免形成溶解度低的盐沉淀而降低起杀菌效力。

苯扎溴铵（benzalkonium bromide）

又称新洁尔灭。

【药理作用和作用机制】

属于季铵盐阳离子表面活性剂，能改变细胞膜通透性，使菌体物质外渗或抑制细菌呼吸，阻碍其代谢而呈现杀灭作用。对革兰阳性细菌作用较强，对铜绿假单胞菌、抗酸杆菌和细菌芽胞无效。能与蛋白质迅速结合，有机物、脓、血及分泌物可降低其效力。本品具有杀菌力强、穿透力好、毒性低、刺激性小等特点。

【临床应用】

用于手、皮肤、黏膜、器械等的消毒。0.05%~0.1%溶液用于黏膜、手、器具的消毒；0.1%~0.5%用于病室物品等擦拭消毒。

【不良反应和药疗监护】

1. 不良反应和禁忌证　新洁尔灭可致变态反应性结膜炎、视力减退、接触性皮炎，也有报道用3%溶液灌肠数分钟后引起恶心、冷汗、肌肉软弱无力导致死亡。用作阴道冲洗亦有死亡的病例。死亡原因认为可能是呼吸麻痹所致。

2. 主要监护内容　本品不宜口服。不适用于膀胱镜、眼科器械、合成橡胶制品、饮水、排泄物及铝制品的消毒。金属器械消毒需加入0.5%亚硝酸钠防锈。不可与阴离子表面活性剂合用。与其他阳离子表面活性剂、枸橼酸盐、碘化物、硝酸盐、高锰酸盐、水杨酸盐、银盐、酒石酸盐和生物碱禁忌配伍。新洁尔灭水溶液不得贮存于聚乙烯容器内，避免与其所含增塑剂起化学作用，使药效降低。

八、重金属化合物及染料类

见表 37-2。

表 37-2 重金属化合物及染料类

药 物	药物作用及特点	不良反应	用法及注意点
汞溴红 Merbromin（红汞）	为有机汞化合物，水溶液中释放出少量汞离子，杀菌作用弱，无刺激性，穿透力也低，对芽孢无效	毒性大，可引起汞中毒，且杀菌作用弱，目前已很少使用	2%溶液作皮肤及表浅创面消毒。与酸、大多数生物碱盐和多种局部麻醉药禁忌配伍；更不可与碘酊同时涂抹一处，以防形成刺激强的碘化汞
甲紫 methyl violet, Methylrosanilinium Chloride（龙胆紫）	与微生物酶系统竞争氢离子，使酶变为无活性的氧化状态而发挥其杀菌作用。对革兰阳性菌、真菌有效；对革兰阴性菌和抗酸杆菌几乎无作用。毒性小，对组织无刺激，能与坏死组织凝结成保护膜，起收敛作用	极少引起接触性皮炎，偶可造成皮肤皱褶，外生殖器和口腔黏膜产生坏死性溃疡。局部吸收后可引起恶心、腹泻、肠绞痛、头晕目眩、黏膜溃疡等	主要用于皮肤、黏膜、创伤感染及真菌感染，如鹅口疮面部溃疡性损伤禁用。据报道，有一定的致癌作用，故有伤口应禁用
雷佛奴尔 rivanol（利凡诺）	具有较强抗菌作用，对各种化脓菌均有效，尤其对链球菌、葡萄球菌、淋菌等有较强的杀灭作用	注入羊膜腔剂量超过1g，可引起肝、肾毒性，曾有个别死亡的报道。肝肾功能损伤者不宜用	用于外科创伤，皮肤和黏膜炎症，溃疡等局部治疗。也用于中期妊娠的引产。不宜与氧化物或碱性溶液配伍，以避免产生沉淀，降低疗效。避光保存

九、其他

环氧乙烷（ethylene oxide）

【药理作用和作用机制】

环氧乙烷是一种化学性质活泼的环氧类烷基化合物。它极易与细菌蛋白质的各表面基团如羧基、氨基、巯基、羟基中游离的氢原子结合成羟乙基，使菌体蛋白烷基化，阻碍细菌新陈代谢，使细菌失去活力而杀灭。对细菌、病毒、芽孢及各种致病微生物均有效。本品穿透力强，可穿过纸层、蛋壳等，消毒后的物品有一定的残留作用，即消毒后仍能保持短时期的消毒能力。

【临床应用】

临床主要用于器械、仪器、被服、敷料、塑料及橡胶制品、包装材料以及某些药物和食物的干燥冷（常温）消毒。常使用的浓度为450～800mg/L，温度在20℃或更高，消毒3～12小时。

【不良反应和药疗监护】

（一）不良反应和禁忌证

环氧乙烷是毒性相当高的气体，如在消毒后不清除干净，会引起严重的刺激和烧伤。蒸气对眼、鼻等有刺激，吸入后可引起恶心、呕吐、腹泻、头痛、眩晕、中枢神经抑制、呼吸困难和肺水肿，对肝、肾损害，已有死亡病例报道。一般症状可在接触环氧乙烷半小时后出现，持续可达数天，皮肤过多接触药液也可引起烧灼和糜烂。另外，环氧乙烷与空气中的水分能生成乙二醇，与氯原子生成氯乙醇。这两种物质也是刺激剂，它们可被消毒物体吸收，且消退很慢。环氧乙烷及其刺激性产物的消退速度与敷料的性质和厚度、通风的温度和时间等因素有关。

（二）主要监护内容

1．环氧乙烷的消毒作用与温度、湿度有关，最适宜温度为40℃左右，18℃以下作用差，过分干燥的条件也不利于消毒作用，因此消毒时要保持中等的温度。

2．液态或气态的环氧乙烷有刺激性和腐蚀性，吸入多量可致急性中毒，空气中最大限量为50PPM。

3．环氧乙烷与空气混合后易燃烧爆炸，因此在进行存放、消毒过程中及消毒后室内为通风前，不能接触火源，不能有明火作业，不能有转动的马达，不得使用电器设备如冰箱等。

4．经常检查环氧乙烷泄漏情况，用含10%酚酞的饱和硫代硫酸钠溶液浸湿滤纸，贴于可能漏气处，如滤纸变红，即证明有环氧乙烷漏出，应立即进行处理。

（庄小萍）

第三十八章 维生素

维生素是维持人体健康和正常代谢所必需的物质。有些维生素构成人体某些酶的辅酶,参与机体的代谢调节反应。大多数维生素不能由体内合成,均需从食物中摄入,仅少数在人体内合成或由肠内细菌合成。主要用于补充人体维生素的维生素缺乏和某些疾病的辅助用药。维生素可分为水溶性和脂溶性两大类。水溶性维生素在机体内贮量不大,需每天从食物中补充,组织贮存饱和后,多余的部分自尿中排出,临床常用的有维生素 B_1、维生素 B_2、维生素 B_6、维生素 B_{12}、维生素 C、烟酸、烟酰胺等。脂溶性维生素可贮存于脂肪组织中,包括维生素 A、维生素 D、维生素 K、维生素 E。

第一节 水溶性维生素

维生素 B_1 (vitamin B_1)

又称硫胺素、硫胺。

【药理作用和作用机制】

与三磷酸腺苷结合成辅羧酶,是体内糖代谢时必须的辅酶,缺乏时氧化代谢受阻,丙酮酸和乳酸在组织中堆积,引起脚气病,表现为心脏功能异常亢进;同时减少机体的能量供应,神经功能易受损,出现感觉异常、肌力下降、肌肉酸痛等周围神经炎症状;维生素 B_1 可抑制胆碱酯酶的活性,缺乏时胆碱酯酶活性增强,乙酰胆碱水解加速,导致神经冲动传导障碍,胃肠蠕动缓慢,消化液分泌减少,食欲减退等症状。

【临床应用】

防治维生素 B_1 缺乏病:脚气病或魏尼克(Wernicke)脑病,也可用于周围神经炎、肌痛、消化不良的辅助治疗及治疗高热和甲状腺功能亢进(甲亢)。

【不良反应和禁忌证】药物不良反应少见。

1. 注射用偶见过敏反应,甚至过敏性休克。
2. 大剂量应用可出现头痛、疲倦、食欲减退等。

【药疗监护须知】

1. 不宜静注给药,宜口服;肌内注射时用其 10 倍稀释液 0.1ml 做皮试。
2. 不宜与抗酸药物同服,酸性易破坏维生素 B_1。
3. 不宜与阿司匹林同服,因同服可促进阿司匹林分解为乙酸和水杨酸,对胃产生严重刺激,故合用时应间隔 2~3h。
4. 乙醇可减少维生素 B_1 吸收;与碱性药物同服,可引起变质和失效。
5. 依靠胃肠外营养维持生命者、长期静脉给予葡萄糖者,应同时补充本品。

【常用制剂和用法】片剂：每片 5mg、10 mg；注射剂：每支 50mg、100mg。

儿童，口服：预防 5～10mg/d，每日 3 次；肌注：每次 25～50mg，每日 1 次或视病情而定。

成人，口服：每次 15～30mg，每日 3 次；肌注：每次 50～100mg，每日 1～2 次。

维生素 B_2（vitamin B_2）

又称核黄素。

【药理作用和作用机制】

系黄素酶类的辅酶组成部分。在生物氧化的呼吸链中起递氢作用。参与体内许多氧化还原反应，当缺乏时，就会影响生物氧化，使物质代谢发生障碍。可能与维持红细胞的完整性有关。

【临床应用】

用于维生素 B_2 缺乏症：角膜炎、结膜炎、口角炎、唇干裂、舌炎、溢脂性皮炎、阴囊炎等。

【不良反应和禁忌证】

水溶性维生素 B_2 在正常肾功能状况下几乎不产生毒性。大量服用时尿呈黄色。

【药疗监护须知】

1．宜在餐时或餐后立即服用，与食物同服可增加其吸收；乙醇影响肠道吸收核黄素。

2．如为治疗维生素 B_2 缺乏症，注意其症状是否改善。

3．与噻吩、三环类抗抑郁药、丙磺舒等同用，应增加本品用量。

4．与链霉素、红霉素、四环素、短杆菌肽和大黄等合用可使抗菌活性下降。

5．不宜与甲氧氯普胺合用；甲状腺素、泻药可加速肠蠕动，减少本品吸收。

6．对诊断的干扰：尿中荧光测定儿茶酚胺浓度可呈假性增高，尿胆原测定呈假阳性。

7．本品注射液与碱性溶液、博来霉素、头孢菌素、放线菌素、多西环素、四环素、林可霉素、土霉素、金属等不能配伍。

【常用制剂和用法】片剂：每片 5mg，10 mg；注射剂：每支 1mg，5mg，10mg。

儿童剂量：口服，每次 2.5～5mg，每日 2～3 次；肌注：每次 2.5～5mg，每日 1 次。

成人剂量：口服，每次 5～10mg，每日 2～3 次；肌注：每次 5～10mg，每日 1 次。

烟酸（Nicotinic Acid）

又称尼克酸、尼古丁酸。

【药理作用和作用机制】

为烟酰胺的前体药物，在体内酰化后转变为烟酰胺而起作用。烟酸可减低辅酶 A 的利用，影响胆固醇的合成，大剂量可减低血清胆固醇及三酰甘油浓度。烟酸有周围血管扩张作用。

【临床应用】

防治糙皮病、血管性偏头痛、头痛、梅尼埃综合征、中心性视网膜脉络膜炎等，与其他血脂调节剂合用于降血脂。

【不良反应和禁忌证】

1．胃肠溃疡病患者、孕妇禁用。

2．动脉出血、糖尿病、青光眼、痛风、高尿酸血症、肝病、哺乳期妇女慎用。

3．可有皮肤潮红、热感、瘙痒、胃肠功能紊乱、视觉障碍等。

4．偶见消化道溃疡及肝功能损害。
5．静脉注射可有过敏反应：皮肤红斑和瘙痒，甚至出现哮喘。
6．大量烟酸可导致腹泻、头晕、乏力、皮肤干燥、恶心、呕吐、胃痛等。
7．偶尔大量烟酸可致高血糖、高尿酸、心律失常、肝毒性反应等。

【药疗监护须知】
1．宜饭后服，饭后服用可减少不良反应。
2．一般服用烟酸两周后，血管扩张及胃肠道不适可渐适应，逐渐增加用量可避免上述不良反应。
3．烟酸与胍乙啶等肾上腺素受体阻滞剂抗高血压药合用，可增强血管扩张作用，并产生直立性低血压；可增强降压药的降压作用。
4．异烟肼可阻止烟酸与辅酶Ⅰ结合，而致烟酸缺少；可使纤维蛋白酶失活。

【常用制剂和用法】片剂：每片 50mg，100mg；注射剂：每支 20mg，50mg。

儿童剂量：口服，每次 0.5～1mg/kg，每日 2～3 次，1d 量可达 300mg，餐后服；肌注、静注或静滴：每次 25～50mg，每日 1 次。

成人剂量：口服，糙皮病，每次 50～100mg，每日 3 次，1d 量可达 500mg，餐后服；抗高血脂，每次开始 100mg，每日 3 次，4～7d 后可增至每次 1～2g，每日 3 次。肌注：每次 50～100mg，每日 3～5 次，静注或静滴：每次 25～100mg，每日 2～3 次。

烟酰胺（nicotinamide）

又称维生素 B_3、维生素 PP。

【药理作用和作用机制】
为辅酶Ⅰ和辅酶Ⅱ的组成部分，发挥递氢作用以促进氧化还原过程，并能促进组织新陈代谢。缺乏时可影响细胞的正常呼吸和代谢而引起糙皮病。

【临床应用】
1．用于烟酸缺乏症　糙皮病、口炎、舌炎等。
2．冠心病、病毒性心肌炎、风湿性心脏病及少数洋地黄中毒等伴发的心律失常。

【不良反应和禁忌证】
1．妊娠初期过量服用有致畸的可能，故慎用。
2．个别可引起头晕、恶心、上腹不适、食欲不振等，注射局部疼痛。

【药疗监护须知】
1．与异烟肼有拮抗作用，长期服用异烟肼时，应适当补充烟酰胺。
2．肌注可引起剧痛，故不宜肌注。

【常用制剂和用法】片剂：每片 50mg，100mg；注射剂：每支 50mg，100mg。

防治糙皮病、口炎及舌炎：口服，儿童 15mg/d，分 3 次，静滴每次 25～100mg，每日 1 次，加入葡萄糖溶液中；成人每次 50～200mg，每日 3 次；静滴，每次 50～200mg，每日 1 次，加入葡萄糖溶液中；用于防止心脏传导阻滞，每次 300～400mg，每日 1 次，加入到 10% 葡萄糖溶液 250ml 中静滴。

维生素 B_6（vitamin B_6）

又称盐酸吡哆醇、盐酸吡哆辛。

【药理作用和作用机制】

在体内与 ATP 生成具有生理活性的磷酸吡哆醛和磷酸吡哆胺,作为辅酶,参与体内许多代谢过程。能促进氨基酸的吸收和蛋白质的合成,影响脂肪代谢。

【临床应用】

1. 防治维生素 B_6 缺乏,可减轻抗癌药、放射治疗、妊娠及其他药物引起的呕吐、贫血、白细胞减少。

2. 新生儿维生素 B_6 依赖综合征,需在出生 1 周后开始治疗。

3. 用于长期服用异烟肼、丙卡巴肼、青霉胺等药物引起的中枢神经兴奋症状和周围神经炎。

4. 治疗婴儿惊厥或给孕妇服用以预防婴儿惊厥。

5. 还用于脂溢性皮炎、肝炎、动脉粥样硬化的辅助治疗。

6. 与烟酰胺合用治疗糙皮病。

【不良反应和禁忌证】

1. 罕见发生过敏反应。

2. 孕妇应用大量维生素 B_6 可引起新生儿产生维生素 B_6 依赖综合征。

3. 维生素 B_6 在肾功能正常时几乎不产生毒性。若每天服用 200mg 持续 30d 以上,可产生维生素 B_6 依赖综合征。每日服用 2～6g,持续几个月,可引起严重的神经感觉异常、进行性步态不稳至足麻木,手不灵活,停药后可缓解,但人软弱无力。

4. 本品禁忌与碱性溶液、铁盐、氧化剂配伍。

【药疗监护须知】

1. 氯霉素、环丝氨酸、异烟肼、肼屈嗪、青霉胺、口服避孕药及免疫抑制剂可拮抗维生素 B_6 作用或增加维生素 B_6 排泄,均可导致维生素 B_6 的缺乏,故应用以上药物时应补充维生素 B_6。

2. 降低其对帕金森病的疗效,因维生素 B_6 能增强左旋多巴的外周脱羧作用,若同时加用脱羧酶抑制剂则无此作用。

3. 本品可引起尿胆素试验呈假阳性。

4. 治疗维生素 B_6 缺乏症时首剂应肌内注射。

【常用制剂和用法】片剂:每片 10mg;注射剂:每支 25mg,50mg,100mg。

儿童剂量:口服,预防每次 1～2mg,每日 3 次;抗痉挛每次 5～10mg,每日 3 次。皮下、肌注或静注:每次 25mg,每日 1 次。

成人剂量:口服,每次 10～20mg,每日 3 次。皮下、肌注或静注,每次 50～100mg,每日 1 次。

维生素 C(vitamin C)

又称抗坏血酸。

【药理作用和作用机制】

维生素 C 参与氨基酸代谢、神经递质的合成、胶原蛋白和组织细胞间质的合成,具有降低毛细血管的通透性、加速血液凝固、刺激凝血功能、促进铁在肠内吸收、促使血脂下降、增加对感染的抵抗力作用,并参与解毒功能,还有抗组胺及阻止亚硝胺的生成作用。

【临床应用】
1. 用于坏血病的预防与治疗。
2. 各种急慢性传染病、病后恢复期、创伤愈合不良者。
3. 克山病患者在发生心源性休克时，可大剂量应用。
4. 可用于肝硬化、急慢性肝炎和砷、汞、铅、苯等慢性中毒的肝损害。
5. 对特发性高铁血红蛋白血症的治疗也有效。
6. 可用于贫血、血小板减少性紫癜、各种创伤、变态性疾病、冠心病、风湿病和化学品中毒等多种疾病的辅助治疗。

【不良反应和禁忌证】
1. 对本品过敏者禁用。
2. 患有半胱氨酸尿症、痛风、尿酸盐性肾结石、糖原病、白血病、地中海贫血、镰状细胞贫血、葡萄糖-6-磷酸脱氢酶缺乏症者等慎用。
3. 维生素C基本无毒。大剂量易致恶心、呕吐、皮疹、胃酸增多、胃液反流。
4. 可使尿液酸化，尿酸和胱氨酸溶解度降低而析出，造成泌尿系统尿酸、胱氨酸结石或草酸钙结石。
5. 每日用量超过5g时，可导致溶血，重者可致命。大量长期服用本品骤然停药可引起类似坏血病的症状。

【药疗监护须知】
1. 如制剂色泽变黄，示已氧化分解，不可使用。
2. 静滴以5%～10%葡萄糖液稀释后使用。
3. 快速静注可引起头晕、昏厥。
4. 长期服用应增加补充维生素B_1、维生素B_{12}和铜、铁、锌，以免引起缺乏。
5. 骤然停药可引起类似坏血病的症状。故长期大量服用宜逐渐减量停药。
6. 宜饭后服用；不可与红霉素同服。
7. 含维生素C全静脉营养液储存及使用时应避光。

【药物相互作用】
1. 注射液不宜与维生素B_{12}、核黄素、氧化剂及碱性药物配伍应用，以免影响疗效。
2. 口服大量的维生素C可干扰抗凝药的抗凝效果。
3. 与水杨酸类、巴比妥或扑米酮等合用，可促使维生素C的排泄量增加，使肠道吸收减少，降低疗效。
4. 纤维素磷酸钠可促使维生素C代谢为草酸盐。
5. 长期或大量应用维生素C时，能干扰双硫仑(disulfiram，戒酒药)对乙醇的作用。
6. 与磺胺类药合用可促使其形成结晶尿。
7. 维生素C与维生素K_3合用，前者有还原性，后者有氧化性，两药相遇产生氧化还原反应而使两者减效或失效。

【常用制剂和用法】
片剂：每片0.1g，0.25g；注射剂：每支0.1g，0.25g，0.5g，1g，2.5g。
口服：儿童和成人每次50～100mg，每日3次；肌注，每次50～100mg，每日1～2次。
静注或静滴：儿童每次100～300mg，成人每次100～500mg，每日1次；心肌炎患者，儿童每次2～4g，成人每次5～10g，每日1次。

第二节 脂溶性维生素类

维生素A（vitamin A）

又称维生素甲、视黄醇、抗干眼病维生素。

【药理作用和作用机制】

具有促进生长，维持上皮组织如皮肤、结膜、角膜等正常功能的作用，并参与视紫红质的合成，增强视网膜感光力，参与体内许多氧化过程，尤其是不饱和脂肪酸的氧化。缺乏时，则生长停止、骨骼成长不良、生殖功能衰退、皮肤粗糙、干燥、角膜软化、干眼症及夜盲症等。

【临床应用】

1. 主要用于维生素A缺乏症，如夜盲症、干眼症、角膜软化症和皮肤粗糙等。
2. 用于补充机体需要，如妊娠、哺乳妇女和婴儿等。

【不良反应和禁忌证】

1. 维生素A过多症忌用。
2. 急性中毒 用量较大如成人1次剂量超过100万U，小儿1次超过30万U可引起急性中毒，出现异常激动、头晕、嗜睡、复视、严重头痛、呕吐、腹泻、脱皮，婴儿可出现头部凸起软性肿块、惊厥等颅内压增高、脑积水等。
3. 慢性中毒 长期过量用药，可造成维生素A过多症，表现为食欲不振、呕吐、体重减轻、疲劳、烦躁、头痛、低热、肝脾大、口唇和皮肤干裂、骨和关节痛、腹痛、夜尿增多、视力障碍、颅内压升高、肝功能异常、门静脉高压、溶血、贫血，小儿前囟宽而隆起。

【药疗监护须知】

1. 避孕药可使血液中维生素A浓度升高，口服避孕药的妇女慎用。
2. 本品不可用于静脉注射，可有致死危险。
3. 肝功能不全及脂肪吸收障碍患者吸收减少。
4. 孕妇不宜超过6000U/d，大量摄入可致胎儿畸形。

【药物相互作用】

1. 与维生素C合用时可促进维生素A的吸收，增加肝内储存，加速利用和降低其毒性，但过量服用可耗尽维生素A在体内的储存。
2. 制酸剂可使小肠上段的胆汁减少，影响脂溶性维生素A的吸收。
3. 考来烯胺、矿物油、新霉素、硫糖铝等可干扰维生素A的吸收。
4. 大剂量维生素A与抗凝药合用，可降低凝血酶原的作用。

【常用制剂和用法】

儿童剂量：严重维生素A缺乏症治疗量，口服0.5万~2.5万U/d，肌注0.25万~0.5万U/d；预防0.2万~0.4万U/d；新生儿0.1万~0.15万U/d。

成人剂量：严重维生素A缺乏症治疗量，口服10万U/d，3d后改为5万U/d，2周后1万~2万U/d；肌注5万~10万U/d，3d后改为5万U/d，连用2周；预防0.2万~0.4万U/d。

维生素 D（vitamin D）

维生素 D_2 又称骨化醇；维生素 D_3 又称胆骨化醇、胆钙化醇。

【药理作用和作用机制】

为脂溶性维生素，能促进小肠黏膜对钙、磷的吸收，其代谢活性物质能促进肾小管对钙、磷的吸收；促进旧骨脱钙，增加细胞外液钙、磷的浓度，有利于骨盐沉积在成骨细胞的周围成为新骨。维生素 D 与甲状旁腺素及降钙素一起调节血清钙、磷浓度。缺乏维生素 D 时，人体吸收钙、磷的能力下降，而使血中钙、磷水平较低，不能在骨组织内沉积，成骨作用受阻，甚至出现骨溶解。

【临床应用】

主要用于防治佝偻病、骨软化症，骨质疏松、婴儿手足搐搦症、甲状旁腺功能减退症和老年骨折的辅助治疗。

【不良反应和禁忌证】

1．一般无毒性，但长期或过量应用可致高钙血症，全身乏力，食欲不振，进而导致各个系统异常，如呕吐、腹泻、肾功能损害、动脉硬化、心功能不全、软组织异位钙化。

2．过敏性休克。

3．孕妇使用过量，可致胎儿主动脉瓣狭窄、甲状旁腺功能抑制，而使新生儿长期低血钙抽搐。

4．高钙血症、高磷血症伴肾性佝偻病者禁用，心、肾功能不全者慎用。忌与镁剂合用。

【药疗监护须知】

1．治疗量与中毒量接近，有积蓄作用，故大量应用时应定期检查：

（1）血钙增高、尿钙定性阳性或定量 > 4mg/（kg·d）。

（2）有无血浆 25-OHD 增高、血浆胆固醇升高。

2．监测有无高钙血症症状，及时报告医师。

3．肌注时必须深注并注意抽回血，以免注入血管内造成中毒。

4．一旦维生素 D 缺乏解除，即应减量或停药，以免发生高钙血症。

5．注意有无其他维生素不足及镁缺乏，因缺乏时，对维生素 D 的过量易感性增大，易发生中毒。

6．含镁的制酸剂及泻药与维生素 D 同用，特别是在慢性肾衰竭的患者，可发生镁中毒。

【药物相互作用】

1．巴比妥类、抗惊厥药、苯妥英钠、扑米酮等可降低维生素 D 的效应，可通过肝微粒体酶诱导，促进维生素 D 的代谢，长期服用此类药物时应补给维生素 D，以防骨软化症。

2．大量钙剂或利尿剂与常用量的维生素 D 并用有发生高钙血症的危险。

3．洋地黄类与维生素 D 同用时应谨慎，容易诱发心律失常，因维生素 D 可引起高钙血症。

4．与糖皮质激素合用，可加速维生素 D 的代谢，降低其血药浓度。

5．考来烯胺、硫糖铝、抗酸药（氢氧化铝等）等能减少小肠吸收。

【常用制剂和用法】

片剂：每片 5000U；注射剂：每支 15 万 U，30 万 U，60 万 U。

口服：预防量 400～800U/d，治疗量，2000～6000U/d，或突击疗法一次 20 万～30 万 U 口服或肌注，4 周后口服预防量。

维生素 AD（vitamin AD）

【作用特点】

含有丰富的维生素A和维生素D，其药理作用同维生素A和D。临床主要用于夜盲症、干燥性眼炎、角膜软化症、佝偻病、软骨症等维生素A、D缺乏症。也用于身体虚弱者、结核患者。不良反应和药疗监护同维生素A和D。

【常用制剂和用法】胶囊；滴剂。

口服滴剂，预防3～6滴/日，治疗15～60滴/日。

口服 胶丸，预防1粒/日，治疗1粒/日。

胶囊、伊可新：<1岁用绿色丸，每胶囊含维生素A 1500U、维生素D500U；>1岁用粉色胶囊，每胶囊含维生素A 2000U、维生素D700U；贝特令：>1岁用，每胶囊含维生素A 1800U、维生素D600U，DHA50mg。均为1粒/日。

维生素 E（vitamin E）

又称生育酚。

【药理作用和作用机制】

本品为一种抗氧化剂和自由基清除剂。对生殖功能、脂质代谢等均有作用。可使腺垂体促性腺分泌细胞亢进，促精子的生成和活动，增加卵巢功能，使卵泡增加、黄体细胞增大和增强孕酮的作用，改善脂质代谢。

【临床应用】

1．习惯性流产、先兆流产、不孕症、更年期综合征、外阴萎缩症、外阴瘙痒症。

2．早产儿或脂肪吸收异常引起的维生素E缺乏、早产儿维生素E缺乏引起的溶血性贫血。

3．进行性肌营养不良、肌筋挛、间歇性跛行、红斑狼疮、皮肤角化、抗衰老等。

【不良反应和禁忌证】

1．高血压、糖尿病患者慎用。

2．长期大剂量服用可引起视物模糊、乏力软弱、头痛、恶心、腹痛、腹泻等，能使免疫功能下降，生殖和胃肠功能紊乱，凝血功能障碍等。

【药疗监护须知】

1．本品可增强口服抗凝药的作用。

2．长期应用6个月以上，易引起血小板聚集和血栓形成及坏死性小肠炎。

3．用本品时不可大剂量使用铁制剂。

4．食物中硒、维生素A、含硫氨基酸不足时，或含有大量不饱和脂肪酸时，其需要量将大为增加，如不及时补充，则可能引起其缺乏症。

5．大量用本品可能导致维生素K减少。

【常用制剂和用法】片剂：每片5mg，10mg；胶囊剂：每粒5mg，50mg，100mg；注射剂：50mg/支。

儿童，口服 1mg/kg，分1～3次，肌注：每次5mg，每日1次。

成人，口服：每次10～100mg，每日2～3次；肌注：每次50～100mg，每日1次。

（梁 爽）

第三十九章

治疗阿尔茨海默病药

阿尔茨海默病（Alzheimer disease，AD），又称老年性痴呆，是发生于老年和老年前期，在人的意识清醒下，以进行性认知功能障碍和记忆力损害为主的中枢神经系统退行性疾病，表现为记忆力、判断力、抽象思维等全面认知障碍的一种临床综合征。AD 的特征性病理改变为脑组织内老年斑沉积、神经元纤维缠结、以胆碱能神经元变性和死亡为主的神经元丢失和特定区域的脑萎缩。

目前，对本病尚无有效的治疗方法，药物治疗策略是增强中枢胆碱能神经功能，但只能改善症状，不能治愈。治疗阿尔茨海默病药物主要有胆碱酯酶抑制药和 M 胆碱受体激动药等拟胆碱药。

一、胆碱酯酶抑制药

用于临床的胆碱酯酶抑制药有第一代和第二代两类。两类药均易通过血脑屏障，可逆性抑制中枢胆碱酯酶（AChE），减少乙酰胆碱（ACh）水解，增强中枢胆碱能神经功能。第二代具有对中枢 AChE 抑制作用选择性强、外周不良反应轻、耐受性好的特点。

多奈哌齐（donepezil）

又称多那喜、安理申（aricept）。

【作用特点】

为第二代可逆性 AChE 抑制药。饮食对其吸收无影响，生物利用度 100%，部分药物在肝代谢，约 30% 原型和代谢产物由肾排出，半衰期长，用于轻、中度 AD，能提高患者的认知功能。常见不良反应有失眠、幻觉、胃肠道反应、肌肉痉挛、疲乏、心动过缓等，肝毒性较低，患者耐受好，与第一代药他克林相比，安全有效，目前已广泛用于临床。对本品或哌啶衍生物高度敏感者禁用。

【药疗监护须知】

1．服药患者必须有可靠的照护者负责监控服药。

2．本类药物抑制胆碱酯酶可引起迷走神经兴奋，影响心脏功能，患有心脏疾患如长期窦性间歇、心脏传导阻滞患者，需特别注意观察，并定期监测脉搏和心电图。

3．本类药可引起乏力、头晕和肌肉痉挛等，特别在开始服药和增加剂量时，因此对服药期间患者，能否进行驾驶或操作复杂机器的能力应作出评估，避免发生意外。

4．对哮喘和阻塞性肺疾病患者、消化道溃疡病患者都要密切观察服药反应，出现不良反应及时报告医生处理。

【常用制剂和用法】

片剂：每片 2.5mg，5mg，10mg；胶囊剂：每粒 5mg。口服，初次每次 2.5～5mg，1 次/日，

睡前服用，至少维持1个月，根据临床需要可增加剂量到每日服10mg，睡前服用。推荐最大剂量为10mg/d，3～6个月为一个疗程。服药后出现严重失眠的患者可改为晨服。

他克林（tacrine）

又称氨氢吖啶。

【作用特点】

为第一代可逆性AChE抑制药，可增加脑内ACh的含量；还能直接激动M受体和N受体，促进ACh释放；促进脑组织对葡萄糖的利用等。临床上本药常与卵磷脂合用，治疗轻、中度阿尔茨海默病，有一定疗效，可延缓病程，提高患者的认知能力和生活自理能力。口服生物利用度个体差异大，食物可明显影响其吸收。脂溶性高，易透过血脑屏障。主要在肝代谢，$t_{1/2}$为2～4小时，由于半衰期短，所以每天需服4次药。

【不良反应及禁忌证】

常见肝毒性、在服药期间患者血清转氨酶升高，需定期进行肝功能测定。胃肠道反应、肌痛、皮疹、鼻炎，大剂量可出现胆碱综合征。心动过缓、哮喘或阻塞性肺部疾患、肝功能不全者慎用，对本品过敏者、活动性肝病、活动性消化性溃疡、孕妇、哺乳妇禁用。由于不良反应多，此药已较少应用，目前已被其他新药所取代。

【药疗监护须知】见多奈哌齐。

【常用制剂和用法】

片剂：每片10mg、20mg，胶囊剂：每粒10mg，20mg，30mg，40mg。口服，开始每次10mg，每日4次，连续用药至少6周，如转氨酶未明显升高，剂量可调整为每次20mg，每日4次，再服6周，即每隔6周，可每日增加40mg，但最大剂量不超过每日160mg，疗程为2～12个月。

【药物相互作用】

1. 可拮抗非去极化型肌松药的作用，但延长氯琥珀胆碱的活性。
2. 可用作呼吸兴奋剂，并作为吗啡治疗时的辅助用药，减轻阿片类生物碱引起的呼吸抑制。
3. 与茶碱合用，可使后者血药浓度升高。
4. 与西咪替丁合用，可使本品的血药浓度升高。

利斯的明（卡巴拉汀，rivastigmine）

又称艾斯能。

【作用特点】

为第二代可逆性AChE抑制药。选择性对大脑皮质和海马部位的作用比其他脑区强，能增强认知功能和记忆功能，延缓患者日常生活自理能力下降的速度。适用于伴有心、肝、肾等疾病的轻、中度AD患者。常见不良反应有胃肠道反应、乏力、眩晕、嗜睡、精神混乱等，继续用药一段时间或减量一般可消失。

【常用制剂和用法】

胶囊剂：每粒1.5mg，3mg，4.5mg，6mg，透皮贴片：5mg，10mg。起始剂量：1.5mg/d，2次/d，根据个体差异，至少每隔2周增加药量，以达到最大可耐受剂量，最大推荐剂量12mg/d，分2次服。剂量递增：如果服用3mg/d，经过至少2周的治疗后，耐受良好，剂量可逐渐增加到 6mg/d，9mg/d，12mg/d，并且只有在当前的剂量水平治疗至少 2 周后，才可以考虑加量，如果出现不良反应（如恶心、呕吐、腹痛或食欲减退）或体重下降，且持续存在，应将每日剂量减至以前耐受良好的剂量为止。

加兰他敏（galantamine）

又称强肌宁。

【作用特点】

为第二代可逆性 AChE 抑制药。除了减少 ACh 水解外，尚可增加胆碱受体数量、增强 N 胆碱受体功能等。用于轻、中度 AD，还可用于重症肌无力和脊髓灰质炎后遗症。主要不良反应为用药 2～3 周可出现恶心、腹泻等胃肠道反应，稍后即消失，无肝毒性。偶致过敏反应。

【常用制剂和用法】

片剂：每片 5mg，分散片：每片 2.5mg，注射剂：1mg/ml，2.5mg/ml，5mg/ml。口服：每次 10～20mg，3 次/日，小儿每日 0.5～1mg/kg，分 3 次服。肌内或皮下注射每次 2.5～10mg，小儿一次 0.05～0.1mg/kg，1 次/日，必要时一昼夜可注射 2 次，极量 20mg/d，每个疗程 8～10 周。

石杉碱甲（huperzine A）

又称哈伯因、双益平。

【作用特点】

是我国学者从石杉科植物千层塔中提取的一种生物碱，为第二代强效可逆性 AChE 抑制药，有改善记忆和认知功能的作用，并改善患者日常生活能力。可用于老年性记忆功能减退及 AD 患者，提高其记忆和认知能力。还可治疗重症肌无力。本药安全性较好，多在用药量大时发生不良反应，减量后不良反应可减少。常见不良反应有恶心、头晕、多汗、腹痛、视物模糊等，严重者可用阿托品拮抗。孕妇慎用，心动过缓、心绞痛、支气管哮喘、机械性肠梗阻者禁用。

【常用制剂和用法】

片（胶囊）剂：每片（粒）50ug，0.2mg，注射剂：0.2mg/ml。用于记忆功能减退：口服：每次 0.1～0.2mg，2 次/日，一日量最多不超过 0.45mg，疗程 1～2 月。用于重症肌无力：口服：每次 0.2～0.4mg，1 次/日；肌内注射：每次 0.2～0.4mg，1～2 次/日。

二、M 胆碱受体激动药

占诺美林（xanomeline）

【作用特点】易透过血脑屏障，是目前发现的选择性最高的 M_1 受体激动药之一。高剂量口服可明显改善 AD 患者认知功能和行为能力。但部分患者因消化道和心血管反应而中断治疗，新研制的透皮吸收贴剂可避免消化道不良反应。

三、N-甲基-D-天冬氨酸受体非竞争性阻断药

美金刚（memantine）

又称美金刚胺、易倍申。

【作用特点】

美金刚可阻断谷氨酸对 N-甲基-D-天冬氨酸（NMDA）受体的激活所导致的神经细胞损伤，保护胆碱能神经元免受谷氨酸的神经毒性。对妄想、激越或攻击性和易激惹行为改善最明显。主要治疗中、重度 AD。不良反应少，常见幻觉、头晕、头痛等，也可见焦虑、肌张力增加、膀胱炎、性欲增加等。对本品过敏者禁用。

【常用制剂和用法】

片剂：每片 5mg，10mg，胶囊剂：每粒 10mg。治疗第一周的剂量：5mg/d（晨服），第二周：10mg/d，2 次 / 日，第三周：15mg/d（早上服一片，下午服半片），第 4 周开始以后服用推荐的维持剂量：20mg/d，2 次 / 日。肾功能损害者，酌情减量。

四、其他治疗阿尔茨海默病药

除上述药物外，大脑功能恢复药（如胞磷胆碱、吡拉西坦等）、脑循环改善药（如二氢麦角碱等）、钙通道阻滞药（如尼莫地平等）、性激素、阿司匹林、自由基清除剂和维生素 E、维生素 C、褪黑素、姜黄素等对 AD 亦有效。

吡拉西坦（piracetam）

又称：脑复康。

【作用特点】

属能促进脑代谢的药物，本药促进脑神经细胞对氨基酸、磷脂及葡萄糖的利用，促进 ATP 的形成和转运，对学习记忆功能均有良好作用，对血管性痴呆也有一定的疗效。常用剂量为每次 0.8～1.6g，每日 3 次，4～8 周为一疗程。儿童用量减半。常见不良反应：恶心、厌食、腹胀、腹痛、易激动、兴奋、头晕、头痛和失眠等。偶见轻度转氨酶升高，肝、肾功能障碍者，哺乳期妇女慎用。孕妇禁用。

茴拉西坦（aniracetam）

又称：三乐喜、阿尼西坦、益灵舒。

【作用特点】

是 γ-氨基丁酸（GABA）的环化衍生物。作用于与记忆有关的神经肽，能改善记忆障碍。口服吸收良好，适用于中、老年记忆减退和脑血管病后的记忆减退及精神行为障碍。常见不良反应：口干、食欲减退、便秘、头昏、嗜睡，偶见兴奋、躁动、皮疹。对本药过敏者禁用。口服每次 0.2g，每日 3 次，根据病情变化，用量和疗程可酌着增减，70 岁以上的老人用量每次 0.1g，每日 3 次。

（沈华杰　肖顺贞）

第四十章

水、电解质、酸碱平衡调节药

正常人体的体液有一定的含量、分布、电解质浓度以及酸碱度。保持水、电解质、酸碱平衡是维持机体内环境稳定、进行新陈代谢必不可少的重要条件。严重疾病如休克、创伤、中毒等均可导致机体水、电解质、酸碱失衡,应当给予及时纠正与处理。

第一节 水、电解质平衡调节药

氯化钠(sodium chloride)

【药物作用和作用机制】

可补充机体的钠离子和氯离子,调节体内水和电解质的平衡,维持体液正常渗透压。

钠是细胞外液最主要的阳离子,维持细胞外液的渗透压。正常血清钠离子占血浆阳离子的92%,总渗透压的90%。正常人体内总钠量平均为150g。成人每日需摄取氯化钠10～15g。正常血清钠的浓度为135～145mmol/L。其主要生理作用是维持细胞兴奋性和神经肌肉的应激性。当人体失钠过多时,可发生低钠综合征,表现为全身虚弱、精神怠倦、表情淡漠,严重时可发生肌肉痉挛,甚至昏迷、死亡。氯化钠在胃肠道内通过黏膜细胞的主动转运,几乎全部被吸收。主要经肾排泄,少部分由汗液排出。

氯是血浆内主要的阴离子,正常血清氯离子的浓度为98～106mmol/L。其主要功能是调节机体的酸碱平衡、渗透压和水电平衡,以及参与胃酸形成。

【临床应用】

用于因大量出汗、腹泻、呕吐等造成的组织脱水,或术后禁食、不能进食以及大量出血等,以补充血容量。0.9%注射液可用于局部冲洗,如伤口、眼部、鼻部等,以起到清洁或清除异物作用;或作为多种注射药物的溶媒或稀释剂。3%～5%的氯化钠还可用于局部伤口湿敷,以减轻伤口水肿。

【不良反应及禁忌证】

1. 不良反应 输注或口服过多、过快,可导致水钠潴留,引起水肿、血压升高、心率加快,甚至肺水肿、心力衰竭(心衰)。过多输注可形成高氯性酸中毒。输注高浓度氯化钠时若外渗可导致局部组织坏死、静脉血栓或静脉炎。过量口服可导致恶心、呕吐、腹胀、腹泻等胃肠道反应。高渗氯化钠输注过多,可致高钠血症,过多、过快输注低渗氯化钠,可致溶血或脑水肿。

2. 禁忌证 肺水肿、高钠血症患者禁用。心、肺、肾功能不全者或血浆蛋白质过低者慎用。

【药疗监护须知】

1. 监测血电解质以及血气分析结果。

2. 注意患者的心、肺、肾功能情况。

3. 输注过程中注意滴速、局部穿刺处情况以及生命体征变化，尤其血压、心率变化。输注高渗氯化钠时，滴速应慢，每小时不宜大于100ml，密切观察有无高钠血症出现，如皮肤发红、水肿、体温升高、高血压或低血压、心动过速等。

【常用制剂和用法】

常用有0.9%氯化钠溶液（生理盐水）、葡萄糖氯化钠溶液、复方氯化钠溶液（林格液）、乳酸钠林格液（复方乳酸钠）。

口服，0.1%~1%溶液；静脉滴注，剂量视病情而定，浓氯化钠注射液用前需稀释；局部外用，多采用0.9%氯化钠液，有时使用3%~5%氯化钠液。

氯化钾（potassium chloride）

又称补达秀、施乐凯、Slow-K。

【药物作用和作用机制】

钾是细胞内液最主要的阳离子，维持细胞内液的渗透压。正常血清钾浓度为3.5~5.5mmol/L。成人每日需要钾2~3g。钾的主要生理功能是维持细胞的正常代谢、维持细胞内液的渗透压和酸碱平衡、维持神经肌肉应激性、心肌收缩功能。当钾摄入不足、排出量增多或体内分布异常时，均可产生低钾血症，表现为四肢无力、软瘫、腱反应减弱或消失，重者心律失常、肠麻痹、恶心、呕吐等，甚至心搏骤停、呼吸麻痹而死亡。氯化钾口服后吸收迅速，一般仅10%由粪便排出，90%经肾排泄。

【临床应用】用于各种原因引起的低钾血症，洋地黄中毒引起的阵发性心律失常。

【不良反应及禁忌证】

1. 不良反应

（1）口服氯化钾片有刺激性，不可含化、咀嚼或干咽，否则可引起口腔、食管及胃肠道黏膜损伤，甚至坏死；空腹服用时有胃肠道不适，故最好将药用水或果汁充分稀释，饭后服用或与饭同吃。

（2）部分患者可出现恶心、呕吐、腹胀、腹泻、尿少。可能因补钾过多、过快出现高钾血症，甚至导致心搏骤停。

（3）静脉滴注时易刺激血管引起疼痛或发静脉炎，一旦外渗可导致局部组织坏死。

2. 禁忌证 严重肾功能损害者禁用。任何原因可能并发高钾血症者慎用，如代谢性酸中毒、严重脱水、大面积烧伤、严重创伤、感染、溶血等。不可将10%或15%氯化钾直接静脉推注。

【药疗监护须知】

1. 严格按医嘱补钾，注意剂量、浓度与滴速。

2. 用药期间监测血电解质、心电图、血气分析结果。

3. 注意患者的肾功能情况，尤其是尿量情况。静脉补钾时，尿量不得小于30ml/h。

4. 输注过程中注意滴速、局部穿刺处情况以及生命体征变化。一旦出现外渗，应先采用冰敷或局部封闭，局部好转后再温敷，以促进局部循环。

5. 指导患者正确服药，并适当进食富含钾的食物，如奶制品、香蕉、橘子、土豆、西红柿等。

【常用制剂和用法】

氯化钾片或10%氯化钾溶液，口服，成人每次0.5～1g，每日3次，每日最大剂量为6g，饭后服用；小儿宜用溶液，每日1～3g/m^{2}或0.075～0.22g/kg稀释于水中分次服用。10%～15%氯化钾10ml/支，供静脉滴注，须用生理盐水或5%葡萄糖液或10%葡萄糖液稀释后使用，补钾剂量、浓度和速度应根据患者的具体病情而定。钾浓度不超过3.4g/L，速度不超过0.75g/h。

【药物的相互作用】

与肾上腺糖皮质激素合用，可降低钾盐的疗效；与抗胆碱能药物或非甾体类抗炎镇痛药合用，能加重钾盐对胃肠道的刺激；与血管紧张素转换酶抑制剂类药物、环孢素合用，易发生高钾血症；与肝素合用，不仅易发生高钾血症，还增加胃肠道出血的机会；缓释钾能抑制肠道对维生素B_{12}的吸收；与留钾利尿药（如氨苯蝶啶、螺内酯）、青霉素钾合用，可导致高钾血症。

葡萄糖酸钙（calcium gluconate）

【药物作用和作用机制】

钙是构成骨骼和牙齿的主要成分。钙与磷共同参与凝血过程。钙还是调节细胞功能的信使，可以调节酶的活性、维持神经和肌肉兴奋性、降低毛细血管和细胞膜的通透性。高浓度的钙与镁有竞争性拮抗作用。葡萄糖酸钙能促进骨骼和牙齿的发育，维持神经与肌肉的正常兴奋性，降低毛细血管通透性，具有消炎、消肿和抗过敏作用。正常人血清钙浓度2.25～2.50mmol/L。口服吸收率缓慢，吸收率随年龄增加而减少，妊娠与哺乳期吸收增高。血浆蛋白质结合率为45%，约80%自粪便排出。

【临床应用】

主要用于血钙过低引起的低钙抽搐，胆、肠、肾绞痛，甲状旁腺功能低下症、荨麻疹、血管神经性水肿、皮肤瘙痒症、软骨病等；还可用于高钾血症、高镁血症等。

【不良反应及禁忌证】

1．不良反应　口服对胃肠道有刺激，偶见便秘。静脉注射时全身发热、皮肤红、注射部位疼痛、血压下降、心动过缓或其他心律失常、晕厥、心搏骤停，若局部外渗，可引起组织坏死。

2．禁忌证　高钙血症禁用，小儿、肾功能不全、呼吸性酸中毒、呼吸衰竭慎用。应用洋地黄期间以及停用洋地黄7天内禁用。

【药疗监护须知】

1．注意监测血清电解质情况。

2．注射时应稀释，并缓慢推注。不可皮下或肌内注射。一旦外渗，及时处理。饭前1～2小时服用。

3．注意监测生命体征，尤其是血压和心率。

4．不可用茶水服用，以防影响钙吸收。

【常用制剂和用法】

片剂：每片0.5g，口服；注射液：1g/10ml，静脉注射，每次0.5～1.0g，一般将10%葡萄糖酸钙用10%葡萄糖注射液稀释后缓慢推注。

【配伍禁忌与药物相互作用】

与雌激素同用，可增加钙的吸收。与苯妥英钠同用，可产生不吸收的化合物，影响二者的生物利用度。与四环素同时口服，影响四环素的吸收，必须间隔 1h 以上。与噻嗪类利尿药合用，易发生高钙血症；与其他含钙、镁药物合用，易发生高钙或高镁血症。与硫酸纤维素合用，会降低硫酸纤维素预防高钙血症的作用。与硫酸镁合用，可形成硫酸钙沉淀，降低两者疗效。钙剂静脉注射可降低肌松药（琥珀胆碱除外）的作用；与钙通道阻滞剂合用，血钙可明显增高，而维拉帕米的作用则下降；与新斯的明合用，能迅速对抗氨基糖苷类抗生素过量引起的呼吸肌麻痹。与洋地黄合用，可增强洋地黄毒性。

甘油磷酸钠（sodium glycerophosphate）

又名格利福斯，Glycophos。

【药物作用和作用机制】

体内磷多存在于骨骼内，磷对机体代谢有十分重要的作用。磷可以磷脂的形式参与细胞膜的组成；参与糖代谢中的糖磷酸化，构成膜成分中的磷脂质，是组成细胞内 RNA、DNA 及许多辅酶的重要成分之一。磷参与能量的转换贮藏、输送及体液缓冲功能的调节。口服吸收率为 70%，主要在空肠吸收，血浆蛋白质结合率为 12%。90% 的磷由肾排泄。

【临床应用】

主要用于静脉营养时满足人体每天对磷的需要以及纠正低磷血症。

【不良反应及禁忌证】

1. 不良反应 少见，长期用药可引起血磷、血钙浓度变化。过量可导致高磷血症、低钙血症、肌肉震颤、痉挛、胃肠道不适等。

2. 禁忌证 严重肾功能不全、休克和脱水患者，对本品过敏者忌用。

【药疗监护须知】

1. 注意监测血清电解质情况。

2. 本品系高渗溶液，10ml 应加入复方氨基酸注射液或 5%～10% 葡萄糖溶液 500 ml 中，在 4～6 小时内缓慢滴入，未经稀释不能注射；稀释后应于 24 小时内用完。

3. 注意控制给药速度，一般 0.36～0.54g/h。

【常用制剂和用法】

注射剂：2.16g/10ml。静脉滴注，成人每日 10ml 或根据实际需要酌情增减。

【配伍禁忌与药物的相互作用】

与维生素 D、甲状旁腺激素合用，可促进磷的吸收；降钙素可抑制磷的吸收。与维生素 K_1 配伍可出现鹅绒黄色混浊。

第二节 酸碱平衡调节药

碳酸氢钠（sodium bicarbonate）

【作用特点】

碳酸氢根与氢离子结合，再分解为水和二氧化碳，可以纠正代谢性酸中毒。主要用于治疗代谢性酸中毒；可以碱化尿液，防止磺胺结晶对泌尿系统的损害；碱化细胞外液，从而治疗高钾血症；4%溶液可用于治疗口腔真菌感染。因可加重水钠潴留，并可改变血液pH，使血钾由细胞外向细胞内转移，故对于充血性心力衰竭、肾衰竭、低钾血症等患者慎用。通常用5% NaHCO$_3$溶液静脉滴注，因其为高渗液，过快输入可导致高钠血症。与钙剂混合可形成沉淀。使用过程中可出现低钾血症、低钙血症、呼吸困难等。应监测血气分析、血电解质、肾功能、血压、心肺功能等。

【常用制剂和用法】片剂：每片0.5g，口服，一次1~2片，每日3次。注射液：5g/10ml，静脉滴注。

乳酸钠（sodium lactate）

【作用特点】

可以纠正酸血症，目前主要用于高钾血症或普鲁卡因胺引起的心律失常伴酸血症者。可以碱化尿液，用于尿酸结石、小儿肠炎等。本品主要在肝及肾代谢，禁用于肝功能减退、水肿、休克、缺氧、心功能不全以及乳酸潴留引起的酸血症。应用过量可致碱血症。不宜用生理盐水或含氯化钠的溶液稀释。

【常用制剂和用法】注射液：2.24g/20ml，静脉滴注。

氨丁三醇（trometamol）

又称缓血酸胺、三羟甲氨基甲烷，THAM。

【作用特点】

本药为不含钠的氨基缓冲碱，在体内与碳酸结合，生成碳酸氢盐，减轻或纠正酸中毒。适用于代谢性酸中毒，也可用于呼吸性酸中毒。具有穿透细胞速度快又不含钠的优点，适用于限钠的酸中毒患者。血尿、无尿、妊娠、肾损害者慎用。禁忌用于慢性呼吸性酸中毒、肾性酸中毒患者。使用氨丁三醇时注意量及速度，大量快速滴注可引起呼吸抑制、低血压、低血糖、低血钙等，且对组织刺激大，可致血栓性静脉炎，一旦外渗可致组织坏死。故应缓慢滴注，注意呼吸情况以及有无低血糖表现。

【常用制剂和用法】注射液：3.6g/100ml，静脉滴注。

氯化铵（ammonium chloride）

【作用特点】

药物进入体内，铵离子经肝代谢形成尿素，由尿排出，氯离子与氢离子结合形成盐酸，起到纠正代谢性碱中毒的作用。过量使用可导致高氯性酸中毒。肝硬化伴代谢性碱中毒或心力衰竭者禁用。肾功能不全时，易导致高氯性酸中毒。大量服用氯化铵可出现恶心、呕吐、腹痛等胃肠道刺激症状，宜用水溶解后服用，溃疡病患者禁用。

【常用制剂和用法】片剂：每片0.3g，一次1~2g，每日3次。

（路 潜）

第四十一章

临床营养支持用药

住院患者中常常存在不同程度的营养问题。机体的营养状态与患病率及死亡率是密切相关的。营养不良可使并发症增多、康复期延长、住院期延长、死亡率增高、医疗费用增加。因此，应当根据患者的营养状况和实际需要，给予恰当的营养支持（nutritional support，NS）。营养支持分为肠外营养（parenteral nutrition，PN）与肠内营养（enteral nutrition，EN）支持两种方式。

第一节 肠内营养药

安素（ensure）

又称加营素、氨素。为粉剂，属于整蛋白型肠内营养制剂。

【药理作用】

本品为均衡的全肠道整蛋白型营养制剂，内含人体所需要的糖类、蛋白质、脂肪、维生素、电解质、微量元素等各种营养素。热量/氮的比值为177，具有节约蛋白质作用，不增加肾负担，胆固醇低，不含乳糖。

【临床应用】

用于无法进固体饮食的外伤、慢性病、年老体弱、产妇、术前后及某些必须限制饮食的患者等补充营养，尤其适合于乳糖不耐受患者。

【不良反应及禁忌证】

1. 不良反应　少数出现轻度腹胀，减慢管饲速度即可缓解。
2. 禁忌证　高位高流量肠瘘、短肠综合征及肠衰竭、肠梗阻者禁用；4岁以下儿童不宜使用；严禁注射用。

【药疗监护须知】

1. 注意输注量和速度，开始时输入速度要慢，浓度要低，按照医嘱增加输入速度和浓度。
2. 输入的温度应保持34～36℃，因温度太低，易刺激肠蠕动而引起腹泻。
3. 注意观察患者肠鸣音、大便的次数和性质，便频、便稀均是不耐受管喂饮食的表现。
4. 避免污染、变质，应现用现配，配好溶液在室温下放置不能超过8h，必要时放冰箱冷藏，24h内用完，避免因放置时间过长而变质。滴注瓶及配制器材应每天消毒，以防消化道感染。
5. 避光，封闭，阴凉干燥处保存，不宜放置于冰箱内。开罐后3周内用完。

【常用制剂和用法】

粉剂：口服或鼻饲，取5量匙（约55g）本品，加入开水溶解稀释至250ml，按1ml标准稀释液提供 1kcal 热量计算决定患者每日用量；或按体重 5～7g/kg。管饲者先给半量，用 10% 的浓度，经 1～2d 适应期逐渐增至 20% 浓度和全量，全日量管饲持续滴注 8～10h，速度每分钟为 2.6～4.2ml。口服按全日量分 8～10 次口服。

能全力（nutrison fibre）

【药理作用和作用机制】

能全力是整蛋白和纤维型肠内高营养多聚合剂。由水、麦芽糊糖精、酪蛋白、植物脂肪、多种纤维、卵磷脂、矿物质、维生素、微量元素等组成，为乳白色淡味液体。不含乳糖和蔗糖，可用于乳糖不耐受患者以及糖尿病患者。营养素全面，易于消化和吸收，生物利用度高。含有纤维素，可以增强肠道蠕动功能，利于维持小肠黏膜细胞的形态和功能。增加了短链脂肪酸，刺激结肠中水和电解质的重吸收，可以防止腹泻。

【临床应用】

适用于有胃肠道功能或部分胃肠道功能，而不能或不愿正常进食的进行肠内营养支持的患者。

【不良反应及禁忌证】

1．不良反应　少数出现胃肠道不适，减慢管饲速度即可缓解。

2．禁忌证　胃肠道功能衰竭、完全性小肠梗阻、严重的腹腔内感染者禁用。本品不适用于需要低渣饮食患者；1 岁以内的婴儿；不可作为 1～5 岁孩子的单一营养来源；严禁静脉内使用。

【药疗监护须知】

1．注意输注量和速度，开始时输入速度要慢，浓度要低，按照医嘱增加输入速度和浓度。

2．输入的温度应不宜过低，以免刺激肠蠕动而引起腹泻。

3．在使用过程中，注意液体平衡，保证足够的液体摄入。

4．注意观察患者肠鸣音、大便的次数和性质。

5．避光，封闭，室温下保存，开启后放置于冰箱内。24 小时内用完。

【常用制剂和用法】

混悬液：500kcal/500ml，375kcal/500ml，750kcal/500ml，口服或管饲。剂量根据患者病情需求而定，一般每日 2000kcal 即可满足患者机体对营养素的需求。高代谢病患者，每天可用至 4000kcal。初期最好从 1000kcal 开始，2～3 天后逐渐增加至需要量。室温下使用，打开前需先摇匀，若患者胃肠道能够耐受，则不需要稀释。

能全素（nutrison）

【作用特点】

本品是整蛋白型肠内营养剂，适用于有胃肠道功能或部分胃肠道功能患者的肠内全营养支持，主要适应证是厌食及其相关的疾病、机械性胃肠道功能紊乱、危重疾病、营养不良患者的手术前喂养、胃肠道准备，可用于糖尿病患者。

【常用制剂和用法】

白色粉剂，易溶于水，冲调溶解成白色乳状的液体。不含蔗糖，自然淡味，可直接饮用或饲喂。

爱伦多（elental）

【药理作用】

属于氨基酸型肠内营养剂。以氨基酸为氮源，也含有少量谷氨酰胺，口服经肠黏膜可直接吸收。能促进肠黏膜再生，阻止细菌和毒素移位，且可改善结肠 DNA 水平。

【临床应用】

通常可用于手术前后患者的营养支持，用于消化道功能不全以及短肠病患者，肠道炎性患者，也可用于烧伤患者。

【不良反应和禁忌证】

给药过快会引起腹泻、腹胀、恶心、腹痛等胃肠反应。重症糖尿病患者、用大量激素后糖代谢异常者禁用。不适用于 1 岁以内的婴儿或 1～5 岁孩子的单一营养来源；严禁静脉内使用。小肠大面积切除后短肠综合征、肾衰未透析者、孕妇慎用。不良反应为恶心、腹胀、腹痛、腹泻，可能与剂量、浓度、滴速有关，极少有 AST、ALT、ALP、尿素氮及血糖上升。儿童初次从低浓度低速度开始。长期应用时应适当补充脂肪、电解质、维生素。配制好的溶液应在 12h 内用完。

【常用制剂和用法】

粉剂：每包 80g。口服味感差，常经鼻-空肠管或鼻-胃管灌注。配制时将 80g 溶于 300ml（300kcal）水中，成人标准量为 480～640g/d，可依据年龄、体重或病情适当调整剂量。一般初始量为 80～160g/d，开始按规定浓度一半滴注，根据病情逐渐加量，4～10 天后达标准量。

百普素（pepti-2000 variant）

【作用特点】

以短肽、氨基酸为基础的低脂肪配方的短肽型肠内营养制剂，易消化、吸收完全、生物利用度高，且渗透压低可预防渗透性腹泻。适用于胃肠道消化吸收不良患者的肠内营养支持，主要适应证是代谢性肠道功能紊乱、危重疾病、营养不良患者的手术前喂养、胃肠道准备等，可用于糖尿病患者。

【常用制剂和用法】

粉剂：每袋 126g。每日用 4 袋百普素冲调成 2000ml（2000kcal）溶液，即可满足机体对所有营养的需求。调配方法：在容器内注入 50ml 预先煮沸过的水，加入百普素粉 1 袋（126g），搅拌溶解后，再加入预先煮沸过的水至 500ml，调匀即可。经管道喂养或直接饮用。胃肠道功能衰竭；完全性肠梗阻；严重的腹腔内感染患者禁用。制好的溶液应置于冰箱冷藏室内（不能超过 24h），用时将溶液加温，但不能煮沸溶液。

瑞素（fresubin）

【药理作用】

为均衡型、整蛋白型、含中链脂肪酸的基本型肠内营养制剂，可提供人体必需的营养物质和能量，满足患者对必需氨基酸、必需脂肪酸、维生素、矿物质和微量元素的需要。无膳食纤维。适用于无严重消化或吸收功能障碍但有营养摄入障碍的患者，或用于术前或诊断前肠道准备。主要应用于成年患者以及禁用膳食纤维的患者。

【不良反应及禁忌证】给药速度太快或过量时，可能发生恶心、呕吐或腹泻等胃肠道不良反应。所有不适于用肠内营养的疾病，以及有严重消化和吸收功能障碍的疾病禁用本品。

【药疗监护须知】

1．以本品提供全部营养的患者，应监测液体平衡。根据个体代谢状态，决定是否需要额外补充钠。

2．妊娠期前 3 个月的孕妇和可能怀孕的育龄妇女使用本品时，应注意每日维生素 A 的用量。

3．本品含维生素 K，对使用香豆素类抗凝剂的患者应注意药物相互作用。

4．如给药过量或速度过快，会发生胃肠道反应，如恶心、呕吐或腹泻。

5．25℃以下，密闭保存，不得冰冻。使用前摇匀，有效期内使用。开启后最多可在冰箱内（2～10℃）保存 24 小时。

【常用制剂和用法】

乳剂：每瓶 500ml，淡黄色至深黄色乳状液体，具有谷味。通过管饲或口服使用，应按照患者体重和营养状况计算每日用量。以本品为唯一营养来源的患者，推荐剂量为 30ml(30 kcal)/（kg·d），平均剂量 2000ml（2000kcal）/d。以本品补充营养的患者，根据需要每日使用 500～1000ml。管饲给药时，应逐渐增加剂量，第一天的速度约为 20ml/h，以后逐日增加 20ml/h，最大滴速 125ml/h。

瑞代（fresubin diabetes）

【作用特点】

专供糖尿病患者使用的肠内全营养制剂，能为糖尿病患者提供所需的各种营养，其配方符合国际糖尿病协会的推荐和要求，提供的营养物质符合糖尿病患者的代谢特点，糖类主要来源于木薯淀粉和谷物淀粉，因此能减少糖尿病患者与糖耐受不良患者的葡萄糖负荷。含膳食纤维有助于维持胃肠道功能。不含牛奶蛋白，适用于对牛奶蛋白过敏的患者。适用于糖尿病患者进行肠内营养支持。所有不适于用肠内营养的患者及有严重消化和吸收功能障碍者禁用本品。其他严重肝功能不全、肾功能不全者禁用。对本品所含物质有先天性代谢障碍的患者禁用。对果糖有先天性不耐受者禁用。孕妇慎用。给药速度太快或过量时，可能发生恶心、呕吐或腹泻等胃肠道不良反应。

【常用制剂和用法】

乳剂：每瓶 500ml，淡黄色或淡棕色乳状液体。通过管饲或口服使用，应按照患者体重和消耗状况计算每日用量。剂量一日 2000ml（1800kcal）。管饲给药时，应逐渐增加剂量，第一天的速度约为 1 小时 20ml，以后逐日增加 1 小时 20ml，最大滴速 1 小时 125ml。

复方 α-酮酸（α-keto acid compound）

又名开同、肾灵。为黄色片剂。

【药理作用】

可以补充 α-酮酸和必需氨基酸，并尽量减少氨基氮的摄入。改善体内氨基酸和蛋白代谢紊乱，促进蛋白合成。酮基或羟基氨基酸本身不含有氨基，其利用非必需氨基酸的氮转化为氨基酸，因此可减少尿素合成，尿毒症毒性产物的蓄积也减少。酮基或羟基氨基酸不引起残存肾单位的高滤过，并可改善肾性高磷血症和继发性甲状旁腺功能亢进，改善肾性骨营养不良。本品配合低蛋白饮食，可减少氮的摄入，同时可避免因蛋白摄入不足及营养不良引起的后果。预防和治疗慢性肾功能不全而造成蛋白质代谢失调引起的损害，通常用于肾小球滤过率低于每分钟25毫升的患者，低蛋白饮食要求成分每日摄入量为40克或40克以下。

【不良反应及禁忌证】

可能发生高钙血症。高钙血症和氨基酸代谢紊乱者禁用。

【药疗监护须知】

1. 应定期监测血钙水平，并保证摄入足够的热量。与其他含钙药物同时使用，可使血钙水平升高。如出现高钙血症，可减少维生素D的摄入量，如高钙血症持续发生，将本品减量并减少其他含钙物质的摄入。

2. 本品含有苯丙氨酸，遗传性苯丙酮尿症患者使用本品时，须注意。

3. 尿毒症患者服用本品进行治疗时，如同时使用氢氧化铝药物，需减少氢氧化铝的服用量。

4. 注意血磷水平的下降。

5. 为了不影响药物吸收，与钙结合形成难溶性复合物的药物（如：四环素、喹诺酮类如环丙沙星及诺氟沙星、铁剂、氟化物和含雌莫司汀的药物等）不应与开同同时服用，这些药物与开同服用的间隔时间至少为2小时。

6. 血钙升高可增加强心苷药物的敏感性，也增加发生心律失常的风险。

【常用制剂和用法】

片剂：每片0.63g，口服，对于70kg成人，一日3次，一次4～8片，用餐期间整片吞服，必要时遵医嘱。对于肾小球滤过率低于每分钟25毫升的患者，本品配合不超过每日40克(成人)的低蛋白饮食，可长期服用。

第二节 肠外营养药

脂肪乳（fat emulsion）

又名英脱利匹特注射液。

【药理作用】

为一种静脉用脂肪制剂。含10%～20%乳化黄豆油、1.2%卵磷脂和2.5%甘油，其中所含的必需脂肪酸较高。主要用于提供热量和必需脂肪酸。10%乳剂含热量为4602.4J/L(1100kcal/L)。用于手术前后、肿瘤及大面积烧伤需要大量热能而进食有困难者，肾功能不全需要限制蛋白质的摄入，但又必须供给足够热能者。

【不良反应及禁忌证】

1. 不良反应 有发热、恶心、呕吐、腹痛、呼吸急促等，肝功能损害、溶血、凝血障碍、血小板减少等。若输注速度过快，超过脂肪吸收的最大速度[2～3g/(kg·h)]，将发生急性症状，如胸痛、呼吸困难、发绀、恶心、呕吐、低血压或高血压、发冷、发热、潮红、荨麻疹、腹泻、水肿、嗅觉异常、口腔油腻感。部分患者出现贫血、腰背酸痛、肝脾大等。减慢滴速，反应可消失。输液局部可出现静脉炎、血管痛及出血倾向、静脉血栓形成。

2. 禁忌证 肝功能严重不全、休克及有严重代谢紊乱，尤其脂肪代谢障碍（如类脂性肾病、严重高脂血症）者忌用，肾功能不全、脓毒血症、未控制的糖尿病者、胰腺炎、严重感染、血小板减少、肺部疾患及新生儿黄疸明显者慎用。

【药疗监护须知】

1．用药前检查血常规、凝血时间、肝功能、血脂，用药期间，定期复查。若有高脂血症及肝功能损害出现，应立即停用。尤其对于严重肾功能不全、失代偿性糖尿病、重症胰腺炎、甲状腺功能低下以及败血症者，输注本品时，应密切观察血清三酰甘油水平。

2．成人使用本品1周以上必须做脂肪廓清试验。如血浆有乳光或乳色出现，应暂停使用。

3．可直接加入脂溶性维生素，水溶性维生素需先溶解于10ml注射用水或5%葡萄糖溶液中，然后加入本品内，可与氨基酸同用，不得与电解质、其他药物及营养素混合。

4．避光、密闭、阴凉干燥处贮存，不得冰冻。一经打开，立即用完。温度过高或过低均可导致乳剂破坏。若单独输注，最长悬挂时间不超过12h。若发现变色或有沉淀、油滴漂浮，不应使用。

【常用制剂和用法】

注射液：静脉滴注。成人每日0.5～2g/kg，最大剂量每日3g/kg，滴速第一日每500ml不得少于4～5小时，以后可按每分钟40～60滴速度滴注，但不宜少于3小时；小儿首日1g/kg，以后每日增加0.5g/kg，滴速每小时<170mg/kg，每日剂量<4g/kg。

复方氨基酸注射液（compound amino acid）

【药理作用】

本品为胃肠外营养药，补充人体必需的8种氨基酸和一些非必需氨基酸，以维持正氮平衡和特殊治疗的需要。由于机体需要和疾病的不同，目前有不同成分和浓度的多种制剂。主要用于低蛋白血症、营养不良、手术前后的氨基酸补充。

【不良反应及禁忌证】

1．不良反应 高渗透压和高血糖引起的意识障碍、电解质异常、微量元素失调、氨基酸转移酶升高、高血氨症、恶心、呕吐、面部潮红、心悸、胸闷、头痛等，大量快速滴注可导致胃酸增加、加重溃疡病，甚至造成酸中毒。局部可出现皮疹、过敏、红斑、血管痛、血栓性静脉炎等。输注过快或给肝、肾功能不全者使用时，可能导致高氮血症和血尿素氮升高。

2．禁忌证 禁用于对溶液中所含成分过敏者、严重尚未纠正的水电失衡或酸碱失衡、血容量减少。不可用于肝性昏迷者、严重肝功能障碍、高氮质血症、氨基酸代谢异常者、遗传性果糖不耐症者、严重尿毒症、中毒酸中毒、水肿、高钾血症、充血性心力衰竭者。

【药疗监护须知】

1．外周静脉输注时，因添加葡萄糖呈高渗状态，应缓慢滴注。

2．开瓶后药液1次用完，剩余药液不可贮存再用。

3．长期使用，注意定期监测血清电解质、血pH、肝功能。注意水平衡，防止血容量不足或水过多增加心脏负荷。

4．药液遇冷可能出现结晶，可加热至60℃，缓慢摇动使结晶完全溶解后使用。

5．不可与两性霉素B、氨苄西林、羧苄西林、庆大霉素、甲硝唑、四环素等药物配伍。

【常用制剂和用法】

注射液：静脉滴注，一般每日250～1000ml或成人按每日每公斤体重1～1.5g(氨基酸)；小儿按每日每公斤体重2～3g（氨基酸）计算；滴注速度2.5～3.5ml/min（40～60滴/分）。

复方支链氨基酸 3H 注射液
（Branched Chain Amino Acid 3H Injection）

【作用特点】

系支链氨基酸组成，能增加血清支链氨基酸水平，促进芳香族氨基酸减少；支链氨基酸是唯一主要在肝外组织代谢的必需氨基酸，其功能有：代谢生成丙氨酸及酮体，为机体提供能源；促进胰岛素的分泌；胆固醇合成的前体；供给合成蛋白质的必需氨基酸原料；促进蛋白质的合成；抑制蛋白质的分解。适用于：急性、亚急性、慢性重症肝炎以及肝硬化、慢性活动性肝炎等；各种原因引起的肝性脑病（肝昏迷）；肝胆外科手术前、后患者。使用前应检查药液，如有浑浊、包装破裂等切勿使用。输注后的剩余药液切勿保存再用。高度食管静脉曲张时，要注意输注速度和用量，以免静脉压增高。高度腹水、胸腔积液时，应注意水的平衡，避免输入量过多。输注过快时，可引起恶心、呕吐等反应，故输注速度宜慢。遇冷易析出结晶，可微温溶解后再使用。严重肾功能不全者、氨基酸代谢障碍者禁忌。

【常用制剂和用法】

注射液：静脉滴注：1 日 250～500ml，或用 5%～10% 葡萄糖注射液适量混合后，缓慢静滴，每分钟不超过 40 滴。一般昏迷期可酌加量，疗程根据病情遵医嘱。

复合氨基酸 9R 注射液
（amino acid 9R compound injection）

又名肾必氨注射液、9-氨基酸注射液、复方肾病用氨基酸、肾安注射液。

【作用特点】

主要用于非终末期慢性肾衰、低蛋白饮食不能纠正的负氮平衡，也可用于急性肾衰非高分解状态以及各种透析患者营养不良者。患者均应低蛋白、高热量饮食，热量摄入应为 2000kJ/d 以上。除可与葡萄糖注射液混合滴注外，不宜与其他药物混合。静滴要慢每分钟 15 滴，如速度过快，能引起恶心、呕吐、心悸、自觉发热等不良反应，应及时减慢给药速度，年老和危重患者尤要注意。应用中，应监测血糖、血清蛋白、肾功能、肝功能、电解质、二氧化碳结合力、血钙、血磷等变化。必要时检查血镁和血氨。如出现低钾、低磷、低镁血症，应注意纠正。因患者本身存在酸碱平衡失调，故需定期分析电解质及酸碱平衡情况，及时处理。同时注意水平衡，防止血容量不足或过多。糖尿病肾病者常需适当应用胰岛素，将血糖控制在较满意的水平。非糖尿病尿毒症患者如输注高渗葡萄糖，亦应同时应用小剂量胰岛素。维生素 B_6、苯丙酸诺龙等也可适当应用，以增强蛋白合成作用。为防止高氯血症及纠正酸中毒，也可常规应用碳酸氢钠（每日 3～6g），但需注意防止水、钠潴留。尿毒症性心包炎、尿毒症性脑病、无尿、高钾血症等患者，应首先用透析治疗。

【常用制剂和用法】

注射液：成人 1 日量为 250ml，或按每日每千克体重 0.2g 给予，每分钟 15 滴，缓慢静脉滴注。小儿用量遵医嘱。

（路　潜）

第四十二章

解毒药

临床上用于解救急性中毒的药物称为解毒药。根据作用特点可分为两类：①一般性解毒药：解毒应用范围宽，无特异性，解毒效能较低，如高锰酸钾、药用炭、黏膜保护剂等。②特异性解毒药：对毒物有特异的解毒作用，且解毒效能较高。如砷、汞、锑中毒解救用二巯丙醇、二巯丙磺钠等，铅中毒解救用依地酸钙钠；有机磷中毒解救用碘解磷定及阿托品等。临床上常用的解毒药主要有以下几类：①有机磷酸酯类解毒剂；②金属及类金属解毒剂；③氰化物的解毒剂；④高铁血红蛋白血症解毒剂；⑤吗啡及镇静催眠药解毒剂；⑥其他等。

第一节 有机磷酸酯类中毒的解毒药

有机磷农药具有杀虫效力高，防治范围广、使用成本低、对植物毒害小等特点，是目前我国应用范围广，用量大的一类农药，但该农药对人畜有中毒作用。根据毒性大小分为剧毒类（如甲拌磷3911）、对硫磷（1605）等；高毒类（敌敌畏、甲基内吸磷、乙硫磷等）；低毒类（如美曲膦酯、乐果、马拉硫磷等）。

M受体阻断药

【药理作用特点和应用】

M受体阻断药如阿托品、东莨菪碱等，其中以阿托品用于解救有机磷中毒最为多用，该类药可迅速解除M样症状，同时又能通过血脑屏障进入脑内消除部分中枢症状，而且可对抗有机磷引起的呼吸中枢抑制；在对轻度中毒可单独应用外，对中度和重度有机磷中毒时须与胆碱酯酶复活剂合用。

【不良反应及药疗监护】

使用原则为早期、足量、反复给药及快速阿托品化（如出现瞳孔较前扩大、颜面潮红、口干、皮肤干燥，肺部湿性啰音显著减少或消失，心率加快、有轻度躁动不安等），需注意观察全身反应及瞳孔大小，以避免阿托品中毒。阿托品中毒表现为瞳孔扩大、烦躁不安、抽搐、昏迷及尿潴留等。

对重症皮肤污染和老年患者应注意较长时间保持血中的药物浓度，以控制后发中毒现象和防止反跳。

【常用制剂和用法】

一般首次用药剂量，轻度中毒：每次0.5~2mg，肌内注射4~6h一次，共3~4次。中度中毒：每次1~2mg，肌内注射或静脉注射，每半小时至2小时1次，至病情好转后酌情减量，重度中毒：每次1~3mg，静脉注射，每15~30min重复一次至阿托品化后改为30~60min肌内注射或静脉注射。若患者开始苏醒，可再减量维持12~24h。

胆碱酯酶复活剂

目前常用的有氯解磷定、碘解磷定，两者疗效相同，但氯解磷定水溶性较碘解磷定大，可静滴、肌注或口服，使用方便；其他复活剂还有双复磷、双解磷，两者的解毒作用较碘解磷定、氯解磷定强，起效快，作用持久，但不良反应多。复合制剂有解磷注射液，它是由阿托品、贝那替秦、氯磷定组成的复方注射液，阿托品、贝那替秦（胃复康）为抗胆碱能药，氯磷定为胆碱酯酶复活剂，故具有较强的中枢和外周作用。

【药物作用特点和应用】

1. 有机磷农药中毒作用主要是在体内与胆碱酯酶结合，形成磷酰化胆碱酯酶而失去水解乙酰胆碱的活性，造成体内乙酰胆碱堆积而出现中毒症状。碘解磷定为强效胆碱酯酶复活剂，进入体内后，可与磷酰化胆碱酯酶中的磷酰基结合，形成磷酰化胆碱酯酶与碘解磷定的复合体，进一步裂解为磷酰化碘解磷定，使胆碱酯酶游离而复活；也可直接与游离的有机磷酯结合成无毒性的磷酰化碘解磷定而由肾排出，从而消除对胆碱酯酶的继续毒害。

2. 本类药不能清除已聚积的乙酰胆碱所致中毒症状，故应与阿托品合用。

3. 由于本类药（如碘解磷定）仅对形成不久的磷酰化胆碱酯酶有复活作用，对中毒过久已经老化者，胆碱酯酶活性难以恢复，故应早期用药。

4. 本类药治疗急性有机磷农药中毒，但对内吸磷（1059）、对硫磷（1605）、马拉硫磷等疗效较好；对美曲膦酯、敌敌畏疗效较差，对乐果中毒无效，故抢救乐果中毒应该用阿托品为主。

【不良反应与药疗监护】

1. 碘解磷定水溶液不稳定，因含碘有刺激性，药液漏至皮下有剧痛；有时咽痛可致腮腺肿大并注意碘过敏者不用。

2. 静注过快可有眩晕、头痛、恶心、呕吐、视物模糊、心动过速等，严重者可发生呼吸中枢抑制引起呼吸衰竭。

【常用制剂和用法】

碘解磷定：

注射液：每支 0.5g；0.5g/20ml，轻度中毒：0.5g 缓慢静脉注射，必要时 2～4h 后重复一次；中度中毒：首剂 1g，缓慢静脉注射，以后每 2～3h 重复注射 0.5～1g，或溶于 10% 葡萄糖溶液 500ml 中静滴（0.5g/h），共 4～6h，症状好转后酌情减量或停药；重度中毒：首次用 1～1.2g 缓慢静脉注射，30min 可重复一次，以后改为 0.5g/h 静脉点滴，根据症状减量或停用。

氯解磷定（氯磷定）：

本药在解救有机磷中毒时比碘解磷定好，注射液：每支 0.5g；0.5g/20ml。剂量：轻度中毒：0.25～0.5g，肌内注射，中度中毒：0.5～0.75g，肌内注射，必要时 2～4h 重复肌注 0.5g，重度中毒 1.0g 稀释于生理盐水 10～20min 后缓慢静脉注射，30～60min 后未好转可再注射 0.75～1.0g，以后改为静脉点滴：每小时不超过 0.5g，病情好转后减量或停药。

解磷注射液（含阿托品、胃复康、氯磷定）：

用法与用量：每支 2ml。肌内注射，必要时可静脉注射。轻度中毒：首次注射 1～2ml。中度中毒：首次注射 2～4ml，同时加用氯磷定 600～900mg。半小时到 1 小时重复注射 2ml。重度中毒：首次注射 4～6ml，同时加用氯磷定 600～900mg。0.5～1h 酌情重复 2～4ml。

第二节　金属与类金属中毒的解毒药

金属、类金属中毒的毒性通常是由于金属离子与代谢活性基团相结合，导致生物活性物质功能障碍或酶活性降低所引起。本类毒物的解毒剂多为金属络合剂，它们均能给出电子，并较易与金属离子络合成为可溶的、无毒或低毒化合物从尿排出。与金属络合之后不再解离者，其解毒效果较好。

依地酸钙钠（解铅乐，calcium disodium edetate）

【药理作用和应用】

本品能与多种金属离子结合成可溶性络合物，与钙、镁、钡等的结合较牢固，与铅、钴、铬、镉、铜、镍等离子的结合更为有力，故依地酸钙钠中的钙可被铅、钴、镉等所替代，结合后金属离子失去作用，逐渐由尿排出，该类药物在金属中毒时有解毒作用。本药对汞中毒无效。

【不良反应与药疗监护】

1. 部分患者有短暂性头晕、恶心、关节酸痛、腹痛、乏力等。

2. 大剂量用药或疗程过长可引起肾损害，用药期间应定时查尿常规，若出现蛋白尿、管型尿等应立即停药，一般可逐渐恢复正常。肾病者禁用。静注过快，药液浓度超过 0.5% 时可引起血栓性静脉炎。

3. 治疗铅脑病和颅压增高时应避免给予过多水分，可采用肌内注射，同时给予甘露醇等脱水剂。

【常用制剂和用法】

注射液：每支 1g(5ml)。①口服每次 1～2g，每日 2～4 次。②肌内注射，每次 0.2～0.5g，加 2% 普鲁卡因 2ml，1 日 2 次；③静脉滴注：每日 1g，用生理盐水或 5% 葡萄糖溶液 250～500ml 静脉滴注，连用 3～4d，停 3～4d 为 1 疗程，一般可连续 3～5 疗程，总剂量不超过 30g。

谷胱甘肽（glutathione）

【药物作用特点和应用】

1. 谷胱甘肽是一种在细胞质内合成的由谷氨酸、甘氨酸及胱氨酸组成的三肽，广泛分布各器官内，为维持细胞功能起着重要作用。细胞内大量谷胱甘肽与有毒化学物质及其他代谢物质结合而起解毒作用。此外，谷胱甘肽分子中活性巯基具有重要细胞生化作用，如药物毒性、某些疾病等可使肝谷胱甘肽水平下降，若给予谷胱甘肽可对机体有重要保护作用。

2. 主要用于乙醇中毒、药物毒性（如肿瘤化疗、抗结核药等）、放射反应及损害等。

3. 保护肝　能抑制脂肪肝形成和改善肝病的症状。

【不良反应与药疗监护】

1. 注射时不得与维生素 B_{12}、维生素 K_3、泛酸钙、乳清酸、抗组胺制剂、磺胺制剂及四环素制剂混合使用。

2. 偶见皮疹，停药后可消失；对本品过敏者禁用。

【常用制剂和用法】

粉针剂：每瓶谷胱甘肽 0.6g，0.3g；附溶剂 1 支含注射用水 4ml，肌肉或静脉注射，每次

600mg，每日1～2次。

含巯基解毒药

此类药物所含巯基与金属或类金属离子的亲和力大于后者对酶的亲和力，因此不仅可阻止金属或类金属离子与含巯基的酶结合，而且还可夺取已与酶结合的金属或类金属离子，而使酶复活，常用的药物有二巯丙醇、二巯丙磺钠、二巯基丁二钠、青霉胺等。

二巯丙醇 (dimercaprol)

【药理作用特点和应用】

1. 本品具有两个活性巯基，与金属或类金属离子结合成稳定的结合物，从而防止金属或类金属离子在人体内中毒，并可夺取已与组织中酶系统结合的离子，形成不易离解的无毒性络合物而由尿排出，使巯基酶恢复活性而达到解毒目的。本品为一种竞争性解毒剂，必须及早、足量应用。

2. 对砷、汞及金的中毒有解救作用，但治疗慢性汞中毒疗效差，对锑中毒效果不一，对铋、铬、镍中毒有效，对铅中毒效差。它能减轻酒石酸锑钾的毒性。

【不良反应与药疗监护】

1. 本品对体内某些依赖金属离子激活酶系统(过氧化氢酶、碳酸酐酶等)有抑制作用，其氧化产物也能抑制巯基酶，应用时毒性反应多与此有关。具有收缩小动脉作用，可使血压上升，心率加快；还可有恶心、头痛、出汗、腹痛、腹泻、口咽烧灼感、手足发麻等。

2. 对肝、肾有损害，碱化尿液可减少络合物离解而减轻肾损害；对肝、肾功能不全者、老年人、高血病者慎用。

【常用制剂和用法】

注射剂：0.1g/ml，0.2g/2ml，每次2.5～5mg/kg，肌内注射，最初2日，每4h1次，第3日每6h1次，以后逐渐减少，直至完全恢复为止。

二巯丁二钠 (sodiumdimercaptosuccinate)

【药理作用特点和应用】

1. 分子中有两个巯基，作用机制与二巯丙醇相似，本药进入血液后迅速消失，4h排出80%。对酒石酸锑钾的解毒效力比二巯丙醇强10倍。

2. 适用于治疗锑、汞、铅、砷、铜等中毒解救，对铅中毒的疗效和依地酸钠钙相似，对砷、汞中毒的疗效同二巯丙磺钠，对肝豆状核变性(铜代谢障碍)有驱铜及减轻症状效果，可预防镉、钴、镍中毒。

【不良反应与药疗监护】

1. 本药毒性低，可有口臭、头痛、恶心、乏力、四肢酸痛、胸闷等反应，停药后可消失，如注射速度越快则反应越重，故宜缓慢注射，一般可于数小时内自行消失。

2. 可出现蛋白尿、管型尿或肝功异常，故肝肾功能不良者慎用或禁用。本药水溶液不稳定，故应现用现配；不可加热；正常溶液为无色或微红色，如发现溶液呈土黄色或混浊，则已变质不能再用。

【常用制剂和用法】

粉针剂：每支0.5g，1g。①急性中毒；首剂2.0g，以生理盐水或注射用水10～20ml

稀释后缓慢静脉注射（因溶液性质不稳定，不可静脉滴注），以后每小时一次，每次1g，共4～5次。②亚急性中毒：每次1g，每日2～3次，共3～5日，用法同上。③慢性中毒：每次1g，每日1次，5～7日为1疗程，可间断应用2～3疗程。

二巯丙磺钠 (sodium dimercaptopropanesulfonate)

【药物作用特点和应用】

本品为二巯丙醇的磺酸盐，可溶于水，作用与用途同二巯丙醇。对汞中毒作用好，对砷、铋、铬、锑等中毒也有解毒作用。

【不良反应与药疗监护】

1. 静脉注射速度较快时，可有恶心、头晕、心悸、面色苍白等症状，一般于10～15min消失，个别患者可有过敏反应如皮疹、头痛、寒战、发热，甚至发生过敏性休克及剥脱性皮炎，应即刻停药，并给予相应的抗过敏治疗。

2. 静脉注射时速度要慢，需要5min注射完毕。

【常用制剂和用法】

注射剂：每支0.25g（5ml），0.125g（2ml）。急性中毒：每次5mg/kg，静脉注射，每6h1次，第2日2～3次，以后每日1～2次，7d为一疗程；治疗慢性金属中毒每次2.5～5mg/kg，肌内注射每日1次，连续用药3～4d，停药3～4d，为1疗程，一般3～5个疗程。

青霉胺 (penicillamine)

【药理作用特点和应用】

1. 青霉胺为青霉素的降解产物，为含有巯基的氨基酸，可与铜、汞、铅等重金属离子络合，形成可溶性络合物，由尿排出，从而发挥解毒作用。

2. 本品对铜解毒作用较强，故可用于治疗铜代谢障碍所致的肝豆状核变性，此病为遗传性疾病，表现为大量铜沉积在肝和脑组织，本品能与沉积在组织中铜结合，形成可溶性络合物，由尿排出。

3. 对铝中毒解救亦有效，对慢性铅、汞中毒亦有效，还可治疗某些免疫性疾病，如类风湿关节关、硬皮病等。

【不良反应与药疗监护】

1. 常见厌食、恶心、呕吐、口腔炎和溃疡、味觉异常等反应，少数患者可发生过敏反应如皮疹、发热、白细胞减少、血小板减少等，停药可恢复。

2. 长期使用或剂量过大可引起视神经炎，可加服维生素B_6治疗。

3. 可引起蛋白尿、血尿，故应定期查尿常规，肾病患者忌用。

4. 使用前必须做青毒素皮肤过敏试验，对青霉素过敏者、粒细胞缺乏、再生障碍性贫血者禁用。

【常用制剂和用法】

片剂：每片0.1g，0.25g。①治疗肝豆状核变性：口服，每日1.0～1.5g，分3～4次，长期服用，症状改善后可间歇给药。②铅、汞中毒，每日1g，分4次服，5～7d为一疗程，停药2日后开始下一疗程，一般用1～3疗程。③免疫性疾病：开始每日0.125～0.25g，以后逐增加剂量，常用维持量每次0.25g，每日4次。上述均宜空腹服用。

第三节 氰化物中毒解毒药

工业中使用氰化钠(钾)、有抗氰(乙腈、丙烯腈)及氰氢酸均为毒性剧烈的毒物,某些化学纤维燃烧时可产生大量氰氢酸;某些植物如桃、杏、枇杷、梅、樱桃等核仁和有些食物(如木薯、高粱杆等)均含有各种氰苷,人畜误食可引起中毒,氰化物进入体内释出的氰离子(CN^-),很易与高铁的酶(细胞色素氧化酶、过氧化氢酶)和高铁血红蛋白结合为复合物,生成氰化高铁细胞色素氧化酶,结果引起细胞内不能利用氧,出现缺氧、发绀,救治不及时很快死亡。

氰化物中毒的治疗,目的是迅速恢复细胞色素氧化酶活性,加速氰化物转变为无毒或低毒物质,解毒药分两类:①高铁血红蛋白形成剂:亚硝酸钠、亚硝酸异戊酯、亚甲蓝。②供硫剂:硫代硫酸钠。

亚硝酸异戊酯 (amylnitrite)

是一种挥发性液体,吸入后即发挥作用,作用快,持续时间较短,可作应急使用,但所生成高铁血红蛋白量较少,争取时间给予静注亚硝酸钠,即二者可先后使用。每支0.2ml,使用时将安瓿1~2支包手帕内打碎后吸入15s,每次1~2min,可用至5~6支。

亚硝酸钠 (sodiumnitrite)

【药理作用特点和应用】

1. 本品易使血红蛋白氧化为高铁血红蛋白,高铁血红蛋白分子中Fe^{3+}与细胞色素氧化酶中的Fe^{3+}有互相竞争与氰离子相结合的作用,且高铁血红蛋白与氰离子的亲和力较强,结合得也非常牢固,每一个高铁血红蛋白的Fe^{3+}能与一分子的氰结合。中毒时使用高铁血红蛋白形成剂,则能迅速而有效的解除氰离子毒性。但生成的氰化高铁血红蛋白还能逐渐解离出氰离子而使症状重现,故应用高铁血红蛋白形成剂后,还需给予硫代硫酸钠,作为硫的供应体,在转硫酶的协助下使氰化物变为基本无毒的硫氰酸盐,从尿中排出。

2. 主要用于氰化物中毒,其解毒作用比亚甲蓝强,对硫化氢、硫化钠等中毒亦有效。

【不良反应与药疗监护】

本品具有血管平滑肌扩张作用,静脉注射时宜缓慢,切忌过快,以免血压下降,有出血者慎用或忌用。

【常用制剂和用法】

注射液:每支0.3g,用3%溶液10~20ml(或6~12mg/kg),静脉缓慢注射,按每分钟2ml的速度。需要时1小时后可重复半量或全量。

亚甲蓝 (methyleneblue,美蓝)

【药理作用特点和应用】

1. 本品为氧化还原剂,其作用与体内浓度有关。高浓度时大量亚甲蓝进入体内,不能使其全部转化为还原型亚甲蓝,氧化型亚甲蓝量增多,血红蛋白被氧化为高铁血红蛋白,后者易与氰离子结合形成氰化高铁血红蛋白,暂时抑制氰离子对组织中酶的毒性,故高浓度可用于治疗氰化物中毒;低浓度时,使亚甲蓝还原为还原型亚甲蓝;还原型亚甲蓝能将高铁血红蛋白还原为血红蛋白。

2．高浓度治疗氰化物中毒，作用不如亚硝酸钠，静注后再给硫代硫酸钠静脉注射。低浓度治疗高铁血红蛋白血症。

【不良反应与药疗监护】

1．不可作皮下、肌内或鞘内注射，以免造成组织损害。神经性皮炎作点状注射时剂量要小。

2．静脉注射剂量过大(500mg)时可引起恶心、腹痛、头痛、头晕、心前区痛、出汗和神志不清等反应，应及时减量或停用。严重肾功能不全者慎用、葡萄糖-6-磷酸脱氢酶缺乏者禁用。

【常用制剂和用法】

注射液：20mg（2ml），50mg（5ml），100mg（10ml）。治疗氰化物中毒：每次5～10mg/kg（一般成人1%注射液50～100ml），加入葡萄糖溶液中静脉注射，然后再注射硫代硫酸钠，二者交替使用，总量可达2～3g。

硫代硫酸钠 (sodiumthiosulfate)

【药物作用特点和应用】

1．本药具有活泼的硫原子在转硫酶的作用下能与体内游离的或与高铁血红蛋白结合的氰离子相结合成为无毒的硫氰酸盐而从尿排出体外；与亚硝酸盐配合应用于氰化物中毒，疗效显著提高。

2．本药也能与砷、汞、铋、铅等生成低毒性的硫化物，与碘形成碘化钠随尿排出，故也可用于砷、汞、铋、铅和碘中毒的解救治疗，还有抗过敏作用，可治荨麻疹、皮肤瘙痒症，外用治疥疮、花斑癣等。

【不良反应与药疗监护】

偶有头晕、乏力、恶心、呕吐等反应；静脉注射过快可引起血压下降。应现用现配，切勿与亚硝酸钠混合注射，免致血压过低。

【常用制剂和用法】

粉针剂：每支0.32g、0.64g。

1．氰化物中毒：先迅速用亚硝酸钠、亚硝酸异戊酯或亚甲蓝缓解症状后，再用本药12.5～25g(25%～50%溶液50ml)于10min内缓慢静脉注射。口服中毒者可用5%溶液洗胃，然后留本品溶液适量于胃内。

2．其他毒物中毒：用量为每次0.5～1g，静脉注射，1日1次，共用3～5d。

第四节　吗啡及镇静催眠药解毒剂

纳洛酮（naloxone）

【药物作用特点与应用】

1．本品可阻断外源性阿片受体激动剂和内源性吗啡样物质的作用。应用小剂量肌内注射或静脉注射能迅速逆转阿片类药物的作用，解除呼吸抑制并使血压上升。

2．近年来认为内啡肽是一种休克因子，抑制心血管，使血压下降。纳洛酮可对抗内啡肽的作用，故本品对多种原因引起的休克也有治疗作用。

3. 临床上主要用于阿片类及其他镇痛药的急性中毒和各种原因所致的休克。近年来纳洛酮用于非阿片类药物中毒（乙醇、地西泮等）、脑卒中、心肺脑复苏等均有较好疗效。

【不良反应与药疗监护】

1. 极少数患者在用药后5min可出现恶心、呕吐、血压升高、心率增快等，且为一过性，逐渐可消失。

2. 心功能不全、高血压病患者，因可引起心率增快、血压升高，故应慎用。

【常用制剂和用法】

盐酸纳洛酮注射液：0.04mg(1ml)，0.4mg(1ml)。皮下、肌内或静脉注射，1次0.4～0.8mg，或0.01mg/kg，依据病情可重复给药。

该药静注或气管内给药后1～3min起作用，肌注或皮下注射5～12min产生效果，作用持续时间45～90min。$t_{1/2}$为60min。主要在体内肝中与葡萄糖醛酸结合，然后从尿中排出。口服经肝迅速代谢失活。

烯丙吗啡（nalorpbine，纳洛芬）

【药物作用特点与应用】

1. 本品与阿片受体有较强亲和力，既有拮抗效应又有弱的激动作用。能对抗阿片类和其他镇痛药的镇静、呼吸抑制等作用，其本身也有一定的镇痛作用。

2. 主要用于阿片类及其他镇痛药中毒的解救。

【不良反应与药疗监护】

少数可出现头晕、嗜睡、无力、幻视、出汗等，为一过性，不需处理。

【常用制剂和用法】

氢溴酸烯丙吗啡注射液：5mg（1ml），10mg（1ml）。皮下或静脉注射：1次5～10mg，必要时隔10～15min再注射，总量不超过40mg。口服吸收差，皮下或静脉注射很快进入脑组织，并可透过胎盘进入胎儿体内。在肝代谢后经肾排泄，$t_{1/2}$为2～3h。

氟马西尼（flumazenil，安易醒）

【药物作用特点与应用】

1. 本品是苯二氮䓬拮抗剂，能通过竞争抑制苯二氮䓬受体而阻断苯二氮䓬类药物的中枢神经系统作用。近来药理、临床研究表明本品尚能对中枢神经系统苯二氮䓬受体具有亲和力的佐匹克隆等非苯二氮䓬类药物有作用。还能部分拮抗丙戊酸钠的抗惊厥作用。

2. 用于苯二氮䓬类中毒急救药物，可特效逆转该药过量时的中枢抑制作用，以恢复呼吸和神志；也可用于苯二氮䓬类诱导和维持全身麻醉后，为其终止作用而使用氟马西尼。

【不良反应与药疗监护】

少数患者和麻醉后使用可有恶心、呕吐，快速注射偶见焦虑、心悸、恐惧。上述不良反应一般不需特殊处理，可逐渐减轻至消失。

【常用制剂和用法】

注射液：0.5mg（5ml），1mg（10ml）。本药经肝代谢为无活性羧酸并经肾排出，$t_{1/2}$为50min。

1. 麻醉后给药　开始静脉注射0.2mg，在1min内未达到要求清醒程度，可再注射

0.1mg，必要时每隔 1min 注射 1 次，直至总量达到 1mg，通常剂量 0.3～0.6mg。

2．急救　开始静注 0.3mg，如在 1min 内未达到要求的清醒程度，可重复注射本品直至清醒或总剂量达 2mg。

（姚景鹏）